Guido und Michael Grandt

Waldorf Connection

Guido und Michael Grandt

Waldorf Connection

Rudolf Steiner und die Anthroposophen

Alibri Verlag, Aschaffenburg

1999

Alibri Verlag, Aschaffenburg
Mitglied in der Assoziation Linker Verlage (*aLiVe*)

2. Auflage 1999

Umschlaggestaltung: KomistA, Sternstr. 35, 63450 Hanau
Druck und Verarbeitung: GuS Druck, Stuttgart

ISBN 3-932710-09-6

Inhaltsverzeichnis

III. Rudolf Steiner und seine „Erziehungskunst“ damals und heute

Vorwort

„Unsichtbar wird die Dummheit, wenn sie genügend große Ausmaße angenommen hat."

(Bertolt Brecht)

Vorliegendes Buch beantwortet viele Fragen, die uns im Laufe der letzten zwei Jahre von interessierten Menschen, aber auch von Betroffenen gestellt worden sind. Denn: die Waldorfschulen und die dahinterstehende Anthroposophie sind nicht so makellos, wie sie nach außen hin erscheinen. Es gibt viele Kritikpunkte. Viel mehr, als mancher glauben will.

Im ersten Teil stellen wir dar, wie nach dem Erscheinen unseres ersten anthroposophie-kritischen Buches mit juristischen Mitteln regelrecht „Jagd" auf uns gemacht wurde und wie die Anthroposophen mit ihren Kritikern umgehen. Dabei wird ein eklatanter Widerspruch zwischen der immer wieder behaupteten Offenheit anthroposophischer Einrichtungen und ihrer tatsächlichen Informationspolitik, die sich jeglicher rhetorischer Raffinessen und Täuschungsmanöver bedient, erkennbar.

Im zweiten Teil befassen wir uns mit zentralen Vorstellungen des Anthroposophie-Begründers. Zunächst untersuchen wir den Okkultisten Rudolf Steiner und stellen seine Verstrickung in die okkulte Szene der Jahrhundertwende dar. Gleichzeitig demaskieren wir die von den Anthroposophen gegen uns aufgebotenen Experten. Auch der von einer anthroposophischen Untersuchungskommission in den Niederlanden getroffenen Einschätzung, daß Steiner vom Verdacht, ein Rassist gewesen zu sein, freigesprochen werden müssen, widersprechen wir und belegen dies mit zahlreichen Steiner-Zitaten, die nicht schöngeredet oder uminterpretiert werden können. Auch heute noch finden sich in den anthroposophischen Reihen rassistische und antisemitische Tendenzen, die wir anhand einiger aktueller Beispiele darstellen. Damit wird die „Luft“ für die Anthroposophen immer dünner: distanzieren sie sich nicht von dem Rassismus ihres Gurus, fällt es wohl jedem Politiker schwer, noch für eine Finanzierung dieser Schulen zu stimmen. Distanzieren sie sich davon, werden bald auch andere, ebenso kritische Äußerungen Steiners auf dem Prüfstand stehen und die ideologische Grundlage ihrer Geisteswissenschaft könnte zusammenbrechen.

Im dritten Teil befassen wir uns mit der Waldorfpädagogik. Interessant für alle Waldorfeltern und -schüler (und für alle, die in Erwägung ziehen, diese Schule zu besuchen bzw. ihre Kinder dorthin zu schicken) dürfte sein, inwieweit Steiners krude Geisteswissenschaft auch heute noch in den Unterricht miteinfließt. Beispiele aus dem täglichen Unterricht belegen, daß dies der Fall ist. Steiner gibt sogar zu, daß seine Anthroposophie die „Grundlage“ für die Waldorfpädagogik ist. Wir enthüllen ebenfalls, wie sich die Lehrer mit der Anthroposophie auseinandersetzen müssen, wollen sie überhaupt Steiners Pädagogik ausüben. Einen größeren Platz räumen wir der Diskussion unserer These ein, daß die Waldorfschulen als Weltanschauungsschulen anzusehen sind.

Waldorf Connection ist auch die Antwort auf die schon über eineinhalb Jahre andauernden Angriffe der Anthroposophen und Waldorf-Vertreter auf uns und unsere Publikationen. Letztlich haben die Anthroposophen ihr Ziel nicht erreicht: hier ist nun unser zweites Buch über die seltsame „Geisteswissenschaft“ jenes Rudolf Steiner, der unserer Meinung nach Okkultist und Rassist gewesen ist, aber auch die Waldorfschulen gegründet hat. Auf der Grundlage seiner geisteswissenschaftlichen Anschauungen, die oft Kopfschütteln oder auch nur blankes Entsetzen hervorrufen, werden heute weltweit Kinder unterrichtet. Und das auch noch mit der Unterstützung eines jeden Steuerzahlers! In unseren Augen ein gesellschaftspolitischer Skandal! Schon an dieser Stelle möchten wir als Autoren unseren Standpunkt klipp und klar darstellen: Wir sind gegen die staatliche Finanzierung der Waldorfschulen, die für uns Weltanschauungsschulen darstellen. (Bevor die Anthroposophen uns wieder falsch interpretieren: Wir fordern *nicht* das Verbot ihrer Schulen, denn im Gegensatz zu vielen Steiner-Jüngern halten wir etwas von Toleranz, auch Andersdenkenden gegenüber.)

Dank gebührt zunächst den vielen AnthroposophInnen, die es mit ihren eifrigen Angriffen auf uns erst ermöglicht haben, daß über unser *Schwarzbuch Anthroposophie* so viel gesprochen und geschrieben wurde. Reaktionen erhielten wir aus der Schweiz, Österreich, Dänemark, Finnland, Rußland, Chile und den Vereinigten Staaten. Über 100 Artikel, Besprechungen und Pressemeldungen gab es über dieses Buch, was nicht zuletzt dazu geführt hat, daß die Öffentlichkeit sensibler gegenüber dem „positiven Vorurteil“ über die Waldorfschulen geworden ist. Dutzende von Betroffenen haben sich an uns gewandt und uns so viel Materialien gegen die Waldorfschulen zur Verfügung gestellt, daß wir unser Archiv innerhalb von zwölf Monaten verdoppeln konnten. Das macht Mut zu mehr. Die Angriffe der AnthroposophInnen haben uns gezeigt, daß wir wohl einen empfindlichen Nerv getroffen haben. Dies hat uns bestärkt, weitere Publikationen zum Thema zu verfassen.

Uns ist es zwischenzeitlich bewußt, daß wir uns wohl auch mit Persönlichkeiten auseinandersetzen müssen, die Einflüsse in die höchsten politischen Kreise haben. Andererseits erfahren wir immer mehr Unterstützung. Neben der *Initiative zur Anthroposophiekritik* (IzAK) und dem *Distel-Bund* sind andere Gruppen, die sich um „Waldorf-Geschädigte“ kümmern, entstanden. Und dies alles unter der Mithilfe der Anthroposophen. Man kann nicht dankbar genug sein.

Wenn man bedenkt, wieviele Anthroposophen in den letzten achtzehn Monaten damit beschäftigt waren, juristische Schriftsätze gegen uns auszuarbeiten, diese vor Gericht einzubringen, Pressemeldungen zu verfassen, Leserbriefe zu schreiben, „Gutachten“ gegen unsere Arbeiten zu erstellen und scheinbar „neue“ Forschungen zu machen, dann läßt das nur erahnen, welchen Stellenwert unser *Schwarzbuch Anthroposophie* in diesen Kreisen hat. Hoffentlich erhält auch vorliegendes Buch diese „Ehre“. Eines ist gewiß: wir werden uns jetzt erst recht nicht einschüchtern lassen und machen weiter!

Michael und Guido Grandt im Oktober 1998

Teil I: Kritikerjagd

1. Das Anthroposophische Imperium schlägt zurück

1.1. Das Polit-Magazin *Fakt* und der „Schweinejournalismus"

Am 9. September 1996 flimmert, im Rahmen des Polit-Magazins *Fakt*[1], ein Beitrag über die *Rudolf-Steiner-Werkgemeinschaft*, Landschulheim Schloß Hamborn, über die deutschen Bildschirme. Bei diesem Bericht zeichnen wir als Co-Autoren verantwortlich. Redakteur ist Dr. Arnold Seul, ein langjähriger, erfahrener Journalist, der schon so manches „heiße Eisen" aufgegriffen hat. Millionen von Zuschauern erfahren, wohl das erste Mal, von Mißständen an einer an der Anthroposophie und Waldorfpädagogik Rudolf Steiners ausgerichteten Einrichtung. Damit gehört *Fakt* zu den ersten Magazinen, die es überhaupt gewagt haben, am renommierten Ruf der Waldorfschulen zu kratzen.

„Der Bericht über die Waldorfschule hat ein enormes Echo und eine leidenschaftliche Diskussion ausgelöst," heißt es auch diesbezüglich in einem Schreiben des *Mitteldeutschen Rundfunks* (MDR), der das Magazin produziert.[2] „Bei den Reaktionen halten Zustimmung und Ablehnung einander die Waage. Neben Kritikern haben auch viele Betroffene telefonisch und schriftlich ihre Dankbarkeit ausgedrückt, daß FAKT ein Tabu gebrochen und entgegen der gängigen Berichterstattung einmal die Schattenseiten der Waldorferziehung untersucht habe."

Danach schlagen die Wellen hoch. Im Internet wird Dr. Jens Heisterkamp, von der anthroposophischen Zeitschrift *Info3*, später erklären: „Zusammengeballt hatte sich die Gewitterwolke schon im vergangenen Herbst. Im September 1996 brachte das Fernsehmagazin des Mittel-

---

1 gesendet in der ARD
2 Schreiben des MDR-Fernsehen, Fernsehdirektion (Chefredaktion Politik/Zeitgeschehen/Sport/Redaktion Inland) vom 2.10.1996, S.1/Archiv Grandt

deutschen Rundfunks 'Fakt' einen sensationsheischenden Bericht über das Waldorfinternat Schloß Hamborn, in dem über angebliche Gewaltübergriffe von Pädagogen berichtet wurde. (...) Der Filmbeitrag ist aufgrund stichhaltiger Proteste mittlerweile mit einem Sperrvermerk versehen worden. Autoren der Sendung: Guido und Michael Grandt."[3] Was Heisterkamp mit „Sperrvermerk" meint, weiß wohl nur er selbst. Klar erkennbar hingegen ist seine Absicht, uns als *Schwarzbuch*-Autoren und scheinbar allein Verantwortliche für diesen TV-Beitrag zu „überführen". Doch auch schon vor seiner Ausstrahlung versuchten die verantwortlichen Anthroposophen, den Bericht mit allen Mitteln zu verhindern. Aber der Reihe nach.

Nachdem wir bereits in Petrus van der Lets vielbeachtetem Film *Erlöser*, an dessen Drehbuch wir mitgearbeitet haben, die Geschehnisse um Schloß Hamborn angeschnitten hatten, stellte *Fakt* diese Thematik in den Mittelpunkt eines längeren Beitrages. Schon vor der geplanten Ausstrahlung erwirkte die *Rudolf-Steiner-Werkgemeinschaft* am 15.7.1996 beim Landgericht Paderborn eine einstweilige Verfügung, durch die *Fakt* untersagt wurde, folgende Behauptungen zu verbreiten: 80-90% der Schüler des Landschulheimes Schloß Hamborn seien Konsumenten von Drogen[4], es hätte unter den Schülern dieser Einrichtung viele Selbstmorde gegeben, Jugendliche würden drakonisch bestraft, zum Beispiel durch das Joggen neben einem Fahrzeug, Einsperren in dunkle Kammern, Ziehen an den Haaren und so weiter. Diese Aussagen von Jugendlichen lagen uns zwar in Form von Eidesstattlichen Versicherungen vor, wurden jedoch von den Erklärungen von Erziehern und Lehrern Schloß Hamborns, die Gegenteiliges behaupteten, „aufgewogen".

In der mündlichen Verhandlung zur Einstweiligen Verfügung am 21. August 1996 stellt das Landgericht Paderborn jedoch fest: „Nach Aktenlage kann zunächst nicht davon ausgegangen werden, daß der Antragsgegner [der MDR /d. Verf.] überhaupt die Absicht hatte, in der genannten Sendung über Drogenkonsum und Selbstmordversuche ... zu berichten."[5] Betreffs der „drakonischen" Strafmaßnahmen befindet das Gericht weiter,

---

3 Jens Heisterkamp: „Schwarzbuch"-Skandal: Jagd auf Steiner, Internet (http://ourworld.compuserve.com/homepages/anthromedia/jh_bb.htm)

4 In einem Dienstreisebericht des Bezirksamtes Spandau von Berlin, Abteilung Jugend und Sport, heißt es hierzu: „Die Einrichtung leugnet nicht, daß es Jugendliche mit einer Drogenproblematik in Schule und Heim gibt - sie hält die hohe Zahl von 80% aber für maßlos übertrieben." (Dienstreisebericht Bezirksamt Spandau von Berlin, Abteilung Jugend und Sport, an Landschulheim Schloß Hamborn, vom 17.7.1996, S. 4)

5 siehe Beschluß des Landgerichts Paderborn, 4. Zivilkammer, vom 21. August 1996, S. 2

daß nach Aktenlage auch nicht ausreichend glaubhaft gemacht sei, daß das Unterlassungsbegehren in dieser Frage berechtigt war. Der MDR kommentiert dies zufrieden: „Im Klartext: Die Verantwortlichen von Schloß Hamborn konnten trotz Vorlage verschiedener eidesstattlicher Versicherungen vor Gericht nicht glaubhaft machen, daß der Vorwurf drakonischer Strafmaßnahmen unwahr sei. Aus diesem Grunde hat die Rudolf Steiner Werkgemeinschaft dann auch während der Gerichtsverhandlung alle Klagepunkte zurückgezogen, so daß das Verfahren eingestellt wurde."[6]

Obwohl Schloß Hamborn die Kosten des Vefahrens zu tragen hat,[7] gehen die Aktivitäten der anthroposophischen Einrichtung vor der Sendung des Beitrags weiter. So behaupten die Verantwortlichen von Schloß Hamborn in der Öffentlichkeit, das Magazin *Fakt* hätte die journalistische Sorgfaltspflicht vernachlässigt und Konflikte im Landschulheim „einseitig dargestellt". In einem Rundschreiben an Kollegen und Eltern[8] wird „durch geschickt aneinandergereihte Zitate, die einer Diskussion des FAKT-Redakteurs mit Vertretern der Rudolf Steiner Werkgemeinschaft entnommen wurden, der Eindruck erweckt, Herr Dr. Seul habe nie Interesse an einer wahrheitsgemäßen Berichterstattung gehabt. Er beteilige sich vielmehr an einer Hetzkampagne und verfälsche die Wahrheit, weil dies Einschaltenquoten bringe."[9]

„Das ist ebenso absurd," heißt es dazu in einer Stellungnahme des MDR, „wie die in jenem Rundbrief verbreitete Behauptung, Herr Dr. Seul habe sich vor den Verantwortlichen von Schloß Hamborn freimütig dazu bekannt, 'Schweinejournalismus' zu betreiben." Der *Mitteldeutsche Rundfunk* geht davon aus, die Rudolf Steiner Werkgemeinschaft hätte schon vor Ausstrahlung des *Fakt*-Berichts damit begonnen, eine „Kampagne vorzubereiten".[10] Er beruft sich dabei auf eine Sonderausgabe des *Hamborn-Info* vom 2. September 1996, also bereits eine Woche vor Ausstrahlung des Berichts, in der Schüler, Freunde, Kollegen und Eltern aufgefordert werden, Leserbriefe an den MDR und andere Sender zu schreiben. Ferner wird dem Redakteur Arnold Seul von den Verantwortlichen von Schloß Hamborn vorgeworfen, er sei an einer ausgewogenen Darstellung der Ereignisse nicht interessiert und ihre Stellungnahme wäre um wesentliche Passagen gekürzt worden. Der MDR sieht dies als

---

6 Schreiben des MDR vom 2.10.1997, S. 2
7 siehe Beschluß des Landgerichts Paderborn vom 21. August 1996, S. 2
8 Rundschreiben vom 30.8.1996
9 Schreiben des MDR vom 2.10.1997, S. 2
10 Schreiben des MDR vom 2.10.1997, S. 2

abwegig an. Lediglich ein Satz sei nicht im Originalton gesendet worden, „weil Herr D.[11] hier sehr stockend sprach, was für ihn auf dem Bildschirm nicht besonders vorteilhaft ausgesehen hätte". Daher wurde dieser Teil des Statements in indirekter Rede wiedergegeben; so heißt es dazu im Kommentar des *Fakt*-Beitrags: „Im übrigen seien Erziehungsmaßnahmen wie Einsperren und körperliche Züchtigung mit den Prinzipien der Waldorf-Pädagogik unvereinbar, was auch der Bund der Waldorfschulen bestätigt." Diesen Sachverhalt so zu deuten, „daß in dem Statement des Herrn D. bewußt ein zentraler Gedanke unterschlagen wurde, weil er nicht ins Konzept paßte", ist für den MDR nicht nachzuvollziehen.

Der Vorstand von Schloß Hamborn läßt jedoch nicht locker. Verschiedene Schreiben werden dem Intendanten und dem Chefredakteur des MDR, dem Intendanten des Bayerischen Rundfunks und Vorsitzenden der ARD, dem Petitionsausschuß des sächsischen Landtages, dem Ministerpräsidenten des Landes Sachsen und der *Spiegel*-Redaktion in Hamburg zugestellt. Darin heißt es unter anderem: „im Zusammenhang mit dem Beitrag des Magazins 'Fakt' vom 9.9.1996, in dem angeblich rüde Erziehungsmethoden im Landschulheim Schloß Hamborn als Aufhänger dafür genommen wurden, die Waldorfpädagogik allgemein zu diskreditieren, möchten wir uns beschweren. Diese Beschwerden richten sich hauptsächlich gegen unfaire Recherche-Methoden der Autoren Michael und Guido Grandt und Dr. Seul, aus denen deutlich wird, daß sie von vornherein nicht beabsichtigten, eine faire und ausgewogene Sendung zu produzieren."[12] Die Tatsache, daß wir sehr wohl bei der Werkgemeinschaft um eine Stellungnahme zu den Vorwürfen nachgefagt hatten, das Interview aber aufgrund unüberbrückbarer Differenzen hinsichtlich der jeweiligen Vorstellungen von Pressefreiheit nicht zustande kam, wird dezent verschwiegen. Sie hat wohl nicht zum anthroposophischen Fazit gepaßt: „Nach der Sendung ist nun klar, daß Herr Dr. Seul nur konkrete Aufhänger brauchte, um dann im allgemeinen Teil der Sendung dem schon vorgefaßten Vorwurf, Waldorfpädagogik sei von Grund auf autoritär und antiquiert, eine größere Schlagkraft zu verleihen. (...) In einem anderen Fall fühlen wir uns von Herrn Dr. Seul ebenfalls arglistig getäuscht." Woran sich die kaum verhüllte Forderung anschließt, in die Freiheit der

---

11 im Schreiben des MDR ist der Namen voll genannt

12 Schreiben des Vorstandes von Schloß Hamborn an den Petitionsausschuß des sächsischen Landtages in Dresden vom 18.9.1997/Archiv Grandt

Berichterstattung einzugreifen: „Wir bitten Sie, zu prüfen, wie wir öffentlich rehabilitiert werden können."

Auch der Rundfunkrat des MDR erhält Post. Wieder wird der Vorwurf erhoben, daß „der Fakt-Beitrag über die Waldorfpädagogik ... unsachgemäß und unprofessionell recherchiert ist und bewußt mit wahrheitsfälschenden und manipulativen Methoden arbeitet."[13] Wer diesen Brief jedoch genau liest, dem fallen einige Ungereimtheiten auf. Zunächst wird behauptet: „Die gesamte pädagogische Diskussion im Waldorfbereich, die auch öffentlich geführt wird, ... belegt, daß körperliche Strafen an Waldorfschulen absolut tabu sind." Im nächsten Satz wird dies dann relativiert: „Es wäre unredlich, das Fehlverhalten von einzelnen Personen zu Systemfehlern hochzustilisieren." Offensichtlich gibt es die von uns aufgedeckte Diskrepanz zwischen Anspruch und Wirklichkeit also doch. Wie dies zu bewerten ist, ist eine Frage der Interpretation, nicht „wahrheitsfälschender" Recherche.

Um seine Position zu stützen und die Vorwürfe der Jugendlichen zu entkräften, zitiert der Vorstand von Schloß Hamborn eifrig aus einem Dienstreisebericht des Bezirkamtes Spandau von Berlin, Abteilung Jugend und Sport. Doch dort finden sich durchaus auch Aussagen, die unsere Ergebnisse bestätigen: „Zum einen stimmt es, daß er [Christian N., einer der interviewten Jugendlichen, d. Verf.] mit rüden und teilweise gewalttätigen Methoden zum Essen gezwungen wurde. Das leugnet die Einrichtung nicht - nur liegen diese Ereignisse 8 Jahre zurück und der betreffende Mitarbeiter wurde aus der Einrichtung entlassen."[14] Wie diese „rüden Methoden" konkret aussahen, schildert der betroffene Schüler: „Jeden Samstag gab es Linsensuppe. Mir ist fast schlecht geworden und ich habe einfach gestreikt. Da hat mich Herr S. an den Haaren in die Putzkammer geschleift und nach dem Essen an den Haaren wieder zum Tisch, wo ich den kalten Inhalt meines Tellers aufessen sollte. Doch ich streikte und fing an zu würgen und hätte fast gekotzt. Da hat Herr S. meinen Kopf in den Teller gehauen und wollte mich so dazu bringen. (...) Nach fast einer Stunde durfte ich dann die kalte Suppe mit Wasser verdünnen, sie würzen und wieder warm machen. So habe ich sie dann doch noch gegessen."[15] Selbst wenn dies ein Einzelfall gewesen sein sollte,

---

[13] Schreiben des Vorstandes von Schloß Hamborn an den Rundfunkrat des MDR vom 16.10.1996/Archiv Grandt

[14] Dienstreisebericht Bezirksamt Spandau von Berlin vom 17.7.1996/Archiv Grandt

[15] schriftliche Aussage/Archiv Grandt, vgl. auch Grandt/Grandt, Schwarzbuch Anthroposophie, S. 225

wirft er kein gutes Licht auf eine pädagogische Einrichtung, die sich als die bessere Alternative zur staatlichen Regelschule versteht.

Bei anderen Vorwürfen der Jugendlichen kann von Einzelfällen hingegen nicht mehr die Rede sein. So berichten mehrere ehemalige Waldorf-Schüler, daß man zur Strafe eine gewisse Zeit im Flur auf einem Stuhl stehen mußte, wenn man nachts beim Reden oder Lesen im Zimmer erwischt wurde. In einer uns vorliegenden Eidesstattlichen Versicherungen der Hamborn-Verantwortlichen, in diesem Fall vom Heilpädagogen Peter S., wird diese erzieherische Maßnahme so entschuldigt: „Richtig ist, daß keines der Gruppenkinder auf dem Stuhl stehen mußte. Im seltenen Fall einmal, habe ich ein Kind abends im Flur (an die Wand gelehnt) stehen lassen, aber ohne daß es auf dem Stuhl stehen mußte. Ab und zu waren solche Maßnahmen notwendig, weil die oder einzelne Kinder zur Schlafenszeit noch so unruhig waren, daß sie nicht einschliefen bzw. andere am Einschlafen hinderten (bsplw. durch lautes Lachen, Reden, Erzählen bis hin zum völligen 'aus dem Häuschen sein'). Da die Kinder immer mit anderen zusammen im Zimmer lebten, war es nur möglich, sie kurzfristig zu trennen, um Ruhe einkehren zu lassen. (...) Sie blieben nicht lange draußen, höchstens 15-20 Minuten, oft kürzer. Sobald sie der Meinung waren, sie könnten nun ruhig sein, habe ich sie sofort in ihr Zimmer (Bett) zurückkehren lassen.“[16] Auch die Heilpädagogin Barbara M. erklärt an Eides Statt: „Die Kinder konnten sofort in ihr Bett zurückkehren, wenn sie meinten, sie wären jetzt in der Lage, ruhig zu sein. Sonst mußten sich die Kinder in den oben beschriebenen Situationen für kurze Zeit auf dem Flur oder in dem Aufenthaltsraum aufhalten. Meist saßen sie, ab und zu standen sie auch im Raum (an die Wand gelehnt, nicht auf dem Stuhl stehend), konnten aber immer sofort, wenn sie meinten, sie wären jetzt in der Lage, ruhig zu sein, in ihr Bett zurückkehren.“[17] In beiden Aussagen wird die fragwürdige Praxis nicht prinzipiell bestritten, nur was die Details der erzieherischen Maßnahme anbelangt, widersprechen die Heilpädagogen den Jugendlichen.

Für uns sind solche Erziehungsmethoden mit modernen pädagogischen Grundsätzen nicht vereinbar. Und auch das Bezirksamt Spandau kommt zu dem Schluß: „Christian N. [Abkürzung durch uns, d. Verf.] wäre in einer anderen Einrichtung zumindest ab dem 16. Lebensjahr besser zurecht gekommen, die nicht die anthroposophische Ausrichtung

---

[16] Eidesstattliche Versicherung von Peter S., Heilpädagoge, vom 7.8.1997/Archiv Grandt

[17] Eidesstattliche Versicherung von Barbara M., Heilpädagogin, vom 7.8.1997/Archiv Grandt

gehabt hätte.“ Und weiter: „Die Einrichtung kann zur Belegung empfohlen werden, unter der Bedingung, daß die Sorgeberechtigten der Waldorf-Pädagogik zustimmen und auch die Heranwachsenden in ihrem Wertesystem keine konträrablehnende Haltung einnehmen.“[18] Auch diese Passage ist in keinem der uns vorliegenden Schreiben der Verantwortlichen von Schloß Hamborn erwähnt worden.

Der MDR weist die Vorwürfe der Anthroposophen zurück, Seul habe die Rudolf Steiner Werkgemeinschaft „arglistig getäuscht“ und „falsch zitiert“; selbstverständlich sind alle Zitate, die gesendet wurden, auch schriftlich belegt. „Leider haben die Vertreter der Rudolf Steiner Werkgemeinschaft in jenem Gespräch ... nicht dazu beigetragen, die Vorwürfe der Schüler zu klären. Sie forderten vielmehr, den beabsichtigten FAKT-Beitrag nicht zu senden und stattdessen einen Bericht über die Vorzüge der Waldorfpädagogik zu drehen,“ rekapituliert der MDR schließlich. „Fairneß, Differenzierung und Objektivität sind Grundprinzipien des seriösen Journalismus, die selbstverständlich auch bei uns gelten und an die wir uns im vorliegenden Fall sehr wohl gehalten haben. Es wurden alle beteiligten Parteien zu den Vorkommnissen auf Schloß Hamborn befragt. Es wurde ebenfalls in unserem Bericht darauf hingewiesen, daß das Landschulheim eine schwierige Aufgabe zu bewältigen hat, weil hier unter anderem auch Kinder mit problematischem familiären Hintergrund erzogen werden. Nach unserem Selbstverständnis gilt das Fairneßangebot allerdings auch für diese Kinder. Nur weil sie aus schwierigen Verhältnissen kommen, sind ihre Vorwürfe nicht automatisch unglaubwürdig. Da reicht es nicht aus, wenn seitens der Schule zur Klärung jener Vorwürfe lediglich entgegnet wird, daß sie nicht wahr sein können, weil sie nicht wahr sein dürfen.“[19]

Eine Woche nach Ausstrahlung des *Fakt*-Beitrags gerät uns ein Brief des *Bundes der Freien Waldorfschulen, Stuttgart*[20] in die Hände, der von Walter Hiller, dem Geschäftsführer unterzeichnet ist. Dort heißt es auf die

---

[18] Dienstreisebericht Bezirksamt Spandau von Berlin vom 17.7.1996/Archiv Grandt

[19] Schreiben des MDR vom 2.10.1997, S. 5
Da wir selbst bei den Vorgesprächen und Dreharbeiten auf Schloß Hamborn anwesend waren, können wir die Richtigkeit dieser Stellungnahme bestätigen. Im *Schwarzbuch Anthroposophie* haben wir uns im Kapitel „Seiltanz: Kontaktaufnahme mit Schloß Hamborn“ mit den Vorkommnissen befaßt; vgl. Grandt/Grandt, Schwarzbuch Anthroposophie, S. 251-267

[20] Brief des *Bundes der Freien Waldorfschulen* an die „deutschen Freien Waldorf- und Rudolf Steiner Schulen, an die Lehrerausbildungsstätten, an den Vorstand des Bundes der Freien Waldorfschulen, an den Sprecherkreis des Bundeselternrates, an die Landesgeschäftstellen“, unterzeichnet von Walter Hiller, vom 16.9.1996

Sendung bezogen: „3,08 Millionen Zuschauer haben die ... Sendung gesehen, darunter ein sehr kleiner Teil, der die Hintergründe kannte, die Machart durchschauen und die Diffamierungen für sich zurechtrücken konnte. Die breite Masse der Zuschauer ist einerseits an der Unterhaltung durch Enthüllung gewöhnt, andererseits verbinden sich diffuse negative Eindrücke mit dem Begriff 'Waldorf', was die sogenannte öffentliche Meinung sicher hinsichtlich des Schülerandrangs, des allgemeinen politischen Wohlwollens beeinflussen wird." Hiller empfiehlt seinen „lieben Freunden", Augenmaß walten zu lassen und fragt: „Was müssen wir miteinander erarbeiten und erüben, damit auch Eltern über ihre Schule informiert, mit unseren Anliegen vertraut ... ein Schutzwall um die Schulen herum zu bilden in der Lage sind?"

Der interessanteste Satz in diesem Brief ist folgender, der nicht nur unsere Recherchen, sondern auch den Film *Erlöser* und den *Fakt*-Beitrag zu bestätigen scheint: „Nicht selten sind die heftigsten Kritiken und Verleumdungen bzw. deren Motivationen auf konkrete Begebenheiten in den Schulen oder Heimen zurückzuführen, die vor Ort offenbar nicht nur nicht bewältigt werden konnten, die offenbar einen Verlauf genommen haben, der aus der Detailkritik eine Gesamtkritik machte."[21] Damit gesteht Walter Hiller, der Geschäftsführer des *Bund der Freien Waldorfschulen*, unumwunden ein, daß es „konkrete Begebenheiten in den Schulen und Heimen" gibt, die nicht bewältigt werden konnten. Journalisten haben demnach wohl auch das Recht, über diese Mißstände zu berichten, so wie es die Kollegen und wir getan haben.

1.2. Der Film *Erlöser* - von „Pressefreiheit", „Hexenjagden" und „Brauner Magie"

Der Film *Erlöser* wird am 13.11.1996 im ORF 2 in der Sendung *kreuz und quer* ausgestrahlt. Diese Dokumentation handelt von verschiedenen „Erlösern" - wie zum Beispiel Helena P. Blavatsky, Aleister Crowley, Adolf Hitler, L.R. Hubbard, Rudolf Steiner, Otto Mühl - und ihren „Erlösersystemen" (zum Beispiel Theosophie, Neo-Satanismus, Nationalsozialismus, Scientology, Anthroposophie, Aktions-Analyse). In unserem gleichnamigen Buch[22] gehen wir detailliert auf die Umstände der Entstehung des Filmes und die Schwierigkeiten nach der Erstausstrahlung ein, die fast ausschließlich auf deutsche und österreichische Anthroposophen

---

21 Brief des *Bundes der Freien Waldorfschulen* vom 16.9.1996/Archiv Grandt
22 Guido & Michael Grandt: Erlöser, Phantasten, Verführer und Vollstrecker, Aschaffenburg, 1998

zurückgingen. Und das, obwohl die Film-Dokumentation Rudolf Steiner lediglich streift.

Der bereits erwähnte Dr. Jens Heisterkamp von der anthroposophischen Zeitschrift *Info3* meint hierzu im Internet: „Kurze Zeit später taucht das Zwillingspärchen [gemeint sind wir, d. Verf.] mit zahlreichen Sequenzen auch in einem Machwerk auf, das vom österreichischen Fernsehen ... ausgestrahlt wurde: ‘Der Erlöser’ heißt der knapp einstündige Film, der in einer wirren Kollage von Satansanbetung und Goethes Faust, Aleister Crowley und Rudolf Steiner, Externsteinen und rituellem Mißbrauch so ziemlich alles aneinanderreiht, was den Autoren zum Thema ‘Sekten’ nach einem ordentlichen Zug aus der Haschpfeife durch den Kopf gezogen sein mag.“[23] An dieser Stelle werden wir nun versuchen, eine etwas sachlichere Darstellung des Film-Projektes abzugeben.

Wie bereits erwähnt, haben Petrus van der Let und wir die Geschehnisse um das anthroposophische Internat der Rudolf-Steiner-Werkgemeinschaft Schloß Hamborn für den Film *Erlöser* als erstes aufgegriffen. Nach langem Hin und Her[24], gelingt es uns am 21. Juni 1996 endlich, die Verantwortlichen des Internats in der Werkgemeinschaft in einem Vorgespräch selbst kennenzulernen. Uns geht es darum, von den anthroposophischen Internatsrepräsentanten vor der Kamera eine Stellungnahme zu den Anschuldigungen der Jugendlichen zu erhalten. Die Stimmung ist geprägt von Mißtrauen. Schließlich wird uns ein vorbereiteter Vertrag zur Unterzeichnung vorgelegt, der unter anderem vorsieht: „Die Fragestellungen des geplanten Interviews bzw. zu besprechenden Themen werden vor dem Interview schriftlich festgelegt. (...) Sofern in dem geplanten Filmbeitrag Interviews mit Kritikern der obigen Einrichtung eingeblendet werden oder deren Äußerungen in sonstiger Form direkt oder indirekt gesendet werden, müssen die entsprechenden Teile der Sendung zu einem Interview vollständig den Vertretern der Schloß Hamborn Rudolf Steiner Werkgemeinschaft e.V. vorliegen, damit dazu sachgerecht Stellung genommen werden kann. (...) Die Schloß Hamborn Rudolf Steiner Werkgemeinschaft e.V. wird über den geplanten ersten Sendetermin des Beitrages umgehend, spätestens aber 14 Tage vorher informiert. Mindestens 7 Tage vor dem ersten Sendetermin muß der fertige Beitrag der Schloß Hamborn Rudolf Steiner Werkgemeinschaft e.V. in Form einer gängigen Video-Kassette zur Kenntnis vorliegen. (...) Sollte eine der obigen Ver-

---

23 Heisterkamp: „Schwarzbuch“-Skandal: Jagd auf Steiner (Internet: http://ourworld.compuserve.com/homepages/anthromedia/jh_bb.htm)

24 Grandt/Grandt, Schwarzbuch Anthroposophie, S. 251ff.

pflichtungen nicht eingehalten werden, verfällt eine Vertragsstrafe von DM 20.000, zu zahlen an die Schloß Hamborn Rudolf Steiner Werkgemeinschaft e.V. Für die Zahlung der Vertragsstrafe haften die Georg Weiss Filmproduktion sowie Herr Petrus van der Let und die Herren G. und M. Grandt persönlich als Gesamtschuldner."[25]

So haben wir uns, zugegebenermaßen, Pressefreiheit nicht vorgestellt. In all den Jahren unserer journalistischen Tätigkeit ist uns etwas ähnliches nur widerfahren, als wir einmal über eine Psychosekte recherchierten. Selbstverständlich unterzeichnen wir diesen indiskutablen Knebelvertrag nicht - und erhalten auch keine Drehgenehmigung. Aus diesem Grund werden im *Erlöser*-Film die Aussagen der Jugendlichen ohne Stellungnahme der Verantwortlichen von Schloß Hamborn gesendet. Später wird uns dies als mangelnde Seriösität ausgelegt werden.

Auch direkt vor der Ausstrahlung lassen die Anthroposophen nichts unversucht, den Film in ein schlechtes Licht zu rücken. Vor der Ausstrahlung im ORF versucht der „Satanologe" Josef Dvorak in der Wiener Stadtzeitung *Falter* Stimmung gegen den Regisseur und die Drehbuch-Autoren zu machen, indem er einen Kommentar mit dem Titel „Hexenjagd im ORF" verfaßt.[26]

In der an die Erstsendung des Films anschließenden Live-Diskussion kommt auch Dr. Raoul Kneucker zu Wort - Sektionschef des österreichischen Wissenschaftsministeriums, Mitglied im Vorstand der Dachvereinigung der Waldorfschulen und Stellvertretender Vorsitzender der *Stiftung Dokumentationsarchiv des Österreichischen Widerstandes*. Wenig später wird er (zusammen mit Elisabeth Gergely von der *Österreichischen Vereinigung Freier Bildungsstätten auf Anthroposophischer Grundlage*) beim Europarat in Straßburg Einspruch erheben gegen „jede weitere Förderung zur Verbreitung des Filmes durch das 'Österreichische Komitee der Europaratskampagne gegen Rassismus, Fremdenfeindlichkeit, Antisemitismus und Intoleranz'... in Europa".[27] In Österreich werden zusätzlich zwei Beschwerden an das Komitee zur Wahrung des Rundfunkgesetzes (durch die *Österreichische Vereinigung Freier Bildungsstätten auf Anthroposophischer Grundlage* und der *Allgemeine Anthroposophische Gesellschaft, Landesgesellschaft Österreich*) eingebracht. Beide

---

25 Vertrag/Archiv Grandt

26 Falter 46/96 vom 13.11.1996; Petrus van der Let entgegnet darauf in einem darauffolgenden Heft („Braune Magie im Falter?"); vgl. Falter vom 27.11.1996

27 in einem Brief vom 13.12.1996/Archiv Grandt

Beschwerden werden von der österreichischen Rundfunkkommission abgelehnt.[28]

Am 28. August 1997 soll der *Erlöser*-Film auch in 3sat ausgestrahlt werden. Kurz vorher geht in der 3sat-Zentrale in Mainz eine fünfzehnseitige Beschwerde vom *Bund der Freien Waldorfschulen* in Stuttgart ein, die auch im Auftrag der Schloß Hamborn *Rudolf-Steiner-Werkgemeinschaft e.V.* verfaßt worden ist[29]. Hierin wird „bedauert", gegen das ZDF „erstmalig auf diesem Wege vorgehen zu müssen".[30]

Nachdem wir die Jugendlichen eidesstattlich versichern ließen, was sie uns berichtet hatten, versuchen nun die Schloß Hamborn-Vertreter ein „zahlenmäßiges Übergewicht" herzustellen. Die beigelegten Eidesstattlichen Versicherungen von Lehrern und Erziehern sollen 3sat offensichtlich imponieren. Dem zuständigen Redakteur Engelbert Sauter wird auch eine „Verpflichtungs- und Unterlassungserklärung" zugestellt, in der eine „zu überprüfende" Vertragsstrafe angedroht wird, wenn der Sender den Film mit den verschiedenen Vorwürfen doch ausstrahlen sollte. Natürlich bleibt als Konsequenz für den Sender nur eine Überprüfung des Sachverhaltes durch seine Rechtsabteilung; für den *Erlöser*-Film bedeutet das, daß er zum vorgesehenen Termin nicht gesendet wird. Walter Hiller vom *Bund der Freien Waldorfschulen* in Stuttgart nimmt dies selbstverständlich als willkommenen Anlaß, um in der Presse vollmundig zu behaupten, daß nach „juristischem Intervenieren der Waldorfschulen" der Film „abgesetzt" worden sei.[31] Tatsächlich ist der Film nicht abgesetzt, sondern lediglich verschoben worden.

1.3. Das *Schwarzbuch Anthroposophie* und der Krieg der Anwälte

Das Vorgehen der Anthroposophen gegen unser *Schwarzbuch Anthroposophie* fand auf verschiedenen Ebenen statt. An dieser Stelle möchten wir auf die in unseren Augen wichtigsten juristischen Schritte eingehen, damit sich die Leser ein Bild über die dahinterstehende Methode machen können. Die Versuche, die weitere Auslieferung des Buches zu verhindern, waren von langer Hand vorbereitet worden, nachdem den anthroposophischen Institutionen einige Wochen vor dem Erstauslieferungstermin des Buches das Manuskript in die Hände gelangt war.

---

28 siehe Leserbrief von Petrus van der Let an den Zollern Alb-Kurier vom 23.9.1997

29 Brief datiert vom 11.9.1997, ging am 12.8.1997 bei 3sat ein/Archiv Grandt

30 Brief des *Bundes der Freien Waldorfschulen* an 3sat vom 11.8.1997, S. 1

31 siehe Schwarzwälder-Bote vom 19.9.1997

1.3.1. Deutschland I: Die Verlagsauslieferung wird gelähmt

Bereits wenige Tage nach Auslieferung des *Schwarzbuches* erwirkt die *Schloß Hamborn Rudolf-Steiner-Werkgemeinschaft*, Borchen, beim Landgericht Stuttgart am 29.1.1997 eine einstweilige Verfügung, nicht jedoch gegen den Ueberreuter-Verlag, sondern gegen dessen deutsche Verlagsauslieferung. Wieder geht es um an Eides Statt versicherte Aussagen von interviewten Jugendlichen, wie bereits in der gerichtlichen Auseinandersetzung um den *Fakt*-Beitrag. Diesmal werden die Behauptungen beanstandet, 80% der Heimschüler würden kiffen, Erzieher unternähmen nichts dagegen, im Eurythmieunterricht müßten die Schüler auf Anweisung der Lehrer Nazi-Symbole (Hakenkreuze) ablaufen.[32] Vier Wochen später geht bei der Auslieferung erneut ein Schreiben der Stuttgarter Anwälte von Schloß Hamborn ein, in dem weitere Aussagen der Jugendlichen moniert werden.[33] Die deutsche Verlagsauslieferung will sich verständlicherweise nicht auf einen Rechtsstreit einlassen, weil sie nichts zu den Inhalten der Bücher sagen kann, sondern lediglich für deren Vertrieb verantwortlich ist; zwar gibt sie die verlangten Erklärungen nicht ab, doch die Auslieferung des Buches wird erst einmal eingestellt.

Damit ist den Anthroposophen ein besonderer Coup gelungen, denn der Ueberreuter Verlag kann Bestellungen aus dem deutschen Buchhandel vorerst nicht bedienen. Der Verlag stellt daraufhin selbst einen „Antrag auf Erlaß einer einstweiligen Verfügung" gegen die *Rudolf-Steiner-Werkgemeinschaft Schloß Hamborn*, wegen „Unterlassung von Abmahnungen u.a." gegen Verlagsauslieferungsfirmen oder Barsortimentsfirmen.[34] Darin heißt es unter anderem: „Das Buch soll also zur Diskussion anregen. Durch ein Verbot des Buchs wird keine Diskussion angeregt, sondern sie wird im Keime erstickt. Das Tabu bleibt hierbei gewahrt. Dies entspricht nicht Sinn und Zweck der Meinungsäußerungsfreiheit und der Pressefreiheit. (...) Daß die Schüler diese Äußerungen, die im Buch zitiert worden sind, gemacht haben, ist unstreitig. Es liegt also eine objektive Berichterstattung vor, die aufgrund der Meinungsäußerungsfreiheit und der Pressefreiheit gem. Art. 5 GG zulässig ist. Infolgedessen darf auch die

---

32 Beschluß des Landgerichts Stuttgart, 17. Zivilkammer, vom 29.1.1997 (Aktenzeichen 17 0 46/97)

33 Schreiben der RA Lichtenstein, Körner & Partner, Stuttgart, an die Verlagsauslieferung vom 25.2.1997/Archiv Grandt

34 Antrag auf Erlaß einer einstweiligen Verfügung der RA Diehl, Mock, Fillinger u. Koll, Lippstadt, gegen die Rudolf Steiner Werkgemeinschaft Schloß Hamborn, Borchen, vom 20.2.1997 beim Landgericht Paderborn/Archiv Grandt

Verbreitung des Buchs nicht unterbunden werden."[35] Und weiter: „Alles in allem liegen aus den obigen Gründen keine unwahren Tatsachenbehauptungen vor, so daß die einstweilige Verfügung des Landgerichts Stuttgart ... allenfalls deswegen ergehen konnte, weil das Landgericht Stuttgart ... [von Schloß Hamborn, d. Verf.] lückenhaft und unzutreffend informiert worden ist."[36] Der Verlag veranlaßt zudem eine Direkt-Auslieferung für Österreich über den Verlag, die beanstandeten Passagen werden später vom Verlag geschwärzt. So bleibt das Buch zunächst, wenn auch eingeschränkt, lieferbar.

1.3.2. Schweiz I: Ein Rudolf Steiner-Porträt und seine Konsequenzen

Welchen Einfallsreichtum die Anthroposophen entwickelten, um das *Schwarzbuch* auf irgendeine Art und Weise vom Markt zu klagen, zeigt dieses Beispiel. Auf dem Schutzumschlag des Buches war eine Rudolf Steiner-Fotografie von O. Rietmann abgebildet. Das Bildarchiv der Österreichischen Nationalbibliothek erteilte dem Ueberreuter-Verlag eine Abdruckgenehmigung, nachdem für dieses Bild bereits 1946 die urheberrechtliche Schutzfrist abgelaufen war. Eigentlich eine klare, eindeutige Sache.

Allerdings nicht für den anthroposophischen *Verlag Am Goetheanum* im schweizerischen Dornach, der als Nachlaßverwalter des 1975 verstorbenen Fotografen darauf besteht, daß es sich bei dem Bild nicht um eine normale und damit „rechtefreie" Porträtaufnahme handelt, sondern um ein nach wie vor „geschütztes Kunstwerk"[37]. Bevor sich der Verlag auch hier auf langwierige juristischen Auseinandersetzungen einläßt, handelt er wiederum schnell: „Um trotz dieser noch ungeklärten Rechtslage einen ungehinderten Verkauf des Buches zu gewährleisten, wird ein neuer Schutzumschlag ohne das Rietmann-Foto gedruckt," heißt es in einer Ueberreuter-Presseerklärung. „Bis dahin muß der Verlag ... das Buch jedoch ohne Schutzumschlag verbreiten."

1.3.3. Schweiz II: Anthroposophische Einrichtungen machen juristisch mobil

Aber auch gegen die inhaltlichen Aussagen des *Schwarzbuches* gehen die Anthroposophen in der Schweiz vor. Die *Allgemeine Anthroposophische Gesellschaft*, die *Rudolf Steiner Nachlaßverwaltung* und der *Verlag Am Goetheanum* in Dornach sowie die *Stiftung zur Förderung der Rudolf*

---

35 Antrag auf Erlaß einer einstweiligen Verfügung, S.7 und S. 13

36 Antrag auf Erlaß einer einstweiligen Verfügung, S. 19f.

37 Presseerklärung des Ueberreuter-Verlages, undatiert/Archiv Grandt

Steiner Pädagogik in der Schweiz in Schaffhausen (und natürlich die *Schloß Hamborn Rudolf-Steiner-Werkgemeinschaft*) fordern am 12. Februar den Ueberreuter Verlag durch ihre in Basel und Zürich vertretenen Anwälte auf, tatsachenwidrige Behauptungen zu unterlassen, weil sie das „Persönlichkeitsrecht von Rudolf Steiner und seiner Nachlassverwalterin" verletzten. Darüber hinaus stellten sie unlauteren Wettbewerb dar, „indem die der Pädagogik von Rudolf Steiner (Waldorf-Pädagogik) verpflichteten Schulen und die seine Schriften herausgegebenden Verlage durch unrichtige, irreführende und unnötig verletzende Äusserungen herabgesetzt werden."[38]

Bei diesen Äußerungen geht es neben den bereits bekannten Vorwürfen der Jugendlichen gegen Schloß Hamborn auch darum, daß im Buch „und in den Werbemitteln behauptet" werde, „dass Schüler an Waldorf-Schulen und Rudolf Steiner Schulen nach okkultistischer und rassistischer Weltanschauung Rudolf Steiners erzogen würden" und „dass Rudolf Steiner ein Rassist und Okkultist, sowie Mitglied und Oberhaupt res. einer der höchsten 'Würdenträger' des 'Ordo Templi Orientis' gewesen sei." Dabei berufen sich die Anwälte auf die Stellungnahme des „Experten" Josef Dvorak, der „anlässlich eines Pressegesprächs öffentlich bestätigt hat: 'Tatsächlich gehörte Rudolf Steiner niemals zum 'Ordo Templi Orientis'".

Auch die auf der Pädagogik von Rudolf Steiner basierende *Freie Bildungsstätte Glarisegg* zieht nach und fordert anwaltlich, „die Auslieferung des gesamten Schwarzbuches zu unterlassen, auf jeden Fall die hiermit spezifizierten Äusserungen in allen Exemplaren der derzeitigen Ausgabe zu schwärzen und in zukünftigen Ausgaben bereits beim Druck zu entfernen."[39] Um einen Prozeß in der Schweiz vorläufig zu vermeiden, bis die Sachlage in Österreich und Deutschland endgültig geklärt ist, verzichtet der Ueberreuter Verlag daraufhin vorläufig auf einen weiteren Vertrieb des Buches in der Schweiz.

1.3.4. Deutschland II: „Private" *Schwarzbuch*-Verbreitung

Wie bereits erwähnt, ist der Einfallsreichtum der Anthroposophen wahrlich ausgeprägt. Nachdem nun verschiedene Schritte gegen den Verlag eingeleitet waren, gerieten wir als Autoren ins Visier. In einem Schreiben

---

38 Schreiben der Advokatur Wenger, Mathys, Plattner vom 12.2.1997 an den Carl Ueberreuter-Verlag/Archiv Grandt

39 Schreiben der Advokatur Wenger, Mathys, Plattner vom 21.2.1997 an Rechtsanwalt Dr. Michael Ritscher (von der Kanzlei Meyer, Lustenberger & Partner, Zürich), der den Ueberreuter-Verlag in der Schweiz vertritt

vom 19.2.1997 von Stuttgarter Rechtsanwälten, die wiederum von Schloß Hamborn beauftragt wurden, wird uns schier Unglaubliches mitgeteilt: „Nachdem der Ueberreuter-Verlag die Auslieferung des Buches gestoppt hat, und der Vertrieb in Deutschland durch ... [genannt wird die deutsche Verlagsauslieferung, d. Verf.] nicht mehr erfolgen darf, sind Sie dazu übergegangen, das Buch privat und im Rahmen des Bucheinzelhandels zu vertreiben. Unser Mandat [also Schloß Hamborn, d. Verf.] wehrt sich auch dagegen." Uns wird die „Gelegenheit" eingeräumt, uns außergerichtlich zu verpflichten, die umstrittenen Behauptungen nicht mehr zu verbreiten. Konkret heißt das, daß auch wir eine „Verpflichtungs- und Unterlassungserklärung" unterschreiben sollen, anderenfalls müßten wir mit „gerichtlichen Schritten" rechnen. Als Vertragsstrafe ist DM 20.000 festgesetzt, zudem sollen wir „Auskunft darüber" erteilen, „innerhalb welchen Zeitraums und in welchem Umfang Verletzungshandlungen [gemeint ist der private Buchvertrieb, d. Verf.] ... vorgenommen wurden, und zwar unter Angabe von Verbreitungsgebiet und Stückzahlen".[40]

Wir antworten in aller Kürze: „der Vertrieb o.g. Buches erfolgt ausschließlich über den Carl Ueberreuter-Verlag, Wien und seine Auslieferungslager. Die nähere logistische und organisatorische Abwicklung zwischen dem Verlag und den Lagern ist mir, als Autor, nicht bekannt."[41] Nach diesem Antwortscheiben an die Stuttgarter Rechtsanwälte hören wir nichts mehr in dieser Angelegenheit. Es war also nur ein Versuchsballon, der uns Zeit und Geld kosten sollte.

1.3.5. Österreich I: Zwei verschiedene Urteile zum selben Sachverhalt

Juristischer „Vorreiter" in Österreich ist der *Rudolf Steiner-Schulverein Wien Mauer*[42], der im Februar 1997 beim Handelsgericht Wien eine „Klage verbunden mit dem Antrag auf Erlassung einer einstweiligen Verfügung" erwirken will. Unter anderem wird in der Unterlassungsklage (Gesamtstreitwert: 300.000 Österreichische Schilling), die sich auf die Texte in einem Sachbuchkatalog sowie auf dem Umschlag des *Schwarzbuches* bezieht, sogar ein „Boykottaufruf" gegen Waldorfschulen kon-

---

[40] Schreiben der RA Lichtenstein, Körner & Partner, Stuttgart, an Guido Grandt vom 19.2.1997

[41] Schreiben von Guido Grandt an Dr. Sambuc, Kanzlei Lichtenstein, Körner & Partner, vom 23.2.1997

[42] als rechtlicher und wirtschaftlicher Träger der Rudolf Steiner Schule in Wien (vgl. Schreiben der Anwaltskanzlei Gottfried Korn und Peter Zöchbauer, Wien, vom 13.1.1997)

struiert.[43] Als „Beweis" wird der Satz „Nach diesem Buch kann kein Politiker, können keine Eltern mehr sagen, sie hätten nichts gewußt" angeführt.

Weiterhin wird uns vorgeworfen, wir hätten völlig „undifferenziert die Behauptung aufgestellt, daß in allen Waldorfschulen im deutschsprachigen Raum, sohin auch in jeder Waldorfschule in Österreich Kinder nach einem Lehrplan erzogen und unterrichtet würden, der rassistische und okkultistische Grundsätze enthält und daß sie daher unter anderem eine rassistische Grundhaltung vermittelt erhielten, die Arier-freundlich und somit ohne hinreichende Distanz zum Nationalsozialismus wäre." Steiner selbst scheinen die Anwälte der Wiener Rudolf Steiner Schule hingegen aus der Auseinandersetzung heraushalten zu wollen. „Es kann dahingestellt bleiben," schreiben sie weiter, „ob die Bewertung der Person des Gründers der Waldorfschulen, Rudolf Steiner, durch die beiden Autoren Guido und Michael Grandt als wirrer Theoretiker, der rassistische Weltverschwörungstheorien verbreitet und sich mit Sexualmagie beschäftigt, zutreffend ist oder nicht."[44]

Mit welchem Recht der Schulverein Wien Mauer, der weder im Buch selbst noch auf dem Umschlag genannt wird, Klage einreicht, begründen die Anwälte so: „jede einzelne österreichische Waldorfschule" sei von den „herabsetzende Äußerungen" betroffen, könne also auch klagen.[45] Ferner erklären sie, daß es sich um „ehrenrührige und unrichtige" Äußerungen handelt, die den „Kredit, den Erwerb und das Fortkommen der klagenden Partei" gefährden, und verweisen auf eine „unwiederbringliche Gefahr eines auch nicht durch Geld ausgleichbaren Schadens".[46] Denn es liege auf der Hand, „daß die ehrenrührigen und unrichtigen Tatsachenbehauptungen der beklagten Partei geeignet sind, Eltern davon abzuhalten ihre Kinder unsere Schule besuchen zu lassen und daß Politiker weitere Förderungen für unsere Schule in Frage stellen. Wir haben daher auch ein Interesse an der Feststellung, daß uns die beklagte Partei [der Ueberreuter-Verlag, d. Verf.] für alle Schäden haftbar ist, die uns durch ihre ehrenrührigen und wahrheitswidrigen Behauptungen allenfalls entstehen."[47] Die Anwälte der Rudolf Steiner Schule in Wien beantragen daher ein Urteil, das festlegt, daß eine Reihe von Äußerungen gegenüber den Leh-

---

43 Schreiben der Anwaltskanzlei Korn/Zöchbauer an das Handelsgericht Wien vom 13.1.1997, S. 5 (Aktenzeichen 39 Cg 12/97a)/Archiv Grandt

44 Schreiben von Korn/Zöchbauer vom 13.1.1997, S. 5

45 Schreiben von Korn/Zöchbauer vom 13.1.1997, S. 6f.

46 Schreiben von Korn/Zöchbauer vom 13.1.1997, S. 7-11

47 Schreiben von Korn/Zöchbauer vom 13.1.1997, S. 11

rern, Erziehern und Schülern widerufen werden und dieser Widerruf im redaktionellen Teil der Tageszeitung *Kurier* veröffentlicht werden muß.[48] Als „Beweis" für die Unseriösität des *Schwarzbuches* reichen sie Textpassagen aus Wolfgang Müller-Funks Artikel in der Zeitung *Presse* nach.[49]

Die Anwälte des Ueberreuter Verlages entgegnen, indem sie auf die inhaltliche Richtigkeit unserer zentralen Thesen hinweisen: „Die Klägerin [Rudolf Steiner Schule Wien Mauer, d. Verf.] übersieht jedoch, daß nicht behauptet wurde, daß Kinder und Jugendliche, die Waldorfschulen besuchen, zu Okkultisten und Rassisten herangebildet werden. (..) geht es im Kern um die ... Aussage, Rudolf Steiners Weltanschauungen waren (auch) okkultistisch und rassistisch und wirken in der Waldorfpädagogik nach. (...) Daß das Gedankengut Rudolf Steiners in der von ihm begründeten Waldorfpädagogik nachwirkt, ist selbstredend. Das soll man wissen. Mehr wurde nicht behauptet. (...) Im übrigen ist bis heute in der Pädagogik von Waldorfschulen das 'Nachwirken des Okkultismus' erkennbar: Im Gegensatz zur wissenschaftlichen Erkenntnisart (aufgrund von Beweisen und Belegen etc.) ist Erkenntnisquelle des Okkultismus ein 'höheres Wissen'. Während in anderen Schulen das Fach Religion und der Rückgriff auf 'höheres Wissen etc.' von anderen Fächern (zB. Geographie, Biologie) getrennt wird, fließen in diesen Unterrichtsfächern in Waldorfschulen auch okkultistische und esoterische Elemente ein. (...) Unabhängig davon, wie das Buch insgesamt zu bewerten ist, stehen die Autoren mit den hier gegenständlichen Aussagen keineswegs alleine da."[50] Und weiter: „Es kann kein Zweifel daran bestehen, daß Rudolf Steiners Weltanschauung 'okkultistisch' war. (...) Vorweg ist festzuhalten, daß die Verbindung Rudolf Steiners zum Okkultismus und Rassismus wahr ist. (...) Rudolf Steiner ist Begründer der Waldorfpädagogik. Das Gedankengut Rudolf Steiners kann nicht von der von ihm begründeten Waldorfpädagogik getrennt werden. (...) Es ist selbstverständlich, daß es auf dem Lehrplan einer Waldorfschule kein Fach wie zB. 'Okkultismus' gibt. Das hat auch niemand behauptet. Es geht lediglich darum, daß sich Waldorfschulen zum Ziel gesetzt haben, Kinder nach der Waldorfpädagogik, die auf Rudolf Steiners Lehren aufbaut, zu unterrichten. (...) Es ist zu wiederholen, daß nicht behauptet wurde, daß

---

48 Schreiben von Korn/Zöchbauer vom 13.1.1997, S. 12

49 Schreiben von Korn/Zöchbauer an das Handelsgericht Wien vom 12.2.1997, S. 2 (Aktenzeichen 39 Cg 12/97a)/Archiv Grandt

50 Schreiben der Rechtsanwaltskanzlei Briem, Dullinger, Kustor, Wien, an das Handelsgericht Wien vom 24.2.1997, S. 3f. (Aktenzeichen 39 Cg 12/97a)/Archiv Grandt

Schüler nach der Waldorfpädagogik im allgemeinen oder bei der Klägerin [Rudolf Steiner Schule Wien Mauer, d. Verf.] im besonderen rassistisch oder okkultistisch erzogen würden. Abgesehen davon, daß jedoch die Weltanschauungen Rudolf Steiners nicht von der von ihm begründeten Pädagogik getrennt werden können, ist den vorliegenden Heften einer Wiener Waldorfschule zu entnehmen, daß auch in Unterrichtsgegenständen wie zB. Geographie oder Biologie okkultistische und esoterische Elemente einfließen."[51]

Schließlich verweisen die Anwälte das Recht der Meinungs- und Informationsfreiheit: „Das Interesse der Öffentlichkeit (sowie insbesondere der Eltern von schulpflichtigen Kindern) an einer kritischen Auseinandersetzung mit dem Gedankengut Rudolf Steiners und der von Rudolf Steiner begründeten und in Rudolf Steiner-Schulen praktizierten Waldorfpädagogik muß Vorrang haben. (...) Es steht außer Streit, daß die gegenständlichen Aussagen den ... Bereich der Erziehung und Schulbildung betreffen. Das Informationsbedürfnis der Öffentlichkeit ist daher jedenfalls als überwiegend zu bewerten."[52] Die Ueberreuter-Anwälte beantragen daher beim Handelsgericht Wien, den Antrag auf Erlassung einer einstweiligen Verfügung kostenpflichtig abzuweisen.

Am 5. März 1997 entscheidet das Handelsgericht über den ersten, gegen jene Formulierung auf dem Buchumschlag gerichteten Antrag und weist die Unterlassungsklage zurück. Das Gericht begründet seinen Beschluß folgendermaßen: „Nun wird vom Kläger [Schulverein Wien Mauer, d. Verf.] hier das Gebot angestrebt, die Beklagte [Ueberreuter-Verlag, d. Verf.] möge die Äußerung, Kinder und Jugendliche, die seine Schule besuchen, würden nach okkultistischen und rassistischen Weltanschauungen Rudolf Steiners erzogen, unterlassen. Diesem Begehren hält die Beklagte berechtigterweise enthalten, daß weder ihr Katalog ... noch die Umschlagseiten des Buches ... eine solche Behauptung enthält. Vielmehr findet sich dort die Aussage, Rudolf Steiners okkultistische und rassistische Weltanschauungen 'wirken bis heute nach'. Daß dies 'auch in den Waldorfschulen' (tatsächlich oder vermeintlich) so ist, rechtfertigt nicht ein Verständnis dahingehend, daß Kinder und Jugendliche dort 'nach okkultistischen und rassistischen Weltanschauungen Rudolf Steiners erzogen' werden, zumal diese Wendung den Eindruck erweckt (jedenfalls aber zuläßt), daß die Erziehung in den Waldorf-Schulen - wenn schon nicht ausschließlich so doch vorwiegend - okkultistisch und

51 Schreiben Briem, Dullinger, Kustor vom 24.2.1997, S. 11 und S. 13-15
52 Schreiben Briem, Dullinger, Kustor vom 24.2.1997, S. 7f.

rassistisch ausgerichtet sei. Dem entgegen wird aber gerade durch das Wort 'nachwirken' die Mittelbarkeit der Anschauungen Rudolf Steiners in der Waldorf-Pädagogik zum Ausdruck gebracht, wodurch die Erklärung der Beklagten ein stark wertendes Element bekommt. Derartige Meinungsbekundungen zu gesellschaftlich relevanten (Erziehungs) Fragen müssen aber schon demokratiepolitisch zulässig sein."[53]

Natürlich zieht der *Rudolf Steiner Schulverein* vor die nächste Instanz, das Oberlandesgericht in Wien, damit diese Entscheidung doch noch revidiert wird. Mit Erfolg. Das Gericht entscheidet am 21. März 1997 gegen den Verlag, die Anthroposophen können eine „Einstweilige Verfügung" durchsetzen. Ihren Beschluß begründen die Richter damit, daß ein „Durchschnittsleser" bei „verkehrsüblicher, flüchtiger Kenntnisnahme" bei „ungezwungener Auslegung" die monierten Äußerungen so verstehen könne, „die die Schule des Klägers [Schulverein Wien Mauer, d. Verf.] besuchenden Kinder" würden „nach rassistischen und okkultistischen Grundsätzen erzogen ... wobei gleichzeitig Politiker und Eltern damit konfrontiert werden, daß sie sich in Zukunft nicht mehr auf die Unkenntnis dieser aufgezeigten Umstände berufen können."[54]

Die Äußerung auf dem Schutzumschlag und im Sachbuchkatalog sei „zumindest" als eine „konkludente, einer Überprüfung zugängliche Tatsachenbehauptung" zu bewerten. „Die Fakten, die eine solche Überprüfung der inkriminierten Behauptungen ermöglichen, wurden von der Beklagten [Ueberreuter Verlag, d. Verf.] aber in den inkriminierten Passagen nicht angeführt." Der Schutzumschlag wird damit gewissermaßen unabhängig vom Buch und seinem Inhalt gesehen: „Werden nämlich - wie hier - an der Innen- und Außenseite des Umschlags zum 'Schwarzbuch Anthroposophie' ... Äußerungen veröffentlicht, dann ist auch nur dieser Umschlag maßgebend, nicht aber der sonstige Inhalt des Buches, der in aller Regel nicht die gleiche Publizität wie der zumeist öffentlich ausgestellte Buchumschlag erreicht. Daher ist bei dem flüchtigen Betrachter einer Buchpräsentation nicht auf die im Vorwort oder in den einzelnen Beiträgen enthaltenen Klarstellungen oder Relativierungen über Zusammenhänge zwischen Rudolf Steiner und dem Nachwirken seiner okkultistischen und rassistischen Weltanschauungen abzustellen."[55]

---

53 Beschluß Handelsgericht Wien vom 5.3.1997, S. 1-6

54 Beschluß Oberlandesgericht Wien vom 21.3.1997, S. 9ff.
Darüber hinaus stellen die Richter fest, daß auch juristischen Personen ein „Recht auf Ehre" zukomme, eine „Ehrenbeleidigung" richte sich also nicht nur gegen eine natürliche Person. (S. 11f.)

55 Beschluß Oberlandesgericht Wien vom 21.3.1997, S. 15

Auf gut deutsch: auf einem Buchumschlag oder in einem Katalog dürfen die in einem Buch vorgebrachten Thesen nur dann genannt werden, wenn zugleich auch ausführliche Begründung, Quellen und Einschränkungen angeführt werden. Solange all dies nur im Buch selbst geschieht (wie im *Schwarzbuch*, das mit hunderten von Fußnoten aufwartet, die die jeweiligen Quellen angeben), könnten die „Durchschnittsleser" einen falschen Eindruck bekommen. Das Gericht ist aber nicht nur bemüht, dem „Durchschnittsleser" auf die Sprünge zu helfen, sondern gibt auch dem *Schulverein Wien Mauer* abschließend noch den heißen Tip: „Insoferne wäre es dem Kläger durchaus möglich, gegen die Buchautoren selbst [und nicht nur gegen den Verlag, d. Verf.] vorzugehen."[56]

1.3.6. Österreich II: Vereinigte „Anthroposophen-Front" gegen den Ueberreuter Verlag

Am 12. Februar 1997 machen nun auch die übrigen österreichischen anthroposophischen Einrichtungen gegen den Ueberreuter-Verlag mobil.[57] Der Gesamtstreitwert der Klage, verbunden mit einem Antrag auf Erlassung einer einstweiligen Verfügung, wird von diesen Einrichtungen (und ihren Anwälten) auf 600.000 Österreichische Schilling festgelegt.

Auch hier geht die Angst um, Politiker oder die Öffentlichkeit könnten auf die Idee kommen, öffentliche Gelder zu kürzen. Immerhin werden die Waldorfschulen auch in Österreich durch die öffentliche Hand gefördert, die pro Schule jährlich etwa zwei Millionen Schilling zuschießt. „Dazu kommen größtenteils noch Landes- und Gemeindeförderungen in unterschiedlicher Höhe"[58]. Um das konkret zu veranschaulichen und damit die Leser zu erkennen vermögen, um welche Beträge es hier geht, möchten wir am Beispiel des *Vereins zur Förderung der Waldorfpädagogik Linz*, die Fördermittel zusammenrechnen. Für das Schuljahr 1995/96 wurde der Verein mit folgenden öffentlichen Förderungsmittel gestützt: „Für den laufenden Aufwand: Von der Linz-Stadt öS 1.550.000, vom

---

56 Beschluß Oberlandesgericht Wien vom 21.3.1997, S. 20

57 Im einzelnen sind dies: Kuratorium für künstlerische und heilende Pädagogik, Wien; Verein Karl-Schubert-Schule für Seelenpflege-bedürftige Kinder, Wien; Rudolf Steiner Verein, Wien; Rudolf Steiner Schulverein im Raum Baden, Schönau; Verein zur Förderung der Waldorfpädagogik, Linz; Verein Karl-Schubert Schule, Waldorfschule und Bildungsstätte für Seelenpflege-bedürftige Kinder und Jugendliche, Graz; Waldorf-Schulverein Steiermark, Graz; Waldorf-Schulverein Kärnten, Klagenfurt; Verein der Waldorfpädagogik Tirol, Innsbruck; Waldorf Schulverein Salzburg; Verein zur Förderung der Pädagogik Rudolf Steiners, Salzburg; Verein Paracelus-Schule Salzburg, Anif-Niederalm; Rudolf Steiner-Schulverein Pötzleinsdorf, Wien. (siehe Unterlassungsklage der anthroposophischen Einrichtungen vom 12.2.1997, S.1/Archiv Grandt)

58 Unterlassungsklage der anthroposophischen Einrichtungen vom 12.2.1997, S. 7

Land OÖ öS 400.000, vom BMU [Bundesministerium für Unterricht, Kunst und Sport, d. Verf.] öS 1.230.000 und überdies zwei Personalsubventionen; für Investitionen (Dachbodenausbau): öS 5.300.000."[59]

Allein bei diesem Beispiel kommen wir auf öffentliche Förderungsmittel von ÖS 8.480.000, das sind über eine Million DM, wobei die „Personalsubventionen", die hier nicht genau beziffert werden, nicht einmal mitgerechnet sind. In einem Schreiben der oben genannten anthroposophischen Einrichtungen heißt es: „Die Existenz der klagenden Parteien ist abhängig davon, daß eine bestimmte Anzahl von Schülern die von ihr betriebenen Schulen besucht, da die klagenden Parteien ihre Mitarbeiter nur bezahlen und den mit dem Betrieb einer Schule verbundenen Sachaufwand nur dann bestreiten kann, wenn entsprechende Schulgelder eingenommen werden. Darüber hinaus ist der Betrieb der klagenden Parteien auf Subventionen der öffentlichen Hand angewiesen."[60] Daß die Anthroposophen mit ihren Schulen ein in ihren Augen durchaus legitimes ökonomisches Interesse verfolgen, haben wir ihnen nie abgesprochen. Aber kann das ein Grund sein, ein Buch, das sich kritisch mit Rudolf Steiner und seiner Weltanschauungslehre auseinandersetzt und eine Überprüfung staatlicher Subventionen fordert, der Öffentlichkeit vorzuenthalten?

Für die Anwälte der Anthroposophen keine Frage. Sie sprechen in der von ihnen angestrengten Unterlassungsklage (bei der es ebenfalls um den Werbetext auf dem Buchumschlag und in einem Sachbuchkatalog geht) von „Ehrenbeleidigung", „Unterlassungsanspruch", „Widerrufsanspruch", „Anspruch auf Veröffentlichung des Widerrufes", „Schadenersatzanspruch". Zur Begründung verweisen sie darauf, „daß in der wissenschaftlichen Literatur die Behauptungen der Gebrüder Grandt in der Zwischenzeit eindeutig als unrichtig widerlegt sind", und fügen, um diese Aussage zu untermauern, Wolfgang Müller-Funks Rezension des *Schwarzbuches* in der *Presse* an.[61] Welche *wissenschaftliche* Literatur hier allerdings gemeint ist, wird in der Beweisanlage nicht aufgeführt. So „eindeutig" dürfte der Fall auch nicht liegen, denn es gibt viele Forschungen (auch dokumentierte Aussagen ehemaliger Waldorf-Lehrer), die unsere Position belegen.

---

59 Unterlassungsklage der anthroposophischen Einrichtungen vom 12.2.1997, S. 7
60 Unterlassungsklage der anthroposophischen Einrichtungen vom 12.2.1997, S. 12
61 Unterlassungsklage der anthroposophischen Einrichtungen vom 12.2.1997, S. 14

Natürlich beantragen die Anwälte des Ueberreuter Verlages auch in diesem Fall eine Abweisung der Einstweiligen Verfügung.[62] Nocheinmal versuchen sie zu belegen, daß die betreffenden Aussagen wahr sind: „Steiner hatte daher zweifellos (auch) okkultistische und rassistische Ideen. Daß dem so ist, müssen sogar Anthroposophen eingestehen. Frau Dr. Elisaebeth Gergely hat die Zitate [rassistische, okkulte Äußerungen Steiners und wirre Ansichten in der *Akasha*-Chronik, d. Verf.] in der Ö1-Sendung *Kontext* vom 17.2.1997 immerhin als 'unverständlich und abstrus' bezeichnet und erklärt, sie würde keinen Versuch machen, sie zu erklären und schon gar nicht, zu verteidigen. Frau Dr. Gergely ist im Vorstand der Österreichischen Vereinigung freier Bildungsstätten auf anthroposophischer Grundlage, dem Dachverband der Waldorfschulen".[63] Und weiter: „Daß sich Steiners wirre, rassistische und okkultistische Theorien auch im Inhalt des Unterrichts an Waldorfschulen wiederfinden, haben wir in dem von den Klägerinnen beanstandeten Exportkatalog und auf der Umschlagseite nicht behauptet. Eine Behauptung in dieser Allgemeinheit findet sich auch im Schwarzbuch nicht. Einzelne konkrete Behauptungen enthält das Schwarzbuch. (...) Die Klägerinnen haben es aber vermieden, diese Behauptungen zu beanstanden. Dies freilich mit gutem Grund: Weil diese Behauptungen wahr sind. (...) Ob diese Aussagen rassistisch oder nur wirr sind, mag dahingestellt bleiben, weil die Klägerinnen alle diese konkreten Tatsachenbehauptungen im Buch über Aussagen von Steiner und über Eintragungen in Schulhefte von Waldorfschulen nicht beanstandet haben. Das wäre auch nicht möglich gewesen, weil die Autoren nicht - verallgemeinernd - behauptet haben, daß an Waldorfschulen rassistische Inhalte vermittelt werden, sondern nur festgestellt haben, daß in einigen Schulheften Ansätze von Rassismus erkennbar sind. (...) Diese Ansätze sind wahrheitsgetreu wiedergegeben und belegbar."[64]

In ihrer „Gegenäußerung" gehen die Anwälte der anthroposophischen Einrichtungen zunächst auf einen anderen Aspekt, unsere gemutmaßte Intention. Als „Kronzeugen" führen sie erneut die „Qualitätszeitung" *Die Presse* und ihren Rezensenten Wolfgang Müller-Funk an: „Herr Wolfgang Müller-Funk ist nun nicht irgendwer, der sich am Buch der

---

[62] siehe Schreiben der Anwaltskanzlei Schönherr, Barfuss, Torggler & Partner, Wien, an das Handelsgericht Wien vom 28.2.1997/Archiv Grandt

[63] Schreiben der Anwaltskanzlei Schönherr, Barfuss, Torggler & Partner vom 28.2.1997, S. 8f.

[64] Schreiben der Anwaltskanzlei Schönherr, Barfuss, Torggler & Partner vom 28.2.1997, S. 9-11

Herren Grandt sein Mütchen kühlt. Herr Wolfgang Müller-Funk ist Doktor der Philosophie und Universitätsdozent am Philosophischen Institut der Universität Wien. (...) Dozent Müller-Funk hat nachgewiesen, daß es um die Zukunft der Waldorfschulen geht und daß das Buch der beklagten Partei darauf abzielt, diese Schulen zu vernichten, indem man ihnen die staatliche und gesellschaftliche Anerkennung entzieht.“[65] Erneut wird eine inhaltliche Auseinandersetzung verweigert und so getan, als gehe es um eine Frage der Gewerbefreiheit.

Wie um ihre schwache Argumentation noch zu untrstreichen, vergreifen sich die Anwälte Dr. Gottfried Korn und Dr. Peter Zöchbauer dann auch noch im Ton: „Man würde den Herren Grandt zu viel der Ehre antun, wenn man der Frage nachgehen wollte, ob Gedankenlosigkeit überhaupt das Ergebnis einer Denktätigkeit sein kann. Aber selbst wenn man solches tun wollte, kann auch das Ergebnis einer Denktätigkeit Tatsache sein.“[66] Und schließlich versuchen sie, uns als Autoren gänzlich zu diskreditieren: „Auch Dozent Müller-Funk ... vertritt die Auffassung, daß es in der Tat bei den Anthroposophen einiges kritisch nachzufragen gebe. Nur: Hier hätten die Brüder Grandt ein anderes Buch schreiben müssen, wozu sie offensichtlich nicht in der Lage sind (dazu Doz. Dr. Wolfgang Müller-Funk im ‘O-Ton’: ‘Ein Großteil der aggressiven Aussagen des Buches basiert darauf, daß die Autoren bar jeder historischen, philosophischen und religiösen Bildung sind’).“[67]

Auf der juristischen Ebene wiederholt die Kanzlei den Antrag auf eine möglichst rasche Erlassung einer Einstweiligen Verfügung. Die Anwälte des Verlages bemühen sich in ihrer „Replik der Gegenäußerung“ vom 12.3.1997 nocheinmal um eine Versachlichung der Debatte und legen zum Beweis der Wahrheit für die inkriminierten Behauptungen „Kopien aus Büchern, die aus dem Kreis der Klägerinnen (Anthroposophen, Mitarbeiter in Schulungseinrichtungen und Lehrer) stammen, vor. (...) Die vorgelegten Publikationen und Hefte zeigen, daß das Gedankengut Steiners in Waldorfschulen nicht nur - wie von uns behauptet - angewandt, sondern auch vermittelt wird.“[68]

Am 14. März 1997 entscheidet das Handelsgericht Wien, daß „in Werbeschriften und auf Buchumschlägen die Behauptung und/oder Ver-

---

65 Gegenäußerung der Rechtsanwälte Gottfried Korn und Dr. Peter Zöchbauer, Wien, an das Handelsgericht Wien vom 6.3.1997, S. 5-6 und S. 8/Archiv Grandt

66 Gegenäußerung Korn/Zöchbauer vom 6.3.1997, S. 7

67 Gegenäußerung Korn/Zöchbauer vom 6.3.1997, S. 9

68 Replik zur Gegenäußerung der Rechtsanwälte Schönherr, Barfuss, Torggler & Partner an das Handelsgericht Wien, vom 12.3.1997, S. 3f./Archiv Grandt

breitung der Äußerungen, Kinder und/oder Jugendliche, die die Schulen der klagenden Parteien besuchen, würden nach rassistischen Weltanschauungen, insbesondere jenen Rudolf Steiners erzogen und/oder sinngleiche Äußerungen zu unterlassen" sei.[69] Gleichzeitig jedoch wird der Antrag auf Unterlassung der Behauptung und/oder Verbreitung der „Äußerungen, Kinder und/oder Jugendliche, die die Schulen der klagenden Parteien besuchen, würden nach okkultistischen Weltanschauungen, insbesondere jenen Rudolf Steiners erzogen", abgewiesen.[70] Dies ist immerhin ein Teilerfolg für uns und den Verlag, zumal die Urteilsbegründung unsere Position auch inhaltlich bestätigt: „Die Aussage, Steiners okkultistische Anschauungen wirkten noch nach bzw. Schüler wurden nach solchen Anschaungen erzogen, hat sich hingegen als wahr erwiesen. (...) Die Anthroposophie wird als eine der wichtigsten neuen religiösen Bewegungen mit okkultem Hintergrund ausdrücklich genannt. Da die Anthroposophie von Steiner begründet wurde und die Klägerinnen [die anthroposophischen Einrichtungen, d. Verf.] sich in ihren Vereinszwekken ausdrücklich auf Steiner berufen, auch die Lehrer eine Zusatzausbildung nach Steiners Vorstellungen absolvieren, ist schon aus diesen Gründen ein Nachwirken okkulter Anschauungen gegeben. Dies wird durch Einsicht in die Epochenhefte - überproportionale Beschäftigung mit altindischer Mystik, Gedichte über die Einheit von Mensch, Seele, Licht und Göttlichkeit als Ansatz der okkulten Anschauung, jeder Mensch trage einen göttlichen Funken in sich ... bestätigt."[71]

Gegen die zum Teil erlassene Einstweilige Verfügung legen die Anwälte des Ueberreuter-Verlages erneut Rekurs beim Oberlandesgericht in Wien ein, dem nicht Folge gegeben wird, wie bereits im Verfahren des *Schulvereins Wien Mauer* gegen Ueberreuter (das Urteil wurde auch von denselben Richtern gefällt)[72].

1.3.7. Deutschland III: Schloß Hamborn bläst erneut zum Angriff

Auch die *Schloß Hamborn Rudolf-Steiner-Werkgemeinschaft e.V.*, Borchen, die bereits gegen den *Mitteldeutschen Rundfunk* juristisch vorgegangen war, beauftragte ihr österreichisches Anwaltsbüro, nun auch gegen den Ueberreuter Verlag zu agieren. Am 4.2.1997 richtet die Kanzlei

---

69 Einstweilige Verfügung des Handelsgericht Wien vom 14. März 1997 (Aktenzeichen 15 Cg 25/97m), S. 2/Archiv Grandt

70 Einstweilige Verfügung des Handelsgericht Wien vom 14. März 1997, S. 3

71 Einstweilige Verfügung des Handelsgericht Wien vom 14. März 1997, S. 8

72 Dr. Kaindl, Dr. Kunst, Dr. Hoch, siehe Beschluß des Oberlandesgericht Wien, vom 9.6.1997, S. 1-24/Archiv Grandt

eine Klage (Gesamtstreitwert 600.000 öS) verbunden mit einem Antrag auf Erlassung einer einstweiligen Verfügung an das Handelsgericht Wien.[73] Moniert werden wiederum verschiedene Aussagen von Jugendlichen, die im *Schwarzbuch* dokumentiert sind. Die Anwälte werfen uns auch hier vor, wir hätten es „nicht der Mühe wert gefunden", mit „Repräsentanten der klagenden Partei bzw. des Jugendamtes zu sprechen (im Fall Christian N.). Sie haben einfach die Äußerungen des Christian ... für bare Münze genommen".[74] Natürlich werden wieder einige Eidesstattliche Versicherungen von Erziehern und Lehrern eingebracht.

Die Ueberreuter-Anwälte entgegnen: „Die Aussagen der interviewten Jugendlichen wurden von den Autoren keineswegs leichtfertig zitiert. Sie haben sich vielmehr im Rahmen des Zumutbaren um eine Absicherung bemüht. Die Schilderungen der Jugendlichen ... sind durch eidesstättige Erklärungen dieser Schüler belegt. (...) Die Autoren haben wiederholt versucht, zu den von den Schülern in ihren Interviews erhobenen Vorwürfen eine Stellungnahme der Klägerin zu bekommen. Diese mühsamen und letztlich erfolglosen Versuche werden im Kapitel 'Seiltanz: Kontaktaufnahme mit Schloß Hamborn' ... beschrieben. (...) Für den im Zuge der Recherchen geplanten Filmbeitrag wurde den Autoren von der Klägerin [Schloß Hamborn, d. Verf.] keine Drehgenehmigung erteilt; die Gespräche mit den Vertretern der Klägerin mußten abgebrochen werden. (...) Die Autoren haben daraufhin die Klägerin noch einmal schriftlich mit den Aussagen der interviewten Schüler konfrontiert. Die geschilderten Vorkommnisse wurden in einer schriftlichen Stellungnahme der Klägerin zum Teil mit dem Hinweis darauf bestätigt, daß man sich von dem betreffenden Erzieher bereits getrennt habe, ... teilweise blieben sie unwidersprochen. (...) Die Aussagen der interviewten Schüler sind also nicht nur belegt, sondern von der Klägerin sogar bestätigt worden. (...) Im vorliegenden Fall wäre es der Klägerin daher sehr wohl möglich gewesen, die betreffenden Schüler zu befragen und auf diese Weise den erhobenen Anschuldigungen nachzugehen. Daß sie das nicht getan hat, hat sich die Klägerin selbst zuzuschreiben."[75]

---

73 Schreiben der Rechtsanwälte Gottfried Korn und Dr. Peter Zöchbauer, Wien, an das Handelsgericht Wien, vom 4.2.1997/Archiv Grandt

74 Schreiben Korn/Zöchbauer vom 4.2.1997, S. 8

75 Schreiben der Rechtsanwälte Schönherr, Barfuss, Torggler & Partner, Wien, an das Handelsgericht Wien vom 12.2.1997, S. 4-5 und S. 7/Archiv Grandt

Die Antwort der von Schloß Hamborn beauftragten Anwälte erfolgt keine zwei Wochen später.[76] Und wieder wird der Universitätsdozent Dr. Wolfgang Müller-Funk angeführt: „Daß es den Herren Grandt nur um Manipulation und verantwortungslose Sensationsmache ging und geht, hat Univ. Doz. Dr. Wolfgang Müller-Funk anschaulich nachgewiesen."[77] Und zwar durch seine Autorität: „Wenn nun ein Fachmann das Buch der Herren Grandt als anschauliches Beispiel für journalistische Manipulation bezeichnet und den Autoren journalistische Unverfrorenheit nachweist, dann kann man wahrlich nicht von sorgfältiger Recherche sprechen."[78] Wir können uns des Eindruckes nicht erwehren, als würden hier von den Anwälten der Anthroposophen Rang und Titel ein größeres Gewicht beigelegt als Argumenten und Fakten.

Auf diese Art der Begründung gehen auch die Ueberreuter-Anwälte ein: „Der Klägerin [Schloß Hamborn, d. Verf.] fällt dazu aber nichts ein, außer daß Herr Univ. Doz. Müller-Funk in der *Presse* vom 8.2.1997 keine gute Meinung über das Schwarzbuch vertritt. Die Klägerinnen dürften den von ihnen ... vorgelegten Artikel aber nicht sehr aufmerksam gelesen haben, sonst wüßten sie auch, daß Herr Univ. Doz. Müller-Funk ... nur kritisiert, daß die Autoren das Geschehen auf Schloß Hamborn mit den Theorien Steiners verknüpfen, nicht aber den Bericht über dieses Geschehen; kein Wort darüber verliert, ob die Autoren dieses Geschehen gut oder schlecht recherchiert haben und zu dem Schluß gelangt, daß es gute Gründe gibt, über die Anthroposophie zu diskutieren. Der Artikel ... ist daher nicht geeignet, den Standpunkt der Klägerin zu stützen. Er sagt nichts über die Sorgfalt der Autoren aus. Was bleibt, ist die Tatsache, daß die Autoren ordentlich recherchiert und die Klägerin mit den Vorwürfen der Schüler konfrontiert haben. Sie haben im Schwarzbuch die Standpunkte aller Beteiligten wiedergegeben und dem Leser die Methode ihrer Recherche mitgeteilt. (...) Genauer und methodischer kann eine journalistische Aufarbeitung eines solchen Themas nicht sein."[79]

Das letzte Wort wird jedoch nicht vor Gericht gesprochen. Angesichts der nicht abreißenden Kette von Verfahren resigniert der Ueberreuter Verlag und verzichtet im Sommer 1998 endgültig auf eine erneute Herausgabe des *Schwarzbuch Anthroposophie*. Die Strategie der Anthroposo-

---

[76] Schreiben der Rechtsanwälte Korn/Zöchbauer, Wien, an das Handelsgericht Wien vom 24.2.1997/Archiv Grandt

[77] Schreiben Korn/Zöchbauer vom 24.2.1997, S. 8

[78] Schreiben Korn/Zöchbauer vom 24.2.1997, S. 6

[79] Replik zur Gegenäußerung der RA Schönherr, Barfuss, Torggler & Partner, Wien, an das Handelsgericht Wien, vom 3.3.1997, S. 5f./Archiv Grandt

phen, den Verlag mit möglichst vielen Unterlassungsklagen zu überziehen, hat letztlich zum Erfolg geführt: das Buch ist nicht mehr lieferbar; dem Publikum ist damit die Möglichkeit genommen, die Argumente gegeneinander abzuwägen und zu einem eigenen Urteil zu kommen.

1.3.8. Österreich III: Anthroposophischer „Wiener Walzer“

Am 1. September 1997 reichen der *Rudolf Steiner Schulverein, Wien* und der *Rudolf Steiner Schulverein Wien Mauer* erneut eine Klage verbunden mit dem Antrag auf Erlassung einer einstweiligen Verfügung (Streitwert 120.000 öS) beim Landesgericht Wien ein.[80] Diesmal wird von Michael Grandt persönlich gefordert, die „Behauptung und/oder Verbreitung der Äußerung, Kinder und/oder Jugendliche, die die Schulen der gefährdeten Parteien besuchen, würden nach rassistischen Weltanschauungen, insbesondere jenen Rudolf Steiners erzogen und/oder sinngleicher Äußerungen zu unterlassen.“[81] Michael Grandt legt daraufhin Rechtsmittel gegen diesen Antrag ein. Am 9. September 1997 beschließt das Landesgericht Wien, die Unterlassungsklage wegen „Unzuständigkeit des angerufenen Gerichtes“ abzuweisen.[82]

Die Rechtsanwälte Korn und Zöchbauer, die die Rudolf Steiner Schulvereine erneut vertreten, beantragen daraufhin, die Klage an das Handelsgericht zu überweisen.[83] Doch auch das Handelsgericht Wien lehnt die Erlassung einer einstweiligen Verfügung ab: „Bei der Lektüre des Buches kann ein durchschnittlich aufmerksamer Leser unschwer erkennen, daß sich die Recherchen des Beklagten und seines Bruders auf Deutschland bezogen haben und auch von dort die Beispiele, die unter anderem auch auf rassistisches Gedankengut schließen lassen (siehe die Aussagen über ‘Neger’ und ‘Russen’) stammen. Ein hinreichender Bezug der inkriminierten Äußerungen zu den österreichischen Klägern muß daher verneint werden und fehlt es den Klägern sohin an der aktiven Klagslegitimation.“[84]

---

80 Schreiben der RA Korn/Zöchbauer, Wien an das Landesgericht für ZRS Wien, vom 1.9. 1997/Archiv Grandt

81 Schreiben Korn/Zöchbauer vom 1.9.1997, S. 11

82 Beschluß des Landesgerichtes für ZRS Wien, Abt. 13, vom 9.9.1997/Archiv Grandt
Dies ist auf einen „Schnitzer“ der Anwälte der Anthroposophen zurückzuführen, denn die Klage hätte aufgrund hätte wegen ihres Gegenstandes und ihres Streitwertes (über ÖS 100.000) beim zuständigen Handelsgericht eingereicht werden müssen.

83 Schreiben der Rechtsanwälte Korn und Zöchbauer an das Landesgericht für ZRS, Wien, vom 15.9.1997

84 Beschluß des Handelsgerichts Wien vom 4.2.1998, S. 9 (Aktenzeichen 37Cg 277/97g-8)

Natürlich gehen die Schulvereine in Rekurs vor das Oberlandesgericht Wien, um die einstweilige Verfügung doch noch durchzusetzen.[85] In der Rekursbeantwortung versuchen wir nocheinmal, die inhaltlichen Aussagen in den Vordergrund zu rücken: „Ich [Michael Grandt, d. Verf.] beantrage daher die ergänzende Feststellung, daß der Lehrplan der Waldorfschulen für den Geschichtsunterricht auf die Akasha-Chronik Steiners verweist und diese Akasha-Chronik rassistisches Gedankengut enthält. Daran, daß die Wurzelrassenlehre rassistisch ist, besteht kein Zweifel. Nicht einmal die Klägerinnen selbst bezweifeln das. Die Aussage, daß das rassistische Weltbild Rudolf Steiners in der Waldorf-Pädagogik in einigen Schulen nachwirkt, ist daher auch aus diesem Grunde wahr. Die Klägerinnen haben dem *nichts* entgegengesetzt."[86]
Das Oberlandesgericht Wien gibt dem Rekurs dennoch statt und erläßt eine einstweilige Verfügung. In dem sechzehnseitigen Beschluß geht das Gericht nicht auf den Hinweis auf die *Akasha-Chronik* ein, sondern konzentriert sich auf formale Fragen: „Weder das Buch noch der Klappentext oder die eidesstattliche Erklärung des Beklagten [Michael Grandt, d. Verf.] enthalten einen Hinweis darauf, daß sich die dort aufgestellten Behauptungen nur auf Deutschland bezögen und für österreichische Rudolf Steiner-Schulen nicht gelten würden. (...) Ein nicht unbeträchtlicher Teil der Leser wird daher zur Ansicht kommen, daß die inkriminierten Vorwürfe, wonach Kinder und Jugendliche, die die klagenden Rudolf Steiner-Schulen besuchen, nach rassistischen Weltanschauungen, insbesondere jenen Rudolf Steiners, erzogen würden."[87]
Michael Grandt und seine Anwälte gehen nun in die nächste Instanz, den Obersten Gerichtshof in Wien. Bis zur Drucklegung dieses Buches war nicht bekannt, wie die dritte und höchste Instanz der österreichischen Justiz letztlich zu diesen Sachverhalten entscheiden wird.
Eine Kuriosität am Rande: nach der Präsentation unseres Buches *Erlöser* und der aktualisierten Fassung des gleichnamigen Filmes von Petrus van der Let im Literaturhaus in Wien hat uns eine Waldorf-Lehrkraft, die in einem der Schulvereine unterrichtet, die uns verklagt haben, mitgeteilt, daß viele Kollegen das *Schwarzbuch* gelesen hätten und auch einiges bestätigen könnten, nicht jedoch öffentlich.

---

85 Schreiben der Rechtsanwälte Korn und Zöchbauer an das Handelsgericht Wien vom 25.2.1998/Archiv Grandt
86 Schreiben von RA Dr. Kustor an des Handelsgericht Wien vom 18.3.1998, S. 6
87 Beschluß des Oberlandesgerichts Wien vom 5.5.1998, S. 15

1.3.9. Deutschland IV: Der *Bund der Freien Waldorfschulen* und der Versuch, uns kaltzustellen

Auch der *Bund der Freien Waldorfschulen* in Stuttgart läßt sich schließlich von der regen Prozeßfreudigkeit anderer anthroposophischer Einrichtungen anstecken und stellt uns mit Schreiben vom 4.11.1997 eine Verpflichtungs- und Unterlassungserklärung zu, die wir unterschreiben sollen. Damit will die Dachorganisation gerade noch rechtzeitig verhindern, daß wir bei einer Literatur-Besprechung am 20. November in der Stuttgarter Buchhandlung Niedlich auf die bereits erwähnten Aussagen der Jugendlichen sowie auf Steiner und die Frage seiner Mitgliedschaft im O.T.O. eingehen. Mit der Verpflichtungs- und Unterlassungserklärung soll uns ein Maulkorb umgehängt werden, denn dort wird unter anderem gefordert, „die beanstandeten Textstellen oder in der Tendenz ähnliche Äußerungen auch anderweitig nicht zu veröffentlichen, auch nicht an sonstigen Veranstaltungen, wie bsplw. Vorlesungen in Buchhandlungen oder ähnliches.“[88] Mit der Unterzeichnung dieser Erklärung könnten wir juristisch zur Verantwortung gezogen werden, sobald wir nur ein kritisches bzw. „falsches“ Wort sagen würden. Ferner sollten wir uns verpflichten, die „Öffentlichkeit in Deutschland, Österreich und der Schweiz unverzüglich über die Abgabe der Unterlassungserklärung zu unterrichten“.[89] Allerdings sehen wir keinen Anlaß, die in Frage stehenden Äußerungen öffentlich zu widerrufen.[90]

Die Buchbesprechung findet an dem geplanten Termin dennoch statt, ohne daß es dem *Bund der Freien Waldorfschulen* gelungen wäre, uns (oder den ebenfalls angeschriebenen Buchhändler) einzuschüchtern. Natürlich sehen wir uns mitten in der „Höhle des (anthroposophischen) Löwen“ in Stuttgart einer ganzen Schar von Waldorf-Vertretern und sogar deren Justitiarin Eve Grothe gegenüber, doch sie können nicht verhindern, daß unsere kritischen Aussagen über Steiner und seine Weltanschauung von einigen „Insidern“ aus dem Publikum bestätigt werden.

1.4. Fazit

Wie wir in diesem Kapitel dargestellt haben, versuchten und versuchen die verschiedensten anthroposophischen Einrichtungen alles, um eine

---

[88] Schreiben des *Bundes der Freien Waldorfschulen*, Stuttgart, an Guido und Michael Grandt vom 4.11.1997, S. 15/Archiv Grandt

[89] Schreiben des *Bundes der Freien Waldorfschulen* vom 4.11.1997, S. 15

[90] vgl. Schreiben der RA Cassel, Kugler, Keil an den *Bund der Freien Waldorfschulen* vom 10.11.1997, S. 4/Archiv Grandt

kritische Auseinandersetzung mit Steiners abstruser Weltanschauungslehre zu unterbinden. Sie haben eine starke Lobby, die bei Sendern vorstellig wird, wenn diese einer kritischen Berichterstattung Raum geben; so war es in den Fällen des MDR-Magazins *Fakt* und der *Erlöser*-Dokumentation von Petrus van der Let, die im ORF gesendet wurde. Wenn dies nicht zum Erfolg führt, gehen sie mit großem Aufwand gegen Rundfunkstationen oder Verlage vor; im Fall des *Schwarzbuches Anthroposophie* hat dies dazu geführt, daß das Buch nicht mehr lieferbar ist. Allein bei den anfallenden Anwalts- und Gerichtskosten handelt es sich hier um immense Summen, die sowohl einen Verlag als auch einen Autor an den Rand des finanziellen Ruins bringen können.

Trotzdem sind die Anthroposophen letztlich gescheitert. Vielleicht rechneten sie nicht damit, daß die Kritiker so zäh sein würden, und dachten, die vielen angestrengten Prozesse würden diese schon noch weichklopfen. Aber im Gegenteil gibt es heute ein größeres öffentliches Bewußtsein über die problematischen Elemente in der Weltanschauung Rudolf Steiners als zuvor. Denn je aggressiver die anthroposophischen Angriffe werden, desto mehr Solidarität entsteht in jenem Teil der Gesellschaft, für den kontroverse Debatten zur demokratischen Streitkultur gehören. Immer mehr Menschen üben Kritik an der Anthroposophie und ihrem „Menschheitsführer" Rudolf Steiner; auch wir haben, allen Belastungen zum Trotz zwei weitere Bücher verfaßt, die sich mit dem Thema kritisch auseinandersetzen. Diese Entwicklung können auch noch so viele juristische Auseinandersetzungen nicht mehr stoppen.

2. *Schwarzbuch Anthroposophie* oder: „Hexenjagd", „Sektenhysterie", „Nazi-Methoden"

Im Januar 1997 erscheint im Carl Ueberreuter-Verlag unser *Schwarzbuch Anthroposophie, Rudolf Steiners okkult-rassistische Weltanschauung* und löst damit für Verlag und uns als Autoren eine bis dahin einmalige „Kritikerjagd" aus, die nicht nur die Presse im gesamten deutschsprachigen Raum monatelang beschäftigen sollte, sondern auch die Gerichte in Deutschland und vor allem in Österreich.

Auf einer Präsentation in Berlin soll das Buch am 6. Februar 1997 der Öffentlichkeit und den Medien vorgestellt werden. Bereits einige Tage zuvor, am 29. Januar 1997, hatten verschiedene anthroposophische Einrichtungen eine von der Redaktion der Zeitschrift *Info3 - Anthroposophie heute* ausgerichtete Pressekonferenz einberufen, um sich gegen „Diffamierung der Anthroposophie Rudolf Steiners“ durch das *Schwarzbuch* zur Wehr zu setzen.[91] Für uns, und auch für den Verlag, stellte sich natürlich die Frage, weshalb die Anthroposophen *so schnell* reagieren konnten, wo doch das Buch erst wenige Tage auf dem Markt war. Die Erklärung hierfür liefert Dr. Walter Kugler von der *Rudolf Steiner Nachlaßverwaltung* in Dornach, Schweiz, auf der anthroposophischen Pressekonferenz: „Mitte Dezember gelangte das Buch-Manuskript an das Archiv der *Rudolf Steiner Nachlaßverwaltung*. Daher war es möglich, noch vor dessen Erscheinen den Inhalt in allen Einzelheiten zur Kenntnis zu nehmen und zu prüfen.“[92] Martin Barkhoff, Medienbeauftragter der *Anthroposophischen Gesellschaft* in Deutschland, verschickt gar Teile des unlektorierten Manuskripts.[93]

Wir sind geschockt. Natürlich wußten wir, daß wir mit dem *Schwarzbuch Anthroposophie* ein höchst brisantes Thema aufgegriffen haben; deshalb sind mit dem Ueberreuter-Verlag einige „Sicherheitsvorkehrungen“ getroffen worden, damit die Anthroposophen nicht zu früh auf den Plan gerufen werden. Dennoch haben die Anthroposophen auf einem bis heute unbekannten Weg eine Kopie des Manuskript in die Hände bekommen. Monate später erhalten wiederum wir eine Kopie davon. Das Titelblatt[94] ist mit einem Stempel versehen: „Archiv am Goetheanum“ und „ARCHIV Rudolf Steiner-Nachlaßverwaltung DORNACH“; ferner ist eine handschriftliche Notiz „Soll im Febr. 1997 im Überreuter-Verlag, Wien erscheinen“ darauf zu lesen, die offensichtlich von der Person stammt, die die Manuskriptkopie an die Anthroposophen weitergeleitet hat.

So war es gekommen, daß die Anthroposophen bereits vor der offiziellen Vorstellung des *Schwarzbuch Anthroposophie* zu einem Pressegespräch einladen konnten. In ihren Pressemitteilungen sprechen sie unter anderem von einem „neuen Kulturkampf“[95]: „*Terminsache*. Bitte sofort auf den Tisch! Betrifft: Pressegespräch Anthroposophie in der Kritik. (...) In der Anlage senden wir Ihnen einen Pressetext, der Ihnen ab sofort

---

91 vgl. Pressemitteilung der *Info3*-Redaktion vom 29.1.1997/Archiv Grandt

92 Pressegespräch „Anthroposophie in der Kritik“ vom 29.1.1997/Archiv Grandt

93 vgl. Andreas Speit: Steiners Jünger bangen um Ruf und Gelder, in: Der Rechte Rand Nr. 47, Juli/August 1997, S. 22

94 damals noch mit dem Arbeitstitel: *Anthroposophie - Das finstere Gesicht des Rudolf Steiner - Einblick in eine okkult-rassistische Weltanschauung*

95 vgl. Christian Christians: Die Anthroposophen schlagen zurück, in: Der Rechte Rand Nr. 47, Juli/August 1997, S. 21

honorarfrei zur Verfügung steht. Bei Verwendung bitten wir um einen Beleg."[96] Und weiter: „Anthroposophische Einrichtungen wehren sich gegen Diffamierung. Rechtliche Schritte gegen 'Schwarzbuch' im Ueberreuter-Verlag. Gegen die zunehmende Diffamierung der Anthroposophie Rudolf Steiners in der Öffentlichkeit wollen sich die auf dieser Basis arbeitenden Einrichtungen jetzt verstärkt zur Wehr setzen. Dies unterstrichen verschiedene Sprecher heute in Frankfurt vor der Presse. Anlaß ist das Erscheinen eines 'Schwarzbuch Anthroposophie' im Wiener Ueberreuter-Verlag. (...) Durch rechtliche Schritte wollen nun verschiedene anthroposophische Einrichtungen die weitere Verbreitung des Buches gerichtlich untersagen lassen. Mit der Veranstaltung haben sich anthroposophische Einrichtungen erstmals gemeinsam an die Öffentlichkeit gewandt. (...) Justus Wittich von der Anthroposophischen Gesellschaft in Deutschland unterstrich das Interesse der Anthroposophie an einem sachlich kritischen Dialog mit der Öffentlichkeit, der auch zunehmend in Gang komme."

„Um so bedauerlicher sei der 'Niveauabsturz", so die anthroposophische Pressemitteilung weiter, „durch die Diffamierungen im 'Schwarzuch'. Wittich verglich die Unterstellungen mit den Vorwürfen in einem Bericht an die Gestapo aus dem Jahr 1935, mit dem bereits die Nazis Steiner verleumdet hatten." Hier zeigt sich eine der Methoden, mit denen die Anthroposophen gegen Kritiker vorgehen (und die zum Beispiel auch von Scientologen eingesetzt wird). Man stellt sich selbst als „Opfer" dar, als „Verfolgte". Der Regisseur des *Erlöser*-Films Petrus van der Let kennt dieses Handlungsmuster: „Alle totalitären (Denk-) Systeme stilisieren sich selbst zu Opfern - so verfolgte Hitler nicht die Juden, sondern 'erwehrte sich des Juden'"

Im Internet[97] verkündet Justus Wittich, Mitglied des Vorstandes der *Anthroposophischen Gesellschaft in Deutschland e.V.*, dort zuständig für Öffentlichkeitsfragen: „Anthroposophische Betätigung und Anthroposophische Gesellschaft waren sowohl von 1935 bis 1945 im 'Dritten Reich', wie auch im Kommunismus unter Lenin und Nachfolgern oder in der DDR verboten und wurden verfolgt. Diese Art von Propaganda ist bekannt. Gerade in der Woche des Gedenktages für die Opfer des Holocaust vor 52 Jahren erschien nun im Ueberreuter-Verlag ein 'Schwarzbuch

96 Pressemitteilung der Zeitschrift *Info3* (verantwortlich Dr. Jens Heisterkamp), Frankfurt, an die Redaktion *Contraste* vom 29.1.1997/Archiv Grandt

97 Justus Wittich: Wachsendes Interesse für Rudolf Steiner und Anthroposophie (nternet (http://ourworld.compuserve.com/homepages/anthromedia/justus_w.htm, Zugriff am 10.10.1997)

Anthroposophie', das Steiner und die Anthroposophie in Sachdarstellungen und Reportagen dreist der Geistverwandtschaft mit dem Nationalsozialismus bezeichnet, mit totalitären bzw. satanistischen Sekten, mit Sexualmagie und Rassismus in Verbindung bringt. Das macht zornig! (...) Dabei zeigt die Schrift [gemeint ist das *Schwarzbuch Anthroposophie*, d. Verf.] der Gebrüder Grandt verblüffende Ähnlichkeiten zu den Propaganda-Methoden, mit denen Nazi-Funktionäre 1935 Rudolf Steiner in einem Bericht für die Gestapo als okkultistischen Scharlatan und Sexualmagier verleumdet haben[98]. Kurz darauf wurde Anthroposophie und Anthroposophische Gesellschaft in Deutschland am 1. November 1935 verboten und ab da verfolgt. 'Wehret den Anfängen' ist das Motiv der Zwillingsbrüder Grandt in Ihrem schwarzen Buch. Genau dieses Motto muß aber für die Art ihrer Recherche und Verleumdung gelten!"

Die Anthroposophen versuchen also, den Spieß umzudrehen: sie sind verfolgt und diffamiert, ihre Kritiker wenden „Nazi-Methoden" an. Tatsächlich jedoch sollen solche Angriffe die Kritiker diffamieren: denn es ist keineswegs so, daß unsere Behauptungen aus der Luft gegriffen wären. Keineswegs waren wir die ersten, die die Rolle der Anthroposophen im Dritten Reich analysiert und Zweifel an der von Wittich proklamierten „Märtyrerrolle" geäußert hatten. Die Gründe für das Verbot der *Anthroposophischen Gesellschaft* waren weitaus andere, als Wittich zu suggerieren versucht. In einigen Belangen gab es sogar eine ideologische Nähe zum nationalsozialistischen Gedankengut und diverse Klüngeleien zwischen Anthroposophen und Nazis.[99]

Christian Christians schreibt in *Der Rechte Rand* dazu: „Den Kritikern wird vorgeworfen, ihre Aussagen haben eine 'verblüffende Ähnlichkeit' mit der Propaganda der Nazis. Dazu wird die falsche Behauptung aufgestellt, die 'Anthroposophie sei 1935 verboten worden'. Tatsächlich wurde 1935 die 'Anthroposophische Gesellschaft' verboten - einige Waldorf-Schulen z.B. existierten noch jahrelang weiter. Als hätte es die Berichte über Verbindungen einzelner Anthroposophen und anthroposophischer Einrichtungen mit den Nazis nicht gegeben, werden diese wieder fälschli-

98 Im Internet heißt es diesbezüglich: „Er [also Wittich, d. Verf.] konstatiert verblüffende Ähnlichkeiten mit dem tendenziösen Propagandastil jenes Nazi-Dokumentes, dem damals wenige Monate später das Verbot der Anthroposophie und die Schließung der Waldorfschulen in Deutschland folgte." Verantwortlich für diesen Text zeichnet Jens Heisterkamp von der Redaktion *Info3*.
Jens Heisterkamp: „Schwarzbuch"-Skandal: Jagd auf Steiner

99 Diesen Sachverhalt haben wir im *Schwarzbuch Anthroposophie* auf den Seiten 165-221 näher erläutert.

cherweise pauschal zu Opfern stilisiert. Nachdem die Anhängerschaft Steiners pauschal zu Opfern des 'Dritten Reichs' erklärt wurden, wird den inzwischen in einer angeblichen 'Kampagne' zusammengefaßten Gegnern vorgeworfen, sie betreiben das Verbot der Anthroposophie und befänden sich somit nicht nur propagandistisch im Erbe der Nazis."[100]

„Auch der Sprecher der Waldorfschulen in Berlin-Brandenburg, Dr. Detlef Hardorp, und Walter Hiller vom Bund der Waldorfschulen in Stuttgart wandten sich gegen die Verleumdung Steiners. Hier werde der Versuch gemacht, die Waldorfschulen 'in die Sektenecke' zu drängen und damit ihre öffentliche Unterstützung zu gefährden," heißt es noch im Pressetext. Jens Heisterkamp nimmt im Internet darauf Bezug:[101] „Kein anderes Thema liefert derzeit so hohe Einschaltquoten wie 'Sekten'. Unter der aufgeheizten Stimmung hat auch die Anthroposophie zu leiden: ein 'Schwarzbuch Anthroposophie' sorgt für Zündstoff." Erneut werden Anthroposophen zu „Opfern" stilisiert: „Die Intoleranz dagegen, mit der manche Hüter eines eindimensionalen Weltbildes gegen das neue Interesse für Übersinnliches auftreten, sollte zu denken geben. Zur Wahrung ihres Monopols haben die Ewiggestrigen des Geistes ein handfestes Schlagwort entdeckt: 'Sekten' lautet der neue Bannfluch, der unterschiedslos auf weltanschauliche Gruppierungen aller Art geschleudert wird, egal, ob es sich um religiöse Fanatiker handelt oder engstirnige Guru-Gläubige, Bombenleger und Militante oder um seriöse Sucher nach Spiritualität. (...) Nach dem bewährten Muster: 'äußerlich erscheinen sie ganz harmlos, und doch streben sie nach der Weltherrschaft', haben in Deutschland nun findige Reporter ein neues Feld der Aufklärung ausgemacht: die Anthroposophie. (...) Guido und Michael Grandt, zwei junge Nachwuchsjournalisten ... durch diverse Talkshow-Auftritte zum Thema Sekten bestens empfohlen, sind hier angetreten, um die 'Kinderfeindlichkeit' und andere bisher verborgenen Schandtaten der Anthroposophie dingfest zu machen. Was die Trittbrettfahrer einer Sekten-Hysterie zu enthüllen haben, wird manchem innerhalb und außerhalb der Waldorf-Szene Anlaß zum Augenreiben geben."

Heisterkamp führt hier eine neue Strategie an, der sich auch Teile der Presse anschließen werden: unsere sachlichen, belegbaren Aussagen werden so zugespitzt, so übertrieben dargestellt, daß sie unglaubwürdig er-

[100] Christian Christians: Die Anthroposophen schlagen zurück, in: Der Rechte Rand Nr. 47, Juli/August 1997, S. 21

[101] Jens Heisterkamp: „Schwarzbuch"-Skandal: Jagd auf Steiner

scheinen. „Die Kritik der Grandts wurde durch Übertreibung karikiert und dann scheinbar widerlegt,“ schreibt hierzu der Journalist Peter Bierl.[102]

Andreas Speit meint in einem Artikel in *Der Rechte Rand* zur Rolle Heisterkamps: „Die genauen Quellenangaben [im *Schwarzbuch*, d. Verf.] halten den Redakteur der anthroposophischen Zeitschrift 'Info3' Jens Heisterkamp nicht davon ab, gegen die Kritiker genau mit der Polemik vorzugehen, die er ihnen selbst unterstellt: Sie seien 'Trittbrettfahrer einer Sektenhysterie' und die Publikation sei eine 'wirre Kollage', eine 'Kampfschrift'. Zu den Fakten äußert er sich nicht. Kein Wort zu dem belegten Rassismusvorwurf, zu Steiners Verschwörungsphantasien oder dem opportunistischen Verhältnis der Mehrheit der Anthroposophen zum Nationalsozialismus. Ebenfalls kein Wort zu den gravierenden pädagogischen Defiziten der Waldorfschulen und -kindergarten.“[103]

Walter Kugler, von der *Rudolf Steiner-Nachlaßverwaltung*, hat sogar unsere schriftstellerische Vorgehensweise beleuchtet. „Zum Abschluß: Die Methode der Brüder Grandt“, heißt es in besagtem Pressegespräch.[104] „Der Vorgehensweise der Autoren liegt folgendes Raster zugrunde: Zunächst wird eine Behauptung aufgestellt (Steiner als Sexualmagier, Satanist,[105] Rassist). Dann folgen aus dem Zusammenhang gerissene Zitate aus dem Werk Steiners mit der Absicht, ihn lächerlich zu machen. Hieran knüpft sich eine langatmige Darstellung von Absurditäten in irgendwelchen anderen okkulten oder politischen Gruppierungen an. Zum Abschluß wird die Behauptung nochmals vorgebracht oder ... durch Einlassungen der Autoren selbst entkräftet. (...) Dieses eingeschränkte Blick- und Erfahrungsfeld der Autoren, gepaart mit einem zügellosen

---

102 siehe Peter Bierl: „Wannst jetzt a Neger bist, bist im nächsten Leb'n a Weißer“, in: ÖkoLinx Nr. 26/1997
Diese Methode kennen wir auch im Zusammenhang mit der Satanismus-Thematik, wenn zum Beispiel verschiedene Vertreter der Kirchen diese, bewußt oder unbewußt, durch eine Überspitzung verharmlosen. So wird von einem „Sensationssatanismus“, und demzufolge auch einem „Sensationsjournalismus“, gesprochen. Durch diese Übertreibung wird dann das Phänomen an sich nicht mehr ernst genommen; entsprechende. Pressemitteilungen könnten ja hochstilisiert worden sein.
vgl. hierzu Grandt/Grandt, Jugendokkultismus, S. 106ff.

103 Andreas Speit: Steiners Jünger bangen um Ruf und Gelder, in: Der Rechte Rand Nr. 47, Juli/August 1997, S. 22f.

104 Pressegespräch „Anthroposophie in der Kritik“ vom 29.1.1997/Archiv Grandt

105 Wir haben in unseren Texten Steiner nie direkt als Sexualmagier oder Satanisten bezeichnet, jedoch seine Lehre in die Nähe gewissen sexualmagischen und neosatanistischen Gedankenguts gebracht, was wir, unseres Erachtens, auch im *Schwarzbuch Anthroposophie* hinlänglich belegt haben.

Sendungsbewußtsein (um nicht zu sagen: zügelloser Polemik), ist keine Basis, auf der solch komplexe Themen behandelt werden können."

Das Vorgehen der Anthroposophen gegen Kritiker ist in der Öffentlichkeit kaum bekannt. Auch Kenner der Materie wissen nur selten von jenem „Arbeitskreis über 'Gegnertätigkeit'". Uns liegt ein Schreiben dieses Arbeitskreises (c/o Anthroposophische Gesellschaft, Stuttgart) vom Oktober 1988[106] vor, in dem zu lesen ist: „Seitdem Rudolf Steiner begann, öffentlich wirksam zu sein, hat es immer Menschen und Gruppen gegeben, die mehr oder weniger direkt Anthroposophie bekämpften. Ziel ist es, deren Existenzberechtigung abzustreiten. Von den unterschiedlichsten weltanschaulichen Positionen aus attackiert man mit sogenannter 'sachlicher' Argumentation, bis hin zu Verunglimpfungen Rudolf Steiners, der Anthroposophischen Gesellschaft oder z.B. der Waldorfpädagogik. Die Geschichte dieser Gegnertätigkeit ist bislang nicht geschrieben worden. Einen ersten Anfang dazu versucht nun der *Arbeitskreis 'Gegnertätigkeit'*, der sich in Stuttgart gebildet hat. Zu seinen Aufgaben gehört es, eine möglichst vollständige Präsenzbibliothek aller Gegnerschriften zusammenzustellen. Um die Arbeit des *Arbeitskreises 'Gegnertätigkeit'* weiter auszubauen, ist es wichtig, alle verfügbaren Publikationen zusammenzustellen."[107] Ob dieser Arbeitskreis nach wie vor existiert, entzieht sich unserer Kenntnis; seine „Berechtigung" hätte er aus anthroposophischer Sicht allemal, denn seit 1988 sind einige kritische Auseinandersetzungen erschienen.

Nach dieser „Vorbereitung" findet die Pressekonferenz des Ueberreuter-Verlages unter reger Beteiligung der Anthroposophen statt. Neben Pressevertretern sind auch Buchhändler anwesend, die sich auf anthroposophische Literatur konzentriert haben, sowie Eltern von Kindern, die eine Waldorfschule besuchen. „Einige Eltern und abtrünnige Steiner-Anhänger fühlen sich, wie sie in Berlin sagten, von den Anthroposophen 'bedroht', erzählten von Telefonterror und Beobachtern vor dem Haus", wird die *Frankfurter Allgemeine Zeitung* später dazu schreiben.[108] Auch Josef Dvorak, selbsternannter „Satanologe", ist auf der Konferenz zu

---

106 ZF „Erziehungskunst" Oktober 1988/Archiv Grandt

107 Der Informant, der uns das Dokument übermittelt hat, hatte darauf geschrieben: „Vielleicht erklärt das die Probleme mit Ihrer Publikation? Die üblichen Sekten-Methoden...".

108 Hans Scherer: Unter Verschluß - Ein „Schwarzbuch" erhebt Vorwürfe gegen Rudolf Steiner, in: FAZ vom 8.2.1997

finden, von den Anthroposophen zum „Gutachter“ gegen das *Schwarzbuch* bestellt.[109] . Doch dazu später mehr.

Aus der Pressekonferenz wird eine über zwei Stunden dauernde Diskussion. „Sie geriet zu einem Forum, auf dem erbittert und mit viel Emotionen gestritten wurde. Anwesend waren Kritiker und heftigste Befürworter der Anthroposophie“.[110] Michael Grandt erklärt auch bei dieser Gelegenheit, daß es nicht um „Hysterie“ gehe, sondern um kritische Fragen zur Anthroposophie; Eltern und Schüler sollten prüfen, was in den Waldorf-Einrichtungen gelehrt werde.

Die Anthroposophen jedoch sind an kritischen Fragen nicht so interessiert. Zu Beginn der Veranstaltung verteilen sie eine Informationsmappe, in der Argumente und Dokumente gegen das *Schwarzbuch* gesammelt sind. Darin ist unter anderem davon die Rede, daß das Buch nicht Aufklärung, sondern eine „Hexenjagd auf Anthroposophie und Waldorfpädagogik“[111] zum Ziel habe. Für die Freunde literarischer Anspielungen wird uns ein „aggressiver Ritt über den journalistischen Bodensee“[112] unterstellt, für die Leute, die es direkter mögen, wird das *Schwarzbuch* als „willkürliches Interpretationslexikon aus zweiter Hand“ bezeichnet, „das kokettierend auf der Welle der sogenannten Aufklärungsliteratur surft“. Den Autoren gehe es nicht um Aufklärung, heißt es weiter, „sondern um Desorientierung. Man verfällt in einen Rausch des ‘Beweisenwollens’. (...) Böse und von unsäglicher Impertinenz geprägt ist auch das ‘Schwarzbuch’.“ Natürlich wird uns auch der zielstrebige Einsatz manipulativer Techniken vorgehalten: „Analysiert man dieses ‘Schwarzbuch’ unter dem Gesichtspunkt journalistischer Methoden, kann man folgende Techniken der Manipulation feststellen, die aus dem Handbuch des Kampagnen-Journalismus stammen könnten, wenn es eines gäbe: Verfälschung, Verzerrung, Zuspitzung, Weglassen, nur vordergründig Ähnliches miteinander gleichsetzen, die Feier des Ungefähren in der Formulierung ... absichtliche Herstellung von Unübersichtlichkeit durch willkürliche Zitat-Politik ... Emotionalisierung.“ Die Angriffe gipfeln in dem Fazit: „Das ‘Schwarzbuch Anthroposophie’ ist obskur.“ Solche Worte sind immer wieder von denjenigen zu hören, die durch Aufklä-

109 Dazu die FAZ vom 8.2.1997: „Eine Kuriosität am Rande: Die Anthroposophische Gesellschaft ließ zu dem Buch ein Gutachten von Josef Dvorak anfertigen, der selbst als Satanist gilt.“

110 EV gegen „Schwarzbuch“ ruft Widerspruch hervor, in: Börsenblatt vom 13./14.2.1997, S. 27

111 vgl. hierzu auch Börsenblatt vom 13./14.2.1997, S. 27, und FAZ vom 8.2.1997

112 „Obskurer Journalismus“/Archiv Grandt

rung „entlarvt“ wurden. Und was oder wer wirklich „obskur“ ist, darüber kann sich jeder nach der Lektüre der Kapitel über die „Geisteswissenschaft“ des Okkultisten und Rassisten Rudolf Steiner ein eigenes Urteil bilden.

Letztlich haben sich die Anthroposophen durch ihre hysterische Intervention ins eigene Fleisch geschnitten. Ihre Kampagne hat dazu beigetragen, das *Schwarzbuch Anthroposophie* in Windeseile in ganz Deutschland, Österreich und der Schweiz bekannt zu machen (sogar aus Finnland kamen Reaktionen). Und obwohl das anthroposophische Imperium alle juristischen und finanziellen Mittel und Beziehungen spielen ließ, um das Buch vom Markt zu drängen, was auch gelungen ist, hat es trotz relativ kurzer „Verkaufszeit“ in Österreich den Sprung in die „Schwarzer-Bestsellerliste“[113] geschafft. Das Interesse ist bis heute ungebrochen. „Bisher bekam keines unserer Bücher so viele Besprechungen wie dieses, zumindest nicht, seit ich bei Ueberreuter bin“, meint die Verlagsleiterin Johanna Rachinger in einem Gespräch mit *Spotlight.*[114] „Im Verlag laufen täglich die Telefone heiß. Es rufen aber nicht nur Journalisten an, sondern auch viele Leser, vor allem jene, die das Buch in Deutschland nicht mehr kaufen können. (...) Es ist das Thema, das aufhorchen läßt. Die klagende Anthroposophische Gesellschaft wirft den Autoren zwar vor, vor allem die Waldorfschulen anzugreifen, was nicht stimmt. Sie versuchen nur, eine bisher weitgehend unbekannte Seite Rudolf Steiners, der vielfach auf ein Podest gestellt wurde, zu beleuchten. Das muß man sich gefallen lassen können, das mußte sich ja beispielsweise auch das Christentum immer wieder gefallen lassen.“

3. „Wie die organisierten AnthroposophInnen ... ein kritisches Schwarzbuch ... beseitigten“[115]

3.1. „Pressegewitter“

Dieses Kapitel soll den Umgang der deutschsprachigen Presse mit dem *Schwarzbuch Anthroposophie* aufzeigen. Stellvertretend für die teilweise wenig faire Berichterstattung haben wir sieben Beispiele herausgesucht,

---

113 im März 1997

114 vgl. Anthroposophie erhitzt die Gemüter, in: Spotlight, April 1997, S. 46

115 Untertitel des Artikels „Wannst jetzt a Neger bist, bist im nächsten Leb'n a Weißer“ von Peter Bierl in „ÖkoLinx“ Nr. 26/Sommer 1997, S. 29ff.

die erkennen lassen, welche rhetorischen und argumentativen Geschütze gegen das Buch aufgeboten wurden.

3.1.1. Das lustige „Gruselhandbuch" - die *taz* und das *Schwarzbuch Anthroposophie*

Für einen der - auf seine Art - interessantesten Artikel, der erscheinen sollte, sorgte der damalige *taz*-Journalist Philipp Maußhardt, der sich heute als Kulturredakteur bei der *Münchner Abendzeitung* findet.[116] Überschrieben ist der Text, der von der *taz*-Lokalredaktion Stuttgart erstellt worden ist und dann in die Berliner Redaktion weitergeleitet wurde, mit den reißerischen Worten: „War Rudolf Steiner ein Sexmagier?"[117] Und weiter im Untertitel: „Zwei Autoren, Brüder aus Balingen, wollen den Anthroposophen an die Wäsche und fordern das Verbot der Waldorfschulen. Ihr 'Schwarzbuch' darf nicht verkauft werden." Diesen Ton behält Maußhardts Artikel auch im Folgenden bei: „Rudolf Steiner, der Gründer der Waldorfschulen, soll ein Satanist gewesen sein! Mehr noch: In einem 'Schwarzbuch Anthroposophie' ... wird dem 1925 verstorbenen Pädagogen vorgeworfen, als Sexmagier, Okkultist, Rassist und Nationalist sein Unwesen getrieben zu haben. (...) Auf über 300 Seiten führen die Brüder Grandt Beweis darüber, was den Eltern von Waldorfschulen vorenthalten wird: Die Kinder würden im Unterricht mit der 'vergeistigt-satanisch-verbrämten Gedankenströmungen' des Schulgründers Rudolf Steiner vergiftet." Maußhardt zieht dann auch sein Fazit: „ein lustiges Buch. So werden Seiten von Rudolf Steiner beleuchtet, die, ob wahr oder nicht, zumindest als Anekdötchen taugen." Nun, mag Kollege Maußhardt „Anekdötchen" erzählen über die „Neger", die sich von der „geistigen Welt" abschnüren, die ein „starkes Instinktleben" und in Europa nichts verloren haben. Wir fanden das weniger lustig.

„Wer jetzt noch nicht lachen muß," schreibt der ehemalige *taz*-Journalist jedoch unbeirrt weiter, „muß in den folgenden Kapiteln des Gruselhandbuchs nun vollends zu Tode erschrecken, wenn es um den Alltag in den weltweit 700 Waldorfschulen geht. Da werde Hirnwäsche betrieben, gefoltert und Schüler in den Selbstmord getrieben." Wir haben niemals behauptet, daß in Waldorfschulen „gefoltert" wird oder Schüler in den „Selbstmord" getrieben werden. Aber uns liegen eidesstattlich versicherte Zeugenaussagen von Jugendlichen vor, die von Selbstmordversuchen auf dem Steiner-Internat sprechen. In einem Schreiben der Schulleitung an

---

116 lt. Peter Bierl in „ÖkoLinx" Nr.26/97, S. 29

117 Die Tageszeitung (taz), Berlin, vom 5.2.1997

uns werden auch zumindest zwei dieser Selbstmordversuche bestätigt, aber als nicht „ernstzunehmend“ eingestuft.[118]

Obwohl Philipp Maußhardt kaum argumentiert, sondern die Inhalte des *Schwarzbuches* ins hoffnungslos Lächerliche gezogen und uns als unglaubwürdige Phantasten abgestempelt hat, sind wir nach wie vor an einer sachlichen Auseinandersetzung interessiert. Deshalb setzt sich Guido Grandt mit ihm in der Stuttgarter Lokalredaktion in Verbindung[119] und fragt nach, warum in der taz zu lesen war, daß im *Schwarzbuch* ein „Verbot der Waldorfschulen“ gefordert würde; er erinnert Maußhardt daran, daß er in einem Gespräch nur einen Tag vor Erscheinen des Artikels doch ausdrücklich betont hatte, es gehe um ein „kritisches Hinterfragen“ der Waldorfpädagogik, nicht um ein Verbot der Waldorfschulen. Maußhardt erwiedert darauf, die Überschriften („Zwei Autoren ... fordern das Verbot der Waldorfschulen“), stammten nicht von ihm, sondern würden immer von der Redaktion in Berlin gemacht.

Auch auf die Vorhaltung hin, daß an weiteren Stellen des Artikels Behauptungen aufgestellt worden sind, die weder im Buch stehen, noch so im Gespräch gefallen sind, weicht Maußhardt aus. Natürlich habe er „pointiert, überspitzt, glossiert“, aber in einem 150-Zeilen-Text könne er nicht den Inhalt eines ganzen Buches wiedergeben, er müsse nun einmal die „Quintessenz“ daraus zusammenfassen. Und wenn wir Steiner nicht als Satanisten bezeichnet hätten, dann doch zumindest als Neosatanisten.

Als Guido Grandt erneut widerspricht und darauf hinweist, daß nie behauptet worden sei, Steiner sei Neosatanist oder an Waldorfschulen tummelten sich Satanisten, sondern daß es um Steiners Kontakte in dieses Spektrum gehe und um die Frage, welche Gedankengänge er von dort in seine eigene Wertanschauung übernommen habe, wird Maußhardt unsicher. Er erklärt, er hätte gar nicht zitiert und „die in Berlin“ hätten halt eine Überschrift über seinen Text gemacht. Er rudert noch weiter zurück und sagt zu, uns bei der Redaktion zu unterstützen, damit die Stellen, die unsere Auffassungen falsch wiedergeben, richtiggestellt werden.[120] Schließlich bekennt er sogar, selbst der Anthroposophie als Weltanschauung kritisch gegenüberzustehen. Unser Buch sei ja auch nicht völlig absurd, habe einen realen Hintergrund, nur fände er es in vielen Teilen überpointiert und gerne würde er mit uns über den Inhalt diskutieren.

---

[118] Schreiben vom 3.7.1996, vgl. auch Grandt/Grandt, Schwarzbuch Anthroposophie, S. 233ff.

[119] am 5.2.1997

[120] Dies ist nach unserem Kenntnisstand nie geschehen.

Monate nach den Ereignissen erörtert Peter Bierl in seinem Artikel „Wannst jetzt a Neger bist, bist im nächsten Leb'n a Weißer"[121], die Motivation der *taz*: „Bereits am 5. Februar 1997 folgte ein Bericht in der taz, die regelmäßig Sonderseiten zur Anthroposophie veröffentlicht und deshalb der Anzeigenkundschaft den einen oder anderen Gefallen schuldet. Anthroposophiefreundlicher Autor war Philipp Maußhardt. (...) Der reißerische Titel 'War Rudolf Steiner ein Sexmagier?' hatte Methode. Die Kritik der Grandts wurde durch Übertreibung karikiert und dann scheinbar widerlegt. Das Fazit: Ein 'lustiges Buch', ein 'Gruselhandbuch'. Kritische LeserInnenbriefe druckte die taz nicht ab. (...) Interessant sind die Nuancen: Die taz fand es schon 'perfide', die Anthroposophie überhaupt in die Nähe des NS-Faschismus zu stellen. Wirklich nur Naivität und Unwissenheit?"[122]

Maußhardts Artikel machte derweil Karriere. Die evangelikale Nachrichtenagentur *idea* verarbeitete ihn zu einer Meldung[123] und in *Idea Spectrum* war kurz darauf zu lesen: „'Gehirnwäsche' in Waldorfschulen (...) In manchen Schulen werde 'Gehirnwäsche betrieben, gefoltert und Schüler in den Selbstmord getrieben', zitiert 'die tageszeitung' (taz) das Buch."[124] So verselbständigen sich Falschmeldungen, werden ungeprüft übernommen und weiterverbreitet, ohne daß die Autoren der Originalmeldung irgendeinen Einfluß darauf haben.

In Stuttgart, am Sitz des *Bundes der Freien Waldorfschulen*, hatten wir bei der Presse einen besonders schweren Stand. Ein Beispiel hierfür ist die *Stuttgarter Zeitung*, die in ihrem Artikel „Sexmagier? Publizistischer Wirbel um Rudolf Steiner"[125] von Markus Heller meint: „Der Wahn scheint überall zu lauern. Die Brüder Grandt haben ihn zu ihrem Beruf gemacht. (...) Nun hat es den Anschein, als seien Guido und Michael Grandt ... selbst einem Gespinst erlegen. (...) Das Buch ist

---

121 in ÖkoLinx Nr. 26/97, S. 29

122 Auch in *Rückmeldung*, der Zeitung des AStA der Universität Köln, stand diesbezüglich zu lesen: „Die wertvollste Unterstützung für die Steinerianer kam übrigens von der taz, die regelmäßig Sonderseiten zur Anthroposophie veröffentlicht und die viele ihrer Einrichtungen zur Stamm-Anzeigenkundschaft rechnet. Die taz ... traute sich seinerzeit zwar nicht, direkt die dokumentierten Fakten über Steiners Rassismus zu leugnen. Aber man versuchte, die Kritik durch Übertreibung zu karikieren."
Rückmeldung, Die Zeitung des AStA der Universität zu Köln, 10.7.1998, S. 2 (Internet: http://www.uni-koeln.de/studenten/asta/oeffref/rkm/97/kw41/06)

123 „Kirche und Medien - Buchautoren behaupten: Gründer der Waldorfschulen war Okkultist und Rassist", in: idea - Evangelische Nachrichtenagentur, Nr. 16/97 vom 10.2.1997

124 Idea Spectrum 8/19.2.1997

125 Stuttgarter Zeitung vom 19.2.1997

schlampig geschrieben und verzichtet weitgehend auf Argumentation. (...) Gedichtzeilen pubertierender Waldorfschüler aus unserer Zeit werten die Autoren dafür, daß sich an den Waldorfschulen Satanismus breitgemacht hat. Glaubt man den Autoren, gehören Folter und Gehirnwäsche dort ebenfalls zum Alltag." Nun, wenn der eine vom anderen abschreibt...

3.1.2. „Ein anschauliches Beispiel journalistischer Manipulation" - „Abrechnung" in *Die Presse*

So richtig heftig reagiert wenige Tage nach der Ueberreuter-Pressekonferenz die österreichische *Presse*[126]. Wolfgang Müller-Funks diesbezüglicher Artikel „Abgott und Aufruf" soll später auch den Anthroposophen, die gegen den Verlag klagen, als Argumentationshilfe dienen. Auch Müller-Funk bedient sich der bereits im taz-Artikel verwendeten „Überpointierung" unserer Aussagen und schlägt deshalb gleich zu Beginn richtig los: „War Rudolf Steiner Satanist? Sind die Waldorfschulen Brutstätten rassistischen Gedankenguts?" Und kommt sodann zu dem Schluß: „Es gibt gute Gründe über Steiners Anthroposophie zu diskutieren. Auch schlechte Bücher können Anlaß dafür sein: 'Schwarzbuch Anthroposophie' - ein anschauliches Beispiel für journalistische Manipulation". Zitiert wird dieses Urteil später auch von der *Badischen Zeitung*, die ergänzt: „Das ist kein zu starkes Wort..."[127]

Doch die Wahrnehmungen sind offensichtlich verschieden. Peter Bierl sieht die ganze Sache eher anders herum: „Die Presse suggerierte ihren LeserInnen, die Grandts hätten die 'abstruse These' entwickelt, Steiner sei der heimliche Autor des NSDAP-Programmes. Natürlich haben die beiden dies nicht behauptet, aber dem *Presse*-Autoren Wolfgang Müller-Funk fällt es nach dieser Unterstellung viel leichter, sie der 'Bereitschaft zur Diffamierung' zu bezichtigen."[128] Dieser hier kritisierte Stil durchzieht den gesamten Text Müller-Funks: „In einer Zeit überquellender Bücherfülle muß man sich vor dem Leser rechtfertigen, wenn man Bücher schreibt, die weder gescheit noch gut formuliert sind und die Mangel an Differenzierungsvermögen mit der Bereitschaft zur Diffamierung verbinden. Ein solches Werkchen ist zweifelsohne das 'Schwarzbuch Anthroposophie'. (...) Das Buch selbst, das immerhin ein anschauliches Beispiel in einer Lehrveranstaltung zum Thema journalistischer Manipulation abge-

---

126 Die Presse vom 8./9. Febriar 1997

127 Martin Halter: Rudolf Steiner als Rassist und Satanist?, in: Badische Zeitung vom 11.3.1997

128 Peter Bierl: „Wannst jetzt a Neger bist, bist im nächsten Leb'n a Weißer", in: ÖkoLinx Nr. 26, Sommer 1997, S. 29

ben könnte, kann es nicht sein, was die Kommentierung rechtfertigt. Wohl aber der Gegenstand: die von Rudolf Steiner entworfenen Lehre der Anthroposophie und ihre praktische Umsetzung ... die nicht erst mit dem giftigen Elaborat der Gebrüder Grandt unter den Verdacht des rassistischen Okkultismus geraten sind. Das 'Schwarzbuch Anthroposophie', nicht zufällig, aber unberechtigterweise an diverse Schwarzbücher über den Rechtsradikalismus angelehnt, ist - ganz im Stil der Zeit - ein Fastfood-Produkt." Um das Ganze endgültig unglaubwürdig zu machen, überspitzt er unsere Kernaussage: es entstehe „etwa folgendes Bild: Bei den Anthroposophen handle es sich um eine satanistisch-okkulte Sekte, die entgegen ihrem menschenfreundlichen Habitus einer autoritären, sexualfeindlichen Pädagogik huldige." Selbstverständlich haben wir nie behauptet, bei den Anthroposophen handle es sich um eine satanistisch-okkulte Sekte; wie Müller-Funk aufgrund der Lektüre unseres Buches zu dieser Einschätzung kommt, bleibt sein Geheimnis.

Betreffs Steiners Rassismus diagnostiziert Müller-Funk: „Was den 'Schwarzbuch'-Machern indes völlig abgeht, ist jedwede Fähigkeit zu historischer Einordnung. Ganz offenkundig bedeuten solche Sätze [gemeint sind rassistische Aussagen über Neger, Malaien etc., d. Verf.] heute etwas ganz anderes als zu ihrer Entstehungszeit." Darauf geht später der Journalist René Freund in der *Wiener Zeitung* ein: „Der Vorwurf, die Gebrüder Grandt hätten die Zitate aus dem Zusammenhang gerissen, geht allerdings aus zwei Gründen ins Leere: Erstens müssen sie das naturgemäß, weil sie ja keine Neuedition der Steiner-Werke geplant hatten. Und zweitens kann ein Zitat wie obiges auch durch einen Zusammenhang nicht besser werden. Auch der Ruf nach 'historischer Situierung' reicht zur Verteidigung solcher Zitate nicht aus. Wenn Wolfgang Müller-Funk zu Steiners 'Phantasmen vom Fremden' in der 'Presse' bemerkte: 'Ganz offenkundig bedeuten solche Sätze heute etwas ganz anderes als zu ihrer Entstehungszeit', so ist dem entgegenzuhalten, daß diese Aussagen Steiners auch innerhalb des historischen Rahmens einfach schlimm sind."[129]

Fast philosophisch wird Müller-Funk, wenn er zum großen Schlag gegen uns ausholt: „In dem Milieu von Esoterik- und Satanismuskritik hat sich offenkundig ein Typus von Kritiker etabliert, der uneingestanden von seinem wirklichen oder auch vermeintlichen Gegenstand affiziert wird. Dabei geht es um den von Freud beschriebenen Mechanismus der Projektion: Wie der Pornojäger darf sich auch der Esoterikaufdecker mit Phä-

---

[129] René Freund: Satanist oder Menschheitsführer,? in: Wiener Zeitung/Extra vom 7.3.1997

nomenen beschäftigen, die ihn faszinieren - und die er sich doch selbst verbietet. Die moralische Rolle des Aufklärers und Verfolgers alles Finsteren und Bösen sanktioniert die Praxis, mit leuchtenden Augen der Öffentlichkeit ein neues 'satanistisches Fundstück' vorzulegen und gleichzeitig in die Pose des Moralapostels der Nation, des Märtyrers zu schlüpfen." Erinnern wir uns, daß Müller-Funk, der von der Anwälten der anthroposophischen Einrichtungen zitierte Universitätsdozent, *uns* Diffamierung vorgeworfen hat.

3.1.3. „Die unselige Kraft grober Schlagworte" - Die *Sächsische Zeitung* und Rudolf Steiner

„Sanfter Seelenwanderer oder böser Satanist?" prangen die Worte in großen Lettern von der Kulturseite der *Sächsischen Zeitung.*[130] Darunter eine riesige Porträtaufnahme von Rudolf Steiner. Christina Wittig, die diesen Artikel verfaßt hat, hat sehr exakt recherchiert. „Und nun haben sich die beiden österreichischen Journalisten Guido und Michael Grandt aufgemacht, mit ihrem Landsmann Rudolf Steiner ... auf knapp 300 Seiten abzurechnen."

Nachdem sie uns also als „Österreicher" enttarnt hat, entlarvt sie auch gleich unsere Methode: „Damit auch jeder versteht, wie verabscheuungswürdig dieser ganze Brei ist, hat man sich auf einige Begriffe geeinigt. Die Erwähnung genügt, und jeder weiß Bescheid. In diesem Sinne haben die Gebrüder Grandt gearbeitet. Ihre Thesen sind griffig: Rudolf Steiner war Okkultist, Satanist, Rassist. (...) Die Argumentation der Autoren ist oft gewagt. (...) Am Ende bleibt nur eines: Wer sich für Steiner interessiert, sollte Steiner lesen. Wer sich kritisch mit der Waldorf-Pädagogik oder anderen Aspekten der Anthroposophie befassen will, findet dazu bessere Studien als die der Grandts. Man fragt sich, warum dieses mangelhafte Buch viele Anthroposophen so beunruhigt. Aus Angst vor der unseligen Kraft grober Schlagworte - oder weil es doch den einen oder anderen wunden Punkt berührt? Der ganze Streit offenbart, daß es keine gesunde Atmosphäre für eine geistige Auseinandersetzung gibt. Schon gar nicht, wenn es um Metaphysik und alte Menschheitsfragen geht."

Schließlich geht Christina Wittig, sehr differenziert, auf den Rassismus-Vorwurf gegen Steiner ein: „Die Grandts geben dem Leser keine Chance, abzuwägen. Auch untersuchen sie nicht, inwieweit Rudolf Steiners Rassismus 'typisch' war für das ausgehende 19. Jahrhundert." Daß

130 Sächsische Zeitung vom 20.2.1997

sie mit dieser Argumentation jenen das Wort redet, die Steiners Rassismus bis heute verharmlosen und damit sogar hinter die Position der Niederländischen Anthroposophen zurückfällt, die sich von jenen Aussagen ihres Weltanschauungsstifters distanziert haben, weiß sie wahrscheinlich nicht.

3.1.4. „...weder Tod noch Teufel" - Die *Berliner Zeitung* und der „Verschwörungswahn"

Katharina Rutschky zeichnet für den Artikel „Wir sind empört. Ein Pamphlet gegen Rudolf Steiner und die Anthroposophie"[131] in der *Berliner Zeitung* verantwortlich. Auch hier gibt es ein „liebenswertes" Porträt Rudolf Steiners auf der selben Seite. In ihrem Artikel heißt es dann zugleich: „Schade eigentlich, daß die Anthroposophen und Waldorfpädagogen ihre spirituelle Weltfremdheit im Fall der Brüder Grandt und Ihres 'Schwarzbuchs Anthroposophie' nicht für einmal zugunsten des pragmatischen Vertrauens in den Pluralismus unserer Öffentlichkeit vergessen konnten.(...) Jetzt müssen alle reagieren und unsereiner hat sich durch ein Machwerk zu quälen, das sich mit seinem Verschwörungswahn als Bestandteil eben des Problems erweist, das es scheinbar bearbeitet."

Katharina Rutschky argumentiert *ad personam*, indem sie auf unsere vorherigen Publikationen eingeht: „Bei ihrem Angriff auf Rudolf Steiner ... und die als Alternative zur Staatsschule von manchen geschätzte Waldorfpädagogik scheuen Guido und Michael Grandt weder Tod noch Teufel. Kein Wunder, haben sie sich ihre ersten Meriten doch bei der Erforschung brisanter Satanskulte erworben und zur Popularisierung dieses allenfalls jugendgefährdenden Blödsinns ebenso naiv beigetragen wie die weltfremden Anthroposophen mit ihrer Anzeige das 'Schwarzbuch' beworben haben." Die Vorgehensweise ist ebenfalls leicht zu durchschauen: Mit den Themen[132] sollen die Autoren unglaubwürdig gemacht werden; und sind Autoren erstmal suspekt, traut ihnen auch niemand mehr zu einem anderen Gegenstand eine seriöse Analyse zu.

Dann stellt sie unser Buch in einen großen historischen Zusammenhang: „Es [gemeint ist das Schwarzbuch, d. Verf.] gehört mit seiner Wort- und Zitatgläubigkeit, dem Eifer für Verbindungen, Verschwörungen und Hintersinnigkeiten genau zu der Hinterwelt, der es vorn den Kampf an-

---

131 Berliner Zeitung vom 22./23.2.1997

132 Im Falle des „allenfalls jugendgefährdenden Blödsinns", wie Katharina Rutschky den Satanismus bezeichnet, kommen wir nach jahrelangen Recherchen zu einer anderen Einschätzung als sie, da sie die kriminellen Aspekte des Phänomens offensichtlich unterschätzt.

sagt. Natürlich kann man Meinungen und Weltanschauungen heute nicht mehr mit der Keule 'Aberglaube' oder 'Ketzerei' verfolgen - da ist die Verfassung vor. Ein bescheidener Ersatz hat sich immerhin in der Denunziation gefunden. Kann man einer Person oder einer Sache den Verdacht des Sexismus, Rassismus, Chauvinismus oder der verdrängten Verstrickung in nationalsozialistische Greuel anhängen, ist auch schon viel gewonnen." Und konsequent spinnt sie ihren Gedanken fort: „Die Autoren inszenieren in der Hauptsache zwei Tribunale. Auf dem einen wird Steiner als Rassist, Satanist usw. vorgeführt, auf dem anderen dürfen seine Opfer Zeugnis ablegen. (...) Nicht bloß kleinkarierte Philologen und Historiker, auch waldorf-kritische Pädagogen dürften die Beweisführung hanebüchen finden."[133]

Nachdem wir nun als Verfolger der Anthroposophen gebrandmarkt sind, muß uns noch das letzte Quentchen inhaltliche Kompetenz abgesprochen werden. „Steiners Lehre," sinniert Rutschky in ihrem Artikel weiter, „gehört zur fortwirkenden Geschichte der Lebensreformbewegung des ausgehenden neunzehnten Jahrhunderts, von der die Autoren offenbar nicht die geringste Ahnung haben. (...) Auch Kenntnis der Waldorf-Pädagogik mit all ihren Besonderheiten und Sonderbarkeiten, kann man Guido und Michael Grandt nicht nachsagen." Schön für uns, daß auch Katharina Rutschky „Sonderbarkeiten" an der Waldorf-Pädagogik aufgefallen sind. Zu mehr Gemeinsamkeit reicht es allerdings nicht. Mit einem wahrhaften rhetorischen Geniestreich kommt Rutschky zu dem Schluß, daß wir es mit unseren Recherchen, „wirklich auf den Teufel abgesehen haben".

3.1.5. „Vorhof des ewigen Feuers" - Die *Badische Zeitung* und die „zweite Scientology-Sekte"

Es gab auch Rezensenten, die zumindest die anthroposophische Lehre und die Person Steiners kritisch beurteilten. Martin Halter erkennt in der *Badischen Zeitung*[134]: „Daß die Anthroposophie eine einigermaßen krause Weltanschauung ist, kann niemand verborgen bleiben, der einmal ihren Gründer Rudolf Steiner ... von Atlantiern und Astralleibern raunen hörte, eurythmische Schleiertänze oder die runden Ecken einer Waldorfschule sah. Auch daß Steiner zumindest in seinen Anfängen in obskuren

133 In dieser Hinsicht müssen wir Katharina Rutschky allerdings enttäuschen. Anthroposophie-Kritiker, ehemalige Waldorflehrer und -schüler und „unbedarfte" Leser bescheinigten dem *Schwarzbuch Anthroposophie* bei vielen persönlichen Gesprächen gute Noten.

134 Martin Halter: Rudolf Steiner als Rassist und Satanist?, in: Badische Zeitung vom 11.3.1997

esoterischen Sekten und Freimaurerkreisen verkehrte, ist ein offenes Geheimnis. Was die Balinger Zwillingsbrüder Guido und Michael Grandt, gestählt durch Enthüllungen über Uriella oder die Querverbindungen zwischen Nationalsozialismus und Satanismus, in ihrem 'Schwarzbuch Anthroposophie' an Mysteriösem und Erschröcklichem über Waldorf-Pädagogik ... und Steiners Rassenlehre zusammengetragen haben, muß niemand erschüttern, der sich je durch den 'gedanklichen Schrott' (Jutta Ditfurth) gequält hat." Und auch zu Steiners rassistischen Äußerungen bezieht Halter deutlich Stellung: „Tatsache ... ist wohl, daß der (schwarzhaarige) Steiner sich über das 'starke Triebleben des Negers' und die überlegene Intelligenz der Blondhaarigen ausließ, ohne daß seine Schüler sich je offiziell davon distanziert hätten. Sein rassistisches Weltbild zeigt ihn als Kind seiner Zeit, und das ist peinlich genug für einen 'Menschheitsführer', dessen Offenbarungen ewige Wahrheiten sein sollen."

Allerdings scheint ihm unser Buch, das Halter einen „zusammengestoppelten Schundroman" nennt, in seiner Kritik zu weit zu gehen, so daß auch er schließlich zum Stilmittel der Überpointierung greift, um unsere Position zu widerlegen: „Dennoch werfen sich die Kämpfer wider Steiners 'okkult-rassistische Weltanschauung' jetzt furchtlos und stolz in die Brust, als hätten sie eine zweite Scientology-Sekte in flagranti ertappt." Und weiter: „Die Grandts berufen sich dabei nicht auf die Undercover-Recherchen, mit denen sie sonst gern renommieren. (...) Die Grandts sehen in solchen Momenten schon den leibhaftigen 'Fürsten der Hölle mit Ketten und Torschlüsseln rasseln' und Kinder im Vorhof des ewigen Feuers."

Und schließlich kommt die Katze aus dem Sack, wenn er aufdeckt, worum es uns eigentlich ging und geht: „Der Streit um Steiners 'vergeistigten Satanismus' entbehrt nicht eines gewissen Unterhaltungswerts, komisch wirkt vor allem, daß die 'Aufklärer' sich selber rettungslos in den okkulten Wahnsystemen und Verschwörungstheorien verrannt haben, die sie dem altbösen Feind vorwerfen. (...) So sehen die Grandts überall den Leibhaftigen am Werke, der weder vor schwarzer Magie noch vor Fernsehverboten, nicht vor Mord noch vor Gehirnwäsche zurückschreckt. Nur logisch, daß sie das weltumspannende 'System des Bösen' bevorzugt in den Talkshows von Kiesbauer bis Schreinemakers entlarven: Letztlich geht es ums Geld. Das anthroposophische Imperium fürchtet um staatliche Zuschüsse, das Balinger Duo um seine Pfründe als marktschreierische Berufsenthüller."

Damit ist die „Höchststrafe“ über uns verhängt: wir schreiben nicht nur für Geld, sondern tarnen unsere Elaborate auch noch als Aufklärung. Daß ausgerechnet ein Kollege dieses Klischee eines investigativen Journalismus um des Geldes Willen bedient, ist besonders bedenklich.

3.1.6. „...die hehre Pose der platten Aufklärung“ - *Die Welt* und die „wehrhaften Helden-Brüder“

Gerhard Besier schreibt in *Die Welt*[135] : „Rudolf Steiners krude Geist- und Mysterienphilosophie begeistert in Deutschland gerade einmal 20.000 Mitglieder. Eine Abspaltung aus den 70ern dieses Jahrhunderts kann auf etwa 60.000 Anhänger zählen. Einen größeren Bekanntheitsgrad besitzen allein die Waldorfschulen.“ Und dann: „Dubioser noch als Steiners abstruse Lehren ist das Buch [*Schwarzbuch Anthroposophie*, d. Verf.]. (...) Sie [Guido und Michael Grandt, d. Verf.] haben begriffen, daß die Kehrseite des Strebens nach okkulter Weisheit die hehre Pose der platten Aufklärung ist und als Gegengift ebenso lukrativ sein kann wie der entdeckte Schadstoff.“ Schließlich kommt Besier zu der Erkenntnis: „An sich also bietet Grandts Veröffentlichung absolut nichts Neues. Aber die Sekten-Riecherei paßt eben ins Zeit-Klima. Nachdem Scientology in seiner Menschenverachtung weidlich enttarnt ist, trifft es jetzt die ‘Anthroposophen’.“

Für die einen stehen wir im Dienst des Geldes, für Besier besorgen wir das Geschäft der Kirche: „In freier Konkurrenz zu den Sektenbeauftragten der Großkirchen machen die wehrhaften Helden-Brüder im Kampf gegen Satanismus und destruktive Weltanschauungsgruppen unverdrossen weiter.“ Ob sich nun kirchliche Sektenbeauftragte wirklich einer „platten Aufklärung“ verpflichtet fühlen (oder aber ganz anderen Zielen), sei dahingestellt. Wir jedenfalls halten an der Vorstellung fest, daß auch von relativ kleinen Gruppierungen gefährliche Entwicklungen ihren Ausgang nehmen können und der wirksamste Schutz davor in der Information der Öffentlichkeit liegt.

3.1.7. „Schillernde Blasen im schlammigen Untergrund“ - Die *Weltwoche* und der „Zeitgeist“

Der Schriftsteller Lukas Hartmann schaltet sich in der *Weltwoche*[136] in die Diskussion um das *Schwarzbuch Anthroposophie* und Rudolf Steiner ein: „Steiner, der esoterische Querkopf und Spinner; Steiner, der prophe-

135 Gerhard Besier: Möbel, Mystik, Manöver, in: Die Welt vom 22.3.1997

136 Lukas Hartmann: Schillernde Blasen im schlammigen Untergrund, in: Weltwoche vom 3.4.1997

tische Anreger und New-Age-Vorläufer; Steiner, der unantastbare Guru: Die Bilder widersprechen sich; dämonisch ist keines von ihnen. Oder haben wir uns alle getäuscht? Sind wir auf einen Scharlatan und Satanisten, einen verkappten Rassisten hereingefallen? Haben wir gar nie gemerkt, daß die Anthroposophische Gesellschaft eine Sekte ist, deren Anhänger ihrem Führer lemminghaft folgen? Die Zwillingsbrüder Guido und Michael Grandt, selbsternannte Satanismusexperten, antworten in ihrem 'Schwarzbuch Anthroposophie' auf diese Fragen mit einem lautstarken Ja, mehr noch: Sie halten ihre eigenen Vorwürfe für so schwerwiegend, dass sie den Behörden nahelegen, den Anthroposophen - und vor allem ihren Schulen - kurzerhand den Subventions-Geldhahn zuzudrehen." Auch hier findet sich jene gezielte Überspitzung in der Wiedergabe unserer Aussagen, die unsere Unseriösität beweisen soll. Und dann betet Hartmann nocheinmal alle gegen uns erhobenen Vorwürfe herunter.

„Die Behauptungen der Grandts haben mächtig Staub aufgewirbelt; das Medienkarussell ist in Schwung geraten und dreht sich immer schneller ... dann wird sich zeigen, daß die Grandts richtig kalkuliert haben: Okkultismus, Satanismus, Sexualmagie sind schicke Themen für Talk-Shows und Schlagzeilen: und mit dem Sektenvorwurf schafft man beim Publikum, das durch Giftgasanschläge und Massenverbrennungen vorgewarnt ist, garantiert hohe Auflagen." Die Unterstellung ausschließlich finanzieller Interessen darf dabei ebensowenig fehlen, wie der Vorwurf, daß wir die Tragweite unserer Behauptungen überhaupt nicht überblicken würden. „Aber wenn die Brüder Grandt das Ganze [gemeint ist die anthroposophische Lehre mit seinen Geist-, Zauber- und Zwitterwesen, d. Verf.] in Bausch und Bogen als 'Schwachsinn' abtun, dann müssten sie, nach ihren platten Kriterien, sämtliche mystischen Texte auf den Misthaufen werfen. Als nächstes werden sie die Behörden wohl auffordern, gegen die Apokalypse des Johannes einzuschreiten und das Christentum zu verbieten."

Und natürlich wird auch Steiners Rassismus relativiert und historisch „eingeordnet": „Diese Zitate [Aussagen Steiners über Rassen, d. Verf.] sind diffamierend und abstrus; sie bringen orthodoxe Steiner-Anhänger, die das Werk des Meisters für widerspruchsfrei halten, in arge Verlegenheit. Aber ist Steiner deswegen ein Rassist? (...) Zeigt sich aber darin [in den rassistischen Äußerungen Steiners, d. Verf.] nicht bloss der Dünkel, das allgemeine Überlegenheitsgefühl der weissen Rasse, von dem noch in der Spätzeit des Kolonialismus viele kritische Intellektuelle infiziert waren? (...) Steiners Geschwätz lässt sich nicht entschuldigen, aber wir können es so einordnen, dass der Zeitgeistanteil darin erkennbar wird." Dieser Hinweis auf den „Zeitgeist" verschweigt, daß es zur Entstehungszeit der Texte Steiners durchaus Stimmen gab, die rassistisches Gedankengut kritisierten. Steiner steht nun einmal in einer Tradition, die nicht die Tradition der europäischen Aufklärung ist.

Darauf hat auch der Journalist Peter Bierl hingewiesen: „Mancher Streiter enthüllt unfreiwillig den eigenen Rassismus. Der Schriftsteller Lukas Hartmann zitiert in der *Weltwoche* des Meisters Tiraden über das 'starke Triebleben der Neger' ... wonach schwangere weiße Frauen keine 'Negerromane' lesen sollen, weil sie sonst Mulattenkinder gebären und fragt dann in aller Unschuld: 'Aber ist Steiner deswegen ein Rassist?' Hartmann verharmlost solche Sätze als 'Stammtischpalaver' und 'Entgleisung' und behauptet, die Grandts könnten sich angeblich auf nur einen Vortrag 'innerhalb des riesigen Gesamtwerkes' stützen. Das ist falsch: Rassistische und antisemitische Äußerungen finden sich zuhauf in Steiners Werken seit der Jahrhundertwende, die rassistische Wahnidee von den menschlichen 'Wurzelrassen' ist konstitutiv für die Anthroposophie. (...) Daß Hartmann vom NS-Faschismus nichts begriffen hat, zeigt sein Versuch, den Guru mit dem 'Zeitgeistanteil' entlasten zu wollen. (...) Beim Thema Nazis und Anthroposophie leistet sich Hartmann üble Verdrehungen. Er erwähnt selbstverständlich, daß die Anthroposophische Gesellschaft 1935 verboten wurde, als wäre das schon ein Beweis für ihren Antirassismus. (...) Aber wir können von Steiner-Fans keine Logik erwarten. Um die AnthroposophInnen vom Vorwurf des Opportunismus gegenüber den Nazis reinzuwaschen, unterstellt Hartmann, die Grandts hätten nur Fälle dokumentiert, 'wo sich einzelne Schulleiter auf klägliche Weise anzupassen versuchten', um Waldorfschulen zu retten. Tatsächlich ist im Schwarzbuch jener Brief des Vorstandes der Anthroposophischen Gesellschaft an Hitler abgedruckt. Marie Steiner und andere versuchten mit diesem Schreiben das Verbot abzuwehren, als Argument diente ihnen 'die arische Abstammung' des Gurus und dessen Engagement für das 'Deutschtum'. Interessant ist auch ein Interview mit Vorstandsmitglied Günther Wachsmuth vom 6. Juni 1933, in dem er bekennt, daß die AnthroposophInnen 'mit Sympahtie auf das schauen, was zur Zeit in Deutschland geschieht', und die 'tapfere und mutige Weise, wie die Führer des neuen Deutschland sich der Probleme bemächtigen', lobt. Angesichts solcher Bekenntnisse ist es reichlich dreist, die Kritik der Grandts mit einem Bericht der Gestapo aus dem Jahr 1935 zu vergleichen, wie dies Justus Wittich von der Anthroposophischen Gesellschaft in einer Pressemitteilung am 29. Januar 1997 getan hat.“[137]

Hartmann resümiert das *Schwarzbuch Anthroposophie* betreffend: „Was bleibt von den Vorwürfen übrig? Kaum etwas, was sich nicht als manipulative Zuspitzung oder ungerechtfertigte Pauschalisierung erweist.“ Betreffs der kritischen Rezensionen zu unserem Buch kommen wir, von einigen berechtigten Hinweisen abgesehen, zu einem ähnlichen Ergebnis. Unsere Aussagen wurden verdreht, unsere Thesen überspitzt dargestellt, aufklärerische Intentionen wurden uns abgesprochen; und der Anthroposophie gegenüber wurde genau jene Voreingenommenheit sichtbar, die uns unterstellt wurde - nur daß die Vorurteile zugunsten Steiners und seiner Anhänger ausfielen.

3.2. „Die verschwiegene Seite Rudolf Steiners“ - Journalistische Zivilcourage in der *Welt am Sonntag*

Es gibt wenige Journalisten, die sich mit dem komplexen System der Anthroposophie auskennen und auch den Mut haben, kritisch über Steiners „Geisteswissenschaft“ mit all ihren Irrungen und Wirrungen zu berichten. Jochen Kummer von der *Welt am Sonntag* war einer der wenigen, die unser Buch zum Anlaß nahmen, dem Publikum Hintergrundinformationen über die Anthroposophie mitzuteilen.

In seinem Artikel „Ein Rassist und Okkultist - Die verschwiegene Seite des Rudolf Steiner“[138] schreibt Kummer: „Dem Durchschnittsbürger ist über Waldorfschulen allenfalls bekannt, daß dort musische, musikalische und kreativ-handwerkliche Veranlagungen besonders gefördert werden, daß es keine Zensuren gibt. (...) Die wenigsten dürften wissen, daß an einigen Waldorfschulen das Fußballspielen verteufelt wird mit der Begründung: ‘Das Fußballspiel macht die Beine geistig nicht frei...’ (Anthroposophische Zeitschrift ‘Info3’). (...) Aber nun erschüttert ein Buch den Ruf Rudolf Steiners. Die deutschen Autoren Guido und Michael Grandt dokumentieren das okkulte und rassistische Gedankengut Steiners. (...) Gegen das ‘Schwarzbuch’ gehen Steiners Apostel gerichtlich vor.“

---

137 Peter Bierl: „Wannst jetzt a Neger bist, bist im nächsten Leb'n a Weißer“, in: „ÖkoLinx“ Nr. 26, Sommer 1997, S. 29
Vgl. auch Rückmeldung, Die Zeitung des AStA der Universität zu Köln, 10.7.1998, S. 2 (Internet: http://www.uni-koeln.de/studenten/asta/oeffref/rkm/97/kw41/06)

138 Jochen Kummer: Ein Rassist und Okkultist - Die verschwiegene Seite des Rudolf Steiner, in: Welt am Sonntag vom 23.2.1997

Jochen Kummer hält nicht hinter dem Berg, wie er selbst die Anthroposophie sieht: „eine skurrile und obskure, für manchen sensiblen Menschen nachvollziehbare, aber für Anfällige sektiererische pseudo-wissenschaftliche Weltanschauung namens Anthroposophie, die ihre Wurzeln in Magie und Freimaurerei hat - und in der Esoterik, aus deren Quellen auch der Nationalsozialismus gespeist wurde. (...) Anthroposophen dürfte Steiners Verherrlichung der Arier, seine 'geisteswissenschaftliche' Sicht der 'Neger' als 'verkümmerte' Menschen und seine obskuren Vorstellungen und Aussagen von Göttern und Engeln, Teufeln und Dämonen nicht fremd sein." Ferner weist der *WamS*-Autor darauf hin, daß die Universität Trier Steiners „Wirken und seine bedenklichen Auswirkungen bis in die Gegenwart auf die Psyche mancher Menschen erfaßt - in der 'Zentralstelle für Psychologische Information und Dokumentation' (ZPID). Steiner wird dort als Wegbereiter der aktuellen New Age-Bewegung erkannt."

Dieser Artikel ruft ein großes Echo, zumeist Empörung, hervor. So meldet sich gar Dr. Ernst-Jörg von Studnitz, Botschafter der Bundesrepublik Deutschland in Moskau, besorgt zu Wort: „Jochen Kummers Besprechung des 'Schwarzbuch Anthroposophie' erfordert Widerspruch. Mit Zitaten unterschiedlicher Herkunft wird versucht, das bestehende positive Bild von den kulturellen Wirkungen der Anthroposophie zu beschädigen oder zu zerstören."[139]

Zwei Wochen später geht Kummer in seinem Artikel „Triebleben - Im Neger wird da drinnen fortwährend gekocht..."[140] auf die Reaktionen ein: „Der WELT am SONNTAG-Beitrag ... mit dem Titel 'Ein Rassist und Okkultist' hat ein großes Echo gefunden. Die Bekundungen über Steiner ... zeugen von großem Engagement: entweder leidenschaftlich zustimmend oder empört ablehnend - also wider den Scharlatan oder zugunsten des Gurus. (...) Auch der langjährige Journalist Ludwig Hirte aus Essen (Neue Ruhr/Neue Rheinzeitung NRZ) springt vehement für Steiner in die Bresche und wittert eine Kampagne: 'Die schlichte Wahrheit ist, es gibt nichts zu enthüllen'. Der 'Bildungspolitische Sprecher' der Landesarbeitsgemeinschaft der Waldorfschulen in Berlin-Brandenburg, Detlef Hardorp, wirft der WELT am SONNTAG vor: 'Rudolf Steiner verteufelt'."

---

139 Welt am Sonntag vom 2.3.1997 (Leserbriefe)

140 Jochen Kummer: „Triebleben - Im Neger wird da drinnen fortwährend gekocht" - „Die weiße Rasse ist die zukünftige, ist die im Geiste schaffende", in: Welt am Sonntag vom 9.3.1997

„Denunziation?“ fragt Kummer. „Also war Rudolf Steiner gar kein Rassist - und die in WELT am SONNTAG erwähnten Quellen einschließlich ‘Schwarzbuch Anthroposophie’ sind als eine verleumderische Manipulation zu bewerten? Die Antwort: Die schlimme Rassenlehre Steiners dürfte Anthroposophen nicht fremd sein, wie WELT am SONNTAG ... darlegte.“ Kummer führt auch noch eine Umfrage bei den Kultusministerien der 16 Bundesländer betreffs Steiner und der Waldorfschulen durch.[141] „Beanstandungen“ gibt es, natürlich, offiziell nicht. Dennoch meint das Kultusministerium in Bayern: „Die problematische Seite der Persönlichkeit Rudolf Steiner ist dem Ministerium bekannt.“ Brandenburg winkt ab: „Welche inhaltliche Diskussion der Verband der Waldorfschulen führt, auch zu zeithistorischen Personen, bewertet unser Haus nicht.“ Mecklenburg-Vorpommern gibt gleich gar keine Auskunft. Und das Kultusministerium in Schleswig-Holstein läßt verlauten: „Der Mensch Rudolf Steiner erscheint durch neue Forschungen vielleicht in einem anderen Licht, doch die Freien Waldorfschulen in Schleswig-Holstein haben bisher in keiner Weise Anlaß zu der Vermutung gegeben, daß an ihnen rassistisches Gedankengut verbreitet wird.“

Festzustellen bleibt, daß Jochen Kummer sich bewußt war, welch scharfer Wind ihm nach seinen kritischen Steiner/Anthroposophie-Artikeln um die Nase wehen würde, auch aus der bundesdeutschen Politik. Daß er das Thema dennoch angepackt hat, spricht für ihn persönlich und eine gewisse „journalistische Zivilcourage“. Dazu kennt er die „geblendeten“ Steiner-Jünger zur Genüge, wie er uns versicherte.

3.3. Von „Schwarz-“ und „Weißbüchern“, „Dunkelmännern“ und „finanziellem Bangen“ - Pressepixies

Nachfolgend möchten wir einige Auszüge aus Presseartikeln widergeben, die die Auseinandersetzung der Printmedien mit dem *Schwarzbuch* anschaulich darstellen. Die Auswahl erhebt keinen Anspruch, Zustimmung und Ablehnung repräsentativ widerzuspiegeln, vermittelt aber einen Eindruck der verschiedenen Perspektiven der betreffenden Rezensenten und Journalisten.

Viele Medien griffen speziell die Vorwürfe um die Waldorfschule auf, weil eben diese bislang einen sehr guten Ruf in der Öffentlichkeit besaßen. Auch die *Tiroler Tageszeitung* richtet ihr Hauptaugenmerk auf die

---

141 Jochen Kummer: Schreckliche Zitate Steiners nicht verschweigen, in: Welt am Sonntag vom 16.3.1997

Waldorf-Thematik, wenn sie schreibt: „Buch über Waldorflehrer gestoppt“[142], ebenso die Zeitung *Dolomiten*, die eine kurze Meldung unter der Überschrift „Waldorfschulen“ veröffentlicht,[143] und der österreichische *Kurier* („Kritik an Waldorf-Schule“[144] oder „Waldorfschulen wehren sich gegen Schwarzbuch-Vorwürfe“[145]). In dem *Kurier*-Artikel heißt es: „Das Image der Waldorfschulen hat einen Kratzer bekommen. Verantwortlich dafür ist das Autorenduo Guido und Michael Grandt, die in ihrem ‘Schwarzbuch Anthroposophie’ ... mit dem geistigen Vater dieser Schulen und ihrer Erziehungsmethoden abrechnen. (...) ‘Wir werden ein Weißbuch herausgeben, in dem wir der plakativen Verleumdung Rudolf Steiners und seiner Lehren entgegentreten’, kündigt Elisabeth Gergely von der ‘Österreichischen Vereinigung Freier Bildungsstätten auf anthroposophischen Grundlagen’ an [so heißt es dann auch in einer Anzeige im *Börsenblatt*: „Ein ‘Weißbuch Anthroposophie’ in über 300 Bänden: Rudolf Steiner Gesamtausgabe“[146], d. Verf.]. (...) Allerdings gibt es Indizien dafür, daß wenigstens Glutnester für den Rauch um Waldorfschulen vorhanden sein könnten. So haben zwei AHS-Lehrer dem KURIER mitgeteilt, daß ihr Sohn, ein Ex-Waldorfschüler, ‘einen psychischen Schaden’ erlitten hätte. ‘Die Enttäuschung über die Schule war gewaltig und hat uns nicht nur große finanzielle Belastungen ... verursacht. Die Kinder wurden esoterisch manipuliert, alleingelassen und willkürlich bestraft’, so der Vater.“ Auch das *APA-Journal Bildung* titelte: „Aufregung um Waldorfpädagogik“[147] Das *Schwarzbuch* ist jedoch kein Buch „über Waldorflehrer“, sondern kritisiert die Anthroposophie allgemein und ihren Begründer Rudolf Steiner insbesondere.

Andere Blätter stellen den Konflikt zwischen investigativem Journalismus und einer um ihren Ruf bedachten Weltanschauung in den Vordergrund. In den *Materialien und Informationen zur Zeit* (MIZ) steht zu lesen: „Das Schwarzbuch Anthroposophie ... darf derzeit in Deutschland und der Schweiz nicht ausgeliefert werden. Bereits Ende Januar hatten eine Reihe anthroposophischer Einrichtungen rechtliche Schritte gegen das ... Buch angekündigt. Der vollmundigen Ankündigung, daß nun der ‘zunehmende(n) Diffamierung der Anthroposophie Rudolf Steiners’ entgegengetreten werde, folgte dann eine einstweilige Verfügung. Allerdings

---

142 Tiroler Tageszeitung, Innsbruck, vom 1./2.Februar 1997
143 Dolomiten, Bozen, vom 1./2.Februar 1997
144 Kurier, Wien, vom 3.2.1997
145 Kurier, Wien, vom 12.2.1997
146 Börsenblatt vom 13./14.2.1997, S. 2349
147 APA-Journal Bildung Nr. 3, Wien, vom 5. Februar 1997

geht es bei den inkriminierten Stellen nicht um die Behauptung, daß diese Lehre rassistische Elemente in sich trage, sondern um drei Aussagen ehemaliger Waldorfschüler, die eher nebensächliche Aspekte betreffen. Die Autoren ... verweisen zu ihrer Verteidigung auf vorliegende eidesstattliche Erklärungen."[148] *Der Spiegel* beschäftigt sich mit der Thematik eher ironisch und kommt zu dem Fazit: „Doch was gefährlicher ist, das Ergebnis der Recherchen der Grandt-Brüder oder das Vorgehen der Autoren, das bleibt einigermaßen offen."[149] Diese Frage beschäftigt auch den *Tages-Anzeiger*.[150] Unter dem Titel „Zwiespältige Streitschrift gegen Rudolf Steiner" schreibt Karl-Iversen Lapp: „Das Schwarzbuch reitet eine Generalattacke gegen Rudolf Steiner ..., die Anthroposophie und Institutionen wie die Waldorfschulen. (...) Beide Seiten kämpfen für das Fundamentale und käuen dabei Bekanntes wieder. (...) Was auch immer Justitia entscheiden wird, fraglich bleibt, ob die 'Reportagen aus Waldorf-Einrichtungen' Systemfehler verzeichnen oder Einzelfälle aufbauschen."

Der *Zollern-Alb Kurier* berichtet ganz sachlich über den Fall: „Die Autoren Guido und Michael Grandt halten daran fest, daß sie in ihrem Buch lediglich Fakten und authentische Quellen nennen, die die Hintergründe der Anthroposophie beleuchten, ebenso wie die der Waldorfpädagogik und der Lehre Rudolf Steiners, die sie als rassistisch bezeichnen."[151] Der österreichische *Wiener* hingegen kann sich der Polemik nicht enthalten: „Die neuen Hexenjäger sind wieder am Werk. Nach der Scientology-Panik dürfen sich nun die äußerst suspekten Gebrüder Grandt auf 'Rudolf Steiners okkult-rassistische Weltanschauung' stürzen. In den Waldorfschulen wird also Rassismus und Satanismus gepredigt - wer's glaubt, muß sich zur Strafe hundert Talk-Shows anschauen."[152]

„Die Buchhandlung 'Abraxas' [in Balingen, d. Verf.] hat sich zwar auf anthroposophische Literatur spezialisiert, das Werk der Gebrüder Grandt findet sich dort allerdings nicht im Regal," schreibt der *Schwarzwälder Bote*[153] und thematisiert damit eine Begleiterscheinung der Auseinandersetzung. „'Da würden wir uns Feinde schaffen', erklärt Chefin Sabine Biella. Viele ihrer Kunden würden zwar gern einmal in das Buch hineinschauen, 'kaufen würde es aber keiner'." Mit dieser Aussage spielt

148 Vorerst nicht lieferbar, in: MIZ 1/97, S. 43
149 Durch dick und dünn, in: Der Spiegel 8/1997
150 Tages-Anzeiger vom 21.2.1997
151 Thomas Godawa: Gerichtlicher Zwist und öffentliche Diskussion?, in: Zollern-Alb Kurier vom 14.8.1997
152 Wiener, Wien, Nr. 202, Februar 1997
153 Schwarzwälder Bote vom 26.2.1997

die *Abraxas*-Chefin wohl auf die Befürchtungen einiger anderer Kollegen an, Umsatzverluste zu erleiden, wenn die anthroposophische Kundschaft ausbleibt.

Die Medien, die das *Schwarzbuch* verteidigten, brachten oft über den aktuellen Fall hinausgehende Informationen zu Steiner und der Anthroposophie. Die internationale Nachrichtenagentur *Press Agency PA* (Büro Frankfurt am Main/Ciudad Mexiko) schickt eine *Schwarzbuch*-Rezension über den Ticker[154] , in der es heißt: „Das Buch ist eines jener Bücher, die wie Blinkfeuer auf See wirken. (...) Die an sich ziemlich dunkle Erscheinung der Anthroposophie, unter der sich - wirr wie das alles ist - kaum jemand etwas präzisiertes vorstellen kann, wird schlagartig erhellt. Kein Wunder, daß sich die Anthroposophische Gesellschaft beeilt, das Buch juristisch zu Fall zu bringen. (...) So blickt man in was rein, was auch dunkel ist: wo die Dunkelmänner geschwärzt haben - nicht gerade empfehlenswert für ihre Weltanschauung, die über Verlage und mächtige andere Mittel der Rechtfertigung verfügt." Und weiter: „Doch die Korruption führte zum gänzlichen Verzicht auf Kritik. Die Bände, die das Dornacher Goetheaneum herausgibt, offenbaren es in der Spanne zwischen 1933 und 1945: für die Anthroposophen gab es schlicht das nicht, was damals die Welt bewegte: die Nazis und ihre Verbrechen. Als altertümliches Religionsrelikt, das die Wissenschaft anschimmelt, ist die Anthroposophie nicht gerade empfehlenswert für die Schulbildung. Doch noch immer gelten die Waldorfschulen als vorbildlich. Auch hier hat die dort herrschende Sektenstimmung die Mängel verheimlichen lassen - ein idiotisierendes Unterrichtswesen mit absurden idealistischen Inhalten, verbunden mit dem beständigen Wunsch, die Wissenschaft im Sinne der Lehre des Meisters zu verkrummbiegeln." Als Fazit heißt es: „Ein sehr empfehlenswertes Buch für Anthroposophen und alle, die es nicht werden möchten."

„Satanist oder Menschheitsführer?" fragt die *Wiener Zeitung/Extra*.[155] „Viel aufschlußreicher als das Buch selbst waren die teilweise hysterischen Reaktionen mancher Anthroposophen." Der für diesen Artikel verantwortliche Journalist René Freund erklärt weiter: „Bei der Aufregung in Deutschland und Österreich geht es freilich nicht nur um den unangekratzten Ruf, den die Anthroposophen zu verteidigen haben. Es geht auch um einiges Geld, das aus staatlichen Stellen an die pädagogischen Einrichtungen der Steinerianer fließt. (...) Die Anthroposophie steht

[154] am 3.April 1997
[155] Wiener Zeitung/Extra vom 7.3.1997

zweifellos in der esoterisch-okkulten Tradition, und daß Steiner sie als 'Wissenschaft' bezeichnete, macht seine oftmals kryptischen, obskuren oder ganz einfach unsinnigen Aussagen keineswegs besser. (...) Die Aufregung rund um das 'Schwarzbuch' hat gezeigt, daß über die Anthroposophie diskutiert werden sollte - aber anders." Lothar Gassmann, Anthroposophie-Fachmann und Verfasser einer kritischen Steiner-Biographie[156], äußert sich in einem Interview in *ethos*[157] zum *Schwarzbuch Anthroposophie*: „Was das Buch heraushebt, ist die zugespitzte, herausfordernde Art der Formulierungen. Es ist ein mutiges Buch."

Der Rechte Rand befaßt sich im Sommer 1997 ausführlich mit Steiners Weltanschauung. Christian Christians schreibt in seinem Artikel „Die Anthroposophen schlagen zurück"[158]: „Die Anthroposophie und ihre Ableger Waldorf, Demeter, Weleda etc. werden in den letzten Jahren immer mehr einer kritischen Betrachtung unterzogen. Dies sowohl von außen wie auch aus den eigenen Reihen. Vor allem der Anthroposoph Arfst Wagner hat aufgezeigt, daß die Anhängerschaft Rudolf Steiners im 'Dritten Reich' nicht schlicht 'Opfer', sondern zum Teil auch 'Täter' waren. Verschiedene ehemalige Waldorf-Schüler und -Lehrer zeigen in Büchern, Artikeln und Interviews auf, daß sie nicht so 'frei' sind wie gerne behauptet wird." Nach dem Erscheinen des *Schwarzbuch Anthroposophie* „schlagen Steiners Erben zurück," meint Christians weiter. „Kritiker werden als lächerlich dargestellt, die 'verschwörerisch' Verbindungen aufzeigen und Dinge aus dem Leben Rudolf Steiner als falsch darstellen. Kronzeuge hierfür ist eine dubiose Person aus dem satanistischen Spektrum, Josef Dvorak." „Doch daß die Publikation [gemeint ist das *Schwarzbuch*, d. Verf.] vom Büchermarkt verschwand, verdankt die Anthroposophische Gesellschaft nicht esoterischen Weisheiten, sondern juristischen Feinheiten," berichtet Andreas Speit in „Steiners Jünger bangen um Ruf und Gelder"[159]. „Der anthroposophische Aufschrei verwundert nicht," resümiert Speit weiter. „Die beiden Journalisten haben fast alle Facetten der weitgefächerten Anthroposophie beleuchtet, indem sie andere kritische Stimmen zusammenfaßten. (...) Ein gewichtiger Argumentationsstrang ist die Behauptung, daß die Anthroposophie eine 'rassistische Weltanschauung' sei. Bereits Volkmar Woelk, Jutta Ditfurth und andere AutorInnen haben in diversen Publikationen darauf hingewiesen.

[156] Lothar Gassmann: Rudolf Steiner und die Anthroposophie - Erkenntnisweg in den Abgrund. Berneck 1994
[157] „Steiners Erkenntnisweg führt in den Abgrund", in: ethos Nr. 5, Mai 1997, S. 22f.
[158] Der Rechte Rand Nr. 47 Juli/August 1997, S. 21f.
[159] Der Rechte Rand Nr. 47 Juli/August 1997, S. 22f.

Das Autorenpaar liefert ergänzende Fakten und Zitate. Am 23. Februar 1996 hieß es in der niederländischen Tagespresse: 'Insofern es bei Rudolf Steiner eine Rassenlehre gibt, distanzieren wir uns ausdrücklich davon. Der Vorstand der Anthroposophischen Gesellschaft in den Niederlanden.' Die zahlreichen deutschen anthroposophischen Einrichtungen, Vereine und Zeitschriften haben sich zu einem solchen Schritt bisher nicht durchringen können. Exemplarisch argumentiert der 'Bund der freien Waldorfschulen e.V.'. In seinem Namen legt Stefan Leber dar, daß der 'Begriff der Rasse seinen Sinn verliere' und die wenigen Seiten mit Steiners Rassismen wären im Verhältnis zu seinem über 80.000 Seiten umfassenden Werk irrelevant. Nur die anthroposophischen Flensburger Hefte stellten bei Steiner zahlreiche Rassismen fest. Eine Distanzierung erfolgte jedoch ebenso nicht." Speit erklärt das *Schwarzbuch Anthroposophie* als eine „Bereicherung" für die Auseinandersetzung. „Weitere kritische Analysen bleiben notwendig. Daß die Grandts den Nerv der Anthroposophen getroffen haben, zeigen die Reaktionen. Steiners Jünger bangen um Ruf und Gelder."

„Daß Rudolf Steiner ein bekennender Antisemit, Rassist, deutschnationaler Chauvinist und okkultistischer Spinner war, sollte als bekannt vorausgesetzt werden können", erklärt Peter Bierl in *ÖkoLinx*[160]. Auf die juristischen Attacken gegen das *Schwarzbuch* eingehend meint er: „Dank dieser Attacken ist dem Schwarzbuch eine größere Aufmerksamkeit zuteil geworden, als allen bisher erschienen kritischen Texten zur Anthroposophie. Trotz mancher Schwächen hätte es deshalb dazu beitragen können, eine breitere Öffentlichkeit über die abstrusen und gefährlichen Wahnvorstellungen Rudolf Steiners aufzuklären und den 'geheimen Lehrplan' der Waldorfschulen zu enthüllen: die okkulte, rassistische, antisemitische Wahnlehre Anthroposophie."

„Der sogenannte Epochenunterricht," geht Bierl auf die Waldorfschulen ein, „in Geschichte entspricht mit all den Göttern, Dämonen und Sagenhelden allerdings exakt dessen [Steiners, d. Verf.] Vorstellung von den aufeinanderfolgenden Wurzelrassen, Volks- und Rassegeistern und ihrer jeweiligen Mission im Weltenplan. (...) Aber wie eine Anthroposophin bei einer Podiumsdiskussion zur Waldorfpädagogik in Wien ... formulierte: Mocht nix. Wannst jetz a Frau bist, kannst ja im nächsten Leb'n als Mann wiedergeboren werden. Und wannst jetzt a Neger bist, bist im nächsten Leb'n a Weißer."

---

160 „Wannst jetzt a Neger bist, bist im nächsten Leb'n a Weißer" von Peter Bierl in: „ÖkoLinx" Nr. 26, Sommer 1997, S. 29 ff.

In *Rückmeldung*, der Zeitung des AStA der Universität zu Köln, steht zu lesen: „Bei der Bewertung der Gefährlichkeit von Sekten wird teilweise mit kuriosen Kriterien gearbeitet - die einen sehen angesichts der 'Scientology'-Präsenz Hannibal ante portas. Andere, mindestens genauso dubiose und antihumanistische Lehren werden hingegen mit öffentlichen Mitteln großzügig gefördert, schaffen es, ihre AnhängerInnen in allen Bundestagsparteien unterzubringen und kritische Veröffentlichungen über sich zu unterdrücken: Die Rede ist von der Anthroposophie und von den SteinerianerInnen." Dann geht der Autor Dieter Asselhoven vom Ökologiereferat auf die „Leitfigur" ein: „Rudolf Steiner ... war ein bekennender Antisemit, Rassist, Deutschnationaler und okkultistischer Spinner. Konsequent unterstützte Steiner den deutschen Imperialismus im 1. Weltkrieg. Er pries den Krieg als Lehrmeister der 'Spiritualität' und der 'Selbstlosigkeit'". Betreffs der Kampagne gegen das *Schwarzbuch* kommt Asselhoven zu der Einschätzung: „Die Ankündigung eines 'Schwarzbuch Anthroposophie' mit einer Fülle von Dokumenten über und Berichten von Opfern systematischer Menschenrechtsverletzungen in Waldorfschulen drohte Anfang '97 die Idylle der AnthroposophInnen zu stören. Sofort begann eine publizistische und juristische Kampagne ... um das Erscheinen des Buchs in der BRD zu verhindern."[161]

Die Anthroposophen-Zeitschrift *Info3* hingegen bereitet ihre Leserschaft schon auf die nächste Kampagne vor: „Neueste Attacke der Brüder Grandt gegen die Anthroposophie ist ihr Buch *Waldorf Connection.* (...) In der Verlagsbroschüre heißt es dazu: 'Dem Buch wird gelingen, was die Anthroposophen durch das gerichtliche Vorgehen gegen das 'Schwarzbuch Anthroposophie' noch hinauszögern konnten...'".[162]

4. „Offenheit und Transparenz" oder: Eine Aufforderung zur Diskussion und die Folgen

Natürlich hatte auch die heimische Lokalpresse über unsere Veröffentlichung berichtet. „Schwarzbuch unterm Ladentisch - Waldorfschule predigt Offenheit" lautete am 26.2.1997 die Schlagzeile im *Schwarzwälder Boten.*[163] Im Mittelpunkt des Artikels standen die Reaktionen einer in der

[161] Dieter Asselhoven: Das Verbot des Schwarzbuch Anthroposophie, in: Rückmeldung vom 10.7.1998, S. 1f. (Internet: http:/www.uni-koeln.de/studenten/asta/oeffref/rkm/97/kw41/06)

[162] Info3 7-8/1998, S. 40

[163] Schwarzwälder Bote vom 26.2.1997 (Zollernalb-Bote)

Region beheimateten Waldorfschule auf unser *Schwarzbuch Anthroposophie*: „Wenige Tage nachdem das Buch in Balingen erste kleine Wellen schlug, lud die Waldorfschule in Frommern besorgte und verärgerte Eltern zum Gesprächsabend ein. (...) Generell wollte man seitens der Schule im Fall 'Schwarzbuch' nun zwar nicht selbst aktiv sein, aber auf Anfragen offen reagieren. Offenheit ist laut Hansjörg Geist [der Geschäftsführer des Schulträgervereins in Balingen, d. Verf.] auch schulintern angesagt. (...) 'Jeder muß sich sein eigenes Bild machen', so der Geschäftsführer. Sprich: Wenn ein Außenstehender eine Waldorfschule von innen sehen will, könne da Abhilfe geschaffen werden."

4.1. Ein „Offener Brief"

Bei so viel vom Geschäftsführer des Waldorfschulvereins Zollernalb verkündeter „Offenheit" wollen wir die Probe aufs Exempel machen und verfassen am 11. August 1997 diesbezüglich einen „Offenen Brief" an ihn. Darin bieten wir der Waldorfschule an, in einen Dialog mit uns zu treten, sich konstruktiv mit unseren Aussagen auseinanderzusetzen, anstatt gerichtlich gegen uns vorzugehen. „Durch viele Gespräche und Briefe, nach Erscheinen des 'Schwarzbuch Anthroposophie', mit und von Interessierten und ehemaligen Anhängern und Noch-Anhängern der Anthroposophie (speziell auch der Waldorfpädagogik), haben wir erfahren, daß ein großer Bedarf an einer öffentlichen und auch offenen ... Diskussion dieser Thematik besteht." Wir berufen uns dabei ausdrücklich auf die Verlautbarungen vom Februar. „Der Waldorfschulverein Zollernalb, explizit die Waldorfschule Frommern, ließ bereits in der lokalen Presse verlauten, daß sie 'Offenheit' predigt. Diese Offenheit Ihrer Schule möchten wir dazu benutzen, um, wie in einem demokratischen Rechtsstaat üblich, eine öffentliche Diskussion anzuregen, bei der sich alle Interessierten beteiligen können. (...) Es soll dabei nicht über das *Schwarzbuch* ... gesprochen werden, sondern über die von uns belegbaren Fakten der Lehre Rudolf Steiners und der Waldorfpädagogik, der ja auch in Ihrem Schulverein nachgegangen wird. Ferner können hierbei Gerüchte, Spekulationen und Mißverständnisse im Sinne einer offenen Aufklärung beseitigt werden. (...) Vielleicht wäre es ja auch in Ihrem Sinne, als Forum einer solchen öffentlichen Diskussion, Räumlichkeiten in Ihrer Schule zu benutzen, um auch so noch einmal Ihre Offenheit zu unterstreichen?"[164]

---

[164] „Offener Brief" vom 11.8.1997 von Guido und Michael Grandt an den Waldorfschulverein Zollernalb, Geschäftsführer Hansjörg Geist/Archiv Grandt

Wir bitten um schnelle Rückantwort, um die Einzelheiten noch besprechen zu können.

4.2. Die Diskussion der „Nicht-Diskussion“

Die Lokalzeitungen gehen sofort in ihrer Berichterstattung auf unser Gesprächsangebot ein.[165] Nur einen Tag später erscheint im *Schwarzwälder Boten* ein „Pro-Waldorfschul-Leserbrief“, der mit „Ich gehe gern in diese Schule“ übertitelt ist[166] und eine Diskussionswelle auf den Leserbriefseiten der Lokal-Gazetten auslösen wird.

„Sehr geehrter Herr Grandt,“ heißt es da, „ich las im ‘Schwarzwälder Bote’ Ihre Art Botschaft. Ich wurde sehr sauer, da die Anthroposophie so gut wie gar nichts mit der Waldorfschule zu tun hat. Ich weiß das, da ich in die siebte Klasse der Freien Waldorfschule Balingen-Frommern gehe. Das einzige, womit ich mit Rudolf Steiner in Berührung komme, ist das Bild in unserer Schule. Ich gehe in diese Schule und ich gehe gern in diese Schule. (...) Denn als Schüler so einer, wie so oft gesagt wird, nicht ‘normalen’ Schule hat man es sehr schwer. Besonders von Gleichaltrigen hört man zum Beispiel: Waldorfschwein, Körnlesfresser, Invalide oder ähnliches. Probleme bekommt man auch, wenn man in eine Gruppe oder in einen Verein kommt. Mit der Frage ‘In welche Schule gehst du?’ ist man vorerst abgeschrieben. Es dauert also länger, sich einzuleben und Freundschaften zu schließen. Also liebe Gebrüder Grandt, jetzt wissen Sie etwas über die Waldorfschule und dazu noch etwas Wahres. Denn so wie ich es beurteile, wollen Sie doch nur eine Menge Geld und viele Auflagen machen. Also, ich wünsche Ihnen noch eine recht schlechte Auflage.“ Die Strategie, mit der wir „gebrandtmarkt“ werden sollen, liegt auf der Hand: geldgierige Lügner seien wir, die Kindern das Leben schwer machen.

Dieser Leserbrief wird direkt von einer anderen Lesermeinung beantwortet, die mit „Hinter einem Kind versteckt“ betitelt ist: „Ich finde es sehr schade, daß sich die Verantwortlichen des Leserbriefs ... hinter einer Schülerin der Waldorfschule verstecken müssen. Vermutlich sehen verschiedene Leute wohl keine andere Möglichkeit mehr, ihr Image aufzupolieren, als Kinder an die Front zu schicken. (...) Natürlich ist es einfacher, einem Kind Glauben zu schenken, also warum sollte man sich

---

165 Grandt-Brüder wollen Diskussion über die Waldorfpädagogik. Offener Brief der Schwarzbuch-Verfasser - Debatte in aller Öffentlichkeit, in: Schwarzwälder Bote vom 13.8.1997; Gerichtlicher Zwist und öffentliche Diskussion? Die Zwillingsbrüder Grandt aus Balingen geben sich offensiv, in: Zollern-Alb Kurier vom 14.8.1997

166 Schwarzwälder Bote vom 15.8.1997 (Leserbrief von Kirsty W.)

diesen psychologischen Trick nicht zunutze machen? Bei Menschen, die bisher nichts von der Anthroposophie, der Waldorfpädagogik und ihrer Geschichte gehört haben, sicherlich wirkungsvoll, bei anderen, die mehr wissen, ist dieser Versuch mit Sicherheit vergebens. Leider ist dieser Brief, trotz ihn noch kindlich wirken zu lassen, zu professionell und mitleidserregend verfaßt. Aber egal, wer dahintersteckt, ich würde sagen: Ihr Verantwortlichen, Eltern, Schüler, Lehrer, Anthroposophen - die Grandt-Brüder wollen eine öffentliche Diskussion. Ist ein Leserbrief von einem Kind eure Antwort darauf??? Das wäre wohl ein bißchen dürftig. Ich habe das 'Schwarzbuch Anthroposophie' gelesen und weiß, daß die Grandts das, was sie schreiben, auch belegen können..." [167]

Postwendend erfolgt die Antwort des Waldorfvaters: „Wie vernagelt muß Frau S.[168] in ihrer 'Anthroposophen-Angst' bereits sein, daß sie hinter dem Leserbrief meiner Tocher Kirsty ... ein professionelles Ränkespiel gleich mehrerer 'Verantwortlichen' vermuten mag? Ich darf an dieser Stelle versichern, daß der Leserbrief ausschließlich der Feder meiner Tochter entstammt und allerdings mit meiner vollen Zustimmung veröffentlicht wurde. Es wäre sehr zu bedauern, wenn Frau S. ihr 'Wissen', wie es den Anschein hat, ausschließlich aus dem 'Schwarzbuch Anthroposophie' bezogen hat und demzufolge Anthroposophie und Waldorf-Pädagogik munter in einen Topf wirft. Es ist aus Gründen der Versachlichung der Diskussion zwingend nötig, diese beiden Bereiche getrennt zu behandeln, wobei ich mir sehr wohl der Querverbindungen bewußt bin. Ich denke, ich spreche - unautorisiert - für die Mehrheit der Waldorf-Eltern der Balinger Schule, wenn ich behaupte, unsere Entscheidung für die Schulerziehung an der Waldorfschule ist nicht gleichzusetzen mit einem dahinter vermuteten versteckten Bekenntnis zur Anthroposophie. Insofern begrüße ich es sehr, daß die begonnene Diskussion dazu beitragen kann, die positiven Aspekte der Waldorf-Pädagogik im Vergleich zur Praxis an den staatlichen Schulen - und da liegt eigentlich der 'Hase im Pfeffer' - von der Aura des vermeintlich Mystischen zu befreien. Und für diese Diskussion stehen die Türen der Waldorfschule Frommern sperrangelweit offen."[169] Gar so „sperrangelweit offen" zeigen sich die Türen der benannten Waldorfschule dann aber doch nicht. Natürlich nur, weil in Baden-Württemberg im August noch Ferien sind. Für den Beginn des

---

167 Schwarzwälder Bote vom 27.8.1997 (Leserbrief von Marion S.)
168 Name von uns abgekürzt
169 Schwarzwälder Bote vom 29.8.1997 (Leserbrief von Elmar W.)

neuen Schuljahres jedoch kündigt der Waldorfschulverein Zollernalb eine „Stellungnahme“ an.[170]

Da die Diskussion auf dem Podium also noch nicht stattfindet, hält jene in den Leserbriefspalten der lokalen Tageszeitungen an. Der Brief einer Mutter, die ihr Kind in die Waldorfschule gegeben hatte, formuliert aus eigener Anschauung ihre Kritik an dieser Schulform: „Alle Jahre wieder stehen Eltern vor der Entscheidung, in welche Schule sie ihr Kind geben sollen. Seit Bestehen der Freien Waldorfschule Balingen gibt es diese Möglichkeit auch bei uns. So waren auch wir überzeugt, das Beste für unseren Jüngsten zu tun, als wir ihn dort einschulten. Anfangs blühte unser Kind auf, es fühlte sich geborgen und verstanden. Der erste Knacks kam, als sie seinen Freund am Ende der sechsten Klasse mit einem Defizit von vier Jahren im Fach Mathematik an die Hauptschule zurückverwiesen. Auf meine Frage, ob es denn nicht gut sei, ohne die ständigen Noten unbeschwert zur Schule zu gehen, meinte er, ich solle mir doch nichts vormachen, man spüre genau, wie schlecht man sei, da die Differenz immer größer werde. Ganz kraß wurde es ab der neunten Klasse. Dort wurde dann lapidar festgestellt, daß die Kenntnisse jetzt da zu sein hätten. (...) Ein Wechsel auf staatliche Schulen ist diesen Schülern nur unter großen Problemen möglich. Die Waldorfschule arbeitet ohne didaktisch aufbereitete Schulbücher. Alles Wissen müssen die Lehrer bieten. Jede Schule hat aber Lehrkräfte mit Stärken und Schwächen. Wenn dies an den staatlichen Schulen durch das vorhandene Lehr-/Lernmaterial ausgeglichen werden kann, wie dann an der Waldorfschule? Zudem stellte ich mir die Frage, ob es im Interesse der Eigenentwicklung der Schüler ist, diese durch diese Methode bis über die Pubertät hinaus von der Person des Lehrers abhängig zu machen. Zusammenfassend kann ich sagen, daß unser Sohn und einige seiner Freunde nur durch massive Unterstützung von außen den ihnen adäquaten Schulabschluß schafften. Auf meine Frage, wie es denn den anderen erginge, antwortete mein Sohn, die meisten Klassenkameraden erhielten seit Jahren Nachhilfe. Eine Aussage eines dieser Schüler war, er habe das Gefühl, nichts zu wissen, gar nichts. Wie solle er denn je eine staatliche Prüfung bestehen? Diese Aussage machte mich betroffen und wütend. Der lapidare Kommentar unseres Sohnes dazu war: ‘Denen von der Schule ist doch der Einzelne egal, ihre Idee ist ihnen wichtiger als der Mensch in ihrer scheinbar heilen Welt.’ Eine Äußerung eines anderen Schülers war: ‘Wir werden überhaupt nicht

170 Pressemitteilung der *Freien Waldorfschule Balingen/Waldorfschulverein Zollernalb e.V.*, undatiert

auf die Realität des Lebens vorbereitet', oder 'Ich bin froh, wenn ich die nie mehr sehe.' Als Fazit möchte ich sagen, daß die Kinder an staatlichen Schulen, die mit Sicherheit noch zu verbessern sind, faire Chancen haben. Unser Entschluß, unsere Kinder an die Waldorfschule zu schicken, war ein Fehler."[171]

Wir ergänzen diese Stellungnahme und verweisen auf entsprechende Äußerungen Steiners: „Daß viele Schüler in Waldorfschulen ganz erhebliche Wissensdefizite haben, wurde auch nicht nur uns immer wieder berichtet, sondern ist schon längst ausreichend publiziert worden. Das einzige Wissen kommt tatsächlich von den Lehrern und von Steiners Pädagogik, über die er selbst meint: 'Eine gute Pädagogik wird es erst dann geben, wenn die Pädagogik aus der Geisteswissenschaft (also der Anthroposophie, d. Verf.) geschöpft sein wird, wenn der Lehrer durchdrungen ist davon, daß außerhalb des Planetensystems eine Welt vorhanden ist, die im Menschen sich entfaltet und wenn er nicht nur theoretisch, sondern in seiner Empfindung und in seiner Gesinnungsweise durchdrungen ist davon, wenn er selbst durchlebt hat die Wahrheit dieser überplanetarischen Welt. Die Tapserei eines solchen Lehrers kann oftmals besser sein als die ausgeklügelten pädagogischen Grundsätze eines materialistischen Lehrers' (Steiner in: 'Elemente der Erziehungskunst', Stuttgart 1994, S. 159). Ganz klar, daß der Begründer der Waldorfpädagogik mit dieser unseres Erachtens mehr als bedenklichen Ansicht die 'normale' Pädagogik wenig gelten läßt, über die er sagt: 'Gescheit redet man in pädagogischer Beziehung nur dann über den Menschen, wenn man weiß, daß ein Dreifaches an seiner Seele beteiligt ist: die fortschreitenden guten göttlichgeistigen Wesenheiten und Luzifer und Ahriman' (Steiner, dto., Seite 135). (...) Ja, es gibt wirklich viel zu diskutieren. Öffentlich. Auch hier in Balingen an der Waldorfschule. Wir warten noch und sind gespannt, wie viele andere."[172]

Prompt reagieren die so aus der Reserve Gelockten in Gestalt eines empörten (ehemaligen) Waldorfelternpaars, das schwere Geschütze auffährt: „Die tendenziösen und nachgewiesenermaßen falschen Behauptungen der Gebrüder Grandt haben bekanntlich dazu geführt, daß ihr Machwerk 'Schwarzbuch Anthroposophie' durch richterliche Entscheidungen nicht mehr im Handel ist. Aus denselben Gründen wurde der vollmundig für den 28. August angekündigte Beitrag mit dem Titel 'Erlöser' vom ZDF aus dem Programm genommen. Das Oberlandesgericht Wien hat der

171 Schwarzwälder Bote vom 9.9.1997 (Leserbrief von Elisabeth W.)
172 Schwarzwälder Bote vom 11.9.1997 (Leserbrief von Guido und Michael Grandt)

Klage der österreichischen Waldorfschulen stattgegeben und der Waldorfbewegung bestätigt, weder okkult noch rassistisch zu sein. Bei allen bisher geführten öffentlichen Diskussionen zwischen Vertretern der Waldorfschulen und den Gebrüdern Grandt zogen die 'Autoren' eindeutig den Kürzeren. Die Tatsache, daß die Lokalpresse in Kenntnis des Sachverhalts den Gebrüdern Grandt immer wieder ein Forum für ihre Agitation bietet, verdient eine besondere Betrachtung. Selbstverständlich wäre eine ausführliche Stellungnahme der Freien Waldorfschule Balingen zu begrüßen. Allerdings ist ihr und ihrern Vertretern dringend davon abzuraten, sich mit den Gebrüdern Grandt an einen Tisch zu setzen. Eine Auseinandersetzung auf dem von ihnen 'gepflegten' Niveau entspräche nicht dem Stil einer Waldorfschule. Sachlicher Kritik gegenüber sind anthroposophische Einrichtungen durchaus aufgeschlossen. Im offensichtlichen Gegensatz zu den Gebrüdern Grandt empfinden sie sich in einem fortwährenden Prozeß des Lernens und der Weiterentwicklung. Schillers Wort, nachdem 'gegen Dummheit selbst Götter vergebens kämpfen', darf hier erweitert werden: 'Gegen Dummheit - in Verbindung mit Dreistigkeit - kämpfen selbst Götter vergebens!' Zum Schluß noch eine persönliche Bemerkung: Wir sind froh darüber, daß unsere beiden erwachsenen Söhne die Möglichkeit gehabt haben, die Freie Waldorfschule Balingen zu besuchen. Eine Schule, in der nicht nur bloße und kalte Wissensvermittlung stattfindet, sondern in der soziale Fähigkeiten geübt werden, auf die unsere Gesellschaft mit ihren langsam sichtbar werdenden enormen Problemen - genannt sei an dieser Stelle nur die Massenarbeitslosigkeit - in Zukunft noch verstärkt angewiesen sein wird.“[173]

Viele Formulierungen kommen uns bekannt vor, sie erinnern uns an eine Pressemitteilung der *Österreichischen Vereinigung Freier Bildungsstätten auf anthroposophischer Grundlage*, die geschickt mit Halbwahrheiten operiert. Daß es in unserem Fall keine einheitliche Rechtsprechung, sondern in anderen Instanzen andere Urteile gegeben hat, wird verschwiegen. Auch der *Erlöser*-Film ist nur verschoben und in den Diskussionen mit Waldorf-Vertretern haben wir so schlecht nicht ausgesehen.[174] Aber gegen Dreistigkeit kämpft manchmal auch die Aufklärung vergebens.

---

173 Schwarzwälder Bote vom 13.9.1997 (Leserbrief von Renate und Heinz B.)

174 vgl. Schwarzwälder Bote vom 17.9.1997 (Leserbrief von Guido und Michael Grandt); in unserem Leserbrief verweisen wir noch auf den *Distelbund* und Eltern, die sich aufgrund ihrer schlechten Erfahrung mit einer Waldorfschule an die Öffentlichkeit gewandt haben.

Die Leserbrief-Diskussion ruft dann auch wieder die Presse auf den Plan. In einem Artikel „Waldorfpädagogik im Gespräch: Antiquiertes Weltbild?“[175] betitelt die Journalistin Sibylle Link uns als „streitbares Gespann“, das an der Waldorfpädagogik kein „gutes Haar“ läßt und meint weiter, im *Schwarzbuch* wie auch im *Erlöser*-Film würden wir Rudolf Steiner „Satanskult“, „Sexualmagie“ und „Sektenwesen“ unterstellen. „Inzwischen liegen verschiedene Stellungnahmen vor, die die Vorwürfe der Grandts als haltlos belegen“, erklärt sie, ohne genau zu benennen, um welche Fragen es geht, und ohne Belege anzuführen. „Bleibt zu hoffen,“ schließt sie, „daß nun aber Sensationslust und persönliche Emotionen einer objektiven Darstellung der Tatsachen Platz machen.“

Sowohl wir als auch Petrus van der Let versuchen daraufhin, in Leserbriefen die wichtigsten Tatsachen objektiv darzustellen. Wir betonen, daß wir nicht für ein Verbot der Waldorfschulen eintreten, „sondern dafür, daß die Eltern die Epochenhefte ihrer Kinder sorgsam durchlesen und dann selbst entscheiden, ob diese Schulen noch zeitgerecht sind oder nicht“. Wir verweisen darauf, daß unsere Kritik an den okkulten Elementen der Anthroposophie sogar von dem niederländischen Anthroposophen Jelle van der Meulen geteilt wird, nach dessen Auffassung „die Anthroposophie nach Steiner als ‘eine okkulte, esoterische Wissenschaft’ bezeichnet werden kann und die Freien Waldorfschulen mit zur ‘institutionalisierten Anthroposophie’ gehören.“[176] Und Petrus van der Let stellt richtig, daß „die Wiederholung des Films [*Erlöser*, d. Verf.] in 3sat wurde lediglich verschoben [ist] - allerdings wird das auch nicht verhindern, daß Rudolf Steiners rassistische und okkultistische Ansichten einer breiteren Öffentlichkeit bekannt werden.“[177]

4.3. Anthroposophische „Absage“ der öffentlichen Diskussion

Am 18. September 1997 äußern sich schließlich die Verantwortlichen vor der Presse zu unserem „Offenen Brief“. Zur Verstärkung der Provinz-Anthroposophen ist flugs Walter Hiller, der Geschäftsführer des *Bundes der Freien Waldorfschulen* aus der baden-württembergischen Landeshauptstadt Stuttgart nach Balingen geeilt, um dort zum Besten zu geben, daß die Anthroposophen sich nicht gerne „dem Marketing-Konzept der Gebrüder Grandt“ gebeugt hätten, denn er könne „Offenheit und eine echte Diskussionsbereitschaft“ bei uns nicht erkennen. Vielmehr vermutet

[175] Zollern-Alb Kurier vom 18.9.1997
[176] Zollern-Alb Kurier vom 23.9.1997
[177] Zollern-Alb Kurier vom 23.9.1997

er - wie könnte es auch anders sein - „reines Geschäftsinteresse“ und das Bestreben, vom „hohen Ansehen der Waldorfschulen und der derzeitigen Okkultismuswelle“ zu profitieren. Die Geschäftsführerin der *Landesarbeitsgemeinschaft der Freien Waldorfschulen*, Gise Kayser-Ganter, sorgt für die zweite Argumentationsebene, wenn sie feststellt, daß die ganze Debatte eher auf „Sensation als auf Fakten“ basiere. „Eigentlich haben wir dem, was die Gerichte zu diesem Thema sagen, nichts mehr hinzuzufügen“, gibt sich Hiller „diskussionsfreudig“. Und Hansjörg Geist von der Waldorfschule in Balingen beeilt sich zu ergänzen, daß seine Schule regelmäßig Informationsveranstaltungen abhalte, die für jeden zugänglich seien. Darüberhinaus werde im Lehrer-Eltern-Arbeitskreis die Arbeit an den Schulen „transparent“ gemacht. „Unser Schwerpunkt war bisher nicht PR, sondern Schule halten“, jetzt aber solle die Schule jede sich bietende Gelegenheit nutzen, die „Türen offen zu halten“. Walter Hiller erkennt letztendlich sogar an, daß hinsichtlich der Waldorfschulpädagogik Aufklärung vonnöten wäre. In diesem Sinne hätten unsere Aktivitäten gar einen positiven Anstoß gegeben.[178] Allein, eine öffentliche Diskussion mit uns, das übersteigt das anthroposophische Aufklärungsbedürfnis dann doch. Unser Angebot, in einen Dialog mit der Waldorfschule zu treten, Mißverständnisse auszuräumen und die unstrittigen Fakten zu diskutieren, wird mit der Begründung abgelehnt, bei uns sei keine „echte Diskussionsbereitschaft“ zu erkennen. Was die Anthroposophen darunter verstehen, bleibt unklar. Jedenfalls fahren sie fort, die Öffentlichkeit nur im Verlautbarungsstil zu informieren und weichen einer Debatte mit Rede und Gegenrede aus.

4.4. Vom „Zweifel an der Seriosität der Grandt-Brüder“

Trotzdem wollen wir die Sache nicht auf sich beruhen lassen und setzen uns noch einmal mit Hansjörg Geist schriftlich in Verbindung: „Wie wir aus der Presse entnehmen konnten, ist die Freie Waldorfschule Frommern und der Waldorfschulverein nicht bereit, mit uns öffentlich zu diskutieren. Diese Reaktion trägt sicherlich dazu bei, die ‘Arbeit’ an Ihrer Schule für die Öffentlichkeit transparenter zu machen. Wir glauben, Sie haben sich dadurch keinen Gefallen getan und selbst das gezeigt, was man Ihnen vorwirft. (...) Da Sie uns leider keine Gelegenheit dazu geben, mit Ihnen zu reden, ... möchten wir nun einige Fragen schriftlich an Sie stellen und

---

178 siehe hierzu Sibylle Link: Kein Schlagabtausch mit zirzensischer Qualität, in: Zollern-Alb Kurier vom 19.9.1997 und Martin Wagner: Waldorf verweigert Schlagabtausch - Nichts als Marketinggeklingel, in: Schwarzwälder Bote vom 19.9.1997

Sie bitten, uns diese bis in ca. 3 Wochen zu beantworten.“ Aufgrund unserer Erfahrung mit Schloß Hamborn, fügen wir die Bitte an, für den Fall, daß die Waldorfschule Frommern zur Beantwortung der Fragen nicht bereit sei, doch wenigstens auf den Vorwurf zu verzichten, wir hätten einseitig recherchiert.[179]

Fast zwei Monate später wird uns von der *Freien Waldorfschule Balingen* geantwortet, nicht jedoch von Hansjörg Geist, sondern vom Vorstandsmitglied Michael Einert: „Die Freien Waldofschulen sind jederzeit zu Diskussionen, auch öffentlichen, bereit. Dies wird seit ihrer Existenz (also schon über 70 Jahre) so gehandhabt. (...) Keine Diskussionsbereitschaft unsererseits besteht hingegen mit solchen Personen, an deren Seriösität wir erhebliche Zweifel haben müssen, d.h. mit Personen, die Kontakte suchen, mit der Absicht, den Waldorfschulen Schaden zuzufügen, indem sie beispielsweise unwahre und ehrenrührige Behauptungen aufstellen und Aussagen verdreht verwenden, um zu einem beabsichtigten negativen Ergebnis zu gelangen, also ein beiderseitiger fruchtbarer Gedankenaustausch von vornherein nicht stattfinden kann. Aufgrund unserer Erfahrungen im Zusammenhang mit dem ‘Schwarzbuch Anthroposophie’ und dem Film ‘Erlöser’ sehen wir uns veranlaßt, Sie der letztgenannten Personenkategorie zuzuordnen. Mit Ihrem ‘Schwarzbuch’ ... verfolgen Sie das Ziel, die Freien Waldorfschulen zu diskreditieren und deren Schließung herbeizuführen. (...) Auch andersdenkende Persönlichkeiten, die die demokratischen Verhaltensweisen praktizieren und einen offenen, von Fairness getragenen Gedankenaustausch suchen, sind uns für eine Auseinandersetzung stets willkommen. Bedauerlicherweise erleben wir aber, daß genau diese Voraussetzungen von Ihnen nicht erfüllt werden.“[180] Zur Rechtfertigung ihrer Einschätzung verweisen die Verantwortlichen der Balinger Waldorfschule auf „Experten“ wie den Satanologen Josef Dvorak oder Peter R. König.

Und weiter heißt es: „Vielmehr haben Sie die durchschaubare Absicht, sich weiter als Enthüller zu profilieren und sich mit Falschbehauptungen Ihr Einkommen zu sichern. (...) Es dürfte selbst Ihnen verständlich sein,

---

179 Schreiben an den Waldorfschulverein Zollernalb, Herrn Hansjörg Geist, Balingen, vom 19.9.1997 (ein Schreiben mit ähnlichem Wortlaut wird auch an Walter Hiller gesandt)/ Archiv Grandt
Unter anderem fragten wir, warum es an Waldorfschulen keine Vertrauenslehrer und Klassensprecher gibt, nach Unterrichtsinhalten („Stimmt es, daß in der ‘Tierkunde’ der Tintenfisch als Bindeglied zwischen Mensch und Tier gesehen wird?“) und nach der Haltung der Schulleitung zu Steiners Rassismus.

180 Schreiben von Michael Einert vom 11.11.1997/Archiv Grandt

daß wir uns unter diesen Voraussetzungen nicht in der Lage sehen, mit Ihnen irgendwelche Diskussionen zu führen. Das gleiche gilt für die Bitte, die an uns gerichteten Fragen schriftlich zu beantworten. Wir müssen befürchten, daß unsere Antworten gerade nicht seriös behandelt sondern ebenfalls verdreht und wahrheitswidrig verwendet werden. Im übrigen können Sie Antworten auf Ihre Fragen durch das wirklich seriöse Studium der zugänglichen (Fach)Literatur erhalten." Mit diesem Antwortschreiben zerplatzt die Seifenblase der Offenheit. Selbst schriftlich formulierte Fragen werden nicht beantwortet; sobald den Anthroposophen nicht genehme Themenbereiche angesprochen werden, ist keine klare Aussage mehr zu bekommen. Und wer nachfragt, wird mit Polemik überzogen.

Auch die Presse berichtet über die anthroposophische Diskussionsverweigerung unter dem Titel: „Zweifel an der Seriosität der Grandt-Brüder".[181] Uns bleibt nur der Weg, in einem Leserbrief einige Fragen aufzuwerfen. Warum scheuen die Anthroposophen die Diskussion mit uns, wenn doch all unsere Argumente falsch sind? Wäre es nicht ein leichtes, uns vorzuführen und das Publikum vom anthroposophischen Standpunkt zu überzeugen? Warum wurden wir nach unseren Publikationen in Ministerien gehört, wenn doch all unsere Recherchen unseriös sind? Warum haben uns die Waldorfschulvereine mit Prozessen überzogen, wo sich unsere Thesen doch nur auf unsere Absicht, eine schnelle Mark zu machen, stützen?[182]

Die Widersprüchlichkeit im Verhalten des Waldorfschulvereins fällt auch anderen Lesern auf: „Der offene Brief der Waldorfschule ist für mich ein Beispiel von Schein und Wirklichkeit. Mit viel Eigenlob wird in hehren Worten die Diskussionsbereitschaft der Waldorfschulen gelobt, allerdings nur, wenn die Diskussionsteilnehmer nicht Frommerns Wirklichkeit vertreten. Es gilt das Motto: Diskussionen sind wichtig, aber bitte nicht hier! In dem Brief wird für das Nicht-Stattfinden der an sich hochgelobten Diskussion nicht der Inhalt, sondern Personen verantwortlich gemacht. Dabei erfährt der Zeitungsleser, wer in einer Waldorfschule niemals diskutieren darf. Offene Türen? Der Text ist so apodiktisch, daß andere Institutionen davon noch lernen könnten. Der vorletzte Abschnitt bringt dann die Wandlung der Personen zu Diskussions-Monstern, denen jegliches Vertrauen, jede Verläßlichkeit und Glaubwürdigkeit abgesprochen wird. Mit Falschaussagen verdienen sie gar schnödes Geld. Ich hoffe

---

181 Schwarzwälder Bote vom 13.11.1997

182 Schwarzwälder Bote vom 18.11.1997 (Leserbrief von Guido und Michael Grandt)

nicht, daß dies die neue Streitkultur ist, bei der man den Gegner munter fertigmachen darf, im Dienste der geglaubten Wahrheit? Ich sehe in diesem offenen Brief darum eine Entgleisung, hinderlich für jede weitere Diskussion. Offene Türen zum Martinimarkt selbstverständlich! Geld verdienen Ja, Diskussion Nein?"[183]

Insofern haben sich die unfairen Rundumschläge der Anthroposophen als Eigentor erwiesen. Denn die Art und Weise, wie sie mit uns (und der Öffentlichkeit) diskutierten, hat viele Menschen erst stutzig gemacht. Und weder wohl gesetzte Worte noch hinterhältige Diffamierungen konnten verhindern, daß Rudolf Steiner und seine Weltanschauung heute kritisch gesehen und diskutiert werden, auch in Balingen.

4.5. „Offene Türen" in der Waldorfschule Balingen - aber nicht für alle?

Am 26. September 1997 findet in der Turnhalle der Freien Waldorfschule Balingen, im Rahmen der Projekttage, eine Podiumsdiskussion zum Thema „Schule im Dialog mit der Arbeitswelt" unter dem Motto „Was erwarten Betriebe und Unternehmen von Schulabgängern?" statt. Zu dieser Veranstaltung haben sich Persönlichkeiten aus der Region eingefunden, die an führender Stelle in Unternehmen, Banken, Handwerk und Universität tätig sind. Schülern, die den überwiegenden Teil des Publikums ausmachen, soll die Möglichkeit gegeben werden, Fragen an das Podium zu richten, um in einen „zeitgemäßen Dialog mit der Arbeitswelt" zu treten.[184] Das ist natürlich nicht die von uns angestrebte kritische Diskussion über Anthroposophie und Waldorfpädagogik, und so sind für das vorliegende Buch auch in erster Linie einige „Begleiterscheinungen" von Interesse.

Auch wir wollen die Diskussion besuchen. Am Eingang der Fest- und Turnhalle stehen mehrere Leute. Auch Herr S.[185], ein vollbärtiger Mann mit Nickelbrille, Mitglied der Schulleitung, wie wir später erfahren werden. Er läßt uns wortlos passieren. Wir steigen die Treppen zur Halle hinauf. Rechts neben uns stehen zwei Ständer mit Apfelkisten. Alles wirkt festlich. Auch hier gruppieren sich verschiedene Leute, die sich per Handschlag begrüßen. Wir zwängen uns durch die Menge und erreichen die

---

183 Schwarzwälder Bote vom 20.11.1997 (Leserbrief von Gebhard W.)

184 siehe hierzu: „Was Schüler und Unternehmer erwarten", in: Schwarzwälder Bote vom 25.9.1997; „Im Wirtschaftsleben besser zurechtfinden", in: Zollern-Alb Kurier vom 24.9.1997 und „Die Jugend ist keine unerwünschte Generation", in: Schwarzwälder Bote vom 29.9.1997

185 abgekürzte Namen sind uns bekannt

bestuhlte Halle. Sie wirkt auf uns wie ein Theater. Die Stuhlreihen sind noch fast alle unbesetzt, so daß wir uns in der dritten Reihe plazieren. Auch auf dem Podium ist noch niemand zu sehen. Links von unserem Sitzplatz ziert ein großes Rudolf Steiner-Porträt die Wand. Auf der anderen Seite hängt ein seltsam anmutendes, handgemaltes Bild, das einen Menschen zeigt, der von einer Schlange umschlungen ist und offenbar zu einem „Sonnen-Wesen“ gezogen wird.

Kaum haben wir uns gesetzt, taucht Herr S. vor uns auf. Er wirkt ruhig, aber seine Augen bewegen sich nervös hinter den Brillengläsern. Sein hellblauer Anzug verleiht ihm ein elegantes Erscheinungsbild.

„Ich mache von meinem Hausrecht Gebrauch und möchte Sie bitten zu gehen!“ befiehlt er uns in unmißverständlichem Ton.

„Warum sollen wir gehen?“ Schließlich hat man uns immerhin hereingelassen und selbst Herr S. hat uns am Eingang den Zutritt nicht verwehrt. Aber vielleicht, so vermuten wir, mußte er sich zunächst Instruktionen holen, als er uns erkannt hat.

„Weil ich von meinem Hausrecht Gebrauch mache und Sie bitte zu gehen!“ wiederholt er, jetzt nicht mehr so gefaßt wirkend.

„Das hier ist eine öffentliche Diskussion, die in der Presse ausgeschrieben wurde, keine geschlossene Gesellschaft. Wir haben uns hier nichts zuschulden kommen lassen, also bleiben wir auch!“

Herr S. starrt uns völlig konsterniert an. Mit Widerspruch auf seinem „Hoheitsgebiet“ hat er wohl nicht gerechnet. Ohne ein weiteres Wort zu verlieren wendet er sich um und geht, um gleich darauf mit einem weiteren Mann, um die einssechzig, wieder zurückzukehren.

Erneut werden wir angehalten, die Halle zu verlassen, was wir wiederum ablehnen. Jetzt mischt sich der Kleinere der beiden Männer ein, murmelt nervös etwas von Hausrecht und so. Wir fordern ihn auf, sich vorzustellen, was dieser aber nicht möchte. „Wenn Sie sich uns nicht vorstellen,“ entgegen wir, „dann können Sie uns auch nicht des Hauses verweisen, weil wir nicht wissen, wer Sie sind.“ Dieses Argument scheint unserem Gegenüber dann doch einzuleuchten. Er entpuppt sich als Hansjörg Geist, der Geschäftsführer des Waldorfschulvereins Zollernalb. Nocheinmal fordert er uns in brüskem Ton auf zu gehen, mit dem Zusatz, er habe sich bei einem Juristen „kundig“ gemacht.

„Es ist eine öffentliche Diskussion, zu der jedermann eingeladen ist. Ohne Grund können Sie uns nicht des Hauses verweisen. Wir liegen in keinerlei juristischen Streitigkeiten miteinander. Wir sind hierhergekommen, um als Bürger bei einer öffentlichen Diskussion zuzusehen. Wenn

Sie uns des Hauses verweisen wollen, dann müssen Sie uns schon eine stichhaltige Begründung geben."

„Ihr Thema soll nicht thematisiert werden!"

So also läuft der Hase; die Herren haben Angst, daß wir kritische Fragen stellen! Ein interessantes Demokratieverständnis, das sich nahtlos in die bisher bekannten Gepflogenheiten der Balinger „Waldörfler" einreiht.

Als wir keine Anstalten machen, ihrer Aufforderung zu folgen, ziehen Geist und Herr S. ab. Hinter uns füllt sich langsam der Saal. Und wieder dauert es nicht lange, da kehren sie mit Verstärkung zurück. Diesmal ist es ein großer, schwergewichtiger Mann, der sich drohend vor uns aufbaut und die Arme verschränkt. Neben ihm stehen Herr S., Hansjörg Geist und ein hochgewachsener, blaß wirkender blonder Mann mit Brille und ebenfalls tadellosem Anzug-Outfit. Dieser stellt sich als Herr S. W. vor, Vorstandsmitglied. Auch er bittet uns, den Saal zu verlassen.

So geht es noch eine Weile hin und her, bis wir den Vorschlag machen, die Polizei zu holen, damit der Sachverhalt endlich geklärt werden könne. Die Männer, die vor uns stehen, starren uns einen Moment an, als könnten sie es noch immer nicht fassen, daß man ihnen widersprechen kann. „Sie sind sich bewußt, daß Sie hiermit Hausfriedensbruch begehen?" fragt Herr S. W. Wieder verneinen wir, denn es geht hier eben nicht um die juristische Frage eines „Hausfriedensbruchs", sondern um die Frage, ob die Waldorfschule so offen ist, daß *jeder* an einer in ihren Räumen veranstalteten öffentlichen Diskussion teilnehmen darf. „Sie müssen mit juristischen Schritten gegen Sie rechnen!" wird erneut gedroht. „Dann machen Sie das, wir jedenfalls bleiben hier!" Die „Waldörfler" ziehen schließlich unverrichteter Dinge wieder ab.

Zur Diskussion dieses Abends möchten wir nur noch folgendes anmerken: Aus dem Publikum kommt die Frage: „Was kann man der Waldorfschule raten, um berufsorientierter zu sein?" Die Waldorf-Verantwortlichen scheinen irritert, können jedoch nicht verhindern, daß auch Podiumsteilnehmer Kritik anbringen. So meint Herr R., auch Verwandte von ihm, die auf die Waldorfschule gingen, hätten es bei der Abiturvorbereitung sehr schwer. Die Waldorfschulen sollten mehr auf Leistung hin schulen, weil man später ja auch in einer „Leistungsgesellschaft" lebe. „Anders zu sein, heißt nicht, was Besseres zu sein. Ein Gymnasiast soll nicht schlechter sein als ein Waldorfschüler." Manche Schüler schauen sich an, denn Herr R. hat unverblümt das „Elite-Denken" angesprochen.

Für uns jedenfalls ist diese Veranstaltung bezeichnend für den „offenen Umgang" der Verantwortlichen der Waldorf-Bewegung mit Kritikern. Dennoch konnten sie uns auch nicht daran hindern, Anfang Oktober beim „Tag der offenen Tür“ des Waldorfkindergartens in Frommern anwesend zu sein, zu dem „alle interessierten Bürger“ eingeladen waren.

4.6. Fazit

Seit unserem „Offenen Brief“ sind die Balinger Anthroposophen eifrig, fast hektisch bemüht, mit dem Wort „Offenheit“ zu jonglieren, und die Presse hat dies bereitwillig aufgegriffen.[186] Dieses Kapitel hat jedoch gezeigt, wie es wirklich hinter den Kulissen der Balinger Waldorf-Bewegung aussieht: man fürchtet die Diskussion mit Kritikern, diffamiert sie stattdessen und verweist sie bei öffentlichen Veranstaltungen des Hauses! Unter „Offenheit“ stellen wir uns etwas anderes vor.

5. Die neue Solidarität der Waldorf-Kritiker

„Als ich anfing, gegen die Anthroposophie in Vorträgen und Schriften aufzutreten, wurde ich mit Mitteilungen und Material ohne mein Zutun von erstaunlich vielen Seiten geradezu überschüttet,“ schrieb ein Zeitgenosse Steiners, Hans Leisegang, bereits 1924. „Frühere enttäuschte Anhänger Steiners und besonders Personen, deren nächste Verwandte zur Anthroposophie übergangen waren und das Familienleben in oft erschütternder Weise zerstört hatten, schickten Berichte und Dokumente, von denen ich nur das benutze, für dessen Echtheit ich eintreten kann. Eine eigentümliche Angst vor der Verfolgung durch die Anthroposophen kennzeichnete die meisten dieser Mitteilungen, die übrigens zeigen, daß auch langjährige Mitglieder sich um den Inhalt der ‘öffentlichen’ Schriften Steiners nur sehr oberflächlich bemühen.“[187]

Die Worte Leisegangs haben heute, über siebzig Jahre später, immer noch eine fast „unheimliche“ Brisanz und Aktualität. Im Laufe unserer Recherchen zu dieser Thematik ist es uns ähnlich ergangen wie ihm; wir

---

186 Davon zeugen Schlagzeilen wie „Kindergarten macht die Türen übers Wochenende hinweg weit auf“, Artikel über einen „Tag der offenen Tür“ oder eine „Diskussionsrunde in der Frommerner Waldorfschule“ oder oder die Feststellung „Waldorfschule lädt ein zum Dialog“ (gemeint ist jeweils lediglich die oben beschriebene Podiumsdiskussion über die Qualifikation von Schulabgängern und nicht eine selbstkritische Auseinandersetzung mit der Waldorfpädagogik).
Schwarzwälder Bote vom 7.10.1997; Zollern-Alb Kurier vom 4.10.1997; Schwarzwälder Bote vom 29.9.1997 und Zollern-Alb Kurier vom 24.9.1997

187 Hans Leisegang: Die Geheimwissenschaften, Stuttgart 1924, S. 27

wurden mit Bergen von Material überhäuft, letztendlich jedoch sind die meisten Informanten nicht bereit gewesen, öffentlich oder auch nur anonymisiert gegen irgendwelche anthroposophischen Vertreter oder Institutionen auszusagen, aus Angst vor persönlichen oder beruflichen Nachteilen.

Rudolf Steiner äußert sich über Kritiker so: „Also es lebt jetzt in der ganzen anthroposophischen Bewegung ein Zug, der gar nicht auf etwas anderes hinausgehen kann als darauf, daß nun endlich einmal Ernst gemacht werde mit diesem Nichtdiskutieren mit den Gegnern. Wenn es sich um Argumente handelt, da kommt man ja ohnedies nicht zurecht. Und es wird doch endlich einmal eingesehen werden, daß es sich in bezug auf die Gegner nur handeln kann um das Zurückweisen von Verleumdungen und Unwahrheiten und Lügen. Man wird sich nicht der Illusion hingeben dürfen, daß man über solche Sachen diskutieren kann. Die müssen sich durch ihre eigene Macht und Gewalt verbreiten. (...) Und deshalb ist es schon so, daß nunmehr die anthroposophische Bewegung so gestaltet wird, daß sie auf nichts mehr Rücksicht nimmt als auf das, was die geistige Welt von ihr haben will.“[188]

Nichtsdestotrotz haben sich in den letzten Jahren in Deutschland Kritiker zusammengefunden, sich auch organisiert und vielen Menschen, vor allem unmittelbar Betroffenen, ein Forum geboten. Bereits 1989 findet in den *Flensburger Heften* eine anthroposophische „Auseinandersetzung“ mit dieser Kritiker-Szene statt. Dabei „entlarvt“ der Autor weniger die Gegner der Waldorfpädagogik als sich selbst, wenn er zum Beispiel schreibt: „Hier folgt eine Vorstellung von Kritikern und Gegnern der Waldorfpädagogik und eine Auseinandersetzung mit deren Publikationen aus neuerer Zeit. Im Vertrauen auf die Urteilskraft der Leser werden nicht alle Zitate aus diesen Publikationen bis ins letzte richtiggestellt und widerlegt werden, da viele Kritiker und Gegner um eine ernsthafte und sachliche Auseinandersetzung meist nicht bemüht sind, und der Aufwand zur Entwirrung der oft tendenziösen Halbwahrheiten somit nicht gerechtfertigt scheint.“[189] Die betreffenden Kapitel in *Waldorf Connection* (und auch im *Schwarzbuch Anthroposophie*) haben hinreichend deutlich gemacht, wie anthroposophische Vertreter mit der Wahrheit umgehen, sie verfälschen, verdrehen und vertuschen. Wenn angeblich falsche Behaup-

---

[188] Rudolf Steiner: Esoterische Betrachtungen karmischer Zusammenhänge, Band II, Dornach/Schweiz 1995, S. 32f.

[189] Flensburger Hefte 15/1989: „Waldorfschule und Anthroposophie“ (Kapitel Kritiker und Gegner), S. 71ff.

tungen von Kritikern (auch im „Vertrauen auf die Urteilskraft des Lesers“) nicht widerlegt werden, ist dies immer ein Zeichen von Schwäche.

Wer die schlimmsten, die „ausgeprägtesten Lügner“ in den Augen der Anthroposophen sind, beantwortet Johannes Kiersch (Waldorflehrer in Frankfurt und Bochum, seit 1973 am Aufbau des Instituts für Waldorfpädagogik Annener Berg in Witten/Ruhr beteiligt) in einem Interview: „Rudolf Steiner hat an einer bestimmten Vortragsstelle einmal klargestellt, daß die ausgeprägtesten Lügner die Theologen sind, schlimmer noch als die Presse und Diplomatie. Also die unbefangensten Lügen werden heute von Geistlichen über uns verbreitet, aus dem verständlichen Bedürfnis, die Schäfchen abzuschrecken.“[190] Hört, hört: der „Menschheitsführer“ Steiner hat sich also schon früh mit den Theologen, aber auch mit der Presse und der Diplomatie angelegt, also genau jenen Stellen, denen die Anthroposophen heute so eifrig um Anerkennung nachhecheln.

5.1. Die *Initiative zur Anthroposophie-Kritik* (IzAK)

Eine der aktivsten Kritikerorganisationen der letzten beiden Jahre ist die *Initiative zur Anthroposophie-Kritik* (IzAK), der wir uns nachfolgend widmen wollen. 1996 wird von Reinhard Wiechoczek, Lehrer, Leiter der *Volkssternwarte Paderborn e.V.*, Buchautor, Mitbegründer der *Gesellschaft zur wissenschaftlichen Untersuchung von Parawissenschaften* (GWUP) und Mitglied des *Internationalen Bundes der Konfessionslosen und Atheisten* (IBKA) diese Vereinigung ins Leben gerufen.

Die Bürgerinitiative, in der sich Fachleute, Laien und Betroffene zusammenfinden, „um sich gegen die immer stärker werdenden anthroposophischen Einflüsse in Politik, Wirtschaft und Gesellschaft zu wehren“,[191] vertritt die Thesen, daß die „Anthroposophie eine wissenschaftsfeindliche Irrlehre“ sei, der Begründer dieser „okkulten Weltanschauung“, Rudolf Steiner, in „zahlreichen Veröffentlichungen seine eigentliche Menschenverachtung“ dokumentiert habe und ein „erheblicher Mangel an Aufklärung“ bestehe.[192] Demzufolge fordert die *IzAK* die „demokratische Kontrolle aller öffentlichen, mit Steuergeldern geförderten anthroposophischen Einrichtungen, wie: Kindergärten, Schulen, Krankenhäuser, Alten- und Erholungsheime, sonstige Bildungsinstitute“, die „Offenlegung der Finanzen und erneute Überprüfung der Voraussetzungen der

190 Flensburger Hefte 15/1989, S. 120
191 aus einer Werbeschrift der IzAK/Archiv Grandt
192 aus einer Werbeschrift der IzAK

Gemeinnützigkeit", die „Einhaltung demokratischer Mitbestimmungsrechte (freie, geheime Wahlen)", die „Überprüfung von Unterrichtsstoff- und -methoden im Hinblick auf die pädagogische Erziehung und Chancengleichheit mit Absolventen anderer Bildungssysteme" und die „Offenlegung der anthroposophischen Grundrichtung in Kindergärten, Schulen, Universitäten", sowie einen „objektivierbaren wissenschaftlichen Nachweis der Wirkung anthroposophischer Medizin".[193]

IzAK bietet den „Gedankenaustausch mit Betroffenen" an, „umfangreiches Quellenmaterial", „Kontakt zu Juristen" und „Unterstützung im Umgang mit Behörden", garantiert absolute Diskretion und Anonymität. Gleichzeitig bittet sie Betroffene um Erfahrungsberichte und die Überlassung von Schulheften der Waldorfschulen.[194] Damit ist die *IzAK* neben dem *Distel-Bund*[195] wohl zur „gefährlichsten" Kritiker-Organisation für die Anthroposophen und die Waldorfpädagogik geworden.

Am 22. Juni 1996 wurde das *1. Kritische Symposium zur Anthroposophie* im Schulzentrum in Paderborn, Schloß Neuhaus, einberufen, eine nichtöffentliche Veranstaltung, bei der ausschließlich anthroposophiekritische Fachleute verschiedener Fakultäten und direkt Betroffene zu Wort kamen, die Beiträge aus unterschiedlichen Perspektiven leisteten. Am Rande der Veranstaltung gab es eine Auseinandersetzung mit Eltern, Schülern und Lehrern der Rudolf-Steiner-Schule Schloß Hamborn, die in Schulklassenstärke anrückten und sich Einlaß zu der Tagung verschaffen wollten [196].

In einer Presseverlautbarung schreibt Reinhard Wiechoczek wenige Tage später: „Pädagogen, Journalisten, Buchautoren, Sektenfachleute, Juristen, ehemalige Waldorfschüler und Eltern aus Deutschland, Luxemburg und Österreich untersuchten in zwangloser Vortragsreihenfolge, in Erlebnisberichten und Diskussionen das Weltbild der Anthroposophie. Sowohl die historische Entwicklung wie die Auswirkungen auf die gegenwärtige Gesellschaft wurden erörtert. (...) Die Teilnehmer des Symposions sowie weitere Anthroposophie-Kritiker arbeiten konsequent an

---

193 aus einer Werbeschrift der IzAK

194 aus einer Werbeschrift der IzAK

195 Über den *Distel-Bund* schreibt Walter Hiller, der Geschäftsführer des *Bundes der Freien Waldorfschulen* in Stuttgart: „Ein relativ kleiner hartnäckiger Kreis organisierter unzufriedener Eltern (z.B. Distelbund) hat es vermocht, einen überproportionalen Bekanntheitsgrad zu erreichen."
Brief des *Bundes der Freien Waldorfschulen* vom 16.9.96/Archiv Grandt

196 vgl. Neue Westfälische Zeitung vom 25.6.1996 und Grandt/Grandt, Schwarzbuch Anthroposophie, S. 295ff.

öffentlicher Aufklärung, um schließlich die zuständigen staatlichen Stellen zu veranlassen, ihre bisher fördernde Haltung gegenüber der Anthroposophie zu überprüfen.“[197] Dennoch ist Wiechoczek vom Presseecho enttäuscht. Er schreibt uns diesbezüglich: „Die ‘Neue Westfälische’ berichtete vom Symposion vordergründig nur über die Türkrawalle und verweigert jede weitere Veröffentlichung zu dem Thema. (...) Die beigefügte Presseverlautbarung ... wird aber auch von allen hiesigen Medien ... verschwiegen.“[198]

„Wie kann das sein, wird sich der Leser fragen,“ wundern auch wir uns schon im *Schwarzbuch Anthroposophie*[199]. „In unserer heutigen Mediengesellschaft wird über jedes noch so kleine Ereignis ausführlich berichtet. Über diese schweren Vorwürfe gegen ein Schulsystem, das von staatlicher Seite aus gefördert wird, dagegen nur minimal. Ist es wirklich so, wie Kritiker behaupten, daß Behörden und Politiker gar nicht an der Aufdeckung dieser Mißstände interessiert sind, weil sie selbst zum großen Teil mit diesen alternativen Schulen liebäugeln? Ist die Lobby der Anthroposophen wirklich so groß?“ Über ein Jahr nach der Erstveröffentlichung des *Schwarzbuches* können wir nun die Frage nach der Größe der Anthroposophen-Lobby beantworten: sie ist viel mächtiger, als wir zunächst vermutet hatten.

Für den 30. November 1996 wird dann das zweite *Paderborner Kritische Anthroposophie-Symposion* in diesem Jahr einberufen. Eingeladen werden, wie beim ersten Mal, ausschließlich Anthroposophie-Kritiker. Tagungsort ist Paderborn, die Tagungsstätte soll nach dem nicht eingeplanten Besuch einer halben Waldorfschule auf dem ersten Treffen kurzfristig bekanntgegeben werden.[200] Ziel des Symposions ist es, „die aufklärenden Kräfte bundesweit, besser noch, international zu sammeln und zu koordinieren“. Anhand der Schriften Rudolf Steiners und Verlautbarungen heutiger anthroposophischer Institutionen sollen Okkultismus und Wissenschaftsfeindlichkeit, Rassismus, Psychoterrror und physische Gewalt sowie demokratiefeindliche Machenschaften der Anthroposophie dokumentiert werden. Die zu erstellenden Dokumentation sollte dann

---

197 „Presseverlautbarung“ von Reinhard Wiechoczek (Initiator des Symposions) vom 25.6. 1996/Archiv Grandt

198 Brief von Reinhard Wiechoczek vom 28.6.1996/Archiv Grandt

199 Grandt/Grandt, Schwarzbuch Anthroposophie, S. 299f.

200 aus „Einladung: 2. Symposion am 30. November 1996“ von Reinhard Wiechoczek vom 1.7.1996/Archiv Grandt

UNICEF, dem Europa-Parlament und dem Europäischen Gerichtshof übermittelt sowie internationale Redaktionen zugeleitet werden.[201]

5.2. Die *Bielefelder Resolution*

Die Veranstaltung findet schließlich nicht in Paderborn, sondern in Bielefeld statt. Dort wird die sogenannte *Bielefelder Resolution* verabschiedet, die an zahlreiche Pressevertreter verteilt wird. In der Entschließung heißt es unter anderem: „Anthroposophie ist mit einer demokratischen Verfassung, dem Grundgesetz der Bundesrepublik Deutschland, der UN-Konvention über die Menschenrechte vom 10.12.1948 nicht vereinbar! (...) Der Begründer der Anthroposophie, Rudolf Steiner (1861-1925), legte seine Weltanschauung ausführlich dar, so daß jeder nachlesen kann, welche undemokratischen, wissenschaftsfeindlichen, okkultistischen und rassistisch wirren Betrachtungsweisen den Autor bewegten. (...) Die logenhafte Organisationsstruktur, das wirtschaftliche und politische Beziehungsgeflecht, die gleichzeitig weltfremde Selbstisolation und Geheimniskrämerei um eine Lehre, die sich jeder Logik und Vernunft verschließt, kennzeichnen die Anthroposophen als einflußreiche Sekte! Viele Bürger und sogar Betroffene wissen eigentlich nichts über die Ideologie dieser Gemeinschaft, so daß die Öffentlichkeit verunsichert schweigt. (...) Die durchaus positiven reformpädagogischen Ansätze wurden in der Waldorfschule zu einer humanen Fassade der autoritären Sekte, die an Reinkarnation und Karma, an 'Äther-', 'Astral-' und andere Leiber glaubt, die die Entwicklung der Menschheit von irrsinnigen 'Planetenzeitaltern' ableitet. Diese werden zwar seltener direkt im Unterricht gelehrt, wohl aber unterliegen die Methoden der esoterischen Einengung. (...) Anthroposophie ist Steiners 'Geheimwissenschaft', die nur Eingeweihten zugänglich sein soll. Geheimlehren innerhalb einer modernen Gesellschaft mündiger Bürger sind allerdings ein Rückschritt ins Mittelalter."

Appelliert wird an deutsche und internationale politische Gremien sowie „über die Medien" an die Hochschulen, an die Justiz und die Bevölkerung, „sich zu informieren und die demokratischen Kontrollmöglichkeiten unerschrocken und objektiv wahrzunehmen. Dies betrifft vor allem die Überprüfung der Gemeinnützigkeit der anthroposophischen Organisationen."[202]

---

201 aus: „Einladung: 2. Symposion am 30. November 1996"/Archiv Grandt

202 Resolution an nationale und internationale Gremien, Parlamente und Institutionen der IzAK vom 30.11.1996

5.3. Fazit

Wir möchten das Kapitel über die Anthroposophie-Kritiker und die Strategien, die anthroposophische Vertreter und Institutionen im Umgang mit ihnen entwickelt haben, mit Worten des bereits zu Beginn erwähnten Hans Leisegang beenden, der diese Problematik schon in den Zwanziger Jahren dieses Jahrhunderts auf den Punkt gebracht hat: „Sein [Steiners, d. Verf.] Buch von der Erkenntnis höheren Welten beginnt mit der Forderung der Verehrung, der Devotion, der Hingabe, der Ausschaltung jeder Kritik, alles Worte, die auf dasselbe hinauslaufen, wofür wir einen zusammenfassenden Begriff haben, der aber hier klug vermieden wird, weil er den modernen Leser sofort stutzig gemacht hätte: der unbedingte *Glaube* an das, was der Mensch hier erleben soll, an den Meister, der ihn führt. (...) Er kannte auch Nietzsche, über den er selbst ein Buch geschrieben hat, zu gut, um nicht dessen Worte würdigen zu können: ‘Ohne die blinden Schüler ist noch nie der Einfluß eines Mannes und seines Werkes groß geworden. Einer Erkenntnis zum Siege verhelfen heißt oft nur: sie so mit der Dummheit verschwistern, daß das Schwergewicht der Letzteren auch den Sieg für die Erstere erzwingt...’“[203]

---

203 Leisegang, S. 45

Teil II: Licht ins Dunkel

1. Steiner und Okkultismus

Unsere These: Rudolf Steiner war ein Okkultist! Dies läßt sich anhand unzähliger Stellen in seinem Werk belegen.

„Die meisten Menschen, die schon einmal das Wort Anthroposophie gehört haben oder von einem Waldorfkindergarten oder einer Waldorfschule wissen, ahnen nicht im geringsten etwas von diesem esoterischen, okkulten und geheimen Gedankengut innerhalb der 'Steiner-Lehre', sonst würden bestimmte Sachverhalte, die von der anthroposophischen Seite immer wieder wegdiskutiert werden, blankes Entsetzen bei ihnen hervorrufen. Nicht nur eine höchst umstrittene Vergangenheit Rudolf Steiners, der sich freiwillig in ein, unseres Erachtens, sehr bedenkliches und ihn sehr prägendes okkultes Umfeld begeben hat, ist hier zu erwähnen, sondern auch der anthroposophische 'Einweihungsweg'. Hinter die Kulissen dieses aus freimaurerischen und rosenkreuzerischen Impulsen inspirierten Okkultsystems ist auch heute noch sehr schwer zu blicken. Dennoch wollen wir erstmals einen tiefer gehenden Versuch wagen. (...) Tabus müssen fallen, auch wenn wir damit den gesamten 'heiligen Zorn' der Anthroposophen und einiger mehr auf uns ziehen werden," schrieben wir im *Schwarzbuch Anthroposophie*[1] und entfesselten mit den nachfolgenden Kapiteln[2] einen wahren Entrüstungssturm in der Presse und natürlich auch bei den Anthroposophen selbst.

---

1 Guido und Michael Grandt: Schwarzbuch Anthroposophie, Wien 1997, S. 82

2 Im einzelnen: Anthroposophie und Esoterik; Anthroposophie und Okkultismus; Anthroposophie und Rosenkreuzer; Rudolf Steiners okkulte Wege (Die Luziferlehre; Vergeistigter Satanismus?; Anthroposophische Magie; Der Sexualmagische *Ordo Templi Orientis*; Anthroposophie heute und Freimaurerei; Anthroposophie und „Neo-Satanismus"; Vom „Hüter der Schwelle"; Rudolf Steiner und die „Sexualmagie"; Rudolf Steiner, die Manichäer und der Mithras-Kult; Anthroposophie: Ein Geheimkult?)
Grandt/Grandt, Schwarzbuch Anthroposophie, S. 81-165

Mit unseren Fakten zum Okkultismus-Thema, zu dem wir schon mehrere Jahre recherchieren und publizieren[3], hatten wir in ein anthroposophisches „Wespennest“ gestochen; im folgenden Kapitel werden wir weitere Belege für Steiners okkultistische Anschauungen und deren Rezeption durch die Anthroposophen anführen. Auch den von uns erhobenen Vorwurf, Steiner sei Mitglied im sexualmagischen *Ordo Templi Orientis* (OTO) gewesen, werden wir erneut erörtern und uns dabei ausführlich mit den zweifelhaften „Experten“ auseinandersetzen, die anthroposophische Institutionen aufgeboten haben, um uns zu diskreditieren.

Unbestreitbar hat sich Rudolf Steiner selbst als ein Eingeweihter, ein Okkultist verstanden. Bevor wir dies anhand seiner Schriften zeigen, möchten wir kurz erklären, was wir unter Okkultismus zu verstehen haben.

1.1. Zur Bedeutung von Okkultismus und Esoterik

Das Wort „Okkultismus“ stammt vom lateinischen „occultus“, was so viel wie „geheim, verborgen“ heißt, beziehungsweise von „occultum“, das „Geheimnisvolle“, „Verborgene“. Darunter versteht man die „Lehre von den verborgenen Dingen, Methoden und Begebenheiten“ und faßt damit Weltanschauungen und Praktiken zusammen, die „beanspruchen, das Wissen und den Umgang mit den unsichtbaren Seiten der Natur und des menschlichen Geistes besonders zu pflegen“.[4]

Weiterhin definiert Hans-Jürgen Ruppert Okkultismus: „Er bezieht sich einerseits auf bestimmte okkulte Praktiken, wie Magie, Pendeln, Wahrsagen oder die Vielzahl spiritistischer Praktiken. (...) Andererseits ist aber auch das sogenannte ‘Geheimwissen’ gemeint, wie es von okkulten Weltanschauungsgemeinschaften (z.B. Theosophie, Anthroposophie, moderne Rosenkreuzer) in sog. ‘Geheimwissenschaften’ systematisiert wird, die den Horizont der herkömmlichen Natur- und Menschenerkenntnis in okkulte Bereiche hinein erweitern. Da diese Bereiche in ihrer Realität umstritten und nicht allgemein einsehbar sind, ist der Okkultismus seit jeher ein Tummelplatz von Täuschung und Verführung.“ Das lateinische „occultus“ bezieht sich demnach „vor allem auf die Ge-

---

[3] Fiat Lux - Uriellas Orden, München 1992; Schwarzbuch Satanismus, Augsburg 1995; Jugendokkultismus, Faszination des Verborgenen, Niedernhausen/Ts. 1997 und zahlreiche TV-Dokumentationen

[4] Grandt/Grandt, Schwarzbuch Anthroposophie, S. 84

heimhaltung des okkulten Wissens und auf dementsprechende Praktiken und Rituale, wie sie seit jeher in Geheimbünden gepflegt werden."[5]

Okkultismus ist eng mit „Esoterik" verwandt. Unter Esoterik (griech. „esoteros = „innerlich, verborgen") versteht man die „Geheimlehre" oder die „religiöse Lehre vom Geheimnisvollen". Demnach ist Okkultismus „angewandte Esoterik, in die Praxis umgesetztes Geheimwissen".[6] Der „esoterische Okkultismus" bezeichnet weltanschauliche Systeme (auch sogenannte „Geheimwissenschaften"), die von einem okkulten Weltbild geprägt sind. Diese Strömungen versuchen, ihren Anhängern eine umfassende weltanschauliche Orientierung zu geben, die sich von den christlichen Kirchen abgrenzt. Oft legen sie sich auf die „Lehre" einer Führergestalt fest. Nicht jedem werden diese geheimen Informationen zugänglich gemacht. Sie sind meist nur Mitgliedern der inneren Kreise vorbehalten. Okkulte Praktiken, Bewußtseinstechniken, Rituale und Meditationen spielen eine wichtige Rolle. Der Schüler oder „Adept" muß eine Reihe von Einweihungsstufen erklimmen, bis er nach seiner „Initiation" über das vollständige Geheimwissen als „Meister" verfügt.[7] Der amerikanische Soziologe Peter L. Berger wertet die Ausbreitung okkulter Strömungen als einen Prozeß der „Entmodernisierung des Bewußtseins".[8]

1.2. Rudolf Steiner - Okkultist, Eingeweihter und „Geheimnis-Akrobat"

„In Deutschland schließlich war es Rudolf Steiner (1861-1925)", meint Ben-Alexander Bohnke in *Esoterik - Die Welt des Geheimen*, „der ein esoterisches System entwickelte, das die Verbindung zur Wissenschaft suchte."[9] Dennoch scheint zumindest der anthroposophische *Verlag Freies Geistesleben* vorsichtig mit der Herausgabe von Büchern, die über Steiners Okkultismus berichten, zu sein. So lesen wir in einer „Vorbemerkung des Verlages" zum Buch *Rudolf Steiner und die Grundlegung der neuen Mysterien* von Sergej O. Prokofieff: „Die Veröffentlichung einer Arbeit, die wie die folgende so dicht und so unmittelbar die Äußerungen Rudolf Steiners über die okkulten Zusammenhänge seines Lebens und seines Werkes wiedergibt und verarbeitet, bedarf einer verlegerischen

---

5 Hans-Jürgen Ruppert: Okkultismus - Geisterwelt oder neuer Weltgeist?, Wiesbaden/ Wuppertal 1990, S. 11

6 U. Tworuschka: Augen auf: Esoterik zum Durchblicken, in: PM Perspektive Esoterik 46/1996, S. 7ff.

7 vgl. Grandt/Grandt, Jugendokkultismus, S. 17f.

8 EZW-Arbeitstexte 22, Stuttgart o.J., S. 15

9 B.A. Bohnke: Esoterik - Die Welt des Geheimen, Düsseldorf 1991, S. 44

Bemerkung."[10] Damit räumt der *Verlag Freies Geistesleben* ein, daß Steiner Okkultist war und sein Werk Okkultismus beinhaltet! Ein sehr interessantes Eingeständnis, wie wir meinen.

Doch auch Rudolf Steiner selbst, Begründer der Anthroposophie und der Waldorfpädagogik, sieht sich und bezeichnet sich mehrfach selbst als Okkultist. So erklärt er in *Elemente der Erziehungskunst*: „Und wenn wir heute die gangbaren Erziehungsmethoden durchnehmen, so sagen wir uns als Okkultisten (...)."[11] Und an anderer Stelle: „Der Wille, das Esoterische, das in mir lebte, zur öffentlichen Darstellung zu bringen, drängte mich dazu, zum 28. August 1899, als zu Goethes hundertfünfzigstem Geburtstag ... 'Goethes geheime Offenbarung' zu schreiben. - Dieser Aufsatz ist ja allerdings noch wenig esoterisch. Aber mehr, als ich gab, konnte ich meinem Publikum nicht zumuten. - In meiner Seele lebte der Inhalt des Märchens als ein durchaus esoterischer. Und aus einer esoterischen Stimmung sind die Ausführungen geschrieben."[12] Oder: „Ich hatte nun auch das vierzigste Jahr erreicht, vor dessen Eintritt im Sinne der Meister niemand öffentlich als Lehrer des Okkultismus auftreten darf."[13] Um die Jahrhundertwende erklärt Steiner über sich „im Einklange mit den okkulten Kräften": „Niemand wird sagen können: dieser Okkultist spricht von der geistigen Welt, weil er die philosophischen und naturwissenschaftlichen Errungenschaften der Zeit nicht kennt."[14] In der Abhandlung *Eine okkulte Physiologie*: „Was ich jetzt sagen werde, ist etwas, was geeignet ist, die äußere Welt, die heute gebräuchliche Wissenschaft ... noch in hohem Grade zu schockieren. Aber ein jeder, der auf dem Boden des echten, wahren Okkultismus wahrhaft steht, wird Ihnen sagen, daß die Tendenz der Wissenschaft dahin geht, daß durch sie im Verlaufe von wenigen Dezennien auch diejenigen Dinge bestätigt und anerkannt werden, die wir heute noch nur aus okkulten Beobachtungen heraus sagen

---

10 Sergej O. Prokofieff: Rudolf Steiner und die Grundlegung der neuen Mysterien, Stuttgart 1986, S. 9

11 Rudolf Steiner: Elemente der Erziehungskunst, Stuttgart 1994, S. 134

12 Rudolf Steiner: Mein Lebensgang, Dornach/Schweiz 1995, S. 391

13 Rudolf Steiner/Marie Steiner von Sivers, Briefwechsel und Dokumente 1901-1925, GA 262; darin: Aufzeichnungen von Barr (siehe Prokofieff, Rudolf Steiner, S. 21 und S. 389)

14 zitiert nach Jelle van der Meulen: Mittendrin, Anthroposophie hier und jetzt, Stuttgart 1997, S. 265f., der als Quelle angibt Steiner/Sivers, Briefwechsel und Dokumente 1901-1925, S. 7ff.

können."[15] Und weiter: „Meine Quellen sind nur der Okkultismus und die 'Meister'."[16]

In bezug auf die „Paulus-Epoche" gibt Steiner zum Besten: „Dasjenige, was dem Paulus für einen bestimmten Punkt der Christus-Erkenntnis aufgegangen war, das kann, wenn wir den Okkultismus unserer Tage vertiefen, für weitere Felder der Christus-Erkenntnis dem Menschen aufgehen. (...) Indem wir auf diese Weise heute durch hingebungsvolle okkulte Forschung in die Lage kommen können, die Paulinische Methode gleichsam allgemein zu machen."[17] In seinen „Karma-Vorträgen" spricht Steiner seine „okkulte Entwicklung" an.[18]

Seine Frau Marie bestätigt die okkultistische Ausrichtung Steiners: „Das Wirken in die Außenwelt hinein in seinen mannigfaltigen Verzweigungen sollte fortgesetzt werden wie früher von den alten Stätten aus, treu dem Prinzip der Kontinuität, das von Rudolf Steiner immer innegehalten worden ist. Er durchbrach es nie, solange er eine Möglichkeit hatte, es aufrecht zu halten: eine Grundbedingung für jede Wirksamkeit des Okkultisten sah er darin."[19]

Auch seine anthroposophischen Bewunderer erkennen in Steiner nicht nur einen bewußten Bürger der sinnlichen, sondern auch „der dieser sinnlichen zugrundeliegenden übersinnlichen Welt". Sergej O. Prokofieff sieht als das Fundament von Steiners Lebens das „tief Esoterische", das ihm auch „außerordentlich bedeutsame okkulte Erlebnisse" gebracht habe, und kommt zu dem Schluß: „Wir erkennen in ihm [Steiner, d. Verf.] einen Eingeweihten." Und mehr noch: „Er erweist sich als der Verwirklicher der okkult-christlich-rosenkreuzerischen Ideale, denn aus innerer Freiheit, mit dem Einsatz seines ganzen Wesens, erschließt er, befeuert von den Impulsen des eben seine Herrschaft antretenden Zeitgeistes Michael, den Menschen einen neuen, zeitgemäßen Einweihungsweg. (...) Ist das Leben Rudolf Steiners nicht wie das Leben aller großen Eingeweihten ein Mysterium, dem wir uns nur in Ehrfurcht nähern können?"[20]

---

15 Rudolf Steiner: Eine okkulte Physiologie, Dornach/Schweiz 1996, S. 131

16 Steiner, GA 265, S. 68-70, zitiert nach Stefan Leber: Schwarzmagisches Sektierertum und geistige Verführung, Sonderbeilage der Wochenschrift *Das Goetheaneum* Nr. 44 vom 2.2.1997, S. 14

17 Steiner, GA 152, 27.5.1914 (siehe Prokofieff, Rudolf Steiner, S. 58f und S. 391)

18 vgl. Prokofieff, Rudolf Steiner, S. 29, sowie Steiner, GA, 23.3.1924

19 Marie Steiner: Erinnerungen - Aufsätze und Gedichte I, Dornach/Schweiz 1949, S. 10

20 Prokofieff, Rudolf Steiner, S. 17, S. 18ff., S. 22 und S. 33

In seiner Schrift *Meine Lebensbegegnung mit Rudolf Steiner* schreibt der spätere erste „Erzoberlenker" der anthroposophischen „Christengemeinschaft", Friedrich Rittelmeyer, von „okkulten Ratschlägen", die ihm Steiner zur Wiederherstellung seiner angeschlagenen Gesundheit erteilt hat.[21] Der einstige Vorsitzende der Anthroposophischen Gesellschaft in den Niederlanden, Bernard Lievegoed, bezeichnete Steiner als einen „Eingeweihten" mit einer „speziellen Aufgabe".[22] Auch für Prokoffief gibt es keinen Zweifel daran, daß Rudolf Steiner den Einweihungsweg selbst beschritten hat und dabei sogar als „Eingeweihter seinen irdischen Astralleib" „opferte".[23] „Ausgehend von der Tatsache, daß Rudolf Steiner den unserer Zeit gemäßen Einweihungsweg von der ersten bis zur letzten Stufe selbst durchschritten hat. (...) Am Ende der großen Sonnenperiode seines Lebens stand er als Eingeweihter, der den geistigen Sieg errungen und den langen Weg seiner eigenen Einweihung vollendet hatte, vor dem tiefsten Geheimnis des Sonnenmysteriums, des kosmischen Ich-Mysteriums, das die Brücke bildet zwischen der Welt des Geistes und der Welt der Natur."[24]

Emil Bock bezeichnete Steiner einmal als rechte Hand des „Erzengels" Michael, und Prokofieff sieht dies gar als „eine reale okkulte Tatsache".[25] Selbst eine „individuelle Begegnung mit dem Christus in der Sphäre der Intuition" soll es gegeben haben, denn diese „persönliche Begegnung mit dem Christus-Wesen ist ... die geistige Summe seiner inneren Entwicklung im Laufe der Sonnenperiode seines Lebens."[26] Prokofieff weiter: „Die persönliche Begegnung mit dem Christus, die Rudolf Steiner um die Jahrhundertwende hatte, gleicht in streng okkultem Sinne dem Erlebnis des Paulus vor Damaskus. (...) Und blicken wir nun wieder auf das Leben Rudolf Steiners, so erkennen wir: In diesem Augenblick, wo er am Ende seiner großen Sonnenepoche das paulinische Damaskuserlebnis bewußt durchlebte und so das Wort 'Nicht ich, der Christus in mir' realisierte, da brachte er ein wahres geistiges Opfer: *er opferte als Eingeweihter sein irdisches Ich der Wesenheit des Christus. In dieser Tat haben wir die erste Stufe des Opferganges von Rudolf Steiner.*" Prokofieffs mystische, göttliche Erhöhung seines „Meisters" Steiner gip-

21 Friedrich Rittelmeyer: Meine Lebensbegegnung mit Rudolf Steiner, Stuttgart 1983, S. 37
22 vgl. Van der Meulen, Mittendrin, S. 256
23 Prokofieff, Rudolf Steiner, S. 76f.
24 Prokofieff, Rudolf Steiner, S. 19 und S. 53
25 vgl. Prokofieff, Rudolf Steiner, S. 113
26 Prokofieff, Rudolf Steiner, S. 57

felt in der Aussage, daß von „nun an ... der Christus selbst durch das 'Ich' Rudolf Steiners" wirke.[27]

Steiner hat von Anfang an einen „neuen Okkultismus" (im Gegensatz zu H.P. Blavatskys östlichen Okkultismus) vertreten; er wurde ein Repräsentant des modernen westlichen christlich-rosenkreuzerischen Okkultismus, dessen „Besonderheit seine Ausrichtung auf das Allgemein-Menschliche" war, und ein „Verkünder christlich-esoterischer Weisheit".[28] Dennoch distanziert er sich nicht völlig vom östlichen Okkultismus, wenn er sagt: „Es gibt keine Weisheit des Ostens, die nicht eingeflossen wäre in den Okkultismus des Westens, und in der rosenkreuzerischen Lehre und Forschung finden Sie restlos alles, was die großen Weisen des Ostens jemals bewahrt haben."[29] Als Mittelpunkt, als „Mysterienzentrum", dieser westlichen Esoterik sollte das Goetheanum dienen.[30]

Steiner machte seinen Okkultismus zu einer „unverwechselbaren abendländischen Wissenschaft" und betonte, daß dies erst der Anfang sei, aber eben doch die „große Tat". Auf diesem „universellen Werk" werden die nächsten beiden Jahrtausende erst aufbauen.[31] Ohne Zurückhaltung erklärt er: „Das ist das wahre anthroposophische Streben, aus der heutigen Verstandeskultur heraus zu begreifen die spirituelle Welt, zu sammeln die Menschen, die den Ruf nach Spiritualisierung der Welt verstehen können." Aus einem früheren okkulten „Geheimgut" soll auf diese Weise ein „Gemeingut" werden. Steiner versucht damit, die „Esoterik an die Öffentlichkeit" zu bringen, das „Esoterische ganz in das öffentliche Leben hineinzustellen".[32]

„Andererseits erkannte Steiner, wie nur sehr wenige, daß Esoterik nur dann einen Sinn hat, wenn sie sich im praktischen Leben auswirkt", schreibt Hans-Dieter Leuenberger. „Anders als die Theosophie ... versuchte Steiner, die Esoterik in das praktische Alltagsleben zu integrieren. Pädagogik, Soziallehre, Landwirtschaft, Medizin usw., kaum ein Gebiet unserer westlichen Kultur und Gesellschaft, das Steiner nicht mit dem Geiste der Anthroposophie - hier durchaus als Esoterik verstanden - zu

---

[27] Prokofieff, Rudolf Steiner, S. 60ff. und S. 392f. (hier geht Prokofieff ganz genau auf diese Umstände ein)

[28] vgl. auch Prokofieff, Rudolf Steiner, S. 64ff.

[29] Steiner, GA 110, 1. und 12.4.1909 (vgl. Prokofieff, Rudolf Steiner, S. 66 und S. 394)

[30] Prokofieff, Rudolf Steiner, S. 117

[31] vgl. Flensburger Hefte 13/1992, S. 117 (Interview mit dem freien Schriftsteller Herbert Wimbauer, der sich in verschiedenen Publikationen mit dem esoterischen Christentum, Steiner und der Anthroposophie beschäftigt hat)

[32] vgl. Flensburger Hefte 41, Juni 1993: Anthroposophie und Rassismus, S. 97 und S. 134f.

durchdringen trachtete.“[33] Und Hartmut Zelinsky ergänzt: „Er wußte um die Verführungskraft und Erfolgsträchtigkeit dieser ‘geheuchelten’ inneren Erlebnisse und des ‘dunklen Geredes’, und so ließ er sich 1904 mit dem geheimen Bewußtsein seiner Christusnachfolge zum Generalsekretär der ... deutschen Sektion der Theosophischen Gesellschaft wählen ... und entwickelte mit einem rücksichtslosen strategischen Machtbewußtsein und Führungsanspruch sein ausgeklügeltes und geschäftstüchtiges Großprogramm der Anthroposophie als ... ‘empörenden Warenhausrummel’“.[34]

Schon sehr früh will Steiner in „Kontakt mit der jenseitigen Welt“ gekommen sein, durch ein „hellseherisches Schlüsselerlebnis“, bei dem ihm der Geist einer „selbstgemordeten Persönlichkeit“ erscheint.[35] „Den gestorbenen Menschen verfolgte ich weiter auf seinem Wege in die geistige Welt hinein,“ meint Steiner selbst dazu.[36] Offenbar entwickelte er schon früh eine Fähigkeit, die „übersinnliche, geistige Welt zu erleben“. Diese „Welt des Geistes“ ist für ihn unmittelbar eine „erfahrene Realität“, von der er sagt: „Ich schaute eine geistige Welt als Wirklichkeit“. Auf diese für ihn klaren und realen „geistigen Schauen“ stützt er dann später seine Anthroposophie, seine Geisteswissenschaft.[37]

Ausschlagend für seine lebenslange Beschäftigung mit Esoterik und Okkultismus scheint wohl der Kräutersammler Felix Koguzki (auch Krakozki) aus dem Dorf Trumau bei Wien gewesen zu sein.[38] „Koguzki war nun tatsächlich ein Okkultist höchsten Grades“, erklärt der Theologe Lothar Gassmann. „Bei Praktiken wie animalischem Magnetismus, ‘Sympathie’ und Besprechen, die Koguzki betrieb, handelt es sich um nichts anderes als um Magie und Zauberei. Daß Koguzki ein spiritistisches Medium für Geister war, läßt sich aus den Andeutungen Steiners im ‘Lebensgang’ und der Rolle, die er Koguzki in seinen Mysteriendramen zuteilt, erkennen. Viele der obengenannten Lehren (z.B. Lebensäther, Grob- und Feinstofflichkeit, Astralkörper, Evolution und Reinkarnation) finden sich später bei Rudolf Steiner wieder.“[39]

---

33 Hans-Dieter Leuenberger: Das ist Esoterik, Freiburg/Br. 1994, S. 186ff.

34 Hartmut Zelinsky: Einige Anmerkungen zu Guido und Michael Grandts Schwarzbuch Anthroposophie, Rudolf Steiners okkult-rassistische Weltanschauung im Spiegel einiger auch juristischer Einwände, 2. März 1997, S. 14/Archiv Grandt

35 vgl. Lothar Gassmann: Rudolf Steiner und die Anthroposophie - Erkenntnisweg in den Abgrund, Berneck 1994, S. 16f.

36 Steiner, Mein Lebensgang, S. 59

37 vgl. Grandt/Grandt, Schwarzbuch Anthroposophie, S. 14

38 Gassmann, Rudolf Steiner und die Anthroposophie, S. 43

39 Gassmann, Rudolf Steiner und die Anthroposophie, S. 43f.

Steiner schreibt über seine Begegnung mit Koguzki: „Da geschah es, daß ich mit einem einfachen Manne aus dem Volke bekannt wurde. (...) Er sammelte auf dem Lande Heilkräuter und verkaufte sie in Wien an Apotheken. Wir wurden Freunde. (...) Wenn man mit ihm zusammen war, konnte man tiefe Blicke in die Geheimnisse der Natur tun.“[40] Auch er bezeichnet den Kräutersammler als „Eingeweihten“: „Ich habe manchen Menschen lächeln gesehen, der zuweilen als Dritter sich angeschlossen hatte, wenn ich mit diesem ‘Eingeweihten’ durch die Wiener Alleegasse ging. (...) Man mußte gewissermaßen erst seinen ‘geistigen Dialekt’ lernen. Auch mir war er anfangs nicht verständlich. Aber vom ersten Kennenlernen an hatte ich die tiefste Sympathie für ihn. (...) Mir blieb dieser Mann, auch als das Leben mich wieder von ihm weggeführt hatte, seelennahe. Man findet ihn in meinen Mysteriendramen in der Gestalt des Felix Balde.“[41]

Von diesem Okkultisten wird Steiner „zutiefst geprägt“; auch wenn er es im *Lebensgang* nur andeutet, scheint er durch Koguzki eine okkulte Initiation erfahren zu haben. „Ähnlich wie die Initiaten der heidnischen Mysterienreligionen durch ihren Priester oder die in der Erleuchtung Wahrheit Suchenden durch ihren Guru, dürfte Steiner durch Koguzki mit den ‘Geheimnissen der übersinnlichen Welt’ in Kontakt gebracht worden sein.“[42] Gassmann verweist dabei auf die Steiner-Biographie des französischen Schriftstellers Edouard Schuré (Okkultist, Theosoph und tief vertraut mit der östlichen und westlichen Esoterik) und auf dessen Gespräch mit Steiner aus dem Jahr 1907: „Der große Lehrer Rudolf Steiners war einer jener stillen Eingeweihten, die, unerkannt von der Welt, unter der Maske irgendeines bürgerlichen Berufes leben, um eine Mission zu erfüllen, deren Tragweite allein ihresgleichen aus der Bruderschaft der Meister der Entsagung ermessen können. (...) Das Inkognito ist die Bedingung ihrer Stärke, aber ihre Wirksamkeit ist deshalb nur um so bedeutender. (...) In dem vorliegenden Falle war es dem Meister ein leichtes, die ursprüngliche, von selbst eingetretene Einweihung seines Schülers zu vervollständigen. (...) Lichtvoll zeigte er ihm die Zusammenhänge der offiziellen und der Geheimwissenschaft, der Religionen und okkulten Strömungen, die sich gegenwärtig die Führung der Menschheit streitig machen.“[43] Dieser Schuré, Autor des bekannten Buches *Die großen*

---

40 Steiner, Mein Lebensgang, S. 60

41 Steiner, Mein Lebensgang, S. 60-62

42 Gassmann, Rudolf Steiner und die Anthroposophie, S. 45

43 Gassmann, Rudolf Steiner und die Anthroposophie, S. 45f., zitiert aus Steiner, Briefe I, S. 35ff.

Eingeweihten, erzählt über seine erste Begegnung mit Steiner (1906): „Zum ersten Mal war ich gewiß, einen Eingeweihten vor mir zu haben."[44]

Zu Steiners *Philosophie der Freiheit* meint Prokofieff: „So ist dieses Buch, recht gelesen, ein echtes okkultes Übungsbuch."[45] Als weitere Bücher in dieser Richtung kann man sein Werk *Theosophie. Einführung in übersinnliche Welterkenntnis und Menschenbestimmung* (1904) betrachten, das die „okkulte Gliederung des Menschen" darstellt, sowie *Wie erlangt man Erkenntnisse der höheren Welten* (1904-1908), das den neuen modernen, westlichen Einweihungsweg behandelt, und *Geheimwissenschaft im Umriß* (1909).[46] Im Nachwort zu Rudolf Steiners *Mein Lebensgang* meint Gerhard Wehr: „Das uns heute vorliegende Buch ist Fragement geblieben. Aber es bricht erst dort ab, wo die zu begründende spirituelle Esoterik in die heute interessiert aufgenommene exoterische Lebenspraxis umgesetzt zu werden beginnt."[47]

Ein Schauer rieselt uns über den Rücken, wenn Rudolf Steiner in der Broschüre *Die Erziehung des Kindes vom Gesichtspunkt der Geisteswissenschaft* darlegt, wie das Kind gemäß kosmischen Gesetzen und Kräften, „die objektiv in dieser Zeit in ihm wirken", zu erziehen ist. Steiner „selbst konnte dann diese Kräfte, die dank dem karmisch vorbestimmten Ablauf der Ereignisse in seiner Kindheit und Jugend völlig ungehindert auf ihn einwirkten, im Erwachsenenalter hellsichtig schauen. So lassen sich, wenn wir die Lebensbeschreibung Rudolf Steiners bis zu seinem 14. Jahr lesen, in den dort dargestellten Ereignissen die Keime finden für fast alle später in der anthroposophischen Pädagogik auftauchenden Prinzipien."[48]

Wie wir also gesehen haben, ist Steiner schon sehr früh mit einer magischen, okkulten Weltanschauung konfrontiert worden, die ihn wohl zeit seines Lebens geprägt hat und in deren Dienste er sich stellte. Auch seine Anthroposophie, seine Geistes- oder Geheimwissenschaft, entpuppt sich sehr schnell, wie wir noch sehen werden, als ein okkulter Erkenntnisweg. Dennoch tun sich die anthroposophischen Institutionen zum Teil sehr schwer damit, ihren Abgott und „Menschheitsführer" als Okkultisten zu

---

44 zit. nach Gassmann, Rudolf Steiner und die Anthroposophie, S. 105; vgl. auch Van der Meulen, Mittendrin, S. 263, der ebenfalls auf die Begegnung Steiners mit Schuré eingeht. Prokofieff, Rudolf Steiner, S. 40, nennt einen weiteren „großen Kenner des klassischen Okkultismus und der Kabbala", dem Steiner begegnet ist: Friedrich Eckstein.

45 Prokofieff, Rudolf Steiner, S. 46ff.

46 vgl. Prokofieff, Rudolf Steiner, S. 66f.

47 Rudolf Steiner, Mein Lebensgang, S. 482 (Nachwort von Gerhard Wehr)

48 Prokofieff, Rudolf Steiner, S. 25

betiteln, etwa frei nach Steiners „Rat in bezug auf die Ausdrucksform der Gedanken“: „Berücksichtigen Sie bei allem, was Sie in ihrer Dissertation schreiben werden, ganz genau die okkulten Realitäten, aber machen Sie die Darstellung so, daß Sie, indem Sie die okkulten Details vermeiden, doch die ganze okkulte Realität darstellen. Das können Sie, wenn Sie den okkulten Tatbestand restlos in Begriffe verwandeln.“[49] Dennoch gibt es durchaus Vertreter, die in dieser Hinsicht sehr offen damit umgehen. Justus Wittich zum Beispiel, Mitglied des Vorstandes der *Anthroposophischen Gesellschaft in Deutschland e.V.*, scheut sich nicht davor, im Internet verlauten zu lassen, daß Steiner „Esoteriker“ gewesen sei und mit der Anthroposophie „erstmals eine im Okkultismus wurzelnde ... Bewegung öffentlich wirksam geworden“ ist.[50]

Wir möchten diesen Abschnitt mit den Worten Jelle van der Meulens beenden, die gleichzeitig auch Schlußwort seines 1997 erschienenen Buches *Mittendrin - Anthroposophie hier und jetzt* sind: „Die Größe Rudolf Steiners liegt in der Tatsache, dass er auf der Suche war. Er war ein ‘neuer Typ’ des Eingeweihten, der in karmischer Wechselwirkung mit Geschehnissen seiner unmittelbaren Nähe und der Welt zur Erkenntnis kam. Dazu ist er einen langen Weg gegangen, wie er selbst in *Mein Lebensgang* beschreibt. So sehr er in der kosmischen Welt der Begriffe heimisch war, so schwierig war es für ihn, die Welt der irdischen Realität und die der Unterwelt zu betreten. Immer aber, wenn ein Aspekt dieser Wirklichkeit sichtbar wurde, ging er darauf zu und sprach über seine Erkenntnisse. Rudolf Steiner entwickelte sich zum Eingeweihten der Begegnung.“[51]

1.3. Noch einmal, weil’s so schön war: Steiner und der O.T.O.

Kaum ein anderer Aspekt in unserer Betrachtung des Steinerschen Okkultsystems ist mit mehr empörtem Geschrei, Verdrehungen, Diffamierungen, Halbwahrheiten und Unwahrheiten geahndet worden, als unsere Beschreibung der Verbindungen zwischen Rudolf Steiner und dem sexualmagischen *Ordo Templi Orientis* (O.T.O.). Dabei waren diese Vorwürfe keineswegs neu, sie wurden nur anders „aufbereitet“.

---

49 vgl. W.J. Stein/Rudolf Steiner: Dokumentation eines wegweisenden Zusammenwirkens, S. 86

50 Justus Wittich: Wachsendes Interesse für Rudolf Steiner und Anthroposophie (Internet, http://ourworld/compuserve.com/homepages/anthromedia/justus_w.htm, Zugriff 10.10. 1997/Archiv Grandt)

51 Van der Meulen, Mittendrin, S. 296

Aus diesem Grund, aber auch wegen neuer Erkenntnisse, möchten wir uns noch einmal ausführlich mit dieser Thematik beschäftigen, die den Nerv der *Anthroposophischen Gesellschaft* getroffen zu haben scheint. Wir werden dabei vorführen, mit welch skandalösen Praktiken die verantwortlichen Anthroposophen versuchten, uns der „Unwahrheit" zu überführen (Methoden, die letztlich auf den zurückfallen, der sie gegen andere einsetzt). Vor allem die Rolle jener „Experten", die sich, unseres Erachtens, vor den wildschlingernden anthroposophischen Karren spannen ließen, ihre Argumentationsweise und einige seltsame Meinungsänderungen werden wir im folgenden beleuchten.

1.3.1. Der *Ordo Templi Orientis* (O.T.O.)

Der „Orden der Orientalischen Templer", *Ordo Templi Orientis*, kurz O.T.O., der sich als eine Weiterführung des Tempelritterordens aus der Zeit der Kreuzzüge versteht, ist wohl heute noch einer der weltweit berühmtesten Okkult-Orden. Der Wiener Fabrikant Dr. Carl Kellner (1850-1905) und der deutsche Theosoph Dr. Franz Hartmann (1838-1912), der auch als Freimaurer und Rosenkreuzer galt, gründeten ihn als Geheimgesellschaft. Der anglo-deutsche Freimaurer Theodor Reuß (1855-1923) konstituierte ihn 1906 neu und führte tantrische Elemente in den O.T.O. ein, die er als eine Art Wiederholung des „urreligiösen Geschlechtskultes zur Stärkung und Gewinnung der Gotteskraft auf irdischer Ebene" sah. Das „Zentralthema bei Reuß kristallisierte sich jedoch aus Wagners 'Parsifal' heraus. Das Speer wurde zum Phallus, während der Gral die Vagina darstellte, die die 'Grals-Speise' (d.h. Sperma und Vaginalsekrete) aufnehmen sollte".[52] In einer Ausgabe des Ordensmagazins *Oriflamme* aus dem Jahr 1912 heißt es: „Unser Orden besitzt den Schlüssel, der alle Maurerischen und Hermetischen Geheimnisse erschließt, besonders die Lehre der Sexual-Magie" (und diese Lehre erklärt *restlos* alle Rätsel der Natur, alle freimaurerische Symbolik und alle Religions-Systeme). „Der Orden wurde als Geheimgesellschaft konzipiert, die alle erdenklichen mystisch-maurerischen und okkult-magischen Strömungen unter einem Dach zusammenfaßte".[53] Er war ferner logenartig organisiert und hatte zehn Grade der „Einweihung".

Der berüchtigte Magier und (Neo-)Satanist Aleister Crowley (1875-1947) wurde von Reuß 1912 zum Oberhaupt des britischen Ablegers des O.T.O.

---

52 Peter-R. König (Hrsg.): Der kleine Theodor-Reuss-Reader, München 1993, S. 40

53 Flensburger Hefte 33, Juni 1991: Destruktive Kulte, Schwarze Magie, Sexualmagie, S. 167

Mysteria Mystica Maxima (MMM) initiiert und übernahm später als „Bruder Baphomet“ die Gesamtleitung des O.T.O. Er identifizierte sich mit einem erigierten Glied, „das ja Mittelpunkt des OTO-Glaubens ist“; ein Geheimnis des O.T.O. ist auch die Anbetung des Templeridols „Baphomet“. Unter Crowley wird aus dem pseudo-freimaurerischen O.T.O. eine magische, streng hierarchische Gruppe, die auf Abhängigkeit der Mitglieder baut und überzeugt ist, die absolute Wahrheit (Thelema) gefunden zu haben. Mit seinen vielen Zirkeln wird der O.T.O. zum Motor der neosatanistischen Bewegung. Auch heute noch existiert er mit seinen „Kirchen“ und „Orden“ in zahlreichen Ländern.[54]

Angesichts dieser Fakten ist es verständlich, daß die anthroposophischen Institutionen alles daran setzten, eine Verbindung zwischen diesem anrüchigen okkulten, sexualmagischen Orden und ihrem „Guru“ Rudolf Steiner, dem Begründer der Waldorfpädagogik, zu dementieren. Denn wenn sich die Behauptungen erhärten, daß Rudolf Steiner gleichzeitig Mitglied und Würdenträger dieses Ordens war, wären Steuergelder und Spenden in Gefahr, vom Imagevelust ganz zu schweigen. Doch es dürfte nicht so einfach sein, Steiners Beziehung zum O.T.O. aus dem Bewußtsein der Öffentlichkeit zu tilgen, denn zu viele Hinweise sprechen dafür.

1.3.2. Steiner und der O.T.O.

Zu Beginn dieses Kapitels möchten wir noch einmal - wie im *Schwarzbuch Anthroposophie* bereits geschehen - die Sekundärliteratur anführen, die von einer Verbindung zwischen Steiner, Reuß und dem O.T.O. spricht. Zitate, von denen sich die Autoren später distanzierten, sind etwas eingezogen.

> Daß „Rudolf Steiner neben Theodor Reuß und Aleister Crowley eines der Oberhäupter des O.T.O. war, wird von Anthroposophen nicht an die große Glocke gehängt“, meint Josef Dvorak in seinem Buch *Satanismus*. Und weiter: „Steiner leitete zwischen 1906 und 1914 den deutschen Ordenszweig MMA (= Mysteria Mystica Aeterna) als

---

[54] Zum O.T.O vgl. Gasper/Müller/Valentin: Lexikon der Sekten, Sondergruppen und Weltanschauungen, Freiburg/Br. 1990, S. 788-790 (O.T.O.-Artikel von Eckhard Türk); Hans-Otto Wiebus: Lexikon Jugendkulte, München 1997, S. 175ff.; Grandt/Grandt, Schwarzbuch Anthroposophie, Wien 1997, S. 118ff.; Grandt/Grandt Schwarzbuch Satanismus, Augsburg 1995, S. 189ff. und S. 224ff.; Flensburger Hefte 33, Juni 1991: Destruktive Kulte, Schwarze Magie, Sexualmagie, S. 167ff.; Peter-R. König (Hrsg.): Der kleine Theodor-Reuss-Reader, München 1993, S. 40; Peter-R. König: Das OTO-Phänomen, München 1994, S. 9ff.
Interessant ist der Aspekt, daß der spätere Begründer der *Scientology*, Lafayette Ronald Hubbard, ebenfalls mit dem O.T.O. in Berührung gekommen ist.

> Großmeister und 'Supremus Rex' (das ist der höchste, X° O.T.O.). Das Logenpatent hatte er für 1500 Mark von Reuß erworben."[55]

Horst E. Miers schreibt in seinem *Lexikon des Geheimwissens*: Reuß experimentierte mit dem „Memphis-Misraim-Ritus, dem Swedenborg-Ritus, dem Cerneau-System, dem OTO und sogar mit einer Art Sexual-Yoga. (...) R[euß] hat Rudolf Steiner der Freimaurerei zugeführt und mit Franz Hartmann zusammen den AASR[56] in Deutschland praktiziert. (...) An Rudolf Steiner verkaufte R[euß] ein selbstgemachtes (daher also wertloses) Patent zur Gründung eines Großrates 'Mystica Aeterna' für 1500 Mark.[57] (...) 1906 wurde Steiner von Reuß zum Rex Summus, d.h. Großmeister des O.T.O. und seines Zweiges Mysteria Mystica Aeterna gemacht."[58] Und ergänzend: „Steiner war mit Marie v. Sievers am 24.11.1905 in dem Memphis-Misraim-Orden aufgenommen worden. (...) Für die danach von R[euß] am 3.1.1906 erteilte Charta, welche die Bedingungen für die Gründung eines eigenen Großrats u. Ordenskapitels 'Mystica Aeterna' unter Steiners Leitung sowie für Steiners Ernennung zum amtierenden General-Großmeister für das Deutsche Reich enthielt, bezahlte Steiner lt. einer Nachricht der Wiener 'Freimaurer-Zeitung' (Nr. 7/8, 1929) 1500 Mark."[59]

Der texanische Englisch-Professor Stephen Flowers, Oberhaupt der neo-satanistischen Gruppierung *Temple of Set* (die aus der *Church of Satan* von LaVey erwuchs), stimmt in seinem Buch *Feuer und Eis* ebenfalls zu, daß Steiner 1906 von Theodor Reuß ein Patent zur Gründung einer O.T.O.-Loge in Berlin erhielt.[60]

> Peter-R. König listet in seiner Dokumentation das *OTO-Phänomen* unter anderem auch auch einen *Geheime Weltmächte* betitelten Text von S. Ipares auf: „Der Blavatsky-Schüler und Gründer der 'Internationalen Theosophischen Verbrüderung', Dr. Franz Hartmann ... gehörte dem 'Orden der Alten und Echten Rosenkreuzer' ... an, während Dr. Rudolf Steiner in einer Zweigabteilung des Ordens dem in 97

---

55 Josef Dvorak: Satanismus. Schwarze Rituale, Teufelswahn und Exorzismus, München 1991, S. 312

56 „'Alter und Angenommener Schottischer Ritus'; das am weitesten verbreitete und vollkommenste Hochgradsystem der Freimaurerei" (vgl. Gassmann, Rudolf Steiner und die Anthroposophie, S. 101)

57 MMA wird manchmal auch in der verkürzten Form *Mystica Aeterna* benannt (d. Verf).

58 H.E. Miers: Lexikon des Geheimwissens, Freiburg/Br. 1986, S. 343, zitiert nach Flensburger Hefte 33, Juni 1991, S. 168; in einer späteren Auflage des Lexikons findet sich diese Passage nicht mehr.

59 Miers, Lexikon des Geheimwissens, S. 523f.

60 Stephen Flowers: Feuer und Eis, Wien 1993, S. 28

(= 33) Grade arbeitenden O.T.O. ... seine Einweihung hielt."[61] Ferner steht im Kapitel „Verita Mystica Maxima" seines *OTO-Phänomens* zu lesen: „Rudolf Steiner und Marie von Sivers werden am 24.11.1905 Mitglieder des Memphis-Misraim-Ritus unter Reuss, das Gelöbnis erwähnt den OTO nicht. Beide erhalten am 3.1.1906 eine Charta zur selbständigen Führung einer Gruppe. Dieses Papier erwähnt den OTO wiederum nicht, dafür den 30°, 67° und 89° und die Erlaubnis, dass sich Steiner ab dem 100. Mitglied als 33°, 90° und 96° ansehen dürfe."[62] (Zu Königs Rolle in der Auseinandersetzung um Steiner und den O.T.O. bzw. auch seine eigenen Behauptungen, werden wir später näher eingehen).

Irene Diet läßt in ihrem Artikel „Anthroposophie und Freimaurerei" in der anthroposophischen Zeitschrift *Info3* verlauten: „Tatsächlich trat Rudolf Steiner am 24. November 1905 - wenngleich rein äußerlich - dem in Deutschland von Theodor Reuß geführten Memphis- und Misraim-Orden der Freimaurerei bei."[63]

Thomas Höfer, Redakteur der anthroposophischen *Flensburger Hefte* erklärt: „Tatsache ist, daß Steiner nicht nur de facto Mitglied des O.T.O., sondern auch einer seiner höchsten Würdenträger war. (...) Es kann als erwiesen und unbestreitbar gelten, daß Rudolf Steiner Freimaurer, wenn auch einer irregulären Richtung, und Großmeister des O.T.O. war."[64] Höfers Kollege Wolfgang Weirauch ergänzt: „Da - zumindest nach Ansicht von Reuß - die Loge 'Mystica aeterna' zum O.T.O. gehörte, war Rudolf Steiner also einer der höchsten Würdenträger des O.T.O.!?"[65]

Fritz Beckmannshagen, Autor des Buches *Rudolf Steiner und die Waldorfschulen*, meint hierzu: „Merkwürdigerweise ist Steiner, trotz Theo- und Anthroposophie einige Jahre Freimaurer gewesen, und zwar als Hochgradbruder ... innerhalb des O.T.O. (...) Diese Tatsache wird wie etwas Peinliches gern verschwiegen oder als unwahr deklariert. Noch 1934 schrieb Frau Marie Steiner in einer Erklärung: 'Rudolf Steiner hat tatsächlich nie eine Beziehung zu Freimaurer-Orden gehabt. Er steht diesen Gemeinschaften vollkommen fremd gegenüber und wird sogar von diesen stark bekämpft.' In Wirklichkeit sind aber sowohl er selbst wie

---

61 vgl. König, Das OTO-Phänomen, S. 26
62 König, Das OTO-Phänomen, S. 35
63 Irene Diet: Anthroposophische Gesellschaft und Freimaurerei, in: Info3, 1995, S. 23
64 vgl. Flensburger Hefte 33, Juni 1991, S. 169 und S. 171
65 Flensburger Hefte 33, Juni 1991, S. 175

auch Marie von Sivers am 24.11.1905 in den genannten Orden 'eingeweiht' worden und haben zusammen bis zum Kriegsausbruch 1914 die kultische Arbeit am Altar der Loge zelebriert! Als der gebürtige Österreicher Steiner sich um die Schweizer Staatsangehörigkeit bewarb, wurde sie ihm wegen der Logenzugehörigkeit versagt."[66]

Der (zumindest) für die okkulte Szene „kompetenteste" Zeitzeuge, Aleister Crowley, bestätigt eine Verbindung zwischen Steiner und dem O.T.O. In einem Brief von 1919 an Jane Wolf schreibt er: „Steiner is in relation with the O.T.O."[67]

Auch Volkmar Woelk stellt in seinem Buch *Natur und Mythos* fest, daß „Steiners wechselhafter Lebensweg über die Rosenkreuzer und den Templerorden" ihn auch Rituale kennenlernen ließ, „bei denen Sexualmagie praktiziert wird".[68]

Es gibt jedoch noch weitere Quellen, die im „Schwarzbuch" nicht angeführt sind:

Der zu seinen Lebzeiten wohl beste Kenner der Okkult- und Sektenszene, Friedrich-Wilhelm Haack, schreibt in *Geheimreligion der Wissenden*: Reuß „war es auch, der Dr. Rudolf Steiner, den Gründer der Anthroposophie, in eine Freimaurerloge einführte. (...) Der bereits mehrfach erwähnte Reuß machte Steiner 1906 zum S. Rex des Orientalischen Templerordens (O.T.O.), wodurch er 'Gr. M. des Zweiges Mysteria Mystica Aeterna' wurde, was wohl Großmeister bedeuten dürfte."[69]

„Aufsehen erregte der Orden [O.T.O., d. Verf.], dem u.a. Rudolf Steiner angehörte, als Theodor Reuß ... sexualmagische Praktiken einführte", steht im *Lexikon Jugendkulte* von Hans-Otto Wiebus zu lesen.[70]

Hans-Dieter Leuenberger führt in seinem Buch *Das ist Esoterik* auf: „Die andere geistige Quelle Steiners wird in den offiziellen anthroposophischen Darstellungen meist verschwiegen. Von etwa 1905 bis 1914 war Rudolf Steiner auch Mitglied des esoterischen Ordens O.T.O. (Orden der Orientalischen Templer)."[71]

---

66 Fritz Beckmannshagen: Rudolf Steiner und die Waldorfschulen, Wuppertal, 1987, S. 64f.

67 „Steiner steht in Verbindung mit dem O.T.O."; zit. nach König: Das OTO-Phänomen, S. 35. König seinerseits zitiert den Brief vom 7.7.1919 nach Phyllis Seckler: In the Continuum (ITC) II; 6, Oroville 1979, S. 23

68 Volkmar Woelk: Natur und Mythos, Duisburg 1992, S. 28 (er bezieht sich dabei auf David Harveys *Handbuch Esoterik. A-Z der alternativen Ideen, Lebensweisen und Heilkünste*)

69 Friedrich-Wilhelm Haack: Geheimreligion der Wissenden, München 1989, S. 20 und S. 60

70 Wiebus, Lexikon Jugendkulte, S. 176

71 Leuenberger, Das ist Esoterik, S. 185

Der Dozent Harald Strohm, dessen Themenschwerpunkte Philosophie und Religionsgeschichte sind, erklärt in *Die Gnosis und der Nationalsozialismus* diesbezüglich: „Rudolf Steiner, der im Jahr 1906 stellvertretender Großmeister des O.T.O. geworden war, hatte allen Grund, sich in späteren Jahren wortreich zu distanzieren."[72]

Emil Bock schreibt in *Rudolf Steiner - Studien zu seinem Lebensgang und Lebenswerk*, erschienen im anthroposophischen *Verlag Freies Geistesleben*: „Da empfing Dr. Steiner in Lugano den Besuch eines etwas zwielichtigen Mannes, namens Theodor Reuß, dem die Leitung der Yarker'schen Freimaurer-Logen in Deutschland und England oblag. Dieser übergab ihm ein Zertifikat, durch welches er die Vollmacht zur Führung von Hochgrad-Logen innerhalb des 'Ordo Templi Orientis', der Großloge des 'Ordens vom Orient' erhielt. Der Charter-Vertrag trägt das Datum 3. Januar 1906."[73]

Karl R.H. Frick kommt in *Licht und Finsternis* zu dem Schluß: „Von Eberhardt wissen wir, daß Reuß bei seinem Weggang aus Deutschland im Jahr 1906 die Leitung des 'inneren Kreises' der O.T.O. in die Hände des Dr. Steiner in Berlin gelegt hatte."[74]

Gerhard Wehr kommt in *Rudolf Steiner, Leben - Erkenntnis - Kulturimpuls* zu dem Ergebnis: „Die Gründe sind freilich schwerwiegend, denn aus der 'singulären' Verbindung mit Reuß als dem Bevollmächtigten von Hochgrad-Logen innerhalb des O.T.O. (Ordo Templi Orientis, Östlicher Templerorden) erwuchsen Rudolf Steiner später Schwierigkeiten. Als er, der österreichische Staatsbürger, sich in der Schweiz naturalisieren lassen wollte, versagte man ihm die Staatsbürgerschaft. Einerseits war der persönliche Lebenswandel von Theodor Reuß anstoßerregend; andererseits führte man dies auf rituelle Praktiken im O.T.O. zurück, in der [sic] tantrische (Sexual-)Symbolik, ja Sexualmagie im Spiele war." Wehr geht sogar noch weiter: „Daß er (sc. Steiner) ... gewillt war, die früher ge-

---

72 Harald Strohm: Die Gnosis und der Nationalsozialismus, S. 164
Strohm beruft sich dabei auf Helmut Möller und Ellic Howe: Merlin Peregrinus. Vom Untergrund des Abendlandes, Würzburg 1986.

73 Emil Bock: Rudolf Steiner - Studien zu seinem Lebensgang und Lebenswerk, Stuttgart 1967, S. 312 ff.

74 Karl R.H. Frick: Licht und Finsternis. Gnostisch-theosophische und freimaurerisch-okkulte Geheimgesellschaften bis an die Wende zum 20. Jahrhundert. Wege in die Gegenwart, Teil 2: Geschichte ihrer Lehren, Rituale und Organisation, Graz 1978, S. 525 (zitiert nach Stefan Leber: Schwarzmagisches Sektierertum und geistige Verführung, Sonderbeilage der Wochenschrift *Das Goetheanum* Nr. 44 vom 2.2.1997, S. 22). Dieser Eberhardt verlegt jedoch die Gründung des O.T.O. auf das Jahr 1912, wie wir noch sehen werden.

nannte Mysterienströmung von John Yarker, d.h. der Hochgradlogen des östlichen Templerordens (Ordo Templi Orientis, O.T.O.) fortzuführen, geht aus mancherlei Hinweisen hervor, die gesprächsweise überliefert sind.“[75]

John Symonds, der den berüchtigsten und berühmtesten Okkultisten dieses Jahrhunderts, Aleister Crowley, einst bei seiner literarischen Arbeit unterstützte, und in dessen Besitz Crowleys Nachlaß überging, berichtet in seiner Biographie *Aleister Crowley - Das Tier 666* ebenfalls davon, daß Steiner 1905 von Reuß in den inneren Orden des O.T.O. eingeführt worden sei[76].

Im Prospekt des Richard Schikowski-Verlages, Berlin, lesen wir in bezug auf Francis Barretts Buch *Der Magus - Ein vollständiges System der okkulten Philosophie*: „Nicht nur in den Geheimgesellschaften Englands, sondern auch in deutschen Logen, z.B. dem O.T.O., wurde mit Hilfe dieses Buches gearbeitet. Zum Abschluß sei erwähnt, daß der berühmte Anthroposoph Rudolf Steiner in den zwanziger Jahren dieses Jahrhunderts Leiter eines dieser okkulten Orden in Deutschland war. Rudolf Steiner lebte in dieser Zeit in Berlin in der heutigen Motzstraße 30, in dem Hause, in dem seit 50 Jahren der Verlag und die Buchhandlung Richard Schikowski ansässig ist. Somit ist der okkulte Kreis wieder geschlossen.“[77]

Auch für die neo-satanistische Szene scheint es keinen Zweifel daran zu geben, daß Steiner Mitglied im O.T.O. war. Michael D. Eschner, angebliche Reinkarnation von Aleister Crowley, einst zu langer Haftstrafe verurteilt wegen Straftaten, die er im Rahmen seiner Tätigkeit als Führer und Oberhaupt seines *Thelema-Ordens*, jetzt *Netzwerk Thelema*, verübt hatte,[78] erklärt in seiner Abhandlung *Die geheimen sexualmagischen Unterweisungen des Tieres 666*: „Karl Kellner starb 1905 und die Nachfolge als Leiter des O.T.O. übernahm Theodor Reuß. Weitere berühmte Mitglieder waren: Dr. Encausse, besser bekannt unter seinem okkulten Pseudonym: Papus, und auch Rudolf Steiner.“[79]

---

75 Gerhard Wehr: Rudolf Steiner, Leben - Erkenntnis - Kulturimpuls, Zürich 1993, S. 206 und S. 351f. (zitiert nach Gassmann, Rudolf Steiner und die Anthroposophie, S. 101 und S. 151)

76 John Symonds: Aleister Crowley - Das Tier 666. Leben und Magick, Basel 1983, S. 198

77 Prospekt „50 Jahre Verlag Richard Schikowski Berlin“, S. 24/Archiv Grandt

78 vgl. Grandt/Grandt, Schwarzbuch Satanismus, S. 192ff.

79 Michael D. Eschner: Die geheimen sexualmagischen Unterweisungen des Tieres 666, Berlin 1985, S. 87f.

„Reuß war eine schillernde Figur und Mitglied in den verschiedensten Rosenkreuzer-, Freimaurer-, Swedenborg-, Grals- und anderen Logen. Reuß hatte auch gute Kontakte zu Rudolf Steiner“, meinen der Direktor des *Zentrums neuer Religionen*, Turin, Massimo Introvigne und der Sektenbeauftragte der Diözesse Mainz Eckhard Türk in ihrem Buch *Satanismus*.[80]

In *Braune Magie?* schreibt der österreichische Journalist René Freund: „Tatsächlich aber war Rudolf Steiner ... eine viel hintergründigere Persönlichkeit, als dies seine heutigen Anhänger und die lieblich anmutenden Waldorf-Schulen vermuten lassen. Rudolf Steiner war nicht nur Generalsekretär der Theosophischen Gesellschaft in Deutschland, sondern soll auch Großmeister des bereits erwähnten Orientalischen Templerordens Ordo Templi Orientis (O.T.O.) gewesen sein - und damit direkter Vorläufer des ‘magischen Tieres’ Aleister Crowley.“[81]

Sergej Prokofieff umschreibt in *Rudolf Steiner und die Grundlegung der neuen Mysterien* Steiners Verquickungen mit dem O.T.O., ohne den Orden beim Namen zu nennen: „Etwas später nimmt Rudolf Steiner noch einen weiteren Zweig esoterischer Arbeit auf, die Form der kultischen Handlung. (...) Hier prägte er die Resultate seiner eigenen, rein anthroposophischen Forschungen in kultische Formen, während er sich hinsichtlich der äußeren Ordnung einer okkulten Gesellschaft anschloß, die nach dem Freimaurertum orientiert war und die ihm ihr Diplom des höchsten Grades selbst angeboten hatte zugleich mit dem Recht, selbständig symbolisch-kultische Handlungen vorzunehmen. Indem Rudolf Steiner das Diplom annahm, wollte er einer anderen Strömung traditioneller Esoterik, diesmal westlicher Richtung, die Möglichkeit geben, den Zugang zu der neuen spirituellen Weisheit zu finden, die vom letzten Drittel des 19. Jahrhunderts an in die Menschheit kommen sollte.“[82] Auch für Prokofieff scheint festzustehen, daß Steiner sich hinsichtlich der „äußeren Ordnung“ einer Okkult-Gesellschaft anschloß und sogar das Diplom des „höchsten Grades“ annahm!

„Alle zur Stärkung seiner Macht und seines Einflusses bereit liegenden Geheimbereiche waren Steiner mit seinem auf die ebenfalls bereit liegenden Geldquellen schielenden Dauerblick willkommen - und deshalb

---

80 Massimo Introvigne/Eckhard Türk: Satanismus - Zwischen Sensation und Wirklichkeit, Freiburg/Br. 1995, S. 53f.

81 René Freund: Braune Magie?, Wien 1995, S. 21

82 Prokofieff, Rudolf Steiner, S. 68

machte er auch bereitwillig mit dem O.T.O.-Oberhaupt Theodor Reuß ein Logen-Geschäft," erkennt Hartmut Zelinsky.[83]

Neben diesen Hinweisen in der - mehr oder weniger seriösen - Sekundärliteratur gibt es auch zeitgenössische Quellen. Im „'Vertrag und brüderliches Übereinkommen' zwischen Steiner und Reuß" (in: GA 265, S. 83) lesen wir: „Wenn Br. Dr. Steiner für den hundersten ... Kandidaten die in diesem Vertrage stipulierte Gebühr von Vierzig Mark ... an Br. Reuß bezahlt haben wird, ernennt Br. Theodor Reuß den Br. Dr. Rudolf Steiner zum Amtierenden General-Großmeister 33.° 90.° 96.° für das Deutsche Reich, mit Jurisdiktion über sämtliche im Deutschen Reiche bestehenden Organisationen des Ritus und Ordens."[84] Und in der *Oriflamme*, dem Mitteilungsorgan des O.T.O., war zu Ostern 1906 folgendes zu lesen: „Dem Br. Dr. Rudolf Steiner, 33.°, 95.°, in Berlin und den mit demselben verbundenen Brüdern und Schwestern ist die Erlaubnis erteilt worden, in Berlin ein Kapitel und einen Grossrat der Adoptionsmaurerei unter dem Namen *'Mystica aeterna'* zu gründen. Br. Dr. Steiner wurde zum stellvertretenden Grossmeister mit Jurisdiktion über die von ihm aufgenommenen oder aufzunehmenden Mitglieder ernannt. Schwester Marie von Sivers wurde als General-Großsekretärin für die Adoptionslogen eingesetzt."[85] Für *Mystica aeterna* verwendet Steiner auch die Schreibweise *Mystica Eterna* (M. E.) oder den Begriff *Misraim Dienst* (M. D.). Im Juni 1906 zeichnet sich ab, daß Steiners *Mystica aeterna* bald mehr Mitglieder als Reuß' Orden hat. Der spaltet daraufhin Memphis von Misraim und vom 33° und signiert eine entsprechende Verbindung u.a. mit dem Ausdruck „Orientalische Templer Freimaurer".[86]

Die Quellen lassen kaum Interpretationsspielraum, sie weisen eindeutig auf eine Verbindung zwischen Steiner, Reuß und dem O.T.O. (bzw. dem O.T.O.-Zweig *Mysteria Mystica Aeterna*) hin; zahlreiche Publizisten, anthroposophische wie anthroposophiekritische, kommen ebenfalls zu diesem Urteil. Doch der „Abgott" der Anthroposophen hat sich auch selbst zu dieser Frage geäußert. In *Mein Lebensgang* bekennt Rudolf Steiner (verschlüsselt, weil er wohlweislich bestimmte Namen einfach unter den Tisch fallen läßt): „Einige Jahre nach dem Beginne der Tätig-

---

83 Zelinsky, Einige Anmerkungen, S. 4/Archiv Grandt

84 zitiert nach Flensburger Hefte 33, Juni 1991, S. 167

85 vgl. Flensburger Hefte 33, Juni 1991, S. 168, zit. nach Helmut Möller/Ellic Howe: Merlin Pelegrinus. Vom Untergang des Abendlandes, Würzburg 1986, S. 164

86 Peter-R. König: Rudolf Steiner (1861-1925): niemals Mitglied irgendeines OTO (Internet http://www.cyberlink.ch./~könig/steiner.txt, S. 2 und S. 5-7, Zugriff am 27.6.1998)

keit in der Theosophischen Gesellschaft trug man von einer gewissen Seite her [gemeint ist wohl unzweifelhaft Reuß, d. Verf.] Marie von Sivers und mir die Leitung einer Gesellschaft von der Art an, wie sie sich erhalten haben mit Bewahrung der alten Symbolik und der kultischen Veranstaltungen, in welchen die 'alte Weisheit' verkörpert war [Steiner meint damit, unseres Erachtens ebenso unzweifelhaft, einen Ordens-Zweig des *Ordo Templi Orientis*, d. Verf.]. Ich dachte nicht im entferntesten daran, irgendwie im Sinne einer solchen Gesellschaft zu wirken. Alles Anthroposophische sollte und mußte aus seinem eigenen Erkenntnis- und Wahrheitsquell hervorgehen. Von dieser Zielsetzung sollte um das Kleinste nicht abgegangen werden. Aber ich hatte immer Achtung vor dem historisch Gegebenen. In ihm lebt der Geist, der sich im Menschheitswerden entwickelt. Und so war ich auch dafür, daß, wenn irgend möglich, Neu-Entstehendes an historisch Vorhandenes anknüpfe. Ich nahm daher das Diplom der angedeuteten Gesellschaft, die in der von Yarker vertretenen Strömung[87] lag. Sie hatte die freimaurerischen Formen der sogenannten Hochgrade."[88]

In *Zur Geschichte und aus den Inhalten der erkenntniskultischen Abteilung der Esoterischen Schule* wird Steiner noch viel deutlicher, wenn er erklärt: „Der General-Großmeister jenes Ordens war ein gewisser Theodor Reuß. Was dieser nun sonst getan hat, gehört nicht in die Diskussion. Es mag, was immer, sein. In Betracht kam nur die Tatsache, daß er General-Großmeister jenes Ordens war, der vorgab, in der angegebenen Richtung zu wirken. Mit dieser Tatsache hatte ich mich auseinanderzusetzen. Ich mußte zu diesem Zwecke den genannten Theodor Reuß aufsuchen, den ich vorher nie gesehen hatte, über dessen Verhältnisse nie etwas auf irgendeinem Wege (zu mir) gedrungen war. Es wäre natürlich für mich ein leichtes gewesen, mich über diese Verhältnisse zu informieren. Aber sie gingen mich absolut nichts an."[89] Genau das aber ist eher unwahrscheinlich. Sicherlich muß Steiner nicht über alle „windigen" Umtriebe seines neuen Bekannten Reuß Bescheid gewußt haben, doch

---

87 1886 verband Yarker drei Systeme, nämlich den Schottischen, den Memphis und den Misraim Ritus zum „Souveränen Sanktuarium und Groß-Orient des Schottischen-, Memphis- und Misraim-Ritus". Die einzelnen Organisationen bestanden auf dem Papier jedoch fort.
Vgl. Leber, Schwarzmagisches Sektierertum und geistige Verführung, S. 9; er beruft sich dabei auf Frick, Licht und Finsternis, S. 208.

88 Steiner, Mein Lebensgang, S. 446f.

89 Steiner GA 265, S. 68-70, zitiert nach Leber, Schwarzmagisches Sektierertum und geistige Verführung, S. 14

einem Okkult-Insider wie ihm dürften dessen „wahre" Ziele kaum unbekannt geblieben sein.

Aus Stefan Lebers Studie erfahren wir sogar noch, daß sich das Jahr 1906 als „Krisenjahr" für Reuß erwies, in dem ganze Logen aus den „Reußschen Zusammenhängen" austraten, wobei der „in schamlosester Weise ausgeschlachtete Phalluskult" zum Hauptangriffspunkt der Gegner Reuß' geworden war.[90] Dieser „Phalluskult" und damit auch Reuß' „Sexualmagie" sind also spätestens 1906 - dem Jahr, in dem Steiner mit ihm in Verbindung gebracht wird - bekannt. Leber zitiert weiterhin einen von Reuß bereits 1903 für die *Oriflamme* verfaßten Text: „Diese Übung der Transmutation der Reproduktions-Energie wird nicht gemacht zu sexuellen Exzessen, sondern zur Stärkung der Ewigen Gotteskraft auf der irdischen Ebene, wozu sexual starke, vollkommene Menschen, männlichen und weiblichen Geschlechts, nötig sind. Die Reproduktions-Energie ist Schöpfungs-Prozeß. Göttlicher Aktus! (...) Daran schließt sich der Aktus der Transmutation der Energie, und schließlich tritt die Große Vereinigung ein, wo der Übende zum Seher wird bei vollem Bewußtsein, und das Gesehene erlebt. Dies ist weiße Sexual-Magie!"[91]

Damit dürfte klar sein: bereits drei Jahre bevor es zum direkten Kontakt zwischen Steiner und Reuß kommt, verkündet dieser in der *Oriflamme* seine „Sexual-Magie". Und schon am 9.12.1904 zitiert Rudolf Steiner das Kellner/Reuß Manifesto aus der *Oriflamme* in Berlin anläßlich eines Vortrags über die „Geschichte der Freimaurerei".[92] Trotzdem soll er über Reuß nichts gewußt haben? Was bedeutet dann seine vorsorgliche Distanzierung, wenn er schreibt, was Reuß „sonst getan hat, gehört nicht in die Diskussion"? 1906 geht es in der *Oriflamme* erneut um die „Sexualmagie". Aus einem Brief von „Bruder" Max Dotzler, einem Gefolgsmann von Reuß, erfährt die Leserschaft, daß ganze Logen in diesem Jahr geschlossen aus den „Reußschen Zusammenhängen" austreten, „dergleichen einzelne höchstgraduierte Brüder, und dies unter Protest."[93] Als Grund werden Konflikte wegen des „Phalluskultes" genannt. Reuß reist am 8. Januar 1906 nach London, um eine „Hermetic

90 Leber, Schwarzmagisches Sektierertum und geistige Verführung, S. 11, der sich auf die *Oriflamme* 1906, S. 58, beruft

91 Leber, Schwarzmagisches Sektierertum und geistige Verführung, S. 11. Er bezieht sich auf die *Oriflamme* 1903, S. 16.

92 vgl. König, Rudolf Steiner, S. 2 (Internet, http://www.cyberlink.ch/~koenig/steiner.txt); als Quelle gibt er an: Rudolf Steiner: Die Tempellegende und die Goldene Legende, GA 93, S. 91ff.

93 vgl. Leber, Schwarzmagisches Sektierertum und geistige Verführung, S. 11

School of Science" zu gründen. König schreibt über die näheren Umstände: „Ihm folgt der Geruch der Ordensfinderei und des schwunghaften Charta-Verkaufs. In Freimaurerkreisen gilt Reuss als Schwindler. Um diese Zeit kursieren Gerüchte um sein angebliches unsittliches Verhalten."[94] Noch einmal: Es ist wenig glaubhaft, daß Steiner, der viele Kontakte in die okkulte Szene hatte, von all diesen Vorgängen nichts erfahren haben soll.

Immerhin gibt Steiner unumwunden zu, das Diplom einer Gesellschaft angenommen zu haben, die in der von „Yarker vertretenen Stömung lag" und „freimaurerische Formen der sogenannten Hochgrade" besaß (zur Erinnerung: dem Überbringer Reuß oblag die Leitung der Yarker'schen Freimaurerlogen, der Hochgrad-Logen innerhalb des O.T.O. in Deutschland[95]). Kein anderer Satz in Steiners Selbstbiographie ist entlarvender als dieser und bestätigt unseres Erachtens *eindeutig* die Verbindung zwischen dem O.T.O. und ihm selbst. Und dies bekräftigt er auch indirekt: „Daß man später in Bescheinigungen, die von Marie von Sivers und mir bei der Anknüpfung an die historische Yarker-Einrichtung unterschrieben worden sind, hat die Ausgangspunkte für allerlei Verleumdungen nehmen wollen. (...) Unsere Unterschriften waren unter 'Formeln' gegeben. Das Übliche war eingehalten worden. (...) Hätte sich das Angebot von Seite der angedeuteten Gesellschaft nicht eingestellt, so hätte ich die Einrichtung einer symbolisch-kultischen Betätigung ohne historische Anknüpfung getroffen."[96] Und: „Es ist selbstverständlich nachträglich leicht, Erwägungen darüber anzustellen, wieviel 'gescheiter' es doch gewesen wäre, nicht an Einrichtungen anzuknüpfen, die sich später von den Verleumdern mit gebrauchen ließen."[97]

Man muß sich einfach vor Augen führen, daß Reuß zur damaligen Zeit als „höchst zweifelhafte Persönlichkeit" galt und auch der sexualmagisch arbeitende O.T.O. innerhalb der regulären Freimaurerkreise auf größte Kritik stieß. So stand zum Beispiel in der *Wiener-Freimaurer-Zeitung* von 1930 zu lesen: „Das Hineintragen sexuell-magischer Aufklärungen oder Lehren in diese 'Freimaurerei' als höchstes Ordensgeheimnis ist schmutziger Mißbrauch des guten Rufes der Freimaurerei, eine Prostitution einer heiligen Sache, und wir können diese Gewissenlosigkeit eines Reuss und seiner Akolythen nicht genügend geißeln."[98] Schon zehn

94 König, Rudolf Steiner, S. 3 (Internet, http://www.cyberlink.ch/~koenig/steiner.txt)
95 vgl. Bock, Rudolf Steiner, S. 312, und Wehr, Rudolf Steiner, S. 206
96 Steiner, Mein Lebensgang, S. 447 und S. 449
97 Steiner, Mein Lebensgang, S. 449
98 Wiener-Freimaurer-Zeitung, Nr. 11/1930

Jahre zuvor, auf dem *Zürcher Internationalen Freimaurer-Kongress* (1920) war der O.T.O. laut König als „irregulär" eingestuft worden.[99]

Um von diesem schlechten Image nichts „abzubekommen", sah Steiner sich also geradezu gezwungen, eine „Verschleierungstaktik" durchzuführen Gassman meint, daß Steiner seinen Beitritt zur Freimaurerei in seinem *Lebensgang* zwar erwähnt, ihn aber nachträglich aufgrund der erlittenen „Verleumdungen" als „bloße Formsache" hinzustellen versucht und fragt zurecht, warum er dann überhaupt unterschrieben hat, wenn es sich nur um „Formeln" gehandelt haben soll?[100] Auch Zelinsky bewertet diese nachträgliche Interpretation Steiners als „verklärungstaktische Formulierungen".[101]

Um Klarheit über diese Sachverhalte zu erhalten, die nicht nur die Verbindung zwischen Steiner und dem O.T.O. betreffen, sondern auch seine eigene „kultische Arbeit" in anderer, erschreckender, Form, müssen wir uns als nächstes die Frage stellen, weshalb Steiner eigentlich überhaupt auf den Deal mit Reuß eingegangen ist.

Steiner wollte angeblich an „Bestehendes" anknüpfen und folgte damit einem „okkulten Gesetz", „das die Entwicklung spiritueller Gemeinschaften bestimmt: dem Gesetz der Kontinuität", wie sich die bereits erwähnte Irene Diet (die aus der *Freien Hochschule für Geisteswissenschaft* ausgeschlossen wurde) in ihrem *Info3*-Artikel „Anthroposophische Gesellschaft und Freimaurerei" ausdrückt. Sie versucht darin ebenfalls, diese Verstrickungen zu „entwirren": „Von den 'zwei Wegen', die sich vor Steiner zu Beginn seiner esoterischen Lehrertätigkeit hinsichtlich bestimmter Freimaurerorden auftaten, - das heißt 'entweder den sogenannten Orden ganz zu ignorieren, oder mich mit ihm auseinandersetzen' -, blieb ihm dennoch nur der letztere, wie er in einem Brief an A.W. Sellin vom 15. August 1906 feststellte. Denn den Orden zu ignorieren wäre nur dann möglich gewesen, wenn dieser 'eine Verständigung zurückgewiesen hätte'. Da dies aber nicht der Fall gewesen ist, sondern, im Gegenteil, ihm ein Angebot von dieser Seite gemacht worden war, hatte Steiner in Anbetracht des schon erwähnten okkulten Gesetzes keine andere Möglichkeit, als dem Orden beizutreten. - Doch lediglich vom 'Standpunkte der okkulten Loyalität' wollte er diesen Schritt verstanden wissen. Aus der seinem Eintritt vorangegangenen Forderung, daß jede Beziehung, die er mit Reuß und mit dessen Orden einging, ausschließlich äußerer Art bleiben müßte,

---

99 König, Rudolf Steiner, S. 6 (Internet, http://www.cyberlink.ch/~koenig/steiner.txt)
100 Gassmann, Rudolf Steiner und die Anthroposophie, S. 100f.
101 Zelinsky, Einige Anmerkungen, S. 4/Archiv Grandt

wurde ein Modus vivendi, den Steiner ebenso wie Reuß während der neun Jahre, in denen Steiner dem Orden angehörte, strikt beibehielt.“[102]

Diet bestätigt hier also ebenfalls, daß Steiner dem *Ordo Templi Orientis* angehörte, ihm beigetreten ist! Diese Tatsache scheint also auch innerhalb der anthroposophischen Kreise nicht unbedingt ein Geheimnis zu sein, oder etwa doch? Hat Diet ihren Ausschluß aus der anthroposophischen „Kaderschmiede“ etwa dieser (ihrer) Offenheit zu verdanken?

Je vehementer Steiner im Lauf der Jahre „nähere“ Verbindung mit Reuß und dem O.T.O. abstreitet, um so deutlicher wird er selbst. Seine diesbezüglichen Worte sprechen für sich und „entzaubern“ den ganzen „Verschleierungshokuspokus“, den er selbst und später seine „Erben“ in Gang gesetzt haben. „Ich will nichts, aber auch gar nichts von Ihrem [angesprochen ist Reuß, d. Verf.] Orden. Ich werde aber in einer Richtung wirken, von der der Orden vorgibt, daß es die seinige ist. Es kommt nun darauf an, daß der Orden für sich, nicht für mich, anerkennt, daß ich dies im Sinne der Grade tue, die der Orden als die seinigen in Anspruch nimmt“.[103] Die Äußerung ist verräterisch, offenbart sie doch, daß Steiner in der „Richtung“ des Ordens (unserer Meinung nach ist unzweifelhaft der O.T.O. bzw. sein Ordenszweig MMA gemeint) „wirken“ will und zwar im „Sinne der Grade“, die dieser Orden als die seinigen anerkennt! Alle Distanzierungen von Reuß’ O.T.O. bzw. dessen Ordenszweig erscheinen damit als rhetorische Manöver.

Leber versucht Steiner zu retten, indem er davon ausgeht, daß dessen Ordenszweig selbst nicht Teil des O.T.O. gewesen sei: „Steiner wird am 24. November 1905 Mitglied im Memphis-Misraim-Ritus, anschließend kommt es am 3. Januar 1906 zu einem Vertragsabschluß. Die Charter umfaßt die Graduierung im Memphis-Misraim-Orden und im Schottischen A. & A. 33° Ritus. Steiner wird, wie sich aus dem Vertrag ergibt, *nicht* Mitglied des O.T.O., kann aber Mitglieder in die Reußschen Organisationen aufnehmen, wie aus dem Patent zu entnehmen ist. (...) In Form einer Bekanntmachung in seiner Zeitschrift setzt Reuß den Vertragsinhalt zu Ostern um und gibt bekannt, daß Steiner ein Kapitel, d.h. eine eigenständige Einrichtung, Mystica Aeterna, im Rahmen des Yarkerschen Ordens einrichten kann.“[104] Nach Aufnahme von hundert Kandidaten

---

102 Diet, Anthroposophische Gesellschaft und Freimaurerei
103 GA 265, S. 68f., zitiert nach Flensburger Hefte 33, Juni 1991, S. 170
104 Leber, Schwarzmagisches Sektierertum und geistige Verführung, S. 15

kann Steiner völlig „selbständig“ werden, was bereits am 15. Juni 1907 der Fall ist.[105]

1.3.3. Steiners neues „Okkultsystem“ und *Mysteria Mystica Aeterna*

In unserem *Schwarzbuch Anthroposophie* gehen wir einer bisher völlig unbeachteten, in dieser Hinsicht aber äußerst wichtigen These nach, nämlich der, daß Steiners wahres Ziel die Schaffung eines neuen „Okkultsystems“, der Anthroposophie, war, die eventuell auf den Lehren des *Ordo Templi Orientis* und anderen rituellen Bezügen fußt. An dieser Stelle möchten wir noch erwähnen, daß Steiner auch mit dem Orden *The Golden Dawn* in Zusammenhang gebracht wird, in dem sich Okkultisten wie A.E. Waite, Dion Furtune, Israel Regardie und auch Aleister Crowley getummelt haben.[106]

Wie wir bereits gesehen haben, lag Steiner viel daran, Neu-Entstehendes an historisch Vorhandenes anzuknüpfen, deshalb nahm er ja auch das Diplom von Reuß an. Was aber meint er mit „Neu-Entstehendes“? In *Mein Lebensgang* erklärt er dies: „Ich nahm nichts ... als die rein formelle Berechtigung, in historischer Anknüpfung selbst eine symbolisch-kultische Betätigung einzurichten.“[107] Diese kultische Einrichtung fand ihren Anfang wohl im O.T.O.-Zweig *Mysteria Mystica Aeterna*, mit dem Steiner von 1906 bis 1914 in unmittelbarem Kontakt stand (obwohl die *Anthroposophische Gesellschaft* bereits 1912/13 von ihm gegründet worden war). Erst im August 1914, also nach Ausbruch des Ersten Weltkrieges, erklärte Steiner, so seine Frau Marie 1934, den „Arbeitskreis, der unter dem Namen Mystica aeterna sich zusammengeschlossen hatte, für aufgehoben und zerriß als Zeichen dafür das darauf bezügliche Dokument“.[108] Damit räumt Marie Steiner andererseits unzweifelhaft ein, daß ein solcher „Arbeitskreis“ überhaupt existiert hat. Die Autoren Helmut Möller und Ellic Howe kommen zu der Ansicht: „So gibt doch Steiner selbst zu, daß er sich auf der Grundlage jenes Diploms der ‘angedeuteten Gesellschaft’ jahrelang ‘symbolisch-kultisch’ betätigt hat, auch nach Gründung der Anthroposophischen Gesellschaft, und daß deren ‘symbo-

105 vgl. Leber, Schwarzmagisches Sektierertum und geistige Verführung, S. 15

106 „Namen aus der Mitgliederliste ... sowie, für manche sicher überraschend - Rudolf Steiner, der längere Zeit mit dem Orden in Verbindung stand und an dessen Arbeiten in London teilnahm.“ (Leuenberger, Das ist Esoterik, S. 128)

107 Steiner, Mein Lebensgang, S. 446

108 vgl. Grandt/Grandt, Schwarzbuch Anthroposophie und Diet, Anthroposophische Gesellschaft und Freimaurerei, S. 27

lisch-kultische Abteilung' erst mit Beginn des Weltkrieges 'eingeschlafen' sei.“[109]

Nun stellt sich die Frage, ob mit dem theatralischen Zerreißen eines Dokuments dieser O.T.O.-Ableger auch aufgelöst war oder ob er weiterhin als eine Art „innerer Kreis“ innerhalb der „Anthroposophischen Gesellschaft“ existierte. Hierzu schreibt ein Zeitgenosse Steiners, der Professor der Philosophie und Gnosis-Forscher, Hans Leisegang, in seiner 1924 erschienenen Abhandlung *Die Geheimwissenschaften*: „Die Anthroposophische Gesellschaft ... ist nur der äußere Kreis einer Geheimorganisation. (...) Ohne daß die Mehrzahl der Mitglieder etwas davon weiß oder wissen soll, besteht innerhalb der Anthroposophischen Gesellschaft ein engerer Kreis, der früher 'Esoterische Schule' hieß. Die in diesem Kreis gehaltenen Vorträge übersteigen an Stärke und Wunderbarkeit der Enthüllungen die Zyklen der Gesellschaft um ebenso vieles als diese die in der Öffentlichkeit gebotenen. Hinzu kommt die systematische Geheimschulung und die Ausgabe von bestimmten Texten, über die der Geheimschüler zu meditieren hat. Ohne daß die Mitglieder der eosterischen Schule, soweit sie nicht selbst dazu erwählt sind, die Beteiligten kennen, gehört eine kleinere Zahl wieder einem engeren Kreise von Eingeweihten an, der sogenannten Mystica aeterna. Damit aber ist der letzte Grad noch nicht erreicht; der Kern der Mystica aeterna ist an eine andere okkulte Gesellschaft, einen Orden, angeschlossen, über den die vorhandenen schriftlichen Nachrichten so phantastisch aufgemacht sind, daß ich sie nicht weitergeben möchte.“[110]

Bereits in unserem *Schwarzbuch Anthroposophie* fragten wir uns, ob dieser Orden etwa der O.T.O. sein könnte und ob sich die „vorhandenen schriftlichen Nachrichten“ auf seine sexualmagischen Arbeiten beziehen? Heute müssen wir dies wohl bejahen. Auch Miers stimmt in seinem *Lexikon der Geheimwissenschaften* zu, daß Steiner nach dem Bruch mit Reuß (1918) einen neuen „inneren Kreis“ nach Freimaurer-Gesichtspunkten gründete, „d.h. mit drei Graden, deren Eingeweihte aus seiner Hand ein goldenes Kreuz erhielten. Der Text der Rituale soll ... aus Werken von Elivas Levi, den Steiner hoch schätzte, zusammengestellt sein.“[111] Demgegenüber behauptet König, daß Steiner als „Verfechter des christlich-rosenkreuzerischen Weges“ jegliche zeremonielle Magie ablehnte, „obwohl er sich der apokalyptischen Siegel und der Tarotsymbolik Eliphas

109 Möller/Howe, Merlin Pelegrinus, S. 164ff.
110 Hans Leisegang: Die Geheimwissenschaften, Stuttgart 1924, S. 26ff.
111 zitiert nach Flensburger Hefte 33, Juni 1991, S. 168

Levis bedient. Selbst Textpassagen aus Levis 'Dogma und Ritual der Hohen Magie' finden sich in Steiners Misraim-Ritualen."[112] Alphonse-Louis Constant alias Eliphas Levi (1810-1875) gilt als der wohl beste Kenner der Magie des letzten Jahrhunderts,[113] auch das Zitat „Um im Bösen Erfolg zu haben, muß man absolut schlecht sein" stammt von ihm.[114] Steiner hat dem wohl - und auch der christlichen Vorstellung von der Funktion des Bösen - eifrig nachgehechelt, denn in einer Betrachtung zum Manichäerorden gibt er zum Besten: „So braucht die Menschheit den Dünger des Bösen, um den Zustand der höchsten Heiligkeit zu erreichen. Das ist die Mission des Bösen. Stark wird der Mensch, wenn er seine Muskeln anstrengen muß; ebenso muß das Gute, wenn es sich zur Heiligkeit steigern soll, erst das ihm entgegengesetzte Böse überwinden. Das Böse hat die Aufgabe, die Menschheit höher zu bringen."[115]

Ebenfalls müssen wir uns im klaren sein, daß Steiner viel tat, um von seinem „inneren Kreis" oder der *Mysteria Mystica Aeterna* nicht als einem „Orden" zu sprechen, wohl wäre er dann zu schnell öffentlich entlarvt gewesen. Diese Taktik erinnert uns an noch heute bestehende Gruppierungen im okkulten, neosatanistischen Untergrund, die sich nach außen hin als „eingetragene Vereine" oder „esoterische Studienzirkel" tarnen, in ihren „inneren Kreisen" aber logenartig organisiert sind. So ist es in diesem Zusammenhang nicht verwunderlich, wenn Steiner sich beklagt: „Wer an die Einrichtung herantrat, dem wurde in der allerdeutlichsten Weise gesagt, daß er keinem Orden beitrete, sondern daß er als Teilnehmer von zeremoniellen Handlungen eine Art Versinnlichung, Demonstration der geistigen Erkenntnisse erleben werde. (...) Es gibt eben viele Menschen, denen gerade die Äußerlichkeit des Hinzugehörens zu etwas wichtiger erscheint als der Inhalt, der ihnen gegeben wird. Und so wurde auch von manchem Teilnehmer von der Sache [damit meint er wohl den MMA, d. Verf.] gesprochen, als ob sie einem Orden angehörten. Sie verstanden nicht zu unterscheiden, daß ihnen bei uns *ohne Ordenszusammenhang* Dinge demonstriert wurden, die sonst nur innerhalb von Ordenszusammenhängen gegeben wurden."[116]

1.3.4. Steiners „kultische Betätigung"

---

112 König, Rudolf Steiner, Internet, S. 8
113 vgl. Eliphas Levi: Das große Mysterium, Ulm 1986 (Vorbemerkung des Herausgebers)
114 vgl. Grandt/Grandt, Schwarzbuch Satanismus, S. 16
115 vgl. Flensburger Hefte 41, Juni 1993, S. 94 f. (sie zitieren nach GA 95, 1978, 29.8.1906, S. 74f.)
116 Steiner, Mein Lebensgang, S. 447f.

Wie wir gesehen haben, ist Steiner sehr wohl mit dem „anrüchigen“ *Ordo Templi Orientis* und dessen Ordenszweig *Mysteria Mystica Aeterna* in Berührung gekommen, schuf gar ein „neues Okkultsystem“, in dem er bestimmte „kultische Betätigungen“ vollzogen hat. Doch wie haben diese „kultischen Handlungen“ ausgesehen?

Speziell zu dieser Frage ist sehr wenig publiziert worden. Wir wollen an dieser Stelle die wenigen Fakten zusammentragen und erläutern. Beginnen wir mit Steiner selbst: „Alles was in den 'Handlungen' inhaltlich dargestellt wurde, die innerhalb der von mir gemachten Einrichtung gepflogen wurden, war *ohne historische Anlehnung* an irgendeine Tradition. Im Besitze der formellen Diplomierung [von Reuß, d. Verf.] wurde *nur* solches gepflegt, das sich als Verbildlichung der anthroposophischen Erkenntnis ergab. Und getan ist dies worden aus dem Bedürfnis der Mitgliedschaft heraus. Man strebte neben der Verarbeitung der Ideen, in die gehüllt die Geist-Erkenntnis gegeben wurde, etwas an, das unmittelbar zur Anschauung, zum Gemüt spricht.“[117]

Gab es also wirklich kultische, zeremonielle Handlungen innerhalb Steiners neuer „Einrichtung“? Viele Anthroposophen, mit denen wir aufgrund des *Schwarzbuch Anthroposophie* zu tun hatten, wie auch etliche Pressevertreter, haben die Hände über dem Kopf zusammengeschlagen, wenn wir dies nur andeuteten. „Zeremonielle Handlungen“, die der Begründer der Anthroposophie, der Waldorfpädagogik ausgeführt haben soll? Unmöglich, eine Unverfrorenheit, dies zu behaupten, so desöfteren die Kommentare. Dabei hätten diese Damen und Herren nur einmal Steiner genauer lesen sollen, der selbst zugibt, daß Interessierte als „Teilnehmer“ von „zeremoniellen Handlungen“ Demonstration „geistiger Erkenntnisse“ erleben würden.[118]

Steiner spricht also selbst von „zeremoniellen Handlungen“, wird gar noch sehr viel deutlicher, denn auch Mitglieder „anderer“ Orden nahmen daran teil: „(...) dafür ist ein Beweis der, daß an den von mir eingerichteten zeremoniellen Handlungen Mitglieder der verschiedensten Ordensströmungen teilnahmen und in ihnen *eben ganz anderes* fanden als in ihren Orden. Einmal kam eine Persönlichkeit, die zum erstenmal eine Handlung bei uns mitgemacht hatte, unmittelbar nach derselben zu mir. Diese Persönlichkeit war in einen Orden hochgraduiert. Sie wollte unter dem Eindrucke des Miterlebten, mir ihre Ordens-Insignien übertragen.

[117] Steiner, Mein Lebensgang, S. 447
[118] vgl. Steiner, Mein Lebensgang, S. 447

(...) So blieb denn die betreffende Persönlichkeit in ihrem Orden und machte im weiteren bei uns die symbolischen Handlungen mit."[119]

Da Steiner sich auch hier wieder einmal in nebulösem Verschweigen der anderen Ordensnamen übt, kann nur gemutmaßt werden, daß es sich bei diesen ebenfalls um Logen handelte, die in der Öffentlichkeit - zumindest damals - einen schlechten Ruf innehatten, ansonsten hätte er keinen Grund gehabt, die Ordensnamen nicht zu nennen. Interessant wäre es, von den anthroposophischen „Fachleuten" zu erfahren, Mitglieder welcher Orden, ihrer Meinung nach, symbolische Handlungen in Steiners innerem Kreis mitgemacht haben. Wehr erwähnt in bezug auf Steiner und seiner späteren Frau Marie von Sivers ihre „'kultische Arbeit ... am Altar der Loge' (wohl 'Mystica Aeterna')" bis 1914[120] und Gassmann ergänzt, daß Steiner „zumindest eine Zeitlang" einen „eigenen freimaurerisch inspirierten Kultus" durchführte.[121]

Über die „Gründungsversammlung" der *Allgemeinen Anthroposophischen Gesellschaft* an Weihnachten 1923 in Dornach, die einen „freimaurerisch-ordensähnlichen Charakter" getragen haben soll,[122] dokumentiert Wehr: „Pünktlich um 10 Uhr werden auf Steiners Veranlassung hin die Türen zur Schreinerei abgeschlossen. Die Handlung soll durch später Hinzukommende nicht gestört werden. Erwartungsvolle Stille herrscht, als Rudolf Steiner den Saal betritt, zum Rednerpult geht und mit drei symbolischen Hammerschlägen seine Grundsteinansprache eröffnet. Damit ist zumindest den alten Mitgliedern, die einst dem inneren Kreis der Esoterischen Schule bzw. der Mystica Aeterna angehört haben, klar, daß Steiner bis in den rituellen Vollzug hinein gewillt ist, die einst hergestellte Kontinuität mit älteren esoterischen Traditionen fortzusetzen."[123]

Aus den uns vorliegenden Quellen ist nicht klar ersichtlich, zu welcher Zeit bzw. in welchem Umfeld (Esoterische Schule, *Mysteria Mystica Aeterna* etc.) Steiner „kultische Handlungen" durchgeführt hat, dennoch möchten wir gerade diese Handlungen aufführen, damit sich die Leser in dieser Hinsicht selbst ein Bild vom Begründer der Waldorfpädagogik machen können. Manfred Schmidt-Brabant, der Vorsitzende der *Anthroposophischen Gesellschaft*, von dem Irene Diet sagt, er wäre ein „guter Kenner der Geschichte der Freimaurerei und Spezialist auf dem Gebiet

119 Steiner, Mein Lebensgang, S. 448
120 vgl. Gassmann, Rudolf Steiner und die Anthroposophie, S. 102, und Miers, Lexikon des Geheimwissens, S. 206
121 Gassmann, Rudolf Steiner und die Anthroposophie, S. 102
122 Gassmann, Rudolf Steiner und die Anthroposophie, S. 150
123 Wehr, Rudolf Steiner, S. 351ff.

der okkulten Machenschaften und Umtriebe sogenannter 'westlicher Logen'„[124], spricht in Zusammenhang mit Steiners „Esoterischer Schule" von „zwölf Meistern" und von „zeremonieller Magie", die mit dem „Mittelpunkt der zwölf" zusammenhänge.[125] Die auf Christian Rosenkreutz zurückgehende „Tempellegende" bestimmte auch den „Einweihungsritus in den Meistergrad der zweiten Abteilung der von Steiner eingerichteten Esoterischen Schule. 'Denn wer die Tempellegende aufnimmt', so Steiner am 15. Mai 1905, 'nimmt etwas auf, was sein Denken in einer gewissen Weise gesetzmäßig formt.'"[126]

Josef Dvorak, der von den anthroposophischen Institutionen als „Experte" gegen unseren O.T.O.-Vorwurf angeführt wurde, veröffentlichte in seinem *Satanismus*-Buch ein Aufnahmeritual in Steiners *Mysteria Mystica Aeterna*, das wir an dieser Stelle wiedergeben möchten. Zwar hat Dvorak sich mittlerweile von seiner früheren Auffassung, Steiner sei Mitglied im O.T.O. gewesen, distanziert, die Authentizität jenes erstmals 1921 unter dem Titel „Ordensgroßmeister Rudolf Steiner - Mysterien eines neuen Geheimbundes" in der *Vossischen Zeitung* abgedruckten Berichts hat er jedoch nicht in Frage gestellt. Heinrich Gösch, ein abtrünniger Anhänger Steiners, „ehemals eifriger Anthroposoph und Mitglied des Zentralvorstandes der Anthroposophen Gesellschaft", der dann aber von Steiner hinausgeworfen wurde[127], sprach über dieses I° O.T.O.-Ritual: „Die Freimaurer-Mitglieder sind versammelt. Ein schwarzer verhängter, spärlich durch Kerzenlicht erhellter Raum. (...) Zu dreimaligen rhythmischen Hammerschlägen ertönen Sprüche aus dem Munde dieser Priester. Ein neu Einzuweihender klopft am Außentor, um Aufnahme bittend. Dem Eintretenden werden die Augen verbunden und ein Strick um den Hals geworfen. Dann wird er, um den Gang durch das Labyrinth zu erleben, durch die Stuhlreihen hin und her gejagt, darauf drei Stufen hinaufgeleitet ... auf die oberste Stufe zum Fall in den Abgrund (Abyss) und wird dann von einem männlichen Mitglied aufgefangen. Rudolf Steiner legt ein Buch auf, welches das Johannis-Evangelium genannt wird. Der Neuling (Neophyt oder Novize) muß auf dieses Buch ein Schweigegelübde ablegen. Rudolf Steiner spricht ... einerseits als Fürst der Hölle, der mit Ketten und Torschlüsseln rasselt, andererseits als ein diesem entgegengesetzter Geist. (...) Jetzt fällt die Augenbinde des Neu-

124 vgl. Grandt/Grandt, Schwarzbuch Anthroposophie, S. 132
125 vgl. Grandt/Grandt, Schwarzbuch Anthroposophie, S. 129ff.
126 Diet, Anthroposophische Gesellschaft und Freimaurerei, S. 24f.
127 Zelinsky, Einige Anmerkungen, S. 9/Archiv Grandt

lings, Rudolf Steiner hält ihm einen Totenkopf und ein Kerzenlicht vors Gesicht und weist ihn auf das Ende seines Lebens hin. Dann operiert Rudolf Steiner als 'Generalgroßmeister' mit Salz, Asche und Wasser und spricht dabei sehr schnell lateinische Zauberformeln. (...) Plötzlich wird es im Saale hell, die schwarzen Wandbehänge sind weggezogen. Der Saal leuchtet im feuerroten Behange, und dem Meister wird über sein langes Priestergewand ein roter Seidenmantel geworfen und seine rote Stirnbinde mit einer weißen vertauscht. In seiner Ansprache erwähnt der Rex summus maximus Rudolf Steiner eine 'übergeordnete Gesellschaft', der alle okkulten Gesellschaften der Erde angeschlossen sind."[128]

Diese Zeugenaussage belegt unserer Auffassung nach, daß Steiner tatsächlich ein Generalgroßmeister gewesen ist, sie illustriert darüber hinaus auch unabhängig von einer O.T.O.-Mitgliedschaft die okkulten Neigungen des Begründers der Waldorfschule, wenn er als „Fürst der Hölle" mit Totenschädeln hantiert. Auch König erwähnt in seinem *OTO-Phänomen* (im Kapitel „Veritas Mystica Maxima"): „Die Steinerschen Ritualtexte zur Logeneröffnung/Initiation sind streckenweise identisch mit denjenigen des 'OTO Orient Thuricensium', die ebenfalls bis in die 1960er Jahre vom 'Misraim-Dienst' sprechen (heute in einer leicht abgewandelten Version immer noch vom schweizer OTO verwendet)".[129]

Hans Leisegang erklärt noch, daß - wie bei einem richtigen Geheimbund üblich - „die Eingeweihten höheren Grades ... den auf niederer Stufe Stehenden gegenüber zu unbedingtem Schweigen verpflichtet" seien, und zitiert aus Steiners *Wie erlangt man Erkenntnisse der höheren Welten?*: „Du magst ... in intimer Freundschaft mit einem Eingeweihten leben: du bist doch so lange von seinem Wesen getrennt, bis du selbst ein Eingeweihter geworden bist. Du magst das Herz, die Liebe eines Eingeweihten im vollsten Sinne genießen: sein Geheimnis wird er dir erst anvertrauen, wenn du reif dazu bist. Du magst ihm schmeicheln, du magst ihn foltern: nichts kann ihn bestimmen, dir irgend etwas zu verraten, von dem er weiß, daß es dir nicht verraten werden darf, weil du auf der Stufe deiner Entwicklung dem Geheimnis noch nicht den rechten Empfang in deiner Seele zu bereiten verstehst."[130]

Selbst Rudolf Steiner gibt uns einen unbewußten Wink in bezug auf seine „Verschleierungsstrategien" gegenüber der Öffentlichkeit: „Schon wegen dieses Arbeitens aus der Wirklichkeit der Seelenbedürfnisse der

---

128 Dvorak, Satanismus, S. 313ff.
129 König, OTO-Phänomen, S. 35
130 Leisegang, Die Geheimwissenschaften, S. 27

Mitglieder, müssen die Privatdrucke anders beurteilt werden, als das in die volle Öffentlichkeit von Anfang an Gesandte. Als mündliche, nicht zum Druck bestimmte Mitteilungen waren die Inhalte dieser Drucke gemeint."[131]

Freimaurerei, Geheimwissen, Rituale - Steiner scheint dieser Mixtur nicht abgeneigt gewesen zu sein, zumal er bereits seinerzeit der *Adyar Theosophischen Gesellschaft*, einer „Art Geheimbund nach freimaurerischem Vorbild", angehört hatte und in deren engen Kreis (die „Esoterische Schule") eingetreten war.[132] 1902 wird die deutsche Sektion der *Theosophischen Gesellschaft* grgründet und zwei Jahre später beginnt Steiner seine „Esoterische Schule" aufzubauen. Diese besteht aus den Abteilungen der *Esoteric School of Theosophy*, dem Misraim-Dienst, der „Irdisches mit dem Himmlischen, Sichtbares mit dem Unsichtbaren" vereinigen soll, und aus „12 bewährten Schülern, über die nichts weiter bekannt ist". 1907 löste Steiner die erste Abteilung der „Esoterischen Schule" aus dem „formalen Zusammenhang" mit der von Annie Besant geleiteten *Esoteric School of Theosophy*, weil er ein anderes Schulungssystem verfolgte. Im Sommer 1914 werden die Veranstaltungen der „Esoterischen Schule" und des Misraim-Dienstes, der immerhin 600 Mitglieder zählte, aufgrund der Kriegsverhältnisse eingestellt.[133] 1923 verwirklicht Steiner, laut König, eine neue „Esoterische Schule", als neue - von ihm formulierte - Form der Esoterik. Dabei wirkt die Anthroposophie als „Erkenntniskult" der „Esoterischen Schule", „mit Handlungen für den freien Religionsunterricht der Waldorfschule und den kirchlichen Ritus für die 'Christengemeinschaft'. (...) Die esoterische Schule ist transformiert in die 'Freie Hochschule für Geisteswissenschaften'. Obwohl Steiner nicht mehr dazu kommt, die drei Klassen im Detail auszuformulieren, denkt er daran, Inhalte der M. E. [Mystica Aeterna, d. Verf.] in die zweite Klasse der Hochschule hineinfliessen zu lassen."[134]

1.4. Ring frei für zweifelhafte Experten

„Die Mittel, die dazu verwendet werden, sind nicht zart. Bis vor kurzem bestanden sie aus drei Angriffsarten: die Anthroposophie sei angeblich unwissenschaftlich, undemokratisch und rassistisch. Inzwischen ist eine

131 Steiner, Mein Lebensgang, S. 451f.
132 vgl. Gassmann, Rudolf Steiner und die Anthroposophie, S. 94
133 vgl. König, Rudolf Steiner, S. 2f. (Internet, http://www.cyberlink.ch/~koenig/steiner.txt)
134 vgl. König, Rudolf Steiner, S. 2 u. S. 5-7 (http://www.cyberlink.ch./~koenig/steiner.txt)

vierte dazugekommen: die Anthroposophie soll auch satanisch sein. Dieses letzte Brecheisen wird bei weitem das effektivste sein. Denn seit Augustinus haben spirituelle Bewegungen (der Manichäismus, die Katharer, die Rosenkreuzer) den Vorwurf des Satanismus von 'offizieller' Seite zu hören bekommen. Und in dem Augenblick, wo dieser Ruf ertönt, wartet auch schon der Scheiterhaufen." Dies schreibt Jelle van der Meulen in seinem Buch *Mittendrin.*[135] Pietro Archiati wird in seinem Ende 1997 erschienenen Werk *Die Überwindung des Rassismus durch die Geisteswissenschaft Rudolf Steiners* deutlicher: „So kommen zum Beispiel zwei Brüder zu der Behauptung, Rudolf Steiner sei ein Satanist gewesen. Sie haben diese Behauptung von einem anderen übernommen, der inzwischen sogar öffentlich zugestanden hat, daß sie nicht stimmt, daß er selber sie aus einer Quelle bezogen hat, wo einfach Falsches über Steiner behauptet wurde."[136]

Zweifellos haben wir diese sogenannte „Satanismus-Debatte" um Steiner entfacht. Nachdem wir in unserem *Schwarzbuch Anthroposophie* nicht nur Steiner mit dem O.T.O. in Verbindung gebracht - wie bereits viele Fachleute vor uns auch -, sondern auch der Anthroposophie bestimmte weltanschauliche Inhalte aus diesem okkulten, teilweise dubiosen Umfeld bescheinigt hatten, gab es heftigen Wirbel bei den Anthroposophen und natürlich in der (nichtinformierten) Presse. So einfach jedoch, wie Pietro Archiati dies in seinem Buch geschildert hat, ist es mit den Distanzierungen gewisser „Fachleute" nicht.

Ausgehend von Steiners Mitgliedschaft im okkulten, neosatanistischen O.T.O. bzw. einem Ordenszweig (MMA) - was wir in den vorangehenden Kapiteln unserer Auffassung nach plausibel belegt haben - stellten wir im *Schwarzbuch Anthroposophie* die These auf, daß seine okkulten Vorstellungen auch Eingang in die Anthroposophie (ob kultisch, ob weltanschaulich) gefunden haben müssen. Sofort nach Erscheinen des Buches beriefen die anthroposophischen Institutionen eine Pressekonferenz ein, auf der es speziell um diesen Vorwurf ging.

1.4.1. Der „Experte" Dr. Walter Kugler und seine zweifelhaften Beweise

„Dr. Walter Kugler vom Steiner-Archiv in Dornach wies die Behauptungen als böswillige Unterstellungen zurück. Steiner habe nie Beziehungen

---

[135] Van der Meulen, Mittendrin, S. 236

[136] Pietro Archiati: Die Überwindung des Rassismus durch die Geisteswissenschaft Rudolf Steiners, Dornach 1997, S. 45

zum Geheimorden 'O.T.O.' und zu Aleister Crowley und seinen menschenverachtenden Ausschweifungen unterhalten. In den mehr als 300 Bände umfassenden Werk Steiners, dessen komplette Veröffentlichung von den Erben angeordnet worden sei, 'gibt es keinerlei Hinweise auf Sexualmagie oder Satanismus'", lesen wir in einer anthroposophischen Pressemitteilung vom 29. Januar 1997.[137]

Bei dem Pressegespräch „Anthroposophie in der Kritik" in Frankfurt (veranstaltet von der anthroposophischen Zeitschrift *Info3*) am selben Tag gibt Kugler dann auch eine Stellungnahme ab.[138] Darin verkündet der „Fachmann" der *Rudolf Steiner-Nachlaßverwaltung*: „Die Brüder Grandt haben in ihrem Buch-Manuskript nicht eine einzige Stelle aus der über dreihundert Bände umfassenden Rudolf Steiner Gesamtausgabe oder aus noch unveröffentlichten Manuskripten bzw. Vortragsmitschriften bzw. irgendwelchen anderen Dokumenten beibringen können, die Äusserungen Rudolf Steiners zu sexualmagischen Praktiken und Satanskulten enthält oder auch nur annähernd den Eindruck entstehen lassen, daß Rudolf Steiner seine Leser bzw. die Zuhörer seiner Vorträge hierzu aufgefordert hätte. - Von Seiten der Herausgeber der Rudolf Steiner Gesamtausgabe und der Archivmitarbeiter wäre hier noch hinzuzufügen: Solche Äusserungen gibt es auch nicht. Irgendwelche 'Geheimarchive' oder 'Geheimdossiers' existieren ebenfalls nicht."

Diese Stellungnahme des Dr. Walter Kugler kann nicht anderes als „berechnend" genannt werden. Sicherlich hat er, wie auch andere Anthroposophen, durch den Umstand, daß das *Schwarzbuch*-Manuskript - wie auch immer - vor Veröffentlichung in den Besitz des Archives der *Rudolf Steiner-Nachlaßverwaltung* gelangte, genügend Zeit gehabt, den Text aufmerksam zu studieren. Er wird darin keine einzige Stelle gefunden haben, an der wir die Behauptung aufstellen, Steiner sei ein Satanist oder Sexualmagier gewesen. Wir haben lediglich Indizien dafür gefunden, daß, durch den Kontakt zum O.T.O. bzw. seinem Ordenszweig und anderen Vereinigungen (zum Beispiel Rosenkreuzer), diverse Inhalte (z.B. die Vergöttlichung des Menschen; die Vereinigung mit dem Geiste als mystische Verwandlung zu „Einem"; das „Loslösen" des Menschen aus den gewohnten Bahnen, also eine Entfremdung der Persönlichkeit; Elemente von Magie als „Willensreligion")[139] in seine eigene Anschau-

---

[137] „Anthroposophische Einrichtungen wehren sich gegen Diffamierung. Rechtliche Schritte gegen 'Schwarzbuch' im Ueberreuter-Verlag", Pressemitteilung vom 29.1. 1997/Archiv Grandt

[138] Walter Kugler: Rudolf Steiner: Ein Sexualmagier, Satanist und Rassist?/Archiv Grandt

[139] siehe Grandt/Grandt, Schwarzbuch Anthroposophie, S. 103-153

ung der Anthroposophie miteingeflossen sind. Kuglers rhetorischer Trick, einen „Strohmann" aufzubauen und anschließend Aussagen zu widerlegen, die wir nie gemacht hatten, wirkte sich auch auf die Berichterstattung über das *Schwarzbuch Anthroposophie* aus und trug wesentlich dazu bei, uns zu diskreditieren. Daß Kugler sich einfach irrte, ist kaum anzunehmen, denn in seiner Erklärung heißt es weiter: „Die Autoren haben nicht eine einzige Stelle im Werk Rudolf Steiners ausfindig gemacht und zitiert bzw. anhand anderer Dokumente nachgewiesen, daß sich Rudolf Steiner an sexualmagischen Handlungen und an Satanskulten beteiligt hat. (...) Die Brüder Grandt führen kein einziges Beispiel an bzw. weisen an keiner Stelle nach, daß Anthroposophen, Waldorfschullehrer oder sonst in Beziehung mit der Anthroposophie Stehende sich im Laufe der nahezu hundertjährigen Geschichte der anthroposophischen Bewegung sexualmagischer oder satanistischer Praktiken bedient haben bzw. bedienen." Eine Stelle aus unserem Buch, wo wir solches behaupten, zitiert Kugler auch in diesem Fall nicht.

Kugler schlägt jetzt jedoch einen ganz anderen Weg ein, um jegliche „Berührungen" seines „Abgottes" Steiner mit dem O.T.O. zu vertuschen, wenngleich er Kontakte zwischen diesem und Reuß zugibt.[140] Während Reuß immerhin erwähnt wird, vermeidet Kugler peinlichst, den O.T.O. auch nur einmal zu benennen. Zur Rechtfertigung „verlegt" Kugler das „Gründungsdatum" des O.T.O. einfach auf das Jahr 1912. Da Steiners Kontakte zu Reuß auf das Jahr 1906 datieren, lagen sie also - scheinbar - vor der O.T.O.-Zeit. So kann man Steiner schnell „reinwaschen", denn wenn der O.T.O. erst sechs Jahre später begründet worden wäre, dann wäre Steiner wirklich so „clean" wie ein Neugeborenes: „Theodor Reuß aber war in späteren Jahren in Verruf geraten im Zusammenhang mit dem von ihm begründeten und 1912 bekannt gegebenen O.T.O., der dann vor allem durch Aleister Crowley in Mißkredit geraten war. (...) Als wirkliches Zeitdokument betreffend die Gründung des O.T.O. kann die beigefügte Titelseite aus dem Buche des mit Theodor Reuß assoziierten Großmeisters, A.P. Eberhardt, (*Von den Winkellogen Deutschlands*, Leipzig

---

140 „Im Zusammenhang mit der von ihm geleiteten Esoterischen Schule und der Einrichtung einer besonderen Abteilung mit kultischem Charakter, hatte Rudolf Steiner 1905/06 verschiedentliche Kontakte mit dem Großmeister der Groß-Loge für die vereinigten Riten Schottisch A.&.A., Memphis, Misraim in Deutschland, Theodor Reuß, betreffend die formale Berechtigung, an den freimaurerischen Misraim-Ritus anzuknüpfen."

1914) angeführt werden, die das Jahr 1912 als Gründungsdatum bestätigt."[141]

Aber Kuglers Vorgehensweise hat eine entscheidende Schwäche: sein Umgang mit den Quellen. Er präsentiert der Presse als „Dokument" eine Kopie aus dem oben genannten Buch, die aussagt: „Vom Orientalischen Templer-Orden (O.T.O.) in Deutschland. Gegründet im Jahre 1912 von Theodor Reuß in London."[142] Doch ist den Anthroposophen bei ihrer Recherche ein wichtiger historischer Sachverhalt entgangen. Denn das stolz präsentierte „Beweisstück" wurde schon im Juli 1914 von Theodor Reuß selbst in der *Oriflamme*, dem amtlichen Organ des „Ordens der Orientalischen Templer - O.T.O." entlarvt! In *Der kleine Theodor-Reuss-Reader* von Peter-R. König ist dieser Text abgedruckt, den wir in Auszügen wiedergeben möchten: „An die freimaurerische Presse Deutschlands! Richtigstellung der falschen Angaben A.P. Eberhardts in seinem Buche Winkel-Logen über die Logengründungen von Theodor Reuss. Ende Mai dieses Jahres erschien in dem hochangesehenen freimaurerischen Verlage von Bruno Zechel in Leipzig ein Buch, das auf dem Umschlag den Titel führt 'Winkel-Logen'. (...) Da Paul Eberhardt ... bis zum Frühjahre 1904 selbst Grossmeister einer ganzen Anzahl von Winkellogen par excellence war, ehe er von mir persönlich zu einem richtigen Freimaurer gemacht wurde ... hatte ich ein ganz natürliches Interesse daran, den Inhalt dieses Eberhardtschen Buches kennen zu lernen. (...) Wenn die Angaben des A.P. Eberhardt über alle anderen, in seinem Buche behandelten Logengründungen ebenso falsch oder entstellt sind, wie diejenigen es sind, die er über die von mir gegründeten Logen und Freimaurereiähnlichen Organisationen macht, dann muss ernstlich beklagt werden, dass ein so hochangesehener Verlag ... solch ein confuses und stellenweise sogar unehrliches Machwerk mit seinem altehrwürdigen Namen deckt."[143]

Reuß geht im folgenden explizit auf die Frage des Gründungsdatums ein: „Da Eberhardt einen Teil seiner Angaben über den Orden der 'Oriflamme' vom Jahre 1912 entnimmt, so musste er wissen, dass dieser Orden nicht erst im Jahre 1912 von mir gegründet worden ist. Es ist ihm aber ausserdem von mir selbst ein Exemplar der Konstitution des Ordens zugesandt worden, und aus dieser musste er ersehen, dass die Konstitution

---

141 Kugler, Rudolf Steiner/Archiv Grandt

142 A.P. Eberhardt: Von den Winkellogen Deutschlands (Freimaurerlogen neueren Datums) im letzten Vierteljahrhundert, Leipzig 1914

143 König (Hrsg.), Der kleine Theodor-Reuss-Reader, S. 11ff.

des ‘neu-organisierten’ Ordens der orientalischen Templer vom Januar 1906 datiert ist. Endlich musste A.P. Eberhardt, als er im Jahre 1905 als Grossmeister ... an der Generalversammlung des Suveränen (sic) Sanktuarium ... in Berlin teilnahm, mit eigenen Augen gesehen haben, dass schon 1905 rechts von der Haustür des Hauses 74 Bellealliancestrasse, gegen die Strasse zu, ein großes Messingschild angebracht war, mit der Inschrift: Suveränes Sanktuarium des Ordens der Orientalischen Templer.“[144] König stellt sich die Frage, ob das Gründungsjahr des O.T.O. auf 1906 „rückdatiert“ worden ist und hält fest: „Nichtsdestotrotz enthält des Reuss-Edikt [gemeint ist Steiners Ernennung zum Generalgroßmeister des Ägyptischen Ritus von Misraim, d. Verf.] an Steiner von 1907 den Begriff ‘Order of Oriental Templars’. Ebenfalls ist in französischen Gnostiker-Heftchen schon *vor* 1912 (dem Datum, in das einige OTO-‘Historiker’ die Gründungsstunde des OTO hineinprojizieren) der Begriff Ordo Templi Orientis zu finden.“[145]

Selbst Walter Kuglers anthroposophischer „Kollege“ Stefan Leber läßt in seiner Studie „Schwarzmagisches Sektierertum und geistige Verführung“ zum Gründungsdatum des *Ordo Templi Orientis* verlauten: „Die Gründung des neuen Geheimordens soll dann am 1. September 1901 zusammen mit Franz Hartmann sowie Kellner und Reuß erfolgt sein; sein Ziel sollte die Förderung des magisch-rosenkreuzerischen und mystisch-maurerischer Gedanken sein. (...) Reuß erhält angeblich im Tempelorden 1901 die Grade 30 und 96, Franz Hartmann 30 und 95, ferner ein Br. Heinrich Klein, desgleichen Dr. Kellner.“[146] Und weiter: „Nach seinem [Kellners, d. Verf.] Tode übernahm Reuß 1906 die Leitung und machte den Orden allerdings erst später bekannt.“[147] Damit gibt Leber zu, daß es bereits vor 1912 diesen O.T.O. gegeben hat, Reuß bereits 1906 die Leitung übernahm! Auch wenn der Orden erst „später“ bekannt geworden sein sollte, heißt das keineswegs, daß es ihn zu diesem Zeitpunkt - zu dem auch Steiner mit auf die „O.T.O.-Bühne“ trat - nicht gegeben hat!

Peter-R. König, der O.T.O.-„Experte“, stimmt in einem Brief an uns vom 10.8.1995 zu: „Reuß konstituierte den OTO 1906 neu (und nicht 1912)“.[148] Drei Jahre später läßt er im Internet verlauten, es gebe keinen

[144] König (Hrsg.), der kleine Theodor-Reuss-Reader, S. 16
[145] König, Rudolf Steiner, S. 7 (Internet, http://www.cyberlink.ch/~könig/steiner.txt)
[146] Leber, Schwarzmagisches Sektierertum und geistige Verführung, S. 10 (in Fußnote 71, S. 21, erklärt er: „Dieses Datum nennt Frick 1978, S. 462, während Möller/Howe 1986, S. 136 es für rein fiktiv hält, weil es kein Dokument dafür gibt.“).
[147] Leber, Schwarzmagisches Sektierertum und geistige Verführung, S. 10
[148] Brief von König an uns vom 10.8.1995/Archiv Grandt

einzigen Beleg, dafür, daß Kellner („der angebliche ideelle 'Gründer' der OTO-Idee") den „Begriff OTO gekannt, geschweige denn benutzt hat." Er schreibt aber weiter: „22. Januar 1906 ist das Datum, das die erste (englische) OTO-Konstitution aufweist, die anscheinend erst 1912 allgemein bekannt wird. (...) Die Konstitution verlangt von künftigen Mitgliedern ein schriftliches Aufnahmegesuch. Es scheint (zumindest im Nachhinein), dass sich der OTO nun aus eigenen Memphis-Misraim-Graden zu entwickeln beginnt. (...) Am 21. Juni 1906 ist das Datum, das die erste deutsche OTO-Konstitution aufweist. Wie schon zur englischen OTO-Konstitution von Januar angemerkt, scheint es, dass die Gründung des OTO erst 1912 allgemein bekannt wird. Diese deutsche Konstitution verlangt von künftigen Mitgliedern ebenfalls ein schriftliches Aufnahmegesuch."[149]

Unzweifelhaft gibt es eine Unmenge weiterer Hinweise, die belegen, daß der O.T.O. schon um die Jahrhundertwende von Kellner und Hartmann gegründet worden ist (und von Reuß dann 1906 „neuorganisiert" wurde).So erklärt Nicholas Goodrick-Clarke, der mit seiner Studie *The Occult Roots of Nazism* ein internationales Standardwerk zu diesem Thema geschaffen hat: Okkulter Templerismus blühte in den quasifreimaurerischen Orden, und mindestens zwei spezifische Templerorden wurden um 1900 auf dem Kontinent gegründet. Es waren dies der Ordo Templi Orientis (OTO), welcher auf irreguläre freimaurerische Tätigkeiten von Theodor Reuss, Franz Hartmann und Karl Kellner zwischen 1895 und 1906 zurückgeht, und der rassistische Ordo Novi Templi (ONT), der von Lanz von Liebenfels um 1907 gegründet worden war."[150]

Selbst Josef Dvorak, der von den Anthroposophen bestellte „Experte" gegen unser *Schwarzbuch*, schrieb noch: „Theodor Reuß ... soll in den Jahren 1905 bis 1921 Oberhaupt des O.T.O. gewesen sein ... seit 1912 unterstand Crowley der englische Zweig des O.T.O."[151] Diese Worte hat der Österreicher, unseres Wissens, nicht widerrufen. Auch im Internet läßt er noch verlauten: „... verließ er [Carl Kellner, d. Verf.] 1903 endgültig Hallein, besorgte sich von John Yarker die 'Ehrengeneralgrossmeister'-Charter des 'Memphis-Misraim'-Ritus ... und zog sich zur Yoga-Praxis in die 1902 projektierte 'Villa Hochwart' ... zurück. Dieses Haus war der

149 König, Rudolf Steiner, S. 2-4 (Internet, http://www.cyberlink.ch/~koenig/steiner.txt)

150 Nicholas Goodrick-Clarke: Die okkulten Wurzeln des Nationalsozialismus, Graz 1997, S. 59; vgl. auch Thomas Schweer: Die Heilsversprecher, München 1996, S. 189; Gasper/Müller/Valentin, Lexikon der Sekten, S. 788ff., und Symonds, Aleister Crowley, S. 192ff. (der als Gründungsdatum das Jahr 1902 angibt).

151 Dvorak, Satanismus, S. 305

erste Tempel des ebenfalls 1902 von Kellner gegründeten Ordo Templi Orientis."[152] Wie kann Reuß bereits 1905 Oberhaupt des O.T.O. gewesen sein, wenn dieser Orden, wie Kugler behauptet, erst 1912 gegründet worden ist? Selbst in seinem „Experten-Gutachten" erklärt Dvorak noch: „Am 21. Juni 1906 machte Reuß den O.T.O. zum äußeren Überbau über alle von ihm gesammelten Riten."[153] Ein Tip von uns: Vielleicht sollten sich die Anthroposophen und ihre „Experten" das nächste Mal besser untereinander absprechen, bevor sie verschiedenlautende Presseerklärungen abgeben.

Die „Allgemeinen Satzungen des Ordens der Orientalischen Templer O.T.O." (London) vom 21. Juni 1906, die uns in Kopie vorliegen, nennen diesbezüglich eine „Konstitution von 1906 („Unter dem Namen Orientalische Templer Orden O.T.O. ist ein internationaler Verein reorganisiert worden...")[154] So mutet es wie eine Farce an, wenn Kugler der Öffentlichkeit mit einem fragwürdigen „Zeitdokument" beweisen will, den O.T.O. hätte es an für sich erst 1912 gegeben, Steiner könne 1906 gar nicht mit ihm in Berührung gekommen sein. Wieder einmal wird an diesem Beispiel klar, wie die Anthroposophen versuchen, durch schlecht belegte Behauptungen und Verdrehungen alles auszutilgen, was den Begründer der Waldorfpädagogik mit dem sexualmagischen O.T.O. in Verbindung bringt. Aber Fakten bleiben eben Fakten.

1.4.2. Distanzierung I: Der „Experte" Josef Dvorak oder: Meinungs- und „Maskenwechsel"

Josef Dvorak wurde, nachdem er bereits den Film *Erlöser* in einem Kommentar scharf angegriffen hatte, von anthroposophischen Institutionen als *der* Spezialist für die Geschichte der okkulten Gesellschaften und Geheimbünde der Jahrhundertwende und „Gegengutachter" zu unserem *Schwarzbuch Anthroposophie* der Presse präsentiert. In einer Pressemitteilung heißt es dazu: „Der Buchautor und Satanismus-Forscher Josef Dvorak aus Wien, der als unabhängiger Experte eingeladen worden war, wies zahlreiche sachliche Fehler in den Recherchen der Buchautoren Grandt insbesondere über den von Theodor Reuß gegründeten 'O.T.O.'

---

152 Josef Dvorak, Abstürze beim Aufstieg zum Feueropfer, S. 4 (Internet, http://www.access.ch/tantra/foc.00201.htm, Zugriff am 2.1.1998)

153 „Rudolf Steiner und der O.T.O." von Josef Dvorak, aus: „Pressegespräch 'Anthroposophie in der Kritik', 29. Jan. 1997, Frankfurt (Veranstalter: Redaktion Info3/Archiv Grandt)

154 „Allgemeine Satzungen des Ordens der Orientalischen Templer O.T.O.", veröffentlicht in AHA (liegt nur als Kopie vor, ohne genaue Angaben der Heftnummer)

nach, zu dem die 'Schwarzbuch'-Autoren Steiner Verbindungen unterstellen. Dvorak betonte, von der Sache her gebe es keinen Zusammenhang zwischen dem 'O.T.O.' und der Anthroposophie. Der Vorwurf, Steiner habe Riten des Ordens praktiziert, sei 'völlig aus der Luft gegriffen'".[155]

In seinem Buch *Satanismus* schreibt Josef Dvorak: „Daß, wie schon gesagt, Rudolf Steiner neben Theodor Reuß und Aleister Crowley eines der Oberhäupter des O.T.O. war, wird von Anthroposophen nicht an die große Glocke gehängt. Steiner leitete zwischen 1906 und 1914 den deutschen Ordenszweig MMA (= Mysteria Mystica Aeterna) als Großmeister und 'Supremus Rex' (das ist der höchste, X° O.T.O.). Das Logenpatent hatte er für 1500 Mark von Reuß erworben."[156] Nun läßt er plötzlich in der Presse fast anklagend fragend verlauten: „Und Rudolf Steiner soll als Leiter einer selbständigen Gruppe des deutschen O.T.O. ... von 1906 bis 1914 etwas mit dessen sexualyogisch-tantrischen Übungen und folglich auch mit den skandalösen perversen Praktiken von Aleister Crowley zu tun gehabt haben?"[157] Ganz abgesehen davon, daß wir uns im *Schwarzbuch* lediglich auf seine *eigenen* Aussagen berufen, bedient sich auch Dvorak des rhetorischen Mittels des „Strohmanns". Denn er unterstellt uns die Behauptung, Steiner hätte etwas mit Crowleys Praktiken „zu tun gehabt". Wir haben jedoch lediglich darauf hingewiesen, daß Steiner jahrelang Mitglied im deutschen Ordenszweig des O.T.O. war; deshalb ist es nach unserer Auffassung wahrscheinlich, daß er von dieser Sexualmagie Kenntnis hatte und die Frage, ob er „vergeistigte Elemente" daraus in sein eigenes System übernommen hat, legitim.

Vieles deutet darauf hin, daß es bei der Expertise vor allem um eins ging: das Ergebnis. Die anthroposophische Zeitschrift *Info3* stellt dann auch heraus, daß Dvorak jetzt „nach gründlichem Studium der Geschichte des O.T.O." seine früheren Aussagen revidiert habe, mit dem Ergebnis: „Steiner hatte mit diesem Orden nichts zu tun".[158] Und dies, obwohl Dvorak selbst noch beim Interview mit Petrus van der Let für den *Erlöser*-Film (im Oktober 1996) zum besten gegeben hat: „Und in diesem Sinne hat er [Steiner, d. Verf.] nach dem Tod von Carl Kellner in Deutschland von Theodor Reuß eine Meistercharter gekauft - das Memphis Misraim-Ritus bzw. also des O.T.O., die ihn befähigt hat,

155 Pressemitteilung vom 29.1.1997/Archiv Grandt
156 Dvorak, Satanismus, S. 312-314
157 Dvorak, Rudolf Steiner und der O.T.O./Archiv Grandt
158 Vorabdruck in *Info 3*, Februar 1997

niedere Grade des O.T.O. zu bearbeiten.“[159] Doch wie es der Zufall so wollte, war Dvorak gerade damals mit Studien über Carl Kellner beschäftigt, die ihn wenig später, pünktlich zum Erscheinen des *Schwarzbuches Anthroposophie*, zu der Erkenntnis führten, „daß die meisten Angaben in der Fachliteratur über Steiners Mitgliedschaft im O.T.O. praktisch wertlos sind. Es hatte offenbar einer vom anderen abgeschrieben, ohne sich die Mühe eigener Recherchen zu machen. Und ich hatte dieses angeblich ‘wissenschaftlich gesicherte Ergebnis’ ungeprüft übernommen.“[160]

In einem weiteren Fall wirken Dvoraks neue Standpunkte wenig überzeugend. In seinem Buch hatte er ein „Aufnahmeritual in Steiners MMA“ beschrieben, das auf einen Bericht des abtrünnigen Steiner-Anhängers und Geisteswissenschaftlers Heinrich Gösch zurückgeht. Dvorak wörtlich: „Und so zelebrierte nach Gösch Rudolf Steiner das I° O.T.O.-Ritual.“[161] Auch in dem oben bereits genannten Interview mit Petrus van der Let beruft er sich auf entsprechende Quellen: „Es gibt Unterlagen dafür, daß das Ritual des ersten Grades einmal von Steiner durchgeführt worden ist.“ Haben sich diese Unterlagen jetzt einfach in Luft aufgelöst? Muß Göschs Schilderung als unzuverlässige Quelle eingestuft werden? Oder sind neue Quellen aufgetaucht, die den Fall in einem neuen Licht erscheinen lassen? Das wollen natürlich auch wir wissen und setzen ein Schreiben an Dvorak auf, in dem wir ihn bitten, uns Auskunft zu geben.[162] Der Brief kommt jedoch ungeöffnet zu uns zurück. In seinem im Dezember 1998 in den *Flensburger Heften* erschienenen Interview erwähnt Dvorak den Bericht Göschs zwar, spricht jedoch von einem „Rosenkreuzer-Ritual“. Die „falsche Behauptung“ über Steiners Mitgliedschaft im O.T.O. gehe auf eine Verwechslung des Ordens mit Memphis Misraim zurück, die wiederum darauf zurückzuführen sei, daß Theodor Reus in Personalunion Chef beider Vereinigungen gewesen ist. Dvoraks neue Position gründet also auf einer Neubewertung des Verhältnisses von O.T.O. und Memphis Misraim, die für ihn in keinem organisatorischen Zusammenhang stehen.

Die Revision seiner bisherigen Interpretation der vorliegenden Literatur muß nicht falsch sein, weil sie Dvorak zu einem für die Anthroposophen äußerst günstigen Zeitpunkt in den Sinn kam. Aber es gibt da noch

159 Interview mit Josef Dvorak, aktualisierte Fassung des *Erlöser*-Films 1998 für 3sat
160 Eine Reise nach Wien. Bei den Quellen des O.T.O. Interview von Wolfgang Weirauch mit Josef Dvorak, in: Flensburger Hefte 63, S. 211
161 Dvorak, Satanismus, S. 312ff.
162 Schreiben von uns an Josef Dvorak vom 24.9.1997/Archiv Grandt

einen anderen Aspekt, der die Unabhängigkeit des „Experten“ in Frage stellt. Dvorak selbst bezeichnet sich als „Satanologe“ und die Anthroposophen griffen auf ihn als Satanismus-Forscher zurück. In der Vergangenheit jedoch wurde Dvorak von Leuten, die ihn persönlich kannten, wie auch von Sachbuchautoren einer größeren Nähe zu seinem Untersuchungsgegenstand bezichtigt, als es für einen Wissenschaftler angemessen erscheint.[163] Und der „Experte“ hat eifrig dazu beigetragen, daß jenes Bild entstanden ist, das ihn manchmal als distanzierten Beobachter und manchmal als Sympathisanten mit Kontakt in satanistische Kreise zeigt.

Im Oktober 1989 erscheint in der Wiener Zeitschrift *Basta* ein Artikel, in dem eine Redakteurin eine Schwarze Messe beschreibt, an der sie teilgenommen haben will. Sie schildert ein (mit allen Klischees beladenes) Satansritual und nennt einen angeblichen Zelebranten beim Namen: Josef Dvorak. In einem mit „Hinweise für Jünger des Satans“ überschriebenen Kasten ist Dvorak mit voller Anschrift als „beste Kontaktadresse in Österreich“ angeführt.[164] Auf diesen Artikel nimmt der Regisseur Petrus van der Let Bezug, als er im November 1996 im *Falter* auf Angriffe Dvoraks gegen seinen Film *Erlöser* reagiert. Nachdem er einige Passagen zitiert hat, fragt er: „Warum will er [Dvorak, d. Verf.] also heute nur noch Satanismus-Kenner sein?“[165] Damit steht die Frage im Raum, was Maske und was Dvoraks wahres Gesicht ist.

Dvorak scheint zu ahnen, daß er unter diesen Umständen kaum als auch nur halbwegs glaubwürdiger „Experte“ durchgeht, und reagiert. Er schreibt an Petrus van der Let und läßt uns durch seine Anwälte eine „Abmahnung“ zustellen.[166] Darin heißt es unter anderem: „Herr Dvorak hat erfahren, daß Sie über ihn unwahre Behauptungen aufstellen: 1. Sie behaupten, unser Mandant sei Satanist und gäbe sich als Mitglied des OTO (Ordo Templi Orientis) aus, Diese Behauptung ist unwahr, er ist weder Satanist noch Mitglied des OTO.“ Als Letzteres jedoch wird Dvorak im besagten *Basta*-Artikel bezeichnet.

Doch genau dies ist der nächste Punkt in der „Abmahnung“ seiner Anwälte: „2. Zur Begründung Ihres Versuches, unseren Mandanten als unglaubwürdigen Experten hinzustellen, nehmen Sie Bezug auf einen

163 vgl. Joachim Schmidt: Satanismus - Mythos und Wirklichkeit, Marburg 1992, S. 131; Andreas Schlothauer: Die Diktatur der freien Sexualität, Wien 1992, S. 14f.

164 Sophie Hochheim: Ich war Satansbraut, in: Basta 10/1989, S. 96-100

165 Petrus van der Let: Braune Magie im Falter?, in: Falter vom 27.11.1996

166 Brief von Josef Dvorak an Petrus van der Let vom 3.4.1998/Archiv Grandt; Schreiben der Rechtsanwälte Dr.jur. A. Bachmann, K. Bachmann, Dr. jur. F.-J. Hansen und Partner, Aschaffenburg, an jeweils Guido und Michael Grandt vom 7.5.1998/Archiv Grandt

Artikel im inzwischen eingestellten Zeitgeist-Magazin BASTA (Oktober 1989), der von einer ‘Schwarzen Messe’ handelt, die Herr Dvorak an einem geheimen Ort ... zelebriert haben soll. Entgegen den Angaben in diesem Magazin ist festzustellen, daß diese Veranstaltung niemals stattgefunden hat. Tatsächlich hat es sich um einen von der Redaktion der Zeitschrift inszenierten Scherz gehandelt, zu dem unser Mandant für einen Fototermin im Museum für Angewandte Kunst engagiert worden war. (...) So ist die unserem Mandanten in den Mund gelegte (von ihm nicht gemachte) Behauptung, er besäße im OTO den ‘dritthöchsten Grad’, unwahr.“

Fast zehn Jahre nach Veröffentlichung des betreffenden Artikels eine recht späte „Läuterung“, meinen wir, die zudem noch einige sehr interessante Fragen offen läßt: War Dvorak von Anfang an bewußt, daß es sich bei dieser „Veranstaltung“ um einen „Scherz“ des Magazins gehandelt hat? Hat er seinerzeit rechtliche Schritte gegen die *Basta*-Redaktion eingeleitet, die ihm das Bekenntnis einer Mitgliedschaft im O.T.O. in den Mund gelegt haben soll? Hat Dvorak damals versucht, in einer Gegendarstellung die angeblich falschen Behauptungen richtigzustellen?

Aus einer Eidesstattlichen Versicherung Dvoraks geht hervor, daß er am Fototermin teilgenommen hat. Warum er gegen die Falschdarstellungen nicht vorgegangen ist, dazu schreibt er nichts. Zwischen den Zeilen aber ist zu lesen, daß ihm die Werbung für sein Satanismus-Buch gelegen kam und er sein Anliegen trotz der zahlreichen Unrichtigkeiten „zutreffend wiedergegeben“ fand: „Aufklärung, Widerstand gegen Repression und Obskurantismus...“[167] Davon freilich ist in dem Bericht nur an einer Stelle die Rede - und die ist nicht auf Dvorak, sondern auf den „Fürsten der Finsternis“ höchstselbst gemünzt.

Der Artikel in *Basta* ist ohnehin nicht die einzige Gelegenheit, bei der Dvorak das Etikett „Satanist“ toleriert hat. In der Ausgabe des *Wiener* vom August 1986 findet sich ein Artikel „Bekenntnisse eines Satanisten“ von Josef Dvorak,[168] aus dem wir folgendes zitieren möchten: „Österreich hatte seine erste öffentlich gefeierte ‘Schwarze Messe’. Der langhaarige Zelebrant war ich. (...) Obzwar ich hin und wieder andere Leute - ungewollt - täusche, wenn ich mit einem freundlichen ‘Grüß Gott’ auf den Lippen an ihnen vorbeieile. Welchen Gott ich meine, erkläre ich dabei nicht. (...) Jahre später - ich arbeitete bereits als Psychotherapeut - kam ich durch einen Klienten in Verbindung mit einem angeblich uralten

167 Eidesstattliche Erklärung von Josef Dvorak vom 9.10.1998/Archiv Grandt
168 Wiener, August 1986, S. 53-55

Orden, der öffentlich niemals in Erscheinung tritt. (...) Ihre Symbolfigur ist Luzifer. Mehr darf ich nicht sagen." Obwohl nach Dvoraks eigener Aussage der von ihm eingereichte Text von der *Wiener*-Redaktion „massiv verändert" wurde und angeblich sogar falsche Tatsachenbehauptungen enthält, veranlaßt Dvorak keine Richtigstellung. Auch das Magazin *Wienerin* bezeichnet ihn noch im April 1996 unwidersprochen als „Österreichs Paradesatanisten".[169]

Ein besonders eindrucksvolles Beispiel für Dvoraks Spiel mit zwei Masken bietet sein Auftritt in der Sendung *Explosiv - Der heiße Stuhl* am 23.3.1993. Das Thema der Konflikt-Talkshow heißt „Satanismus". Vorgestellt wird Dvorak als Psychoanalytiker und „Satanologe", gleich in seinem Eingangsstatement betont er, kein Satanist zu sein, sondern sich wissenschaftlich mit dem Phänomen des Satanismus zu befassen. Derweil ist auf dem Bildschirm, wie um das Gesagte zu konterkarieren, sein Slogan für den Abend eingeblendet: „Jeder Mensch braucht den Satan". Eine seltsame Aussage für einen ausschließlich wissenschaftlich am Satanismus interessierten Menschen. In diesem Stil geht es weiter, das Verwirrspiel endet mit Dvoraks Statement, er gehöre keiner Richtung an, sympathisiere aber mit einer nicht näher bezeichneten Strömung des Satanismus „und mit dem Satan, wie ich ihn verstehe".[170] Damit öffnet er die Tür für alle möglichen Interpretationen.

Ähnlich verhält es sich im Falle der von Dvorak nachweislich durchgeführten okkulten Rituale. „Nichts Gestelltes" sei daran, betonte er, als eine entsprechende Filmsequenz während der Talkshow eingespielt wird. In solchen Messen komme ein „Volkssatanismus" (analog zur Volksreligiosität) zum Ausdruck. Wenn er zur Teilnahme eingeladen werde, versuche er durch die spielerische Darstellung „angeblich satanistischer Phantasien", eine „gewisse Bewußtmachung" zu erreichen. Im Interview mit den *Flensburger Heften* liest sich das plötzlich ganz anders: alles Inszenierung, „meistens Auftragsarbeiten für Fernsehanstalten".[171] Keine Teilnahme mehr an volkssatanistischem Ringelpiez, sondern die Performance esoterischer Rituale als „religionsethnologische Methode", die Absichten rein „wissenschaftlich-künstlerischer Natur". Das ganze Ritualtheater illustriert immerhin Dvoraks Wissenschaftsverständnis. Denn so differenziert sich die Methoden der modernen Wissenschaft auch darstellen - Satans-Performances gehören nicht dazu, auch wenn es der stu-

[169] Wienerin, April 1996, S. 42
[170] Explosiv - Der heiße Stuhl, RTL am 23.3.1993
[171] Eine Reise nach Wien, in: Flensburger Hefte 63, S. 176

dierte Theologe und ehemalige Wiener Aktionskünstler anders sieht. Doch genau diese Grenze zwischen intersubjektiver Wissenschaft und Kunst als höchst individuellem Ausdruck, zwischen Wissen und Wähnen scheint Dvorak verwischen zu wollen. Dazu paßt dann auch, daß er Okkultismus als „wissenschaftliche Beschäftigung mit einem Bereich, dessen Phänomene einer naturwissenschaftlichen und psychologischen Kausalerklärung trotzen“[172], definiert und Telekinese und Hellsehen als Beispiele anführt. Wenn er da mal nichts durcheinander gebracht hat...

1.4.3. Distanzierung II: Der „Experte“ Peter-R. König oder: eine schweizerische „Zirkusnummer“

Um unser „Verhältnis“ zu dem Schweizer Peter-R. König, der in einschlägigen Kreisen als *der* O.T.O.-Experte gilt, mit dem nach eigener Aussage weltweit größten O.T.O.-Archiv[173], dem Leser näher zubringen, müssen wir etwas weiter ausholen. Nach der Veröffentlichung unseres *Schwarzbuch Satanismus*, in dem wir uns ebenfalls mit dem *Ordo Templi Orientis* beschäftigten, schrieb uns König einen vierseitigen Brief, mit insgesamt 42 „Bemängelungen“ seine Bücher und das „O.T.O.-Phänomen“ betreffend.[174] In einigen Punkten (es handelte sich um einfache Fehler, die entstanden waren, als das Verlagslektorats verschiedene Kapitel gekürzt bzw. umgestellt hatte) hatte König recht.[175] Bei den meisten von König bemängelten Stellen kamen wir jedoch zu einer anderen Einschätzung, weil uns zusätzliche Quellen vorlagen.[176]

Auch nach Erscheinen unseres *Schwarzbuch Anthroposophie* beschwerte sich König massiv über unsere Arbeitsweise. Diesmal ging es um ein Zitat von ihm und um Rudolf Steiner. „Die Herren Grandt haben mich erneut falsch zitiert“, hieß es da, „auf Seite 121 verwenden sie Zitate aus der Nazi-Hetzzeitschrift ‘Der Judenkenner’, die ich in meinen wissenschaftlichen Werken zitiert habe. Anstatt die genaue Quellenangabe anzugeben, stellen nun die Herren Grandt *mich* als Schöpfer dieser Nazi-Hetzrede dar.“[177] Dieser Fehler war uns tatsächlich unterlaufen,[178] wofür

---

172 Eine Reise nach Wien, in: Flensburger Hefte 63, S. 208

173 Brief von König an uns vom 7.8.1995/Archiv Grandt

174 Brief von König an uns vom 10.8.1995/Archiv Grandt

175 Für zukünftige Auflagen teilten wir diese Korrekturen dem Verlag mit; sie sind auch berücksichtigt worden. (Brief von uns an Pattloch-Verlag vom 20.8.1995/Archiv Grandt)

176 Ein vom Verlag eingeholtes Gutachten bestätigte unsere Auffassungen. (vgl. Brief von Pattloch-Verlagsleiter Bernhard Meuser an König vom 9.11.1995/Archiv Grandt)

177 Brief von König an Pattloch-Verlag (falsch adressiert) und uns vom 1.3.1997

178 Allerdings ist Königs „Aufklärungswerk“ durch die seitenlange Reihung von Zitaten und Quellentexten ziemlich unübersichtlich. Der Autor selbst räumt ein: „Diese kom-

wir uns bei König umgehend entschuldigten und ihm zusagten, daß der Passus in der nächsten Auflage korrigiert werde: „Alle Anfragen, die diesbezüglich bei uns eingehen sollten, werden wir dahingehend beantworten, daß Sie ... diese Behauptung selbst nie aufgestellt haben.“[179] Trotzdem bezeichnet König das *Schwarzbuch Anthroposophie* kurz darauf als unser neuestes bedauerliches „Schundwerk“ und meint, „recherchieren und lesen und verstehen“ seien Vorgänge, die uns „offensichtlich absolut unmöglich“ seien.[180] Auch anderweitig, zum Beispiel im Internet, überzieht er uns mit Schimpftiraden, die sich auf einem bezeichnenden Niveau einpendeln: „Die Erzeugnisse der Gebrüder Grandt scheinen mir auf den ersten Eindruck hin ein bedauerlicher Ausrutscher der evolutionären Geschehnisse zu sein, drängen sich doch Paralellen zu den Nazi-Ergüssen Ludendorffscher Gesinnung auf. Gesamthaft gesehen, stellen jedoch und deshalb deren Schundwerke und peinlichen Auftritte im Karussell der täglichen TV-Talkrunden einen aktuellen Abguss des momentanen gesellschaftlichen Befindens dar.“[181]

Tatsächlich hat König seine eigenen Vorstellungen von Recherche. In seinem Brief vom 10.8.1995 teilt er uns mit: „Steiner war einzig 1906 für ein paar Wochen Mitglied des O.T.O. (...) Als er erfuhr, worum es beim O.T.O. ging, trat er SOFORT aus.“[182] Eineinhalb Jahre später will er von Steiners Mitgliedschaft - die Zeitdauer einmal dahingestellt - gar nichts mehr wissen: „Es gibt KEIN einziges Dokument, das beweist, dass Steiner Mitglied des OTO war. Tatsächlich war er kurze Zeit lang Mitglied von Reuß' Memphis-Misraim: aber bitte beweisen Sie doch, daß Memphis-Misraim gleich OTO ist!!!“ Und: „Aufgrund der mir neuerdings vorliegenden Quellenlage kann ich mit Bestimmtheit sagen, dass Steiner niemals OTO-Mitglied gewesen ist. Ich erwarte also von Ihnen, dass Sie den entsprechenden Passus (Zitat aus meinem Brief an Sie vom 10.8.95) aus Ihrem Buch entfernen!“[183]

Die neue Quellenlage wollen wir natürlich gerne kennenlernen und so setzen wir uns erneut mit König in Kontakt, weisen ihn auf seine widersprüchlichen Aussagen hin und bitten ihn um eine Klärung des Sach-

plizierte Strukturierung wird hier übernommen und mit Untertiteln dargestellt. Überleitungen von einem Kapitel zum andern finden keine statt. Dies macht die Studie schwer lesbar.“ (König, Das OTO-Phänomen, S. 6)

179 Brief von uns an König vom 7.3.1997/Archiv Grandt

180 Brief von König an uns vom 18.3.1997/Archiv Grandt

181 Interview mit Peter R. König am 16.3.1997 für THING, Heidenkreis Hamburg e.V.

182 Brief von König an uns vom 10.8.1995/Archiv Grandt

183 Brief von König an uns vom 18.3.1997/Archiv Grandt

verhalts: war Steiner nun, wenn auch nur für kurze Zeit, Mitglied im O.T.O. oder läßt sich dies ausschließen? Wir fordern ihn auf, uns über die „neuerdings vorliegende Quellenlage" zu unterrichten, damit wir uns selbst ein Urteil erlauben können.[184] Als uns nach einigen Wochen keine Antwort vorliegt, haken wir nach und geben dem „Kenner des O.T.O." nochmals Gelegenheit, uns über die seinem Sinneswandel zugrundeliegenden Quellen zu informieren.[185] Oder sollten die neuen Dokumente überhaupt nicht existieren?

Königs postwendende Antwort ist nicht dazu angetan, unseren Verdacht zu zerstreuen. Anstatt uns Fakten oder Quellen zu nennen, wehrt er sich „in aller Form" gegen unsere „drohenden" Briefe, die, seines Erachtens, erneut Beweis für die „Unsauberkeit" unseres Vorgehens, auch gegenüber seiner Person, liefern. Er zitiert noch einmal dasselbe wie im Brief vom 18. März, mit dem Hinweis: „Ich erachte es als eine Frechheit, dass Sie von mir erwarten, ich würde für Sie die Recherchen übernehmen."[186] „Hätten Sie recherchiert", schreibt er drei Wochen später in Anspielung auf Informationen im Internet an uns, „wäre Ihnen die Quellenlage bekannt und Sie müssten nicht behaupten, aufgrund der Tatsache, dass ich Ihnen keine Liste der diesbezüglichen Publikationen liefere, es solche gar nicht gäbe."[187]

Doch hier scheint König die Sachlage zu verkennen oder journalistische Recherche mit Geheimwissenschaft zu verwechseln. Natürlich ist es sein gutes Recht, unsere Veröffentlichungen zu kritisieren oder seine eigenen Aussagen ins Gegenteil zu verkehren. Wenn er aber als „Experte" ernst genommen werden will, muß er das eine wie das andere begründen und belegen. Innerhalb der *scientific communitiy* wie unter Journalisten ist es üblich, Forschungs- und Rechercheergebnisse zugänglich zu machen, zur Diskussion zu stellen, der Öffentlichkeit zur Überprüfung vorzulegen. Schließlich war es König, der behauptete, es seien neue Quellen aufgetaucht, die unsere (und seine eigenen früheren) Einschätzungen

---

184 Brief von uns an König vom 24.9.1997/Archiv Grandt

185 Brief von uns an König vom 3.11.1997/Archiv Grandt

186 Brief von König an uns vom 6.11.1997/Archiv Grandt

187 Brief von König an uns vom 26.11.1997 (König datiert ihn falsch auf 26.1.1997)/Archiv Grandt
Erneut benennt er die entsprechenden Web-Seiten nicht und verhindert somit eine Überprüfung. Möglicherweise meint er jedoch sogar seine eigene Betrachtung „Rudolf Steiner (1861-1925): niemals Mitglied irgendeines OTO" (http://www.cyberlink.ch/~koenig/steiner.txt), die sich ihrerseits jedoch nur auf seine eigenen Untersuchungen sowie auf Rudolf Steiners Gesamtausgabe und Werke von Autoren aus dem anthroposophischen Umfeld beruft, aber keine bislang unbekannte Quelle benennt.

widerlegen würden. Solange er nicht in der Lage ist, diese zu benennen, sehen wir keine Veranlassung, unsere Position zu revidieren.

Schließlich verliert sich der „Experte" in wüsten Drohgebärden: „Ich erteile Ihnen hiermit ausdrücklich das Verbot, meinen bedauerlichen Irrtum vom 10.08.95 bzgl. Steiners angeblicher Mitgliedschaft in irgendwelchen Organisationen, in der Öffentlichkeit direkt oder indirekt zu verwenden. Weder als Zitat noch als indirekte Widergabe in Film, Ton oder Schrift. (...) Falls Sie Zitate ... aus meinen Büchern oder Briefen verwenden, die den Zusammenhang verfälschen (nämlich den einer Distanzierung zu Ihren öffentlichen Auftritten in den Medien und Büchern) und auch nur im Entferntesten den Eindruck erwecken, ich befürworte auch nur den Hauch einer Ihrer unwissenschaftlichen und unseriösen Meinungen, die Sie als 'Fakten' verkaufen, behalte ich es mir vor, die gesamte Korrespondenz und Expertisen in geeignetem Rahmen zu publizieren und entsprechende Schritte einzuleiten." Woher jedoch sein plötzlicher Meinungsumschwung kommt, ist uns immer noch rätselhaft. Hat es mit den „Distanzierungen" weiterer scheinbarer „Experten" zu tun, die sich flugs nach der Veröffentlichung des *Schwarzbuch Anthroposophie* von ihren eigenen Worten verabschiedeten, in denen sie Steiner eine Mitgliedschaft im sexualmagischen O.T.O. (oder einem seiner Zweige) bescheinigten?

Oder ist König vielleicht nicht der Experte, für den ihn die Anthroposophen ansehen? Es stellt sich schon die Frage, weshalb er als internationaler „Experte" seine Artikelserien über den O.T.O. und dessen Umfeld in pseudowissenschaftlichen Okkultmagazinen veröffentlicht, wie dem äußerst suspekten *Abrahadabra* (AHA)?[188] König gibt selbst zu, in dieser „Okkult-Zeitschrift" „VOR-publiziert" zu haben.[189] Ist dies für einen wissenschaftlichen Experten nicht ein bißchen seltsam?

Und wie sieht es mit seinen Veröffentlichungen innerhalb des *Ordo Saturni* aus, einer Abspaltung der *Fraternitas Saturni*, einem Okkultorden (der sich auch als *Esoterische Studiengesellschaft* eintragen ließ)[190], der sich ebenfalls zu Aleister Crowleys „Gesetz von Thelema" bekennt, also letztlich zur „Selbstvergöttlichung" des Menschen? Uns liegt die interne „Festschrift" zur „sechzigjährigen Saturnlogentradition" von 1988 vor,[191]

188 vgl. auch König, Das OTO-Phänomen, S. 6 und Fußnote 2
189 Brief von König an uns vom 7.8.1995/Archiv Grandt
190 vgl. Grandt/Grandt, Erlöser, S. 175
191 60 Jahre Saturn-Loge & 100. Geburtstag von Gregor A. Gregorius, Festschrift, herausgegeben vom Ordo Saturni, 1988 e.V./Archiv Grandt

in der Peter-Robert König mit seinem Artikel „Gregor A. Gregorius und der Ordo Templi Orientis“ vertreten ist.[192] Ein paar Seiten vorher können wir noch über den *Ordo Saturni* lesen: „Sinn und Zweck der aktiven Mitgliedschaft in einem Orden wie dem ‘Ordo Saturni’ ist die Arbeit an der eigenen magischen Höherpolung. Im Klartext nennt man dies geistig-seelisches Wachstum. Dieses magische Ziel geht über das ‘Erkenne Dich selbst’ der Rosenkreuzerschule weit hinaus, denn magische Höherpolung bedeutet, Veränderungen an sich und um sich zu schaffen, die im Einklang mit dem WILLEN stehen, wie Meister Therion [Aleister Crowley, d. Verf.] das magische Prinzip des neuen Äons umschrieb. In der Korrespondenz unter Ordensmitgliedern setzen wir, um dies auszudrücken, die programmatischen Sätze aus LIBER AL ‘Tue, was Du willst, ist das ganze Gesetz.’ und ‘Liebe ist das Gesetz. Liebe unter Willen.’ an den Anfang und den Schluß, um das Ziel (‘Tue, was Du willst.’) und die Methode (‘Liebe unter Willen.’) unserer magischen Arbeit zu bekunden.“[193]

Hinzu kommt, daß König nach eigener Aussage Mitglied in verschiedenen O.T.O.-Gruppen gewesen ist, aus „kalter und logischer Berechnung“, um als „under cover agent“[194] an „Material und Informationen heranzukommen“.[195] In einem Interview im Internet für *Thing, Heidenkreis Hamburg e.V.* mimt er dazu den „Komiker“: „Ich wollte es erleben, um es nachher in meinen Büchern spiegeln zu können: wie werde ich Häuptling der Rothäute? Manchmal reiste ich an die Treffen der Wilden Stämme in den schwarzen Kutten, manchmal öffnete ich jedoch lediglich meinen Briefkasten oder ein Tipi im Cyberspace.“[196]

König selbst weiß, auf welch dünnem Eis er sich hier bewegt, und in einem Brief an uns versucht er, etwaiger Kritik an seinen Recherchemethoden zuvorzukommen: „Es konnte ja nur eine Frage der Zeit sein, bis dass Sie beginnen, von Ihrer Position mich als ‘OTO-Experten’ zu verwenden, abrücken, und meine ehemalige OTO-Mitgliedschaft ins Felde führen, um nun meine Arbeit zu diskreditieren.“[197] Und weiter schreibt er: „Wahr ist: um seriöse wissenschaftliche Studien (ethnolo-

192 60 Jahre Saturn-Loge, S. 61-64
193 60 Jahre Saturn-Loge, S. 51; zum *Ordo Saturni* vgl. auch „Saturnische Lektionen“, Heft 8, herausgegeben vom Ordo Saturni, Privat-Druck o.J., S. 25-27/Archiv Grandt
194 Brief von König an die Redaktion „Hans Meiser“ vom 20.6.1996/Archiv Grandt
195 Brief von König an Josef Dvorak vom 3.4.1997/Archiv Grandt
196 Interview mit Peter R. König, 16.3.1997 für *Thing Heidenkreis Hamburg e.V.*
197 Brief König an uns vom 26.11.1997 (König datiert ihn falsch auf 26.1.1997)/Archiv Grandt

gische Feldstudien) zu betreiben, bin ich Under-Cover-Mitglied mehrerer sich konkurrierender OTO-Gruppen geworden; um einerseits zu zeigen, a) wie einfach man Mitglied wird, b) welche Techniken dabei benutzt werden, c) um Insider-Material zu erlangen, d) um Direkt-Informationen publizieren zu können. (...) Zu Beginn meiner auf 13 Bänden konzipierten Gesamt-Publikation zum OTO habe ich meine ex-Mitgliedschaft in verschiedenen OTO-Gruppen sofort und unverzüglich publik gemacht. (...) Es ist von Anfang an klar gewesen, dass meine Haltung gegenüber ALLEN OTO-Gruppen eine kritische war und ist und ich NIEMALS ein Okkultist gewesen bin. noch je vorhatte, mich persönlich mit solchem zu befassen. (...) Mein Kontakt mit den OTO-Gruppen geschah EINZIG zum Zwecke der wissenschaftlichen Dokumentation und Publikation!"

Damit scheint König seine Seriösität belegt zu haben, doch an anderer Stelle finden sich Äußerungen, die diese Frage erneut aufwerfen. In einer „Selbstdarstellung" für *Gnostika*, eine neue Zeitschrift für Esoterik (die u.a. auch Werbung für das Buch *Mysterium des Grals* des „neurechten Vordenkers" und faschistischen Ideologen Julius Evola[198] verschickt), distanziert er sich von gerade dieser „Wissenschaftlichkeit" seiner Vorgehensweise, wenn es da heißt: „In diesem Sinn ist meine Arbeit nicht wissenschaftlich, sondern intuitiv-künstlerisch. Auf diese Weise entlarve ich den Okkultismus ebenso wie die übliche akademische Haltung als Pose."[199]

Die „akademische Haltung" als „Pose", König hingegen als Repräsentant einer „intuitiv-künstlerischen" Wissenschaft. Wie gesagt, König hat seine eigenen Vorstellungen von Wissenschaft, was er in dem zitierten Text nochmals unterstreicht: „Und schließlich haben meine Recherchen ja 1985 aus diesem Grund begonnen: um mir selber das Phänomen er- und begreifbar zu machen."[200] Kann das noch als wissenschaftliche Motivation bezeichnet werden?

Ist diese „Selbstdarstellung" nicht eher eine „Selbstentlarvung"? Ist er nun ein Wissenschaftler, ein „Experte", der in mehr oder weniger seriösen Zeitschriften publiziert, ein Künstler, ein „verkannter" Okkultist oder einfach nur ein verkappter „Häuptling"? Was für eine „Zirkusnummer" -

---

198 vgl. Eduard Gugenberger, Franko Petri und Roman Schweidlenka: Weltverschwörungstheorien, Die neue Gefahr von rechts, Wien 1998, S. 213 und S. 267

199 Eine Selbstdarstellung von Peter R. König zu seinen Büchern, in: Gnostika, Oktober 1996, Sinzheim, S. 32

200 Selbstdarstellung von Peter R. König, in: Gnostika, S. 32

eine Formulierung, die wir uns von ihm selbst entliehen haben[201] - zieht König in der Öffentlichkeit ab?

1.4.4. Distanzierung III: Die „Experten" Weirauch und Höfer oder: ein anthroposophisches „Katz- und Mausspiel"

Zur Erinnerung möchten wir hier noch einmal zwei Zitate wiederholen, um die es nachfolgend geht: „Tatsache ist, daß Steiner nicht nur de facto Mitglied des O.T.O., sondern auch einer seiner höchsten Würdenträger war. (...) Es kann als erwiesen und unbestreitbar gelten, daß Rudolf Steiner Freimaurer, wenn auch einer irregulären Richtung, und Großmeister des O.T.O. war", schreibt Thomas Höfer in den *Flensburger Heften*[202] und sein Redaktionskollege Wolfgang Weirauch legt nach: „Da - zumindest nach Ansicht von Reuß - die Loge 'Mystica aeterna' zum O.T.O. gehörte, war Rudolf Steiner also einer der höchsten Würdenträger des O.T.O.?!"[203]

Nachdem wir diese Zitate im *Schwarzbuch* veröffentlicht hatten, erfolgte auch bei diesen beiden Autoren eine „wundersame Umwandlung". Am 12.2.1997 gab die *Flensburger Hefte Verlag GmbH*, deren Geschäftsführer Weirauch ist, eine Presseerklärung ab. Unter anderem hieß es dort: „Ende Januar 1997 erschien ... das 'Schwarzbuch Anthroposophie' ... in dem Rudolf Steiner als Rassist, Satanist und Sexualmagier diffamiert wird. Verschiedentlich wird dabei auf Veröffentlichungen aus unserem Verlag zurückgegriffen ... indem Versatzstücke aus unseren Artikeln oder von uns nachgewiesene Zitate Steiners aus dem Zusammenhang entnommen werden, um damit die vorgefaßten Urteile der Brüder Grandt scheinbar zu belegen. Rudolf Steiners angebliche Zugehörigkeit zum sexualmagischen O.T.O. stützen die Brüder Grandt u.a. auf den Artikel von Thomas Höfer. (...) Dieser Artikel aus dem Jahre 1991 basiert auf Sekundärliteratur, die sich nach neuesten Forschungen als fehlerhaft erwiesen hat. Wir schreiben dort, daß der Memphis-Misraim-Ritus Bestandteil des O.T.O. und daß Steiner de facto Mitglied und höchster Würdenträger des O.T.O. gewesen sei. (...) Beides ist nachweislich falsch, und wir bedauern diese Fehler. (...) Tatsache ist aber, daß Steiner niemals dem O.T.O. angehörte, geschweige denn die später durch Aleister Crowley hinzugefügten sexualmagischen Inhalte guthieß oder gar praktizierte. Sein Kontakt mit Reuß beschränkte sich auf rein äußerliche Formalien, inhaltliche

[201] Brief von König an Dvorak vom 3.4.1997/Archiv Grandt
[202] Flensburger Hefte 33, Juni 1991, S. 169 und S. 171
[203] Flensburger Hefte 33, Juni 1991, S. 175

Gemeinsamkeiten bestanden zu keinem Zeitpunkt. Steiner ging immer ... einen eigenen Weg und distanzierte sich bereits 1906 scharf von Reuß und seinen Praktiken. Wir distanzieren uns von unseren obengenannten Aussagen in unserem Artikel.“[204] Unterschrieben ist diese Presseerklärung von Thomas Höfer und Wolfgang Weirauch.

Hartmut Zelinsky greift diese Distanzierung auf: „Auch bei diesen Abwehrversuchen bei Josef Dvorak und in der Presseerklärung der ‘Flensburger Hefte’ ... ist das strategisch-taktische Moment unübersehbar, denn eben diese genannten Autoren haben sich in mehreren Veröffentlichungen zu Steiners Rolle im O.T.O. ... und zu seinem Rassismus so deutlich geäußert, daß die Brüder Grandt sich mit gutem Recht auf sie berufen. Die Gründe der jetzigen Distanzierung ... und der nun - 1997 - als bedauerlich hingestellten Heranziehung von Sekundärliteratur, ‘die sich nach neuesten Forschungen als fehlerhaft erwiesen hat’ ... haben anthroposophisch-taktische Voraussetzungen: was einem ‘inneren Kreis’ als Erkenntnis und Wissen zugemutet werden kann, ist noch lange nicht für eine breite Öffentlichkeit bestimmt. (...) Die ‘neuesten Forschungen’, die jetzt, 1997, die Fehlerhaftigkeit der 1991 benutzten Sekundärliteratur erweisen, werden nicht mitgeteilt, und anscheinend bestand bisher auch keine Veranlassung, auf sie hinzuweisen. Als wie glaubwürdig sie sich immer herausstellen werden, so ändern sie nichts an der Berechtigung der Brüder Grandt, alle Quellen heranzuziehen, die sie als Beleg für ihre Thesen, für ihre kritischen Thesen, gebrauchen konnten, und es ist ihnen sicher willkommen gewesen, daß gerade in Aufsätzen einer anthroposophischen Zeitschrift ... ausführliche Hinweise auf Steiners Rassismus und seine Zugehörigkeit zum O.T.O. zu finden waren.“[205]

Natürlich wollen auch wir dieser erneuten „Distanzierungssucht“ auf den Grund gehen und bitten die beiden Redakteure der *Flensburger Hefte*, uns die für ihren Sinneswandel verantwortlichen „neueste Forschungen“ mitzuteilen.[206] Erst nach erneutem „Nachfassen“ erhalten wir eine (unbefriedigende) Antwort. „Obwohl ich Ihnen gegenüber nicht rechenschaftspflichtig bin, möchte ich die Briefe doch kurz beantworten“, schreibt uns Wolfgang Weirauch. „Meine ‘neuesten Erkenntnisse’ über Steiner und den O.T.O. basieren u.a. auf den Verlautbarungen von Dr. Walter Kugler und Josef Dvorak (vorgelegt auf der Pressekonferenz der Zeitschrift *Info3*

204 Presseerklärung des *Flensburger Hefte Verlag GmbH* vom 12. Februar 1997/Archiv Grandt

205 Zelinsky, Einige Anmerkungen, S. 5f./Archiv Grandt

206 Brief von uns an Höfer/Weirauch vom 24.9.1997/Archiv Grandt

am 29.01.1997 in Frankfurt). Ferner basieren diese Erkenntnisse auf einem Artikel von Hella Wiesberger und Julius Zoll in 'Das Goetheanum' [eine anthroposophische Zeitschrift, d. Verf.] Nr. 40/97. Wenn Sie nähere Informationen zu diesem Thema wünschen, wenden Sie sich bitte an Walter Kugler, Rudolf Steiner Nachlaßverwaltung ... Dornach. (...) Da ich derzeit an ganz anderen Themen arbeite, kann ich nicht näher auf die von Ihnen genannten Autoren eingehen."[207]

Auch Weirauch nennt also keine Quellen, sondern beruft sich bei seinen „neuesten Erkenntnissen" allein auf die Bewertungen von Josef Dvorak und Autoren aus anthroposophischen Kreisen; auf die von uns angeführte Sekundärliteratur, die zu einer anderen Bewertung kommt und wie wir von einer Zugehörigkeit Steiners zum O.T.O. (bzw. eines Ordenszweiges) ausgeht, geht Weirauch nicht ein. Wie läßt sich das anderes deuten, als daß es diese „neuesten Forschungen", die alles widerlegen sollen, nicht gibt, sonst wäre doch irgendjemand in der Lage, uns die Quellen zu nennen. Offensichtlich haben sich nicht die Fakten geändert, sondern nur die Bewertungen - und dies dürfte weniger eine Frage der Forschung als bestimmter Interessen sein. Also nichts weiter als „heiße Luft" in diesem anthroposophischen „Katz- und Mausspiel".

1.4.5. Vom „Experten" Stefan Leber, „besessenen Geistern", „Seuchenherden", „Hexenverfolgern", und „Seelenrettern"

Der Anthroposoph Stefan Leber, Vorstandsmitglied des *Bundes der Freien Waldorfschulen* und in der Leitung des „Lehrerseminars", sowie an der sozialwissenschaftlichen Arbeit der *Anthroposophischen Gesellschaft* beteiligt[208], hat als Sonder-Beilage für die anthroposophische Wochenschrift *Das Goetheanum* eine Studie verfaßt mit dem Titel: „Schwarzmagisches Sektierertum und geistige Verführung - Neue Versuche, Anthroposophie und Waldorfschulen zu diskreditieren",[209] die besonders schön zeigt, welche „Argumente" die Anthroposophen in dieser Debatte ins Feld führen.

Wie in diesem Kontext nicht anders zu erwarten, versucht auch Leber mit Kritikern abzurechnen: „Inzwischen finden sich die Anthroposophen - obschon sie sich in ihrer Grundeinstellung im Bewußtsein des Menschtums und der Achtung der Menschenwürde treu geblieben sind - plötzlich auf der politischen Gegenseite wieder: sie werden von kleinen, aber

207 Brief von Weirauch an uns vom 4.11.1997/Archiv Grandt
208 vgl. Stefan Leber (Hrsg.): Waldorfschule heute, Stuttgart 1996 (Über den Herausgeber)
209 Leber, Schwarzmagisches Sektierertum und geistige Verführung, Sonder-Beilage der Wochenschrift *Das Goetheanum* Nr. 44 vom 2. Februar 1997

publizistisch aktiven Grüppchen des Rassismus geziehen; diese schicken Stellungnahmen an Ministerien und Parlamente, die UNESCO [gemeint ist damit wohl die *IzAK*, d. Verf.], um auf die rassistische Gedankenwelt und den sektiererischen beziehungsweise sogar satanischen Charakter aufmerksam zu machen. Gleichzeitig treten 'Enthüller' auf, die das abgründige 'Okkultsystem' der Anthroposophie für jene enttarnen sollen, die bisher der Tätigkeit der Waldorfschulen, Ärzte, Landwirte positiv oder gleichgültig gegenüberstanden. Sie dienen ihre Schriften als 'Schwarzbuch Anthroposophie' zur Aufklärung an."[210]

Und natürlich darf auch hierbei nicht der Vergleich mit den Methoden des Dritten Reichs fehlen: „Es wird wieder zum 'Sturm' geblasen, dieses Mal in die andere Richtung als vor über sechzig Jahren, aber mit demselben Ziel wie damals die Völkischen: der Behinderung, besser dem Verbot."[211] Leber fragt weiter mit unschuldigem Augenaufschlag: „Wie kann das kommen? Wir blicken in die Geschichtswerkstatt, genauer in die Werkstatt, wo Meinungen produziert und in die Öffentlichkeit lanciert werden, um diese zu beeinflussen. Damit nicht Wirklichkeit werde, was diejenigen aus 'besessenem Geist' produzieren, gilt es, die Seuchenherde aufzuzeigen und ihnen durch Klarheit zu begegnen."[212]

Kritiker werden, ganz im Sinne der „Achtung der Menschenwürde", mit einem „besessenem Geist" versehen, ihre Aussagen als „Seuchenherde" bezeichnet. Und kaum ist den Lesern eingefallen, in welcher Tradition solches Vokabular wirklich steht, erfolgt der nächste Griff in die rhetorische Trickkiste. „Wie einst der sündig gewordene Kaspar schnell entdeckt und dann, von der Obrigkeit zunächst bestraft, auf den Weg der Tugend zurückgeführt wurde", sinniert Leber unverdrossen drauf los, „so gibt es heute viele Wächter über die Tugend, ja richtige Hexenverfolger, welche sich die noch immer vorhandene Rest-Erregung, die ob solcher Unbotmäßigkeit bis heute im Volke lebt, gerne zu Nutzen machen, um zu entlarven - freilich ohne über die Weisheit und Güte des zum 'Freischütz' gehörenden Eremiten zu verfügen. Denn sie leben davon und von der Verbreitung in den Medien, die ihnen die heiße Ware abkaufen. So muß unausweichlich einiges durcheinander geraten, ähnlich wie weiland bei McCarthy, wo die bösen Kommunisten hinter jedem Busch lauerten."[213] Von „Hexenjagd" hatte auch Josef Dvorak in seiner

210 Leber, Schwarzmagisches Sektierertum und geistige Verführung, S. 2
211 Leber, Schwarzmagisches Sektierertum und geistige Verführung, S. 2
212 Leber, Schwarzmagisches Sektierertum und geistige Verführung, S. 2
213 Leber, Schwarzmagisches Sektierertum und geistige Verführung, S. 3

Kritik des *Erlöser*-Films gesprochen. Dabei wird auf groteske Weise das Verhältnis von Verfolgern und Verfolgten umgekehrt (schließlich wurden wir für unser *Schwarzbuch Anthroposophie* mit Prozessen überzogen). Vor allem aber wird öffentliche Kritik, das geschriebene Wort, gleichgesetzt mit Denunziation, Verhaftung, „peinlichem Verhör" und Hinrichtung bzw. Vernichtung der Existenzgrundlage.

1.4.6. Steiner und der O.T.O.: Die „Beweise"

Wir möchten für dieses Kapitel bei Stefan Lebers Studie verbleiben und sie dazu benutzen, seine eigene - anthroposophische - Argumentation hinsichtlich der Zusammenhänge zwischen Steiner und dem O.T.O. zu widerlegen, um danach unsere Beweisführung anzutreten.

Leber meint, von den „Plänen her, die allerdings erst 1912 bekanntgegeben wurden [was wir energisch bezweifeln, wenn man an die Bekanntgabe eines der Ordensziele (die Sexualmagie) durch Reuß bereits 1903 denkt, d. Verf.], ... sollte der O.T.O. einen inneren Kreis bilden, die Hochgradmaurerei hingegen einen mehr äußeren, wobei der mehr innere Kreis das magische Element zu pflegen hätte". Ob der O.T.O. etwas „Eigenes" darstellt, bleibt offen, wenn man ihn als „Überbau" versteht, dann hätte er „nachweisbare Tätigkeitszweige". Neben dem O.T.O. sollen noch bestehen: „1. der 'Alte und Angenommene Schottische Ritus' (...) 2. dann der 'Memphis und Misraim', die Yarker vereinigt hatte, 3. die in der Tradition aber selbständig waren und deshalb auch selbständig bearbeitet werden konnten."[214]

Leber fragt nach den „Funktionen" des O.T.O. und: „War er eine Überorganisation, wofür nach 1912 eine Darstellung Crowleys spricht. (...) Falls es einen Kern gab, dann bildeten diesen nur wenige 'Eingeweihte', sie nahmen wohl ihre Lehren vom 'Hermetic Brotherhood of Light'."[215] In bezug auf sexualmagische Riten, die im O.T.O. wohl unzweifelhaft praktiziert worden sind, kommt Leber zur gleichen Annahme wie Reuß' Gefolgsmann Dotzler, daß es die „'ältesten Mitglieder der drei Riten' (Memphis, Misraim, A.A.S. [der Alte und Angenommene Schottische Ritus, d. Verf.]) 'weit von sich weisen und dagegen protestieren würden', wenn sie mit Riten des Innersten Kreises in Verbindung gebracht würden, dies 'gilt auch für Inhaber des 33.° = 95.°'."[216] Zu diesen „Hochgraduierten" zählte beispielsweise auch Rudolf Steiner.[217]

---

214 Leber, Schwarzmagisches Sektierertum und geistige Verführung, S. 10
215 Leber, Schwarzmagisches Sektierertum und geistige Verführung, S. 11
216 Leber, Schwarzmagisches Sektierertum und geistige Verführung, S. 11
217 Leber verweist in seiner betreffenden Fußnote auf die Oriflamme 1906, S. 59

Damit ergibt sich für uns folgendes „Konstrukt“, das Leber in seiner Studie „dokumentiert“: Es gab eine Art „okkulten Überbau“ (handelt es sich hierbei etwa um den *Hermetic Brotherhood of Light*?[218]) in dem ein „äußerer Kreis“ (die Hochgradmaurerei, also Memphis-Misraim und A.A.S. als rituelle Richtungen) bestand, zu dem auch der „Hochgraduierte“ Rudolf Steiner gehörte, und einen „inneren Kreis“ (der eigentliche O.T.O.), dem nur wenige „Eingeweihte“ angehörten. Dieser „innere Kreis“/O.T.O. betreibt „höhere Übungen“, „die auf Yoga beruhen und auf Sexualmagie des Lingam-Yoni-Kultus, die zwar allen Richtungen des Okkultismus zugrunde lägen, also auch den drei Riten [gemeint ist wohl Memphis-Misraim und A.A.S., d. Verf.], doch deren Mitglieder 'haben die Deutung der Symbole, Zeichen und Worte verloren', während sie im Inneren Kreis, demnach im O.T.O., noch vorhanden wären und praktiziert würden. Der Innere Kreis (des O.T.O.) läuft den anderen Richtungen parallel.“[219] Stefan Leber gibt dazu auch höchst interessantes aus der *Oriflamme* (1906) wieder: „Der innere okkulte Kreis des Ordens wurde im äußeren Rahmen des Ordens gebildet, die Übungen des okkulten Kreises wurden absolut unabhängig vom Ritual und der Ordenslehre eingeführt und gegeben.“[220] (König gibt für innerhalb des Reuß'schen Memphis-Misraim-Ritus ebenfalls einen „occulten Kreis“ an und darin ein „Inneres Dreieck“ mit Hartmann, Reuss und Kellner, dem „Leiter“ dieses „Dreiecks“.)[221]

Was heißt das, der innere und okkulte Kreis, also der O.T.O., wurde im äußeren Rahmen (also der Hochgradmaurerei, der auch Steiner angehörte) des Ordens „gebildet“? Ein äußerst kompliziertes Konstrukt, das jedoch eines zu zeigen scheint: der äußere Kreis (Memphis-Misraim/ A.A.S.) und der innere Kreis (O.T.O.) sind in irgendeiner Weise miteinander „verbunden“. Das scheint auch Reuß, unseres Erachtens, zu bestätigen, der am 22.1.1906 dem O.T.O. eine neue Konstitution (Rechtsbestimmung, Beschaffenheit) gegeben haben will, „wobei neben ihm Carl Lauer (für den Schottischen Ritus), Paul Kirmiss (für Memphis-Misraim) und Andreas Ullmer (gleichfalls Memphis-Misraim) mit großer Titulatur

---

218 König, Rudolf Steiner, S. 7 (Internet, http://www.cyberlink.ch/~koenig/steiner.txt), meint hierzu, daß „Reuss öfters die Ordensbezeichnung 'Hermetic Brotherhood of Light' für seinen OTO verwendet“ habe.

219 Leber, Schwarzmagisches Sektierertum und geistige Verführung, S. 11; er bezieht sich hier auf Max Dotzler.

220 Oriflamme 1906, S. 62, zitiert nach Leber, Schwarzmagisches Sektierertum und geistige Verführung, S. 11

221 König, Rudolf Steiner, S. 2f. (Internet, http://www.cyberlink.ch/~koenig/steiner.txt)

zuständig wurden.“[222] Hochrangige Mitglieder von Memphis-Misraim und der Schottischen Richtung behaupteten später, wie Steiner auch, erst nach 1912 von der Existenz des O.T.O. (als des „innersten Kreises“) erfahren zu haben; dem widerspricht Theodor Reuß jedoch energisch und verweist auf die *Constitution of the Order of Oriental Templars* vom 22. Januar 1906 und die „Allgemeine Satzung des Ordens der orientalischen Templer O.T.O.“ vom 21. Juni 1906. „In jedem Fall,“ so Leber weiter, „hat Reuß 1906 mehrere Edikte erlassen, in denen neben seinen Titeln auch Souveräner Ordensmeister der Orientalischen Templer Freimaurer auftaucht.“[223]

Damit bestätigt Leber unsere Annahme: Der O.T.O. wurde 1906 „neu konstituiert“ (und nicht 1912 erst gegründet, wie sein anthroposophischer „Kollege“ Weirauch behauptet) und es war bereits im Januar dieses Jahres bekannt, daß Reuß der Ordensmeister dieses O.T.O war, wie mehrere Edikte belegen. Dann vollführt Leber jedoch einen kuriosen Gedankenschlenker und landet schnurstracks bei der Aussage, die das Ergebnis seiner Studie sein soll, nämlich daß Steiner mit dem „verruchten“ O.T.O. überhaupt nichts zu tun hatte: „Damit wird deutlich, daß auch Hochgraduierten nicht bekannt war, daß der O.T.O. als Orientalischer Templer Freimaurer bestand und worum es ging, wenn er auch statutenmäßig 1906 einen neuen Schub erhielt.“[224]

Auch Lebers Behauptung, daß Reuß' „Hang zu sexualmagischen Praktiken“ erst in dessen „englische(r) Zeit nach 1906“ einen „Entwicklungsschub“ erfahren habe[225], läßt sich mit seiner eigenen Studie widerlegen - hatte er doch selbst darauf verwiesen, daß Reuß seine Sexual-Magie bereits 1903 proklamiert hatte. Und seine unschuldige Frage „Was hat nun diese reichlich wirre Szene mit Steiner zu tun?“ müßte er sich selbst beantworten können: Steiner gehörte durch seine Hochgradmaurerei (z.B. Memphis-Misraim) durch einen „äußeren Kreis“ einem okkulten „Überbau“ (oder Orden) an, in dem als „innerer Kreis“ auch der O.T.O. zu finden war; dessen „innerer Kreis“ wiederum war in Deutsch-

---

222 Leber, Schwarzmagisches Sektierertum und geistige Verführung, S. 11f., der sich auf Frick, Licht und Finsternis, Graz 1978, S. 479, bezieht.

223 Leber, Schwarzmagisches Sektierertum und geistige Verführung, Leber S. 12 und verweist dabei auf die Oriflamme 1906, S. 49

224 Leber, Schwarzmagisches Sektierertum und geistige Verführung, S. 12

225 Leber, Schwarzmagisches Sektierertum und geistige Verführung, S. 12

land *Mysteria Mystica Aeterna* (MMA), den Steiner letztlich als Großmeister geleitet hat.[226]

Im Anhang seiner Studie hat Stefan Leber u.a. zwei Dokumente abgedruckt, die unsere Auffassung nochmals unterstützen. Da sie für sich sprechen, möchten wir sie an dieser Stelle ebenfalls wiedergeben. Beim ersten Dokument handelt es sich um ein „Gelöbnis", das Steiner bei seinem Memphis-Misraim-Eintritt[227] abzulegen hatte.

„Gelöbnis und Verpflichtung. Ich [Rudolf Steiner, d. Verf.], der eigentliche Unterzeichnende, gelobe und verspreche hiermit feierlich, die Gesetze und Gebräuche des Alten und Primit. Ritus von M. u. M. [Memphis und Misraim, d. Verf.] **O.T.O.** getreu zu halten und zu befolgen, den O.[rden, d. Verf.] nach besten Kräften vertreten zu helfen, das übliche Geheimnis streng zu bewahren, für die Erhaltung der Souverainen Sektion für das Deutsche Reich einzutreten und zu sorgen, und den Souv. Gen. Groß. ad vitam Dr. Th. Reuß als den sichtbaren Hüter unseres Geheimnisses, sowie als oberste und letzte Entscheidungsinstanz in allen Sachen rückhaltlos anzuerkennen. Ich gelobe ferner, daß ich niemandem erlauben werde, mich zu hypnotisieren, oder zu mesmerisieren, oder mich auf irgendeine andere Art in einen solchen passiven Zustand zu versetzen, daß irgend jemand, sei es eine profane oder andre Person oder Personen, Wesen oder Kräfte, mich dadurch veranlassen könnten, die Kontrolle über meine Gedanken, meinen Willen oder meine Taten zu verlieren, damit die mir anvertrauten Geheimnisse durch mein Verschulden und meine Schwäche auch nicht auf diese Weise verraten werden. Sollte ich dieses mein Gelöbnis jemals brechen, so möge meine Seele ruhelos wandern durch den unermeßlichen Raum - Zeit - ohne Ende. Ewiger Jehova, höre meine Worte und hilf mein Gelöbnis zu erfüllen. Berlin d. 24.11.05. Rudolf Steiner."[228]

Uns scheint dieses Steinersche „Gelöbnis" eindeutig zu sein: Er verpflichtet sich damit, die Gesetze und Gebräuche des Alten und Primitiven Ritus von Memphis und Misraim O.T.O. getreu zu halten. Mit seiner

---

226 vgl. hierzu Leber, Schwarzmagisches Sektierertum und geistige Verführung, S. 18, Anmerkung 9, wo er Frick, Licht und Finsternis, S. 525, zitiert: „Dieser 'innere Kreis' des O.T.O., der sich in Deutschland M(ysteria) M(ystica) A(eterna), ... in Britannien (M)ysteria (M)ystica M(axima) und in der Schweiz M(ysteria) M(ystica) V(eritas) nannte, ist in Deutschland von Steiner 1906 bis 1914 als Großmeister und Supremus Magus = S(upremus) R(ex), der höchste (X.) Grad im O.T.O., geleitet worden." Leber hält dagegen, daß „diese Gleichsetzung ... mit nichts zu belegen" sei.

227 vgl. König, Rudolf Steiner, S. 7 (Internet, http://www.cyberlink.ch/~koenig/steiner.txt)

228 Rudolf Steiner, GA 265, S. 100f. (zitiert nach Leber, Schwarzmagisches Sektierertum und geistige Verführung, S. 18); Hervorhebung durch die Verfasser

Unterschrift, geleistet im November 1905, erkennt Steiner den O.T.O. an und verpflichtet sich, allen genannten Reußschen Einrichtungen gegenüber die vertraglichen Bestimmungen einzuhalten.

Soweit stimmt auch Leber zu.[229] Dann aber schickt er sich an, die eigentlich eindeutige Beweislage zu relativieren. „Mit der Patentierung ist in den entsprechenden Zusammenhängen stets ein Gelöbnis nötig, das Steiner abzulegen hat," erklärt er. „Er [Steiner, d. Verf.] spricht von 'Formeln', unter die die Unterschriften zu setzen waren. Dabei wird gekennzeichnet, daß er die 'Geheimnisse des Alten und Primit. Ritus von M. u. M. O.T.O.' zu bewahren habe - obschon bei der Patentierung nur von den ersten drei gesprochen wurde, der O.T.O. taucht nur in Reuß' Titulaturen auf."[230] Nachdem die Verbindung zum O.T.O. auf diese Weise also wieder mit einem Fragezeichen versehen wurde, schränkt Leber in einem nächsten Schritt die Glaubwürdigkeit und Authentizität der Quelle ein. Denn bei dem Steinerschen „Gelöbnisses" soll es sich um eine „unverbürgte" Abschrift des entsprechenden Dokuments handeln. Diese Abschrift gehe auf eine Frau Laban zurück und beruhe ihrerseits „auf einer Rekonstruktion des nicht vorhandenen Originals durch Alice Sprengel, Sekretärin von Reuß ... die 1917 zu einem der drei Großmeister des O.T.O. von Reuß gemacht wurde. Eine hohe Wahrscheinlichkeit spricht dafür, daß die Wendung 'O.T.O.' eine Zutat von der Großmeisterin darstellt."[231]

Natürlich müssen die Anthroposophen versuchen, dieses Dokument, das ihren „Abgott" in so enger Umarmung mit dem Ritus von Memphis-Misraim O.T.O. zeigt, als unglaubwürdig darzustellen. Einen Beweis für die unterstellte spätere Einfügung der „Wendung O.T.O." durch Alice Sprengel liefern sie nicht. Zumindest kann Alice Sprengel als gut informierte Zeitzeugin gelten, denn bevor sie Sekretärin von Reuß wurde, war sie bis 1912 Mitglied in Steiners *Mystica Aeterna*[232] gewesen. Nach König soll sie dieses Steiner-Gelöbnis erst 1934 aus dem Gedächtnis notiert haben. Das Original habe Steiner zerrissen, „weil es ihn zum OTO-

---

229 Leber, Schwarzmagisches Sektierertum und geistige Verführung, S. 15
„Daß Steiner als Unterzeichner sich zu verpflichten hat, allen genannten Einrichtungen der Reußschen Unternehmungen gegenüber die vertraglichen Bestimmungen einzuhalten, ergibt sich zwangsläufig und formal aus dem Vertrag und brüderlichen Übereinkommen vom 6. Januar 1906."

230 Leber, Schwarzmagisches Sektierertum und geistige Verführung, S. 15

231 Leber, Schwarzmagisches Sektierertum und geistige Verführung, S. 18; er bezieht sich dabei auf Wiesberger/Zoll in: Das Goetheanum Nr. 40/1997.

232 vgl. König, Rudolf Steiner, S. 4 und S. 7 (http://www.cyberlink.ch/~koenig/steiner.txt)

Mitglied gemacht haben soll."[233] Das scheint auch Leber zu bestätigen, allerdings in nebulösen Formulierungen: „Steiner geht es einzig darum, seinen eigenen Arbeitskreis mit ganz eigenem Inhalt aufzubauen, wobei er an die formale Überlieferung auch im Interesse der interessierten Mitglieder der Gesellschaft anschließen will. (...) 1914, bei Ausbruch des Ersten Weltkrieges, zerreißt Steiner das Dokument und bricht mit dieser Überlieferung völlig."[234]

Dennoch scheint Steiner schon zu seinen Lebzeiten bemerkt zu haben, daß diese „offizielle" oder „inoffizielle" O.T.O.-„Annäherung" (wenn die Anthroposophen schon das Wort „Mitgliedschaft" nicht hören wollen) schlecht für seinen Ruf war. Vielleicht aus diesem Grund sind für ihn Benennungen wie Misraim, Memphis, O.T.O. u. dgl., 'ihres Wesens beraubte Hüllen'".[235]

Beim zweiten Dokument handelt es sich um den genauen Wortlaut der Originalhandschrift von Theodor Reuß zu Steiners Ernennung zum Generalgroßmeister des Ägyptischen Ritus von Misraim in Deutschland vom 15. Juni 1907[236]: „Memphis and Mizraim Rite of Masonry ... **Order of Oriental Templars** [O.T.O., d. Verf.] and Esoteric Rosicrucians (...) Brüderlichen Gruß auf allen Punkten des Dreiecks! An Alle die es angeht! In Ausführung der Bestimmungen des brüderlichen Übereinkommens vom 3. Januar 1906 E.V. und des Ediktes vom 10. September A.D. 1906, A.O. 788, publiziert in der 'Oriflamme', Heft 2, Jahrgang 5, 1906, E.V. ernenne ich hiermit Kraft der mir durch Patent vom 24. September 1902, E.V. verliehenen Rechte und Machtbefugnisse *den S.E.Br. ... Dr. Rudolf Steiner, 33.° 90.° 96.° in Berlin zum selbständigen Amtierenden General Großmeister des Obersten General Großrates des ägyptischen Ritus (90°) von Mizraim in Deutschland* sowie der Adoptionslogen der ägyptischen Freimaurerei in Deutschland mit dem Rechte und der Verpflichtung, den Orden gemäß den Bestimmungen des Übereinkommens vom 3. Januar 1906 E.V. zu leiten. Gegeben in unserem Sanktuarium am fünfzehnten Juni A.D. 1907, A.O. 789 London und Berlin. Theodor Reuß, 33.° 90.°

---

233 König, Rudolf Steiner, S. 9 (Internet, http://www.cyberlink.ch/~koenig/steiner.txt)

234 Leber, Schwarzmagisches Sektierertum und geistige Verführung, S. 15

235 vgl. Leber, Schwarzmagisches Sektierertum und geistige Verführung, S. 24, Fußnote 145, der auf Steiner, Lebensgang (GA 28) und entsprechend Marie Steiner in GA 265, S. 114, eingeht.

236 König, Rudolf Steiner, S. 5 (Internet, http://www.cyberlink.ch/~koenig/steiner.txt), gibt als diesbezügliches Datum den 17. Juni 1907 an.

96.° Souveräner General Großmeister ad Vitam Henry Klein 33.° 90.° 95.° General Groß Registrar"[237]

Aus diesem Dokument wird eindeutig ersichtlich, daß Reuß auch 1907 mit dem O.T.O. tituliert hat. König erklärt auch, daß Reuß ab 1907 „mit seinem OTO als 'Bund für Internationale Verbrüderung' Anschluss an ausländische Gnostiker- und Rosenkreuzerorganisationen" gesucht hat".[238] Steiner muß also sehr wohl gewußt haben, unter welche „Schirmherrschaft" er sich offensichtlich gestellt hatte. Leber sieht das freilich anders: „Eine Mitgliedschaft Steiners im O.T.O. ist daraus nicht herzuleiten, zumal in der Verlautbarung, durch die Steiner graduiert wird, nur von dem einzurichtenden Kapitel der Mystica Aeterna die Rede ist. Steiner wird in der Vertragsfolge folglich auch nur für den Misraim-Ritus als General-Großmeister eingesetzt."[239] Auch König meint, obwohl Reuß u.a. mit der „SOTOM-Rune/Siegel" zeichnet, daß dies „Steiner jedoch weder zum OTO-Mitglied noch zu dessen Grossmeister von Berlin" macht.[240]

Schließlich baut Stefan Leber eine letzte Verteidigungslinie für seinen „Meister" auf (möglicherweise hat er ja erkannt, daß die in seiner Studie vorgetragenen Fakten auch anders interpretiert und somit gegen seine eigene Zielrichtung verwendet werden können). „Und selbst, wenn man die falsche Hypothese aufstellte, er [Steiner, d. Verf.] sei O.T.O.-Mitglied gewesen, dann müßte betont werden, daß der O.T.O. ein völlig anderer gewesen war, als derjenige zur Zeit als Crowley von Reuß in ihn eingeführt wurde, und er ist nochmals ein anderer geworden unter dem Gesetz von Thelema."[241] Nun ist es wohl unstrittig, daß der O.T.O. durch das Mitwirken Aleister Crowleys andere Strukturen erhalten hat, doch scheint uns dieser Aspekt nur angeführt worden zu sein, um von der eigentlichen Frage abzulenken. Denn unter dem Strich spricht, so meinen wir, mehr dafür, daß Rudolf Steiner (über den Ordenszweig MMA) ein „indirektes" Mitglied im O.T.O. war, als dagegen. Und genau dies war die Frage, die in diesem Kapitel verhandelt wurde.

Aber, um Stefan Lebers Argumentation umzukehren, gehen wir einmal von der (unserer Auffassung nach falschen) Hypothese aus, Steiner sei durch seine Funktion in *Mystica Aeterna* formal nicht als Mitglied des

---

237 Rudolf Steiner, GA 265, S. 92f. (zitiert nach Leber, Schwarzmagisches Sektierertum und geistige Verführung, S. 19); Hervorhebung durch die Verfasser
238 König, Rudolf Steiner, S. 5 (Internet, http://www.cyberlink.ch/~koenig/steiner.txt)
239 Leber, Schwarzmagisches Sektierertum und geistige Verführung, S. 15
240 König, Rudolf Steiner, S. 5 (Internet, http://www.cyberlink.ch/~koenig/steiner.txt)
241 Leber, Schwarzmagisches Sektierertum und geistige Verführung, S. 15

O.T.O. anzusehen - was wäre für die Anthroposophen dadurch gewonnen? Die Erörterung dieses Punktes hat nochmals deutlich gemacht, wie tief Steiner in die Szene der Okkultisten, der esoterischen Großmeister und Kleingeister verstrickt war. Und schließlich sah Steiner die knapp zehn Jahre seiner Tätigkeit im „Arbeitskreis" mit seiner „Kult-Symbolik" (zwischen 1905 und 1914) „für viele Teilnehmer der Anthroposophischen Gesellschaft als eine Wohltat".[242]

1.4.7. Fazit

Fassen wir also Steiners „Aktivitäten" in Sachen Okkultismus kurz zusammenfassen, um den Lesern unsere Arbeitshypothesen übersichtlich darzustellen. Rudolf Steiner, der Begründer der Waldorfpädagogik, hat sich selbst als Okkultist verstanden und einen „neuen" (einen modernen westlichen, christlich-rosenkreuzerischen) Okkultismus vertreten. Diesen wollte er zu einem „Gemeingut" machen, die „Esoterik an die Öffentlichkeit" bringen, das „Esoterische ganz in das öffentliche Leben" hineinstellen (womit er wohl auch die Pädagogik, Soziallehre, Landwirtschaft, Medizin usw. gemeint hat)[243] . Er sah sich als okkulten „Eingeweihten", der mit einer „übersinnlichen, geistigen Welt" Kontakt hatte, sie „erlebte". Aus diesen „geistigen Schauen" erwuchs später seine Anthroposophie als „Geistes- (und Geheim)wissenschaft".

Um die Jahrhundertwende wurde der *Ordo Templi Orientis* (O.T.O.), der sich als eine Weiterführung des Tempelritterordens aus der Zeit der Kreuzzüge verstand, als Geheimgesellschaft von Dr. Carl Kellner und Dr. Franz Hartmann gegründet; mit letzterem hatte Steiner schon seit den späten 1880er Jahren Kontakt, denn beide waren sie Stammgäste in einem Wiener Theosophen-Kreis (von Friedrich Eckstein).[244] Im Zuge seiner regen okkulten Betätigungen kam Steiner dann auch mit Theodor Reuß zusammen, dem die deutsche und englische Leitung der Yarkerschen Freimaurer-Logen, der Hochgrad-Logen in Deutschland obliegt, und der nach dem Tod von Kellner die Leitung des O.T.O. übernahm und diesen 1906 auch neu konstituierte. Zu dieser Zeit muß, nach unserer Auffassung, folgende „Ordensstruktur" bestanden haben: Über Reuß' Logen gab es einen „okkulten Überbau" (der entweder der „Orden der Alten und Echten Rosenkreuzer" war, das „Souveräne Sanktuarium und Groß-Orient des Schottischen-, Memphis- und Misraim-Ritus" oder die „Her-

[242] vgl. Leber, Schwarzmagisches Sektierertum und geistige Verführung, S. 15, der aus Steiner GA 28, Kap. XXXV, zitiert.
[243] vgl. Leuenberger, Das ist Esoterik, S. 186ff.
[244] vgl. Goodrick-Clarke, Die okkulten Wurzeln des Nationalsozialismus, S. 32

metic Brotherhood of Light"). Dieser Orden wiederum unterteilte sich in einen „Äußeren Kreis", der die Hochgradmaurerei (also den „Alten und Angenommenen Schottischen Ritus" und „Memphis und Misraim", die Yarker vereinigte) als „rituelle Richtungen" beinhaltete und einen „Inneren (okkulten) Kreis", den der *Ordo Templi Orientis* bildete. Dieser O.T.O. selbst war wieder in die verschiedenen Zweigabteilungen aufgeteilt, in Deutschland bestand *Mysteria Mystica Aeterna* (MMA), den Steiner später leiten wird. In diesem „Inneren Kreis", wurde das „magische Element" (Reuß) gepflegt, in dem „höhere Übungen", die auf Yoga und auf Sexualmagie beruhten, betrieben wurden.

Der „Innere Kreis" des „Ordensüberbaus" wurde im „äußeren Rahmen" des Ordens gebildet. Ist dieser „Innere Kreis"/O.T.O. mit dem „occulten Kreis" des Reußschen Memphis-Misraim-Ritus identisch, in dem dieser mit Hartmann und Kellner ein sogenanntes „Inneres Dreieck" bildeten? Wir meinen ja, das würde dann aber auch heißen, daß der Memphis-Misraim-Ritus (als rituelle Richtung der Hochgradmaurerei und damit des „Äußeren Kreises"), doch enger mit dem eigentlichen O.T.O. verknüpft gewesen ist. Daraus ergibt sich zwangsläufig eine Verbindung zwischen dem „Äußeren Kreis" (Hochgradmaurerei, der auch Steiner frönte) und dem „Inneren Kreis" (O.T.O.)!

Reuß führte Steiner mit der Aufnahme in seinen Memphis-Misraim-Orden (1905) der (irregulären) Freimaurerei zu. In dem entsprechenden „Gelöbnis" gelobte Steiner feierlich, die Gesetze und Gebräuche des „Alten und Primitiven Ritus von Memphis und Misraim O.T.O. getreu zu halten und zu befolgen". Diesen Akt versuchte Steiner später als „bloße Formsache" hinzustellen. 1914 zerriß er dieses Dokument, das ihn zum („indirekten") O.T.O.-Mitglied gemacht hat. Daß er diesen Schritt überhaupt vollzogen hatte, erklärte er vom „Standpunkte der okkulten Loyalität" aus: er habe dem „okkulten Gesetz" der Kontinuität, „das die Entwicklung spiritueller Gemeinschaften" bestimme und die Anknüpfung an „Bestehendes" notwendig mache, folgen müssen. Memphis, Misraim und O.T.O. sind für ihn aber nur noch „ihres Wesens beraubte Hüllen" (was immer das genau heißen mag). Doch solche Ausflüchte können nicht verbergen, daß Steiner sich einem Ordenszweig durch seine Unterschrift angeschlossen hat.

1906 wird Steiner stellvertretender Großmeister der (O.T.O.)-Ordensabteilung *Mystica aeterna* (Steiner verwendet auch den Begriff *Mystica Eterna* oder *Misraim Dienst*); seine Frau Marie von Sivers wird als General-Großsekretärin für die Adoptionslogen eingesetzt.[245] Er leitet diesen Zirkel von 1906 bis 1914, also über den Zeitpunkt der Gründung der *Anthroposophischen Gesellschaft* 1912/13 hinaus. In seiner symbolisch-kultischen Betätigung sah er die Möglichkeit, ein neues „Okkultsystem" zu schaffen; die diesbezüglichen Erfahrungsmöglichkeiten für die Mitglieder der *Anthroposophischen Gesellschaft* bewertet er auch nach Jahren noch positiv.

Zeitzeugen berichten davon, daß die *Anthroposophische Gesellschaft* wiederum nur der „äußere Kreis" einer „Geheimorganisation" als „engerer" Kreis sei, der früher „Esoterische Schule" geheißen habe. Dieser wiederum besitze ebenfalls einen „inneren Kreis", die *Mystica aeterna*, deren „Kern" an eine andere okkulte Gesellschaft, einem Orden, angeschlossen sei, „über den die vorhandenen schriftlichen Nachrichten so phantastisch aufgemacht sind, daß ... [man, d. Verf.] sie nicht weitergeben möchte."[246] Bei diesem Orden handelt es sich unserer Meinung nach zweifellos um den O.T.O.! Noch 1923 verwirklicht Rudolf Steiner eine neue „Esoterische Schule", in der die Anthroposophie als „Erkenntniskult" wirkt, u.a. mit Handlungen für den freien Religionsunterricht der Waldorfschule. Diese „Esoterische Schule" ist später dann „transformiert", also umgewandelt worden, in die *Freie Hochschule für Geisteswissenschaften.*

Damit ist in unseren Augen der Nachweis geführt, daß Steiner ein Okkultist war, der ein neues Okkultsystem erschuf und dieses auch mit und in seiner Anthroposophie umsetzte. Gleichzeitig gehörte er der *Mystica Aeterna* an, einem Ordenszweig des sexualmagischen O.T.O., der wiederum den „Inneren Kreis" eines anderen „Ordensüberbaus" bildete (auch zum „Äußeren Kreis" war er durch die Hochgradmaurerei zugehörig). Die Arbeit seines *Mystica Aeterna* endete unserer Meinung nach keineswegs 1914, sondern diese wurde mit in die *Anthroposophische Gesellschaft* integriert und später in die *Freie Hochschule für Geisteswissenschaften* transformiert, die es ja bekanntlich heute noch gibt.

Unserer Meinung nach haben die „Experten" der Anthroposophen die von uns vertretene Position nicht widerlegen können. Der Versuch Walter Kuglers von der *Rudolf Steiner-Nachlaßverwaltung* durch ein „Zeitdokument" zu beweisen, daß der O.T.O. von Reuß erst 1912 gegründet worden sei, scheitert kläglich. Denn Theodor Reuß selbst hat dieses „Zeitdokument" bereits zwei Jahre nach seinem Erscheinen der Falschaussage

245 vgl. Leber, Schwarzmagisches Sektierertum und geistige Verführung, S. 19 (Dok. 11)
246 vgl. Leisegang, Die Geheimwissenschaften, S. 26

überführt. Ganz abgesehen davon, daß der Chronist A.P. Eberhardt, auf den Kugler sich beruft, auch aus anderen Gründen als nicht besonders seriös angesehen werden kann.

Auch die anderen von den Anthroposophen gegen uns ins Feld geschickten Experten sind kritisch zu betrachten. Josef Dvorak, der sich jahrelang von den Medien als Satanist bezeichnen ließ, der perverse Sexmessen zelebriert hat, die er heute als „Aktionskunst“ darstellt, und der für ein Buch mit krassen antisemitischen Aussagen das Vorwort geschrieben hat, eröffnet die „Distanzierungswelle“ von eigenen Forschungen in dieser Diskussion. Peter-R. König macht ebenfalls einen Rückzieher und widerruft seine früheren Aussagen, ohne aber eine Quelle angeben zu können, die seinen Sinneswandel erklärbar machen würde. Schießlich Wolfgang Weirauch und Thomas Höfer, die sich von ihren eigenen Aussagen distanzieren und sich dabei auf Dvorak und anthroposophische Autoren berufen. Und zuletzt konnte auch Stefan Leber mit seiner Studie den anthroposophischen Standpunkt in dieser Debatte nicht erhärten. Weder König, noch Dvorak, Weirauch oder Höfer konnten uns die Quellen ihrer „neuesten Forschungen“ mitteilen, damit wir die Möglichkeit gehabt hätten, diese auch zu überprüfen. Für uns stellt sich nach wie vor die Frage, ob es diese neuen Dokumente überhaupt gibt. Der ganze „Experten-Rummel“ hat sich so als eine haltlose „Schaumschlägerei“ erwiesen, die sich nahtlos in das in diesem Buch aufgezeigte Konzept einpaßt, wie die Anthroposophen tatsächlich mit Kritikern umgehen.

„Steiner wußte, wie man Mäuse fängt und er hatte gelernt, sie zu fangen, und nicht zufällig wurde sein ‘Festspielhaus’ und ‘Mysterientempel’, das ‘Goetheanum’ bei Dornach, als ‘Mausefalle’ bezeichnet. Als geheimer ‘Rex summus maximus’ gelang ihm die Rekrutierung einer auf ihn und seine Lehren eingeschworenen, abhängig gemachten Anhängerschaft mit dem Angelhaken des ‘Höheren’ im Halse, die den ‘Großbetrieb’ - wie bei Scientologie - bereitwillig in Gang hält.“[247]

2. Anthroposophie und Okkultismus

Unsere These: Steiners Anthroposophie als „Geistes- oder Geheimwissenschaft“ ist ein neues Okkultsystem, das bis heute in den verschiedensten anthroposophischen Institutionen nachwirkt. Wer den „Erkenntnisweg“ des „Geheimschülers“ geht, verfängt sich in einem „geistigen

247 Zelinsky, Einige Anmerkungen, S. 15/Archiv Grandt

Zwangsjackentum", in dem die Gefahr des Realitätsverlust für die Betreffenden sehr groß ist.

2.1. Anthroposophie und Erkenntnis

In dem Buch *Anthroposophia Theomagica* des Okkultisten, Alchimisten und „Feuerphilosophen" Thomas Vaughan (Pseudonym Eugenius Philatheles), der sich auch als Übersetzer wichtiger Schriften des Geheimbundes der Rosenkreuzer hervorgetan hat, findet man wohl die älteste Erwähnung von „Anthroposophie". Es ist zu vermuten, daß Rudolf Steiner bei seiner späteren intensiven Beschäftigung mit den Schriften der Rosenkreuzer auf das *Anthroposophia Theomagica* gestoßen ist.[248]

Steiners Anthroposophie (griech. „anthropos" = der Mensch; „sophia" = die Weisheit) ist eine Weltanschauungslehre, eine „Geisteswissenschaft", eine „Wissenschaft vom Menschen", die zu einer „wirklichen Erkenntnis der höheren, der übersinnlichen Welten" kommen will.[249] Von ihrer Anlage her ist sie keine Lehre, sondern ein Erkenntnisweg.[250] „Dieser Erkenntnisweg, in dem indische religiöse Lehren, gnostische Tradition und spät-hellenistische Mysterienreligion sich mit der Theosophie der Helena Blavatsky vermischt hatten, führt, laut Steiner, 'das Geistige im Menschenwesen zum Geistigen im Weltall'. Damit ist der Zugang gemeint zu den Bereichen des geheimen, verborgenen, esoterischen Wissens, zu einer höheren geistigen Welt, um spirituell in das Weltgeschehen einzugreifen. Steiner selbst wird hierbei zu einem 'Menschenführer', einem 'Eingeweihten', der beauftragt war, diese Erkenntnis der geistigen Wirklichkeit dem westlichen Denken zugänglich zu machen, sie sozusagen in 'irdische Formen' und in die 'irdische Sprache' zu kleiden, um sie zu einer irdischen, zu einer menschlichen Weisheit umzubilden."[251]

Der einstige Vorsitzende der Anthroposophischen Gesellschaft in den Niederlanden, Bernard Lievegoed, meint, daß es sich bei der Anthroposophie um die „Erkenntnis im Hinblick auf das Wesen der Materie, der Natur, des Kosmos, des Menschen" handelt, denn dies „ist die Mission Rudolf Steiners gewesen."[252] Thomas Höfer, Redakteur der anthroposo-

---

248 vgl. Gassmann, Rudolf Steiner und die Anthroposophie, S. 39f.

249 Rudolf Steiner: Die Wirklichkeit der höheren Welten, Dornach/Schweiz 1988, S. 14

250 Grandt/Grandt, Schwarzbuch Anthroposophie, S. 21

251 Grandt/Grandt, Schwarzbuch Anthroposophie, S. 21; vgl. auch Bernard Lievegoed: Über die Rettung der Seele, Stuttgart 1993, S. 37 und S. 42

252 Lievegoed, Über die Rettung der Seele, S. 64

phischen *Flensburger Hefte*, sieht in der Anthroposophie einen Weg „durch Studium und Schulung Kenntnis von einer uns umgebenden, tatsächlich existierenden geistigen Welt zu erlangen, sowie Fähigkeiten heranzubilden, die eigene Persönlichkeit weiterzuentwickeln und schließlich auch eigene Erkenntnisse geistiger Zusammenhänge zu erwerben.“[253] Steiners Aufgabe sei gewesen, die „Wissenschaft und Religion wieder zu verknüpfen. Gott in die Wissenschaft und die Natur in die Religion einzuführen“.[254]

Eine zentrale Überlegung in der Anthroposophie ist die der stetigen Weiterentwicklung des Menschen und des Kosmos. Nach Steiners Auffassung durchläuft der Mensch von der Geburt bis zum Erwachsensein vier verschiedene Entwicklungsstufen: die sinnlich-materielle, die imaginative, die inspirative und die intuitive Erkenntnisstufe, die wiederum den vier verschiedenen Leibern entsprechen; nämlich dem physischen, ätherischen, astralen und dem Ich-Leib. Der Ich-Leib, der als „äußere Hülle“ dient, steht für Selbstbewußtsein, Moralität und Individualität. Dieser ist sozusagen „Träger der höheren Menschenseele“, die Krone der Schöpfung, der nur von demjenigen gesehen werden kann, der auch die höchste Stufe der „Erkenntnis“ erklommen hat.

„Vereinfacht kann die Lehre und/oder Erkenntnisweg der Anthroposophie folgendermaßen zusammengefaßt werden: Für die Anthroposophie ist die Welt in einer stufenweisen Entwicklung begriffen, die der Mensch einfühlend und erkennend nachvollziehen kann, um ‘höhere’ seelische Fähigkeiten zu entwickeln und mit ihrer Hilfe ‘übersinnliche’ Erkenntnisse zu erlangen. Dabei geht sie von christlichen, indischen, gnostischen und kabbalistischen Gedankengängen aus.“[255] Steiner meint, daß der Mensch durch die „Geisteswissenschaft“, die nicht nach „Gefühlen“ gehen dürfe, „die aber als objektive Wahrheit sich ergibt“, lernt, in der „geistigen Welt“ zu „leben“.[256] „Und die Klarheit für das geistige Leben, und damit die Sicherheit im Geiste, will Geisteswissenschaft der Menschheit bringen. (...) Der Mensch erwacht wirklich aus seinem gewöhnlichen Bewußtsein zu einer neuen Welt. Ebenso, wie sonst die farbenbunte, die tönende Welt, die wärmende Welt um uns herum ist, ist jetzt eine ätherisch-geistige Welt um uns herum. (...) Denn was so von der Geistesforschung gesagt wird, es sind wahrhaftig nicht Phantasien, es sind

253 Flensburger Hefte 41, Juni 1993, S. 15
254 Prokofieff, Rudolf Steiner, S. 37
255 Grandt/Grandt, Schwarzbuch Anthroposophie, S. 25
256 Rudolf Steiner: Geist und Stoff. Leben und Tod, Dornach/Schweiz 1989, S. 37 und S. 39

Wirklichkeiten, wie die derbsten Wirklichkeiten der äußeren physischen Welt, ja intensivere Wirklichkeiten."[257]

Jan Badewien bezeichnet die Anthroposophie als eine „typisch esoterische Weltanschauung, allerdings mit einer sehr fest formulierten Lehre", die dargeboten wird „im Gewand esoterischer Weltdeutung". „Anthroposophie bringt Geschautes für Insider, Inszeniertes für Esoterik-Fans, die es in großer Zahl auch schon am Anfang dieses Jahrhunderts, zur Zeit Rudolf Steiners, gab und nicht erst an seinem Ende. Man könnte diese wunderliche Esoterik beiseite lassen, wenn sie nicht in so vielfältiger Weise praktisch geworden wäre."[258]

Der Kritiker Gerhard Kern meint, daß die Anthroposophie den „herrschaftsstabilisierenden Mystizismus und die Neue Esoterik" stärke und begründet dies: „Irrational und regressiv sind die gesamten theosophisch-anthroposophischen Bewegungen. Zu ihrem Vorfeld gehören die Alchymisten, die Mystiker, die Kabbalisten und zu ihrer Nachhut die Thule-Esoteriker, Germanen- und Indianertümler, die New-Ager, neuchristliche und neuheidnische Sekten. Sie sind Prototypen der Verhinderung von Aufklärung und des Vorantreibens von Mystifikation und Neuer Religion. (...) Sie [die Anthroposophie, d. Verf.] spiritualisiert und mystifiziert geradezu die Wirklichkeit. (...) Die menschliche Gesellschaft braucht ... Aufklärung und Wissenschaft statt Mystifikation. Aber 'Glaube statt Wissen' ist die Triebfeder der esoterischen 'Wissenschafter'."[259]

Wie recht Gerhard Kern mit dieser Einschätzung hat, sehen wir, wenn wir uns mit Rudolf Steiners *Akasha-Chronik* befassen.

2.2. Steiners *Akasha-Chronik*

Nachdem die Erkenntnisse von Rudolf Steiners „Geistesforschung" oder „Geisteswissenschaft", die die Entwicklung der Menschheit, der Erde und des Kosmos erfaßt, zunächst in Aufsätzen für die Zeitschrift *Lucifer-Gnosis* (zwischen 1904 und 1908) festgehalten worden sind, wurden sie erstmals 1939 in einem Buch mit dem Titel *Aus der Akasha-Chronik* zusammengefaßt.

Diese sogenannte *Akasha-Chronik* („Akasha" bedeutet „Raum", „Äther") ist die Quelle von Steiners Ideen, die für „Nichtesoteriker

---

[257] Steiner, Geist und Stoff, S. 40 und S. 48f.

[258] Jan Badewien: Das fünfte Evangelium, in: Das Sonntagsblatt Nr. 14 vom 4. April 1997, S. 20f.

[259] Gerhard Kern: Anthroposophie und kein Ende, in: Materialien und Informationen zur Zeit (MIZ) 4/96, S. 9ff.

schlicht nicht vorhanden ist"[260], eine Art kosmisches „Weltengedächtnis", ein „Lebens- und Schicksalsbuch der gesamten Menschheit", in der sämtliche weltgeschichtlichen Ereignisse aufgezeichnet sind. Mit ihr erkennt Steiner die Zukunft genauso deutlich, wie die Vergangenheit, sollte sie auch noch so viele Jahrmillionen zurückliegen.[261] „Nur eine schwache Vorstellung kann man in unserer Sprache von dieser Chronik geben," meint Steiner diesbezüglich. „Denn unsere Sprache ist auf die Sinnenwelt berechnet. Und was man mit ihr bezeichnet, erhält sogleich den Charakter dieser Sinnenwelt. (...) Die in das Lesen solcher lebenden Schrift eingeweiht sind, können in eine weit fernere Vergangenheit zurückblicken, als in diejenige, welche die äußere Geschichte darstellt; und sie können auch - aus unmittelbarer geistiger Wahrnehmung - die Dinge, von denen die Geschichte berichtet, in einer weit zuverlässigeren Weise schildern, als es dieser möglich ist."[262]

In der *Akasha-Chronik* erfährt der sogenannte Eingeweihte etwas über „atlantische Vorfahren", über die verschiedenen „Wurzelrassen", die „lemurischen Rasse", die Trennung der Geschlechter und die „hyperboräische und polarische Epoche"; auch vom Anfang der „gegenwärtigen Erde", dem „Austritt" der Sonne und des Mondes, von der Herkunft der Erde und von ihrer Zukunft, sowie vom Leben des Saturn, der Sonne, der Erde und vom Leben auf dem Monde ist die Rede. Und natürlich wird der „viergliedrige Erdenmensch" beleuchtet."[263]

Diese hanebüchenden Aussagen werden von Steiner auch noch als „Tatsachen" verkauft, wenn er erklärt: „Nichts ist hier gesagt, was nicht sorgfältig mit den Mitteln der geistigen Wissenschaft geprüft ist.[264] (...) Diese Tatsachen sind durch rein übersinnliche Beobachtung gewonnen; und es muß sogar gesagt werden, daß der Geistesforscher am besten tut, wenn er sich aller Schlußfolgerungen aus seinen naturwissenschaftlichen Erkenntnissen peinlich genau entäußert; denn durch solche Schlußfolgerungen wird ihm leicht der unbefangene innere Sinn der Geistesforschung in die Irre geführt."[265]

---

[260] Badewien, Das fünfte Evangelium, S. 21
[261] siehe Grandt/Grandt, Schwarzbuch Anthroposophie, S. 25ff.
[262] Rudolf Steiner: Aus der Akasha-Chronik, Dornach 1995, S. 23
[263] Grandt/Grandt, Schwarzbuch Anthroposophie, S. 26f.
[264] Steiner, Aus der Akasha-Chronik, S. 98
[265] Steiner, Aus der Akasha-Chronik, S. 241

Der Freiburger Psychiater Wolfgang Treher bezeichnet diese „Quelle der Erkenntnis“ als das „Wahnsystem eines Schizophrenen“.[266] Reinhard Wiechoczek, Vorsitzender der *Astronomischen Arbeitsgemeinschaft* der *Volkssternwarte Paderborn e.V.* und Mitglied der *Initiative zur Anthroposophie-Kritik* (IzAK), meint ebenfalls: „Aus astronomischer Sicht ist die Steinersche Philosophie die Ausgeburt eines kranken Gehirns. Einige Fakten aus Steiners 'Akasha-Chronik': Der Mensch existierte vor der Entstehung der Erde, die Sonne löste sich aus der Erde, danach trat der Mond aus der Erde aus. Der angeblich immer wiedergeborene Mensch, der sich als Äther-, Astralleib und so weiter entwickelt, wandelte in früheren Zeiten über Saturn, Sonne und Mond, wird auf dem Jupiter ein neues Bewußtsein entwickeln und Unsterblichkeit erlangen. Die Gottseligkeit allerdings folgt erst auf dem Planeten Venus. (...) Nahezu alle Aspekte des menschlichen Lebens werden in abstruser Weise, hellseherisch und okkult abgehandelt. Dieses Weltbild tarnt sich als menschenfreundlich, stellt tatsächlich das Gegenteil dar.“[267]

In der *Akasha-Chronik* tummeln sich „über dem Boden schwebende Fahrzeuge der Atlantier“, gedankenlesende „Lemurier“, „Liebes- und Weisheitswesen“, „Pflanzenmenschengebilde“, „Söhne des Feuers“, „Geister des Zwielichts“, „Pflanzen- und Tiermenschen“, „Mondwesen“ und „Saturn- und Sonnenmenschen“, „Eimenschen“ werden bebrütet, Affen werden als „rückgebildete Menschen einer vergangenen Epoche“ angesehen und vieles weitere ergießt sich aus der Feder des Anthroposophen- und Waldorfpädagogik-„Meisters“.[268] Wir wollen es an dieser Stelle - auch um den Lesern dieses Buches nicht noch mehr von Steiners wirren, schizophrenen Phantasien zuzumuten - dabei belassen. Schließlich steht es jedem wirklich Interessierten frei, sich die Lektüre der *Akasha-Chronik* selbst anzutun.

2.3. Steiner und die „Menschheitsführer“

Der bereits erwähnte Bernard Lievegoed sieht in Rudolf Steiner einen „Menschheitsführer“, einen „menschlichen Eingeweihten“, der die Auf-

---

266 vgl. Martina Kayser und Paul-Albert Wagemann: Wie frei ist die Waldorfschule?, München 1996, S. 27

267 Pressemitteilung der Volkssternwarte Paderborn e.V. vom 2.3.1996 (verantwortlich Reinhard Wiechoczek)/Archiv Grandt

268 Eine ausführliche Auflistung weiterer Beispiele in Grandt/Grandt, Schwarzbuch Anthroposophie, S. 28ff.

gabe hatte, die „Erkenntnis der geistigen Wirklichkeit dem westlichen Denken zugänglich zu machen".[269]

Sogenannte „Bodhisattvas", die den geistigen Rang von Erzengeln besitzen und - freilich - aus der Merkursphäre kommen, haben es sich zur Aufgabe gemacht, während einer Zeitspanne von 5.000 Jahren die Führung der Menschheitsentwicklung auf sich zu nehmen. Zu zwölft bilden sie einen Kreis, dessen Mittelpunkt, als Dreizehnter, Christus ist. Nach Ablauf dieser 5.000jährigen Zeitspanne kann sich ein „Bodhisattva" in einen Menschen inkarnieren, und damit den „geistigen Rang eines Buddha" erlangen. Neben diesem „Kreis" gibt es, nach Lievegoed, auch noch einen, der nicht aus geistigen, hierarchischen Wesen, sondern aus Menschen besteht. „Es handelt sich um menschliche Individualitäten, die in ihrer Entwicklung so hoch gestiegen sind, daß sie ... mit den hohen Wesen aus dieser kosmischen Hierarchie in Kontakt treten und sich mit ihnen beraten, welche Impulse für die Entwicklung der Menschheit notwendig sind. Sie sind die großen Menschheitsführer, die *großen Eingeweihten*, wie sie auch genannt werden."[270]

Friedrich Rittelmeyer, Zeitgenosse und Schüler Steiners, sowie erster „Erzoberlenker" der anthroposophischen „Christengemeinschaft", berichtet folgendes: „Das Leben eines Menschheitsführers, der auf höchstem Gebiet eine Mission hat, ist ein Kunstwerk, an dem Menschen und Engel zusammenarbeiten."[271] Für Steiner ist der älteste dieser Menschheitsführer „Manu", eines der hohen geistigen Wesen, denen auch die Bildung neuer „Wurzelrassen" obliegt.[272] Dieser göttliche Manu soll nun ein menschlicher Manu werden. Daß diese abstrusen Gedanken auch heute noch Bestandteil anthroposophischen Strebens sind, beweist der Kurs „Die verborgene spirituelle Führung der Menschheit durch die weiße Loge" von Erdmuth und Renate Grosse in Dornach (vom 26.10. bis 2.11.1997).[273]

Über die „menschlichen" Eingeweihten, die zu den „übermenschlichen" traten und damit einen wichtigen Umschwung in der Entwicklung

---

269 Grandt/Grandt, Schwarzbuch Anthroposophie, S. 92
270 Grandt/Grandt, Schwarzbuch Anthroposophie, S. 92f.
271 Rittelmeyer, Meine Lebensbegegnung mit Rudolf Steiner, S. 102
272 vgl. Grandt/Grandt, Schwarzbuch Anthroposophie, S. 93
273 vgl. Jahresvorschau 1997 des Paritätischen Bildungswerk Landesverband Nordrhein-Westfalen e.V., Studienhaus Rüspe/Archiv Grandt
Unter den behandelten Hauptthemen finden wir auch „Die Mysterien der Druiden", „Die Prometheussage und die spirituellen Aufgaben der Gegenwart", „Wie wirken Rosenkreuzer?", „Wer ist Christian Rosenkreutz?", „Wesen und Aufgabe der Freimaurerei".

des Menschheitsgeschlechts vollzogen, meint Steiner: „Die menschlichen Eingeweihten der Folgezeit sind, äußerlich genommen, Menschen unter Menschen. Allerdings aber verblieben sie im Zusammenhang mit den höheren Welten, und die Offenbarungen und Erscheinungen der Götterboten dringen zu ihnen. (...) Die menschlichen Eingeweihten sind heute die Vermittler zwischen dem Volke und den höheren Mächten; nur die Einweihung befähigt zum Umgang mit den Götterboten".[274] Klare und eindeutige Worte des „Menschheitsführers" Rudolf Steiner.

2.4. Steiners „Geheimwissenschaft"

Rudolf Steiner schuf mit seiner *Geheimwissenschaft im Umriß* wohl ein „okkultes" Standardwerk, ein Werk, das dem Interessierten die „Wissenschaft des Verborgenen" offenbart.[275] Seine Weltanschauung entpuppt sich darin als eine „Geheimwissenschaft", „welche sich auf das in den Welterscheinungen für die gewöhnliche Erkenntnisart *Unoffenbare*, 'Geheime' bezieht, eine Wissenschaft von dem 'Geheimen', von dem 'offenbaren Geheimnis'".[276] „Es handelt sich darum, daß die Denkkraft des Menschen zu einer größeren Stärke, zu einer größeren Intensität entwickelt wird, als sie im gewöhnlichen Leben und in der gebräuchlichen Wissenschaft hat."[277]

Gleichzeitig „outet" Steiner seine Ziele: „Alle Geheimwissenschaft muß aus zwei Gedanken hervorkeimen, die in jedem Menschen Wurzel fassen können. Für den Geheimwissenschaftler, wie er hier gemeint ist, drücken diese beiden Gedanken Tatsachen aus, die man erleben kann, wenn man sich der rechten Mittel dazu bedient. (...) Diese beiden Gedanken sind, daß es hinter der sichtbaren Welt, eine *zunächst* für die Sinne und das an diese Sinne gefesselte Denken *verborgene* Welt gibt, und daß es dem Menschen durch Entwicklung von Fähigkeiten, die in ihm schlummern, möglich ist, in diese verborgene Welt einzudringen.[278] (...) Einem Menschen, der durch diese Seelenerlebnisse zur Geheimwissenschaft geführt wird, dem eröffnet sich durch diese nicht nur die Aussicht, daß er für gewisse Fragen seines Erkenntnisdranges die Antwort finden werde, sondern auch noch die ganz andere, daß er zum Überwinder alles dessen wird, was das Leben hemmt und schwach macht."[279]

---

274 Steiner, Aus der Akasha-Chronik, S. 54ff.
275 Van der Meulen, Mittendrin, S. 63
276 Rudolf Steiner: Die Geheimwissenschaft im Umriß, Dornach 1989, S. 35
277 Steiner, Die Wirklichkeit der höheren Welten, S. 15
278 Steiner, Geheimwissenschaft im Umriß, S. 41
279 Steiner, Geheimwissenschaft im Umriß, S. 45

Doch Steiner ist mit seiner inbrünstigen Werbung für das Übersinnliche noch lange nicht fertig. In der *Geheimwissenschaft im Umriß* schreibt er: „Und es bedeutet in einem gewissen höheren Sinne eine Schwächung des Lebens, ja einen seelischen Tod, wenn der Mensch sich gezwungen sieht, sich von dem Übersinnlichen abzuwenden oder es zu leugnen. Ja, es führt unter gewissen Voraussetzungen zur Verzweiflung, wenn ein Mensch die Hoffnung verliert, daß ihm das Verborgene offenbar werde.[280] (...) Verödet der Mensch sein Leben dadurch, daß er den Zusammenhang mit dem Übersinnlichen verliert, so zerstört er nicht nur in seinem Innern etwas, dessen Absterben ihn zur Verzweiflung zuletzt führen kann, sondern er bildet durch seine Schwäche ein Hemmnis für die Entwicklung der ganzen Welt, in der er lebt.[281] (...) Ein Erkennen, welches das Verborgene offenbar macht, ist geeignet, alle Hoffnungslosigkeit, alle Lebensunsicherheit, alle Verzweiflung, kurz alles dasjenige zu überwinden, was das Leben schwächt und es unfähig zu dem ihm notwendigen Dienste im Weltganzen macht. Das ist die schöne Frucht geisteswissenschaftlicher Erkenntnissse, daß sie dem Leben Stärke und Festigkeit und nicht allein der Wißbegierde Befriedigung geben."[282]

Steiners *Geheimwissenschaft*, die wie andere Werke zu seinen „esoterischen Offenbarungen"[283] zählt, will über „Nichtsinnliches in derselben Art sprechen, wie die Naturwissenschaft über Sinnliches spricht".[284] „Gute" Vorbereitungen für sogenannte „Geistesschulungen" sind „Selbstbeobachtung" und „Rückschau" des „Geistesschülers", der darin eigene Erlebnisse, Freuden und Leiden wie die eines anderen ansehen kann. Durch „seelische Versenkungen", Meditationen (bei denen „höhere Wahrnehmungsorgane innerhalb des astralischen Leibes" herangebildet werden können, die eine „neue Welt" vermitteln, in der der Mensch ein „neues Ich" kennenlernt[285]), muß, nach dem Erreichen der „inneren Gediegenheit der imaginativen Erkenntnisstufe", ein „sinnlichkeitsfreies Denken" angestrebt werden. Die von der Geisteswissenschaft mitgeteilten „Tatsachen der höheren Welt" soll der Geistesschüler zum „Eigentum seines Denkens" machen.[286] „Denn", so Steiner, „es ist durchaus möglich, aus

280 Steiner, Geheimwissenschaft im Umriß, S. 45
281 Steiner, Geheimwissenschaft im Umriß, S. 46
282 Steiner, Geheimwissenschaft im Umriß, S. 47
283 Van der Meulen, Mittendrin, S. 64
284 Steiner, Geheimwissenschaft im Umriß, S. 36
285 vgl. Steiner, Geheimwissenschaft im Umriß, S. 344
286 vgl. Steiner, Geheimwissenschaft im Umriß, S. 338 und S. 340, und Grandt/Grandt, Schwarzbuch Anthroposophie, S. 87f.

dem *bloßen* Nachdenken heraus die sichere Überzeugung zu erhalten: das Mitgeteilte ist wahr."[287]

Steiners „Geheimwissenschaft" ist für jeden erlernbar, der seine „körperliche und geistige Gesundheit" fördert, sich als „seelisch-geistiges Wesen" fühlt, Standhaftigkeit beweist und einmal gefaßte Entschlüsse befolgt. Der „Geheimschüler" kann durch eine „Geheimschulung" zu einem „Eingeweihten" werden.[288] „Aus dem bisher Gesagten wird klar, daß hinter dem 'geheimen Wissen' der Anthroposophie eine spezielle Elitetheorie steht, die bei den Menschen sehr streng zwischen Eingeweihten und nicht Eingeweihten unterscheidet. Damit ergibt sich aber auch gleichzeitig eine Art 'Befehlskette', in der Menschen höherer Bewußtseinsstufe solchen niederer Bewußtseinsstufe Richtung und Weg ihrer Erkenntnisse vorschreiben können."[289]

Steiner verrät uns gar sein „Motto": „An Gottes Stelle den freien Menschen!"[290] Diesen „Übermensch-Wahn" - er verwendet die Bezeichnung „Geistesmenschen"[291] - hat er wohl von Nietzsche übernommen, der unter anderem formulierte: „Nun aber starb dieser Gott! Ihr höheren Menschen, dieser Gott war eure größte Gefahr. (...) Gott starb: nun wollen wir - daß der Übermensch lebe."[292] Steiners „Geistesmenschen" stehen damit in der okkulten Tradition der Überwindung und/oder Vergöttlichung des eigenen Ich. Damit wird aber nicht ein Schritt hin zum, sondern ein großer Schritt weg vom eigentlichen Menschen gemacht.[293]

2.5. Steiners „dorniger" okkulter „Einweihungs- und Schulungsweg"

Um „höhere Erkenntnisse" zu erlangen, die den Menschen wiederum „mit der verlorenen Welt der Götter" verbinden sollen[294], muß der „Geistesschüler" schrittweise einen „okkulten Schulungsweg" gehen.[295] Dieser ist eigentlich ein „Eindringen in das verborgene geistige Wesen der materiellen Welt", ein bewußtes „Erleben der geistigen Welt",[296] eine „Selbst-

287 Steiner, Geheimwissenschaft im Umriß, S. 341
288 vgl. Grandt/Grandt, Schwarzbuch Anthroposophie, S. 91
289 Grandt/Grandt, Schwarzbuch Anthroposophie, S. 93
290 Wehr, Rudolf Steiner, S. 99
291 vgl. Gassmann, Rudolf Steiner und die Anthroposophie, S. 74-76
292 Friedrich Nietzsche: Also sprach Zarathustra, Stuttgart 1985, S. 274
293 vgl. auch Freund, Braune Magie?, S. 153
294 Prokofieff, Rudolf Steiner, S. 19
295 Grandt/Grandt, Schwarzbuch Anthroposophie, S. 89 (vgl auch Steiner, Wie erlangt man Erkenntnisse der höheren Welten?, GA 10)
296 Prokofieff, Rudolf Steiner, S. 49

erhebung des Menschen in den Bereich des Übersinnlichen hinein".[297] Das Wesen dieses anthroposophischen Einweihungsweges definiert Steiner so: „Anthroposophie ist ein Erkenntnisweg, der das Geistige im Menschen zum Geistigen im Weltenall führen möchte."[298]

Damit erschafft er einen neuen modernen, westlichen Einweihungsweg.[299] Daß dieser „okkult" ist, im wahrsten Sinne des Wortes, scheint nicht bestritten zu werden, sagt Steiner doch selbst darüber: Die „höheren Erkenntnisse kann derjenige schrittweise erlangen, der den okkulten Schulungsweg geht".[300] Dabei trete er im Schlaf in Welten ein, die er auch nach seinem Tod durchschreite, wie „Kamaloka", die „Astralwelt", auch die elementarische oder imaginative Welt genannt, oder in das „untere und höhere Devachan", die Welt der Inspiration und Intuition. Diese könne er wahrnehmen durch meditative Übungen, also wenn seine „Erkenntnisgrenzen" erweitert worden sind.[301]

Die sieben Stufen von Steiners „Einweihungsweg", der seinem christlich-rosenkreuzerischen „Einweihungs- oder Schulungsweg" entspricht[302], sehen wie folgt aus:

1. Studium der Geisteswissenschaft: Hierbei „soll sich der Kandidat in Gedankeninhalte vertiefen, die den höheren Welten entnommen sind", wie Kosmologie und Anthropologie.
2. Imaginative Erkenntnis: Der Schüler erkennt in Bildern die „Physiognomie des Erdgeistes", um ein geistig-seelisches Verhältnis zur Natur zu schaffen.
3. Aneignen der okkulten Schrift: Dabei erschließt sich dem Schüler der „innere Zusammenhang", die „Ordnung der geschauten imaginativen Bilder, die geheimen Untergründe der Natur offenbaren sich ihrer Sphärenharmonie".
4. Bereitung des „Steines der Weisen": Der Schüler muß hierzu einen „Regulierungsprozeß der Atmung" machen, hinter dem sich ein menschlicher Umwandlungsprozeß" verbirgt. In einer zukünftigen Entwicklungsstufe soll der Mensch in sich die Umwandlung von

---

297 Gassmann, Rudolf Steiner und die Anthroposophie, S. 20f.
298 Rudolf Steiner: GA 26, Nr. 1, 17.2.1924 (vgl. Prokofieff, Rudolf Steiner, S. 20)
299 Prokofieff, Rudolf Steiner, S. 66
300 Rudolf Steiner: Wie erlangt man Erkenntnisse der höheren Welten? GA 10, zitiert nach Flensburger Hefte 13, 1992, S. 4f.
301 vgl. Grandt/Grandt, Schwarzbuch Anthroposophie, S. 89f., und Hexen, New Age, Okkultismus, in: Flensburger Hefte 13, 1992, S. 4f.
302 vgl. Grandt/Grandt, Schwarzbuch Anthroposophie, S. 98ff., und Prokofieff, Rudolf Steiner, S. 53

Kohlenstoff in Sauerstoff vollziehen können, womit sein Leib auf höherer Ebene pflanzenähnlich und frei von tierischen Begierden sein wird.

5. Entsprechung von Makro- und Mikrokosmos: Der Schüler bekommt durch bestimmte „Versenkungsmethoden“ hellseherische Fähigkeiten, Einblick in die „Bildung der menschlichen Organe und dadurch Erkenntnis der Kräfte des Makrokosmos“. Hier erfolgt eine Art „Selbsterkenntnis im Mikrokosmos“.
6. Versenkung in den Makrokosmos: Der Schüler kann dadurch wahre Weltenerkenntnis, Gotteserkenntnis gewinnen. „Man muß Gott in seinen Einzelheiten kennen, dann kann man ihn in sich selbst finden und dann lernt man den Gott erst in der Ganzheit kennen.
7. Gottseligkeit: Erst wenn der Mensch alle Dinge als Ausdruck des göttlichen Geistes empfindet, handelt er ganz von selbst aus dem Willen des ganzen Kosmos heraus. Dieser Zustand ist, nach Steiner, die „Gottseligkeit“.[303]

Die fünfte bis siebte Erkenntnisstufe beziehen sich auf das „Verhältnis von allem, was am Menschen ist, zu entsprechenden Tatsachen und Wesenheiten der außer dem Menschen befindlichen Welt“. Das „wahre Ziel“ des „christlich-rosenkreuzerischen Geistesweges“ ist jedoch die Begegnung mit Christus.[304] Rudolf Steiner erklärt zu diesem „Einweihungsweg“: welche „Stufe man auch erstiegen haben mag auf dem Wege in die übersinnlichen Welten hinauf: es gibt immer noch höhere Stufen.“[305]

Neben diesem rosenkreuzerischen Einweihungsweg gibt es auch noch einen „christlichen“ bei Steiner. Dieser ist ein innerlich ausgerichter Weg, für den der Schüler sich zeitweise vom äußeren Leben lösen muß. Es gibt sieben Stufen oder Grade von Gefühlen, nämlich „Fußwaschung“, „Geißelung“, „Dornenkrönung“, „Kreuzigung“, „mystischer Tod“, „Grablegung mit Auferstehung“ und „Himmelfahrt“. Steiner sagt in seiner *Theosophie des Rosenkreuzers*: „Das Durchgehen durch demütig hingebungsvolle Zustände stellt das Wesen der christlichen Einweihung dar.

[303] vgl. Hannelore Schilling: Im Zeichen von Rose und Kreuz, Historische und moderne Rosenkreuzer, in: Information Nr. 71, XI/77 der EZW, S. 18 (sie beruft sich u.a. auf Steiners *Theosophie des Rosenkreuzers*)

[304] Prokofieff, Rudolf Steiner, S. 58

[305] vgl. Jan Badewien: Die Anthroposophie Rudolf Steiners, München 1994, S. 19f.; Steiner, Geheimwissenschaft im Umriß und Grandt/Grandt, Schwarzbuch Anthroposophie, S. 90f.

Wer sie so ernsthaftig durchgeht, der erlebt seine Auferstehung in den geistigen Welten.“[306]

Sergej O. Prokofieff schreibt in *Rudolf Steiner und die Grundlegung der neuen Mysterien*, einem Buch, „das nur für Mitglieder der Anthroposophischen Gesellschaft gedacht ist“[307] (und dennoch frei erhältlich ist): „Wie der Christus Jesus sein kosmisches Sein um der Menschen willen opferte und Mensch wurde, so muß auch der heutige christlich-rosenkreuzerische Eingeweihte auf der entsprechenden Stufe seines geistigen Weges sein irdisches Eigensein, die Kräfte seiner Hüllen der makrokosmischen Wesenheit, der Christus-Wesenheit, der Wesenheit des Kosmos opfern. Von nun an steht das Leben des Eingeweihten unter dem Zeichen des Opfers. (...) So ist es auch unsere weitere Aufgabe, Rudolf Steiner auf dem Weg des Opferdienstes in der Epoche seines offenbaren Wirkens unter den Menschen zu folgen.“[308]

Gefährlich scheint uns der Gedanke, daß der Eingeweihte, der „Geheimschüler“ sein „irdisches Eigensein“ „opfern“ muß, denn dies kommt einer „Entfremdung“ der Realität gleich und erinnert an Mind-Controll-Mechanismen anderer Gruppierungen oder sektiererischer Psychokulte. Auch Jelle van der Meulen spricht in bezug auf Steiners „inneren Schulungsweg“ von dem „Sich-Lösen von den Einflüssen der den Menschen umgebenden Welt und [dem] Versinken in das eigene Innere“ und davon, daß es ein „langer Weg“ sei: „Steiner betont mit allem Nachdruck, man könne es nicht als eine Art interessanter Nebensache im Leben betrachten. Die Übung der bewussten inneren Schulung verlange große Ausdauer und starke moralische Kraft.“[309] Und Rudolf Steiner selbst weiter in *Die Wirklichkeit höherer Welten*: „Das Theoretisieren genügt nicht, um den anthroposophischen Weg in die übersinnlichen Welten hinein zu machen. Was an den Methoden dieser Geistesforschung durchlebt werden muß, erfordert durchaus auf allen Stufen moralische Vorbereitung. Und es gibt im Grunde genommen keine bessere Vorbereitung zur moralischen Festigung des ganzen Menschen nach Leib, Seele und Geist, als diejenigen Übungen durchzumachen, die durchgemacht werden müssen, um die Wirklichkeit übersinnlicher Welten zu erlangen. (...) Nur demjenigen ergeben sie sich, der sein ganzes Menschtum einsetzt, der alles an Kräften des guten Empfindens, des schönen Auffassens

306 vgl. Grandt/Grandt, Schwarzbuch Anthroposophie, S. 98
307 Prokofieff, Rudolf Steiner, S. 11
308 Prokofieff, Rudolf Steiner, S. 63
309 Van der Meulen, Mittendrin, S. 305

der Welt, des religiösen, frommen Vertiefens in die Weltengeheimnisse in seiner Seele lebendig macht, der Menschenliebe und Weltenliebe zu Kräften innerlicher Durchwärmung macht, nur der erlangt die moralische Festigung, die notwendig ist, um in dieser Weise vorzudringen zu der Wirklichkeit höherer Welten."[310]

Van der Meulen schreibt über Steiners „Einweihungsweg": „Nach der Erneuerung der Anthroposophischen Gesellschaft im Jahre 1923 macht Rudolf Steiner auch inhaltlich noch einmal einen Neuanfang. Dies kommt unter anderem darin zum Ausdruck, dass er jetzt konkret von Karma und Reinkarnation spricht. (...) Dabei knüpft er an das an, was Walter Johannes Stein den 'Weg des Parzifal' nennt: das Lesenlernen des Karma. Mit dem Lesen des Karma ist der neue Einweihungsweg erst wirklich in die Öffentlichkeit getragen worden. Die Einweihung findet fortan im vollen menschlichen Leben statt und nicht mehr in einem Tempel oder in einer geheimen Bruderschaft. (...) Hiermit ist nicht gesagt, dass ein Buch wie *Wie erlangt man Erkenntnisse der höheren Welten?* unbrauchbar geworden sei. Es ist eine wichtige Beschreibung des modernen Einweihungsweges. Was in dem Buch steht, muss aber nachdrücklicher als es Rudolf Steiner 1904 beschreiben konnte, in die tägliche Wirklichkeit gestellt werden. Wenn er von der 'Feuerprobe', der 'Wasserprobe' und der 'Luftprobe' spricht - um nur ein Beispiel zu nennen -, sind dies nicht mehr Ereignisse, die sich vollziehen, wenn man lange genug meditiert hat, sondern Prüfungen, die sich spontan im Lebenslauf ergeben."[311]

Bernard Lievegoed weist darauf hin, daß es innerhalb der anthroposophischen Bewegung als ein Tabu gilt, über die „Bedeutung des Buches *Wie erlangt man Erkenntnisse der höheren Welten?* zu sprechen. Die besondere Bedeutung des Buches aber ist darin zu sehen, dass viele Menschen hier eigene Erfahrungen wiedererkennen, die auf systematische und einsichtige Art beschrieben worden sind."[312] Steiner macht es seinen „Gläubigen" nicht leicht, denn nur der Schüler, der seinen okkulten Weg bis zum Ende beschreitet, kann letztlich auch die Behauptungen des „Menschheitsführers" selbst überprüfen.[313] „Um die Tatsachen zu *erforschen*, muß man die Fähigkeit haben, in die übersinnlichen Welten hineinzutreten", meint Steiner diesbezüglich.[314] „Auch solche Leser, welche den Weg, der vorgezeichnet ist, nicht zu gehen beabsichtigen, werden in

---

310 Steiner, Die Wirklichkeit der höheren Welten, S. 33
311 Van der Meulen, Mittendrin, S. 271 und S. 293
312 vgl. Van der Meulen, Mittendrin, S. 148f.
313 vgl. Van der Meulen, Mittendrin, S. 65
314 Steiner, Wie erlangt man Erkenntnisse der höheren Welten?, S. 7f.

der Schrift manches Brauchbare für das innere Leben finden: Lebensregeln, Hinweise, wie dies oder jenes sich aufklärt, was rätselhaft erscheint usw."[315]

Natürlich hat auch Rudolf Steiner diesen „Einweihungs"- oder „Erkenntnisweg" durchschritten. Seine Frau Marie Steiner schreibt darüber in ihren *Erinnerungen* im „Nachwort zu Rudolf Steiners *Lebensgang*": „Man hat sein [Steiners, d. Verf.] ganz dem Opferdienst der Menschheit geweihtes Leben mit unsäglicher Feindschaft vergolten; man hat seinen Erkenntnisweg in einen Dornenweg verwandelt. Er aber hat ihn für die ganze Menschheit durchschritten und erobert. Er hat die Grenzen der Erkenntnis durchbrochen: sie sind nicht mehr da. Vor uns liegt dieser Erkenntnisweg in der kristallklaren Halle der Gedanken. (...) Er hat den menschlichen Verstand zum Geist emporgehoben, ihn durchdrungen, verbunden mit der geistigen Wesenheit des Kosmos. Damit hat er die größte Menschentat vollbracht. Die größte Gottestat lehrte er uns verstehen. Die größte Menschentat vollbrachte er. Wie sollte er nicht gehaßt werden mit aller dämonischer Macht, deren die Hölle fähig ist?"[316]

Prokofieff erklärt unumwunden, daß es eine Tatsache sei, daß Rudolf Steiner „den unserer Zeit gemäßen Einweihungsweg von der ersten bis zur letzten Stufe selbst durchschritten hat". Und: „So wie Christian Rosenkreuz im 13. Jahrhundert von den zwölf Lehrern inspiriert wurde ... so durchschritt auch Rudolf Steiner ... selbständig den Einweihungsweg, und er realisierte ihn in dem neuen michaelischen Geiste durch die übersinnliche Begegnung mit dem Christus."[317] Jan Badewien äußert sich in seinem Buch *Die Anthroposophie Rudolf Steiners* dahingehend, daß Steiner seinen Schülern den Weg weisen möchte, den er selbst gegangen ist. „Einen Weg, der sich anlehnt an ältere Einweihungswege, etwa der Rosenkreuzer, und vor allem an den Weg der Theosophischen Gesellschaft, wie Steiner ihn bei Annie Besant kennengelernt hat."[318]

2.6. Steiner und das Rosenkreuzertum

In unserem *Schwarzbuch Anthroposophie* haben wir uns ausführlich mit Steiners Anthroposophie und den Rosenkreuzern beschäftigt[319] und wollen an dieser Stelle lediglich einen zusammenfassenden Überblick geben

---

[315] Steiner, Wie erlangt man Erkenntnisse der höheren Welten?, S. 11
[316] Steiner, Erinnerungen, S. 42
[317] Prokofieff, Rudolf Steiner, S. 19 und S. 57
[318] Badewien, Die Anthroposophie Rudolf Steiners, S. 18
[319] siehe Grandt/Grandt, Schwarzbuch Anthroposophie, S. 96-102

und neue Literatur ergänzen. Wie wichtig die Rosenkreuzer auch für die Anthroposophen sind, erkennen wir darin, daß Bernard Lievegoed über drei „Geistesströmungen“ gesprochen hat: die erste ist die Anthroposophie (die „kosmische Erkenntnisse“ auf die Erde bringen soll und dabei vom Erzengel Michael geleitet wird), die zweite das Rosenkreuzertum (das sich mit der „Umwandlung der Erde und der Schaffung von Kultur“ beschäftigt) und die dritte der Manichäismus (als ein mehr auf die menschliche Seele gerichtetes „Praktizieren einer sozialen Haltung“)[320] .

Im *Lexikon der Sekten, Sondergruppen und Weltanschauungen* wird der Begriff „Rosenkreuzer“ folgendermaßen definiert: „Der Begriff umschreibt unterschiedliche Strömungen: Er bezeichnet im 17. Jh. eine Reformbewegung innerhalb des Protestantismus, wird im 18. Jh. von antiaufklärerischen Richtungen im Umfeld der Freimaurerei aufgegriffen und dient seit dem 19. Jh. vor allem als Selbstbezeichnung von Vertretern des modernen Okkultismus. Im Unterschied zum okkultistischen Neo-Rosenkreuzertum spricht man bei ersterer auch vom ‘älteren Rosenkreuzertum’“.[321] Das Gerücht vom Bestehen einer geheimen Rosenkreuzer-Bruderschaft taucht erst zu Beginn des 17. Jahrhunderts auf, als der Theologe Johann Valentin Andreae behauptet, daß ein gewisser Christian Rosencreutz zum Zwecke einer „Kirchenreform einen Orden gegründet hat und daß sein Grab 1604, also 120 Jahre nach seinem Tod, vom Orden wiedergefunden worden ist“.[322]

Im Mittelpunkt der Rosenkreuzerbewegung steht esoterisches Gedankengut, das sich mittels Durchlaufen verschiedener Einweihungsstufen verinnerlichen läßt.[323] Wichtig ist dabei auch die „Durchchristung des Lebens“, das bedeutet, sich selbst im „Christusimpuls“ und den Christus „in sich selber zu suchen“; „Stufe für Stufe, in einer ständigen, inneren Umwandlung, bis zum Göttlichen emporzusteigen“. Auch die Rosenkreuzer vertreten die Trichotomie, die dreifache Wesensgliederung des Menschen in einen physischen Leib, Seelen- oder Astralleib und einen Geistleib.[324] Das zentrale Thema der Rosenkreuzer ist eine Reformation der Welt nach esoterischen Prinzipien.[325] Christian Rosenkreutz wird von Anthroposophen ebenfalls als ein „Menschheitsführer“ erkannt, der seine „Einweihung“ erfahren habe. Und Steiner sieht in ihm gar den „Inspirator

320 Van der Meulen, Mittendrin, S. 254
321 Gasper/Müller/Valentin, Lexikon der Sekten, S. 919ff.
322 vgl. Grandt/Grandt, Schwarzbuch Anthroposophie, S. 96
323 vgl. Wiebus, Lexikon Jugendkulte, S. 195
324 Nardini, Handbuch der Mysterien und Geheimlehren, S. 245ff.
325 vgl. Leuenberger, Das ist Esoterik, S. 103

des anthroposophischen Schulungsweges".[326] So ist es nicht verwunderlich, daß er in verschiedenen Rosenkreuzergemeinschaften Mitglied gewesen sein soll, so in der *Societas Rosicruciana in Anglia* (SRIA)[327] und im *Hermetic Order of the Golden Dawn*.[328] Jelle van der Meulen, der unter anderem auch im sogenannten „Vorhof" einer Rosenkreuzer-Gesellschaft, dem *Lectorium Rosicrucianum*, das öffentliche Lesungen abhält und spirituelle Dienste für Interessierte versieht,[329] Mitglied war, schreibt darüber: „Die Menschen im Lectorium erlebte ich im Allgemeinen als brave Leute, wenig autonom in ihren Urteilen, arm an sozialen Kontakten mit Menschen außerhalb des Lectoriums, weltfremd und auf eine subtile Art arrogant. Eine 'warme Zuwendung' zur Welt gab es kaum, und das Einzige, was zählte, war die Schülergruppe des Lectoriums: Die Mitglieder waren für ein höheres Leben auserwählt, und der Rest der Menschheit war verloren - und niemand störte sich daran, dass man dabei von über fünf Milliarden Menschen sprach!" „Ein echter Rosenkreuzer", meint er weiter, „war nach Auffassung des Lectoriums jemand, der in der Stille geistige Entwicklung durchlief und daneben ganz normal Buchhalter, Lehrer oder Beamter blieb."[330]

Innerhalb der Anthroposophie soll es den sogenannten „Hybernia"-Kreis geben, der sich ebenfalls in der Tradition der Rosenkreuzer sieht.[331] Ferner bezeichnen sich Mitglieder der *Anthroposophischen Gesellschaft* zum Teil auch als Rosenkreuzer. „Diese esoterische Schule," führt Gerhard Kern aus, „hat ihre Ursprünge in der Tradition des Geheimbundes der Gold- und Rosenkreuzer. (...) Eine organisatorische Kontinuität kann zwar nicht nachgewiesen werden, doch ist eine Beschäftigung mit den Rosenkreuzern unabkömmlich, da zentrale Ideen der Anthroposophie aus diesen völlig unzulänglichen Quellen herrühren." Und weiter: „Bei Steiner und in der Folge auch beim inneren Kreis der 'Allgemeinen Anthroposophischen Gesellschaft' spielte und spielt das Rosenkreuzertum wahrscheinlich die wesentliche Rolle."[332]

Rudolf Steiner erkennt in seiner *Theosophie der Rosenkreuzer*, daß diese das „Gesetz der natürlichen Entwicklung allen Lebens und der gei-

---

326 Lievegoed, Über die Rettung der Seele, S. 71 und S. 78
327 seit 1905; vgl. Kern, Anthroposophie und kein Ende, S. 12
328 Leuenberger, Das ist Esoterik, S. 128
329 Das *Lectorium* sei ist tief in „Theosophie und Gnostik verwurzelt", meint Wiebus im Lexikon Jugendkulte, S. 197.
330 Van der Meulen, Mittendrin, S. 36ff.
331 vgl. Gasper/Müller/Valentin, Lexikon der Sekten, S. 921
332 Kern, Anthroposophie und kein Ende, S. 11f.

stigen Entwicklung des Menschen" kannten, daß sie wußten von der „Einheit der Materie, aus der das Universum geschaffen ist; über die Existenz einer dritten Bewußtseinsstufe beim Menschen, anders als die bekannten von Schlafen und Wachen."[333] Für ihn läuft die Evolutuion des neuzeitlichen Christentums unter dem Zeichen des „Rosenkreuzes" ab.[334] In *Das esoterische Christentum* meint er, daß vom „20. Jahrhundert an", „alle Religionen im Rosenkreuzermysterium vereinigt sein" werden; das Ziel des Rosenkreuzers sei es, die „physische Welt zu vergeistigen".[335] Das „wahre Christentum" soll durch den Einfluß der Rosenkreuzer eine „Synthesis von allen großen Religionen und Weltanschauungen" werden.[336]

In Steiners „Rosenkreuzerweg", den wir bereits ausführlich beschrieben haben, und der zum Teil auf älteren, rosenkreuzerischen Traditionen fußt[337], will er an das „normale tägliche Bewusstsein" anknüpfen, „das an die physischen Sinneswerkzeuge gebunden und in den irdischen Verhältnissen heimisch ist". Das normale Bewußtsein soll dabei nicht „ausgeschaltet", sondern „umgewandelt" (!) werden, wobei das „Wesentliche, nämlich die bewusste Wachheit, erhalten bleibt."[338]

Steiner soll von Christian Rosenkreuz nicht nur angespornt, sondern sogar aufgefordert worden sein, „esoterische Erkenntnisse in die Öffentlichkeit zu bringen", aber auf solche Art, „dass diese Erkenntnisse an das anknüpfen, was damals in der Kultur lebte".[339] Ein „geheimnisvolle Lehrer", den Rudolf Steiner in früher Jugend traf, soll Christian Rosenkreuz selbst gewesen sein, schwelgt Prokofieff ehrfurchtsvoll in geisteswissenschaftlichen Phantasien.[340] Der Begründer der Anthroposophie habe in zahlreichen Vorträgen und Vortragszyklen die ganze „Größe und Tiefe der christlich-rosenkreuzerischen Esoterik enthüllt".[341]

Aber nicht nur in der Anthroposophie finden wir Gemeinsamkeiten mit den Rosenkreuzern, sondern auch umgekehrt. „Auch der Rosenkreuzer hat eine Verbindung mit Rudolf Steiner", erklärt Bernard Lievegoed. „Denn was er weiß, das weiß er ja nur durch Rudolf Steiner - ohne Stu-

333 zitiert nach Nardini, Handbuch der Mysterien und Geheimlehren, S. 243
334 vgl. Nardini, Handbuch der Mysterien und Geheimlehren, S. 362
335 zitiert nach Schilling, Im Zeichen von Rose und Kreuz, S. 16-19
336 zitiert nach Gasper/Müller/Valentin, Lexikon der Sekten, S. 922
337 Prokofieff, Rudolf Steiner, S. 20
338 Van der Meulen, Mittendrin, S. 261
339 Van der Meulen, Mittendrin, S. 265
340 Prokofieff, Rudolf Steiner, S. 59
341 vgl. Prokofieff, Rudolf Steiner, S. 66, und Gassmann, Rudolf Steiner und die Anthroposophie, S. 105

dium (der Anthroposophie) kann man in der heutigen Zeit nicht bewußt ein Rosenkreuzer sein.“[342] Er wird sogar noch konkreter, wenn er behauptet, eine „Gruppe von Rosenkreuzern kann man unter den anthroposophischen Pharmazeuten finden. Das sind also diejenigen, die die Heilmittel herstellen. Wenn man zum Beispiel die Herstellungsverfahren bei Wala, einem der anthroposophischen Heilmittelbetriebe betrachtet, so kann man auch dort alchimistische Prozesse antreffen. Da wird die Materie zum Beispiel dem Einfluß des großen Rhythmus von Tag und Nacht unterworfen, der Morgensonne und der Abendsonne, der Wintersonne, der Sommersonne“.[343] Aber auch „in der anthroposophisch-medizinischen Bewegung kann man Ärzte antreffen, die echte Rosenkreuzer sind,“[344] und unter den „biologisch-dynamischen Landwirten“.[345]

Im *Schwarzbuch Anthroposophie* kamen wir am Ende des betreffenden Kapitels zu dem Fazit: „Wir möchten bezweifeln, daß in der breiten Öffentlichkeit in Deutschland, Österreich, der Schweiz und anderswo bekannt ist, wie eng die Anthroposophie Rudolf Steiners mit der ‘Geistesströmung der Rosenkreuzer’ verbunden ist, einem Mysterium, einem ‘unergründlichen Geheimnis’ also, einem wahrhaftigen Geheimbund.“[346] An diesem Sachverhalt dürfte sich bis heute nichts geändert haben.

2.7. Steiners „Luziferlehre“

Steiner hat, ohne Zweifel, eine eigene „Luziferlehre“ kreiert, obwohl er auch aus den Luzifer-Vorstellungen der Theosophin Helena Blavatsky und Franz Hartmanns schöpft.[347]

Ein Unterschied zwischen dem biblischen Luzifer, dem „Lichtbringer“, einem Engel, der sich gegen Gott den Herrn auflehnte und deshalb vom Erzengel Michael in die Hölle gestürzt wurde, und dem steinerschen Luzifer ist der, daß Steiner den Namen Luzifer an eine Gruppe von „geistigen Versucherwesen“ vergeben hat, die „den Men-

---

342 Lievegoed, Über die Rettung der Seele, S. 79

343 Lievegoed, Über die Rettung der Seele, S. 74

344 Lievegoed, Über die Rettung der Seele, S. 76

345 „Man muß sich nur einmal anschauen, wie mit Präparaten gearbeitet wird: Die werden in der Erde vergraben, im Sommer oder auch, je nachdem, gerade im Winter. Bevor sie eingegraben werden, werden sie in einen hohen Baum gehängt, um sie dem Einfluß der Luft- und Lichtkräfte auszusetzen. Da wird also ganz deutlich auf allerlei Arten mit den vier Elementen gearbeitet, genau wie es in der Alchimie der Fall war.“ (Lievegoed, Über die Rettung der Seele, S. 73)

346 Grandt/Grandt, Schwarzbuch Anthroposophie, S. 102

347 vgl. hierzu Grandt/Grandt, Schwarzbuch Anthroposophie, S. 103ff.

schen von seiner wahren Bestimmung abbringen möchten".[348] Der Theologe Lothar Gassman geht so weit zu behaupten: „Steiner verkehrt die biblische Dämonologie in ihr Gegenteil! So wertet er die Sündenfall-Erzählung in ihrer Tendenz positiv. 'Luzifer' ist ihm der Garant des evolutionären Fortschritts, der die Menschheit zur Erleuchtung führen soll. (...) An kaum einer Stelle wird der antichristliche Charakter von Steiners Denken deutlicher als hier."[349] Daß Anthroposophen auch „Bewunderung" für Steiners Luzifer empfinden, beweist Jelle van der Meulen: „Luzifer ist in all seinem Stolz und Feuer so dargestellt, dass ich Bewunderung für ihn empfand, zugleich jedoch auch Mitleid. Sein tragischer Fall wirkt nicht wie ein Sieg Christi, sondern wie eine Selbstopferung."[350]

Steiner gibt uns eine genaue Vorstellung von diesen luziferischen Versucherwesen: „Wie vorher die Mondgötter auf den *ganzen* Menschen gewirkt haben, so wirken diese jetzt nur auf dessen untere Hälfte; auf die obere Hälfte aber wirkt der Einfluß der genannten unteren Wesenheiten. So kommt der Mensch unter eine doppelte Führung. Seinem niederen Teile nach steht er unter der Macht der Mondgötter, seiner ausgebildeten Persönlichkeit nach aber gelangt er unter die Führung derjenigen Wesenheiten, die man mit dem Namen 'Luzifer' - als ihren Regenten - zusammenfaßt. Die luziferischen Götter vollenden also ihre eigene Entwicklung, indem sie sich der erwachten menschlichen Verstandeskräfte bedienen. (...) Die luziferischen Wesen hatten um ihrer selbst willen das Interesse, den menschlichen Verstand auszubilden, ihn hineinzulenken auf die Dinge der Erde. Sie wurden damit für die Menschen die Lehrer von alledem, was durch den menschlichen Verstand vollbracht werden kann."[351] Neben diesen luziferischen Versucherwesen werden in der sogenannten „Atlantischen Zeitepoche" auch noch andere „Widersachermächte" aktiv, die in der Bibel mit „Satan" umschrieben werden. Steiner bezeichnet sie als „ahrimanische Wesenheiten", zusammenfassend als „Ahriman".

Joachim Schmidt schreibt in *Satanismus, Mythos und Wirklichkeit* diesbezüglich: „Ahriman verkörpert in der Anthroposophie im Grunde alle Eigenschaften Satans, die zur Lichtgestalt Luzifers nicht passen wollen - und ist demgemäß eine Negativgestalt."[352] In Steiners „Gedankenkosmos" gibt es also, zusammenfassend erläutert, Luzifer, den vergeistig-

348 Adolf Baumann: Wörterbuch der Anthroposophie, München 1991, S. 169
349 Gassmann, Rudolf Steiner und die Anthroposophie, S. 99
350 Van der Meulen, Mittendrin , S. 100
351 Steiner, Aus der Akasha-Chronik, S. 126f.
352 Schmidt, Satanismus, S. 124

ten, von allem Materiellen gereinigten Satan, und Ahriman, die materielle Negativgestalt, der König über das Reich der Materie, Herrscher im Reich des Toten. Diese luziferischen und ahrimanischen Wesenheiten, stehen über dem Menschen und versuchen, indem sie sich der Menschen bedienen, sich in ihrem Zwischenreich Geltung zu verschaffen, weil sie in einem Bereich zwischen dem Menschen und den ordnungsgemäß fortgeschrittenen geistigen Wesen existieren. Sie können nur mit „entwickelten geistigen Organen" wahrgenommen werden. Obwohl diese Versucherwesen eigentlich gegensätzliche Eigenschaften haben, wirken beide gewöhnlich zusammen, um am Ende dieses Jahrtausends die Menschheit in ihre Gewalt zu bekommen.[353]

Rudolf Steiner schreibt 1903 in einem programmatischen Aufsatz: „Das bedeutsame Symbol der Weisheit, die uns durch Forschung gegeben wird, ist Lucifer, zu deutsch der Träger des Lichtes. Kinder des Lucifer sind alle, die nach Erkenntnis, nach Weisheit streben. (...) Und alle diese Kinder des Lucifer konnten auch Gläubige werden. Ja, sie mußten es werden, wenn sie ihre Weisheit recht verstanden. Denn ihre Weisheit ward ihnen eine 'frohe Botschaft'. Sie kündete ihnen den göttlichen Urgrund von Welt und Mensch." Damit erklärt Steiner also, daß Luzifers „Kinder" all diejenigen sind, die nach Weisheit und Erkenntnis streben. „Was ihnen Lucifer gebracht, das leuchtete vor den Augen ihrer Seele als Göttliches", heißt es da weiter. „Dem Lucifer verdankten sie, daß sie einen Gott hatten" Und noch deutlicher: „Es heißt das Herz mit dem Kopfe entzweien, wenn man Gott zum Gegner des Lucifer macht". Unseres Erachtens ist dies eine Kampfansage an das herkömmliche Christentum, das in Luzifer zumindest einen „Auflehner" gegen Gott sieht, der als Teufel und Satan selbst zum Opponenten gegen diesen wird. Steiner fährt fort: „Lucifer weiß, daß die leuchtende Sonne nur im Herzen eines jeden einzelnen aufgehen kann; aber er weiß auch, daß allein die Pfade der Erkenntnis es sind, die den Berg hinaufführen, wo die Sonne ihr göttliches Strahlenkleid erscheinen läßt." Mit den Worten „Pfade der Erkenntnis", die den „Berg hinaufführen", bezeichnet Steiner symbolhaft den Weg eines Adepten, eines Schülers zu höheren Einweihungsgraden, bis er schließlich selbst zum Meister wird, der „Göttliches erkennen kann".[354]

„Ahrimanisch ist", das behauptet wenigstens Adolf Baumann in seinem *Wörterbuch der Anthroposophie*, „auch die Auffassung, daß juristische Gesetze mit der Unerbittlichkeit von Naturgesetzen wirken müßten.

[353] Grandt/Grandt, Schwarzbuch Anthroposophie, S. 106
[354] vgl. Grandt/Grandt, Schwarzbuch Anthroposophie, S. 107-109

Ahrimanisch ist die Verabsolutierung des politischen Staates wie jede Art von Bürokratie. Ahrimanisch sind Zuchtwahl, Abtreibung, die Vernichtung menschlichen Lebens aus Nützlichkeitsüberlegungen oder 'Mitleid'."[355] Rudolf Steiner selbst stellt den Menschen zwischen Geburt und Tod, „in seinem Verhältnis zu den fortschreitenden geistigen Wesenheiten, in einer gewissen Weise zwischen Luzifer und Ahriman".[356] Obwohl er an anderer Stelle einen unvermeidlichen Krieg, einen Kampf zwischen „Spirituellen und Materialisten" proklamiert, in dem nur die „spirituell Erleuchteten" überleben werden.[357]

In unserem *Schwarzbuch Anthroposophie* fragten wir, ob sich Steiner wirklich von dieser materiellen Wesenheit, also Ahriman, distanziert? Wir meinen entschieden: nein, denn wie sonst können wir seine diesbezüglichen Wertungen verstehen? „Denn Ahriman", so Steiner, „wird ein guter Lenker werden für die äußeren Mächte und Geistesführungen unseres Zeitalters. (...) Es wäre ganz falsch zu glauben, daß es besser wäre, wenn wir nun überhaupt Luzifer und Ahriman ausschalten würden. Das würde ganz unmöglich sein. (...) Die Selbständigkeit fließt in uns herein dadurch, daß Luzifer und Ahriman in uns wirken."[358] Steiner geht in seiner „Luziferlehre" also davon aus, daß teuflische Wesenheiten im Menschen wirken und so Einfluß auf den Lauf der Welt nehmen. Einem der Teufelswesen weist er sogar eine positive Funktion zu, wenn es darum geht, Wissen und Selbständigkeit zu erreichen.

„Wenn Luzifer, die 'Lichtgestalt', in der Anthroposophie mit einem derart positiven Image dargestellt wird, warum wird dann sein Gegenstück, Ahriman, der Satan, das 'böse Prinzip' nicht rigoros bekämpft?", fragten wir uns bereits im *Schwarzbuch Anthroposophie*. Warum gelangt der Mensch nach Steiners Vorstellung nur zur Selbständigkeit, wenn das Luziferische *und* das Ahrimanische in ihm wirken? Setzt Steiner uns mit seiner Vorstellung vom zweigeteilten Teufelswesen einen neu definierten, „vergeistigten" Satanismus vor?[359]

---

355 Baumann, Wörterbuch der Anthroposophie, S. 3
356 Rudolf Steiner: Elemente der Erziehungskunst, Stuttgart 1994, S. 141
357 vgl. Steiner, Zeigeschichtliche Betrachtungen, Das Karma der Unwahrhaftigkeit, Vorträge 1917, GA 174, S. 169f., und Steiner, Vorträge 1917, S. 152f.
358 Steiner, Elemente der Erziehungskunst, S. 134
359 vgl. Grandt/Grandt, Schwarzbuch Anthroposophie, S. 112

2.8. Steiners „Götter- und Geister-Disneyland“

Doch Steiners Welt ist ohnehin bevölkert von allerlei Wesen, denen „normale“ Menschen nie begegnet sind (und wohl auch nie begegnen werden). In *Geheimwissenschaft im Umriß* erklärt Steiner allen Ernstes, das „rechte Gefühl für den Geistesschüler ist, überall verborgene Kräfte und Wesenheiten anzuerkennen“.[360] Damit öffnet er Tür und Tor für jeglichen mittelalterlichen Aberglauben, magische Vorstellungen und christlichen Mystizismus. Seine Frau Marie Steiner gibt uns einen Vorgeschmack darauf: „Sie sind es - man nenne sie Boddhisatvas, Heroen, Halbgötter, sie, die Erzieher der Völker und Könige, die, in der Gestalt ihrer Freunde oder Wagenlenker, ihrer Ratgeber oder Kolonisatoren, die Verbindung mit der göttlichen Weisheit, Schönheit und Kraft für die Menschheit herstellen; sie, die Sendlinge der fortschreitenden höheren Hierarchien, suchen hier Werkzeuge heranzubilden zum Kampf mit der Welt der Dämonen. Sie entreißen uns der Heerschar luziferischer Gewalten, der Glanzwelt der Asuras, Devas, all jener Götter, die ... das zurückgebliebene Gute nun auch als Böses erleben. (...) Aber Götter des Widerstandes, der Hoffart und der schmeichelnden Versuchung. Götter mit starken, den Menschen durchpeitschenden Kräften, Initiativ- und Willenskräften. (...) Wie drang in den Kreis der Lichtesgeister jener Kreis des Drachen ein?“[361]

Wir haben bereits angedeutet, daß es in Steiners *Akasha-Chronik* von Geistern, Göttern und anderen Wesen nur so wimmelt, und wollen zur Erinnerung diese (unvollständige) Palette aus seinem „vergeistigten Disneyland“ noch einmal nennen: Da wären Atlantier, Lemurier, übermenschliche Wesenheiten, Führer der Liebe, Liebeswesen, Weisheitswesen, Eimenschen, Ameisengeister, Bienengeister, Mondwesen, Saturnmenschen, Sonnenmenschen, Menschenmineralien, Pflanzenmenschen, Tiermenschen, Mond-Tiermenschen, Feuergeister, Erdenwesen, Pflanzenmenschengebilde, Vorfahrenwesen, Lebensgeister, Geistesmenschen, Naturgeister, Elementargeister, Zeitgeister, Geister der Persönlichkeit und die Bodhisattva-Wesenheit (ein „Wesen kosmischer Ordnung, das die Grenzen der eigentlichen menschlichen Entwicklung überschritten hat. Er nähert sich bereits der Evolution der Engel“[362]). Ferner gibt es in seinen weiteren Schriften noch die Seraphim, Cherubim und Throne („jene

---

360 Steiner, Geheimwissenschaft im Umriß, S. 367

361 Steiner, Erinnerungen, S. 33

362 vgl. Steiner, Die Akasha-Chronik, und Prokofieff, Rudolf Steiner, S. 21, der sich auf Steiners GA 243 bezieht, sowie S. 24, S. 32f. und S. 69f.

Wesen, die am höchsten über dem Menschen stehen"), sowie die Kyriotetes, Dynamis und Exusiai und die Archai, Archangeloi (die Erzengel) und die Angeloi (die Engel, welche dem Menschen am nächsten stehen) sowie Elohim (Götter „im Sinne von höheren Geistern").[363] Über die „Mondbewohner" oder „Mondwesenheiten" berichtet Steiner: „wir müssen ja den Mond ansehen als den Träger gewisser geistiger Wesenheiten ... die einmal als die großen Urlehrer der Erde bewohnt haben, die auf der Erde jene Urweisheit unter den Menschen begründet haben, von der ich des öfteren gesprochen habe. Diese Wesenheiten waren also einmal auf der Erde. Sie waren da, als der Mond noch nicht von der Erde getrennt war".[364]

Alleine angesichts dieses „steinerschen Kuriositätenkabinetts" dürfte es schwer fallen, die Anthroposophie als Weltanschauung weiterhin ernst zu nehmen. Wie wird ein Anthroposoph auf die Frage antworten, ob er wirklich an diese Götter- und Geisterwelt Steiners glaube? Wenn er den Kopf schüttelt - und das wird er wahrscheinlich tun, um sich in der Öffentlichkeit nicht mit seinen Feuergeistern und Liebeswesen lächerlich zu machen -, ist dies immerhin ein erster Schritt, um auch andere Elemente der Lehre Steiners kritisch zu hinterfragen. Am Ende könnte die Erkenntnis stehen, daß das gesamte Gedankengebäude nicht taugt, sein Leben danach auszurichten.

Steiner redete davon, seit seinem hellseherischen Erlebnis in jungen Jahren mit den „Geistern der Natur" zu leben,[365] und meinte, die Jahre zwischen 1901 und 1908 seien eine Zeit gewesen, „in der ich mit allen Seelenkräften unter dem Eindruck der an mich herankommenden Tatsachen und Wesenheiten der Geistwelt stand".[366] Genauer wird er: „Eine Welt der geistigen Wesen gab es für mich. Daß das Ich, das selbst Geist ist, in einer Welt von Geistern lebt, war für mich unmittelbare Anschauung."[367] Angst, als abergläubisch abgestempelt zu werden, scheint der

---

363 vgl. Steiner, Geheimwissenschaft im Umriß; Lievegoed, Über die Rettung der Seele, S. 138; Gassmann, Rudolf Steiner und die Anthroposophie, S. 107

364 Rudolf Steiner: Esoterische Betrachtungen karmischer Zusammenhänge, Band II, Dornach/Schweiz 1995, S. 153

365 Steiner, Mein Lebensgang (Nachwort von Gerhard Wehr, der sich auf *Beiträge zu Rudolf Steiner Gesamtausgabe*, Nr. 83/84, S. 480, beruft); „Ich hatte zwei Vorstellungen, die zwar unbestimmt waren, die aber schon vor meinem achten Lebensjahr in meinem Seelenleben eine große Rolle spielten. Ich unterschied Dinge und Wesenheiten, 'die man sieht' und solche, 'die man nicht sieht'." (GA 28, 1. Kap., zitiert nach Prokofieff, Rudolf Steiner, S. 26)

366 Steiner, Mein Lebensgang, S. 432

367 vgl. Prokofieff, Rudolf Steiner, S. 32

„Menschheitsführer" nicht gehabt zu haben, denn in Büchern und Vorträgen wiederholt er immer wieder seine Auffassung von der Realität von Geistern, Naturgeistern und Geistern von Verstorbenen.[368]

Natürlich darf auch ein „Dämonenglauben" bei Steiner nicht fehlen. So erklärt er seinen Anhängern, daß die „Elementargeister" „Naturdämonen" zu Gegnern hätten, die - aufgepaßt - „vor allem in den von Menschen entwickelten technischen Erfindungen wirken"! In einem Vortrag über das „Fünfte Evangelium" beschreibt er, wie zur „Zeit der Sonnenfinsternis die Monddämonen aus der von den Menschen geschaffenen Technik herauskommen".[369] Ferner redet Steiner von mächtigen, auflehnerischen „dämonischen Gewalten" und seinem inneren Kampf gegen die „dämonischen Mächte".[370] Jelle van der Meulen spricht noch heute von „Kräften aus der Unterwelt" und davon, daß kennzeichnend „für das unterirdische Leiden ist, dass die Menschen keine Kenntnis davon haben und dass es - bildlich gesprochen - Dämonen sind, die es verursachen."[371]

Bernard Lievegoed deutet „dämonische Marskräfte" an, die in „besonderen Erdgegenden" stark sind, zum Beispiel in der Mongolei, und, der „altchinesischen Tradition zufolge", alle 800 Jahre „aktiv" sein sollen. „Die dämonischen Marskräfte, die in diesem Gebiet wirksam sind, ergreifen von gewissen Menschen Besitz und impulsieren sie sodann mit gewaltsamem Eroberungsdrang. (...) Die dämonischen Marskräfte können nicht durch Waffen, sondern nur durch das Licht eines christlichen Eingeweihten besiegt werden".[372] Lievegoed gibt als Beispiel Attila, den Hunnenkönig, an: „In dem Moment, da die dämonischen Einflüsse Attila verlassen haben, fragt dieser sich: Was habe ich hier eigentlich zu suchen? Im Nu ist der Eroberungsdrang erloschen und er flieht." Und weiter: „Auch in unserer Zeit wird folglich wieder eine Mars-Inspiration vom Gebiet der Mongolei ausgehen. (...) Auf diese Gefahren müssen wir vorbereitet sein. Die dämonischen Marskräfte besiegt man nicht mit Waffengewalt. Es muss eine 'christliche Subkultur' in Europa entstehen, um Kräfte zu entwickeln, die gegen die Dämonen eine Chance haben."[373] Hier scheint der Anthroposoph Lievegoed an die Wahnidee der „Gelben

---

368 vgl. auch Van der Meulen, Mittendrin, S. 75

369 vgl. Prokofieff, Rudolf Steiner, S. 24 (er bezieht sich u.a. auf Steiners GA 148, 2.10.1913)

370 vgl. Prokofieff, Rudolf Steiner, S. 45 (er bezieht sich dabei auf Steiner, GA 240, 12.8.1924) und S. 52 (Steiners, GA 28, 26. Kap.)

371 Van der Meulen, Mittendrin, S. 41

372 zitiert nach Van der Meulen, Mittendrin, S. 144ff.

373 zitiert nach Van der Meulen, Mittendrin, S. 145

Gefahr“ anzuknüpfen, wodurch seine spirituellen Ausführungen eine politische Komponente erhalten.

Im Eröffnungsvortrag der Weihnachtstagung vom 24. Dezember 1923 gibt Steiner zum besten: „Diese anthroposophische Bewegung ist nicht ein Erdendienst, diese anthroposophische Bewegung ist in ihrer Ganzheit mit all ihren Einzelheiten ein Götter-, ein Gottesdienst.“[374] „Aber hinter dem, was man so als das Gesetz des Karma schildert, liegen Göttertaten, Göttererlebnisse. Und hinter all dem liegt das andere“.[375] Mit seinem neuen Einweihungsweg will er den Menschen mit der „verlorenen Welt der Götter“ verbinden. Für ihn scheint es unstrittig, daß es irdische und kosmische Mächte gibt.[376]

Wie diese aussehen können, beschreibt Prokofieff: „Aus den verschiedenen Beschreibungen, die Rudolf Steiner von den drei unteren Hierarchien gegeben hat, wissen wir, daß die Engelwesen das Geistselbst entwickelt haben und in einer besonderen Beziehung zum menschlichen Astralleib stehen, die Erzengel zum Ätherleib und die Archai - die Zeitgeister - zum physischen Leib, da sie schon zum Geistesmenschen aufgestiegen sind. So muß sich Michael [gemeint ist der Erzengel, d. Verf.] bis zum Range eines Zeitgeistes erheben, um auf den ganzen Menschen bis in seinen physischen Leib zu wirken oder, wie Rudolf Steiner sagt, um sich in die Erdensphäre hinabbegeben zu können. (...) Das hängt damit zusammen, daß die Archai, die nach geisteswissenschaftlicher Terminologie auch Geister der *Persönlichkeit* genannt werden können, die ersten Ich-Wesen in unserem Kosmos sind, die schon auf dem alten Saturn ihre ‘Menschenstufe’ durchgemacht ... haben.“[377] Die „Archai“-Wesen beschreibt Steiner in der *Theosophie des Rosenkreuzers* als Wesen, die aus den Gliedern des „Ich, Geistselbst, Lebensgeist, Geistesmensch als die niedere Vierheit und den Heiligen Geist, den Sohn (Logos) und den Vater als die höhere Dreiheit“ bestehen.[378]

Prokoffief ist überzeugt, daß ab 1907 die Wesenheit eines „Bodhisattva“[379] sich „immer stärker in den Astralleib Rudolf Steiners einzu-

---

374 zitiert nach Prokofieff, Rudolf Steiner, S. 5

375 Rudolf Steiner: Esoterische Betrachtungen karmischer Zusammenhänge, Band I, Dornach/Schweiz 1995, S. 113

376 Prokofieff, Rudolf Steiner, S. 19

377 Prokofieff, Rudolf Steiner, S. 32f.

378 zitiert nach Prokofieff, Rudolf Steiner, S. 389ff.

379 siehe Rudolf Steiner, Vortrag vom 29.8.1923 in Penmaenmawr/Wales, GA 227 (zitiert nach Prokofieff, Rudolf Steiner, S. 395)

leben" beginnt.[380] Steiner wird damit zum „Besessenen", durch dessen verschiedene Leiber andere „Weltenkräfte" wirken, dazu Einflüsse aus der Sphäre des Erzengel Michaels, sowie Christian Rosenkreuz. „Diejenigen Persönlichkeiten, die bis in ihren Ätherleib hinein beseelt sind," erklärt Steiner weiter, „die einen Erzengel in sich tragen in der nachatlantischen Zeit, die nennt man Bodhisattvas. (GA 110) (...) Wenn ein Mensch vom Bodhisattva zum Buddha wird, dann wird sozusagen sein Engel frei. Solche Engelwesen sind es dann, die nach Erfüllung ihrer Mission aufsteigen in die Reiche der Erzengelwesen. (GA 152)"[381] Im ersten Jahrsiebt seiner „Menschheitslehrer"-Tätigkeit sei er durch das „Geistselbst" mit der Hierarchie der „Angeloi" verbunden gewesen, während im zweiten Jahrsiebt durch den „Lebensgeist" eine Beziehung zur „Archangeloi"-Hierarchie stattgefunden habe. „Diese Beziehung gestattet es ihm nun, in das Wirken dieser hohen Wesenheiten als Führer von Völkern, und hier vor allem der europäischen Völker, erkennend einzudringen."[382]

Obwohl Anthroposophen wie Jelle van der Meulen meinen, die geistigen Wesen Steiners stehen unserem normalen Bewußtsein „ferner als beispielsweise die Staatsoberhäupter von China und Chile" - womit er wohl recht hat - ist er gleichzeitig wieder begeistert vom Steinerschen Geister-"Panoptikum", schwärmt allein schon von ihren Namen, der „geistigen Sinfonie" der Zusammenarbeit, der „Liebe der Seraphim" und der „Weisheit der Cherubim" und dem Regen der Engel in den „Seelen der Menschen".[383] Das alleine zeigt uns, wie stark viele Anthroposophen diesen Engel- und Geisterunsinn bereits verinnerlicht haben. Geradezu erschreckend ist Meulens „Exkurs" über sogenannte „Doppelgänger". Hierüber meint er: „Beim Doppelgänger handelt es sich um ein ganz eigentümliches Wesen. In jedem Menschen leben unbewusst die unverarbeiteten - und in gewissem Sinne verdrängten - Folgen der negativen Taten aus der Vergangenheit. In unserem Ätherleib befinden sich 'Gespinste' (man könnte sie auch 'Staubnester' nennen), welche durch diese Taten geschaffen worden sind. Hohe und weniger hohe geistige Wesen sind aus unterschiedlichen Gründen außerordentlich an diesen unverarbeiteten Taten interessiert. So gibt es Engel, die diese schmerzlichen Erfahrungen behüten und dafür sorgen, dass ein schützender Schleier

380 Prokofieff, Rudolf Steiner, S. 77
381 zitiert nach Prokofieff, Rudolf Steiner, S. 395
382 Prokofieff, Rudolf Steiner, S. 81
383 Van der Meulen, Mittendrin, S. 60

zwischen uns und unserer Vergangenheit liegt. (...) Es gibt auch Wesen, die sich in diese 'Nester', diese 'Gespinste' unseres Ätherleibs, einnisten. Sie sind bestrebt, diese möglichst herauszulösen und ihnen eine selbständige Gestalt zu verleihen. Auf diese Weise bilden diese Wesen für sich selber einen Körper, mit dem sie in der ätherischen Welt leben können. Da die Substanz dieser Gestalten sehr viel mit uns zu tun hat, ähneln sie uns. Sie sind unsere 'Doppelgänger'."[384]

Soviel zu Steiners „Geister-Disneyland". Wieviele Anthroposophen, die in Politik und Wirtschaft führende Positionen bekleiden, nehmen dieses Geister-Panoptikum wohl bitter ernst?

2.9. Die „(Allgemeine) Anthroposophische Gesellschaft" im Spiegel von Okkultismus und Esoterik

1912/13 trennte sich Rudolf Steiner von der *Theosophischen Gesellschaft*[385] (genauer gesagt von der *Deutschen Sektion der Thesophischen Gesellschaft, Adyar*, die er zusammen mit seiner späteren Ehefrau Marie von Sivers 1902 gegründet hatte, und als deren Generalsekretär er fungierte) und rief am 28. Dezember 1912 die *Anthroposophische Gesellschaft* ins Leben, bei der er nicht einmal formell Mitglied, sondern lediglich als Berater tätig wurde. Die Leitung übernahmen Marie von Sivers, Dr. Carl Unger und Michael Bauer. Das Zentrum wurde das „Goetheanum" in Dornach bei Basel, wo die „neue Bewegung ihre geistige Mitte erhalten" und die *Freie Hochschule für Geisteswissenschaft* ihre Arbeit aufnehmen sollte. Doch aufgrund interner Spannungen und Streitigkeiten löste Steiner die alte *Anthroposophische Gesellschaft* auf einer Weihnachtstagung 1923 auf und gründete die neue, die *Allgemeine Anthroposophische Gesellschaft* (AAG), deren Leitung er selbst übernahm. Auch heute noch ist ihr Sitz im schweizerischen Dornach und Mitglieder aus allen Herren Länder gehören ihr an, sowie die verschiedenen Landesgesellschaften, anthroposophischen Zweige und Arbeitsgruppen. Die *Anthroposophische Gesellschaft in Deutschland e.V.* ist in Stuttgart zu finden.[386]

Weltweit werden etwa 50.000 Mitglieder für die *Anthroposophische Gesellschaft* angegeben, in Deutschland um die 20.000. „Die Zahl der aus diesem Ansatz persönlich oder in Institutionen arbeitenden Menschen ist

[384] Van der Meulen, Mittendrin, S. 121ff.
[385] Steiner störten die stark spiritistisch-medialen Tendenzen und die zu enge Bindung an ostasiatische Traditionen (vgl. Grandt/Grandt, Schwarzbuch Anthroposophie, S. 15)
[386] vgl. Grandt/Grandt, Schwarzbuch Anthroposophie, S. 15 und S. 50ff.

weit größer".[387] Doch was hat diese doch so „seriös" erscheinende Institution mit Esoterik oder Okkultismus zu tun?

Nun, das verraten die „Prinzipien der Anthroposophischen Gesellschaft" schon von selbst, die als die Grundlagen der Konstitution der *Anthroposophischen Gesellschaft* und der ihr eingegliederten Hochschule angesehen werden und das „Wirken und Zusammenleben in einer menschlichen Gesellschaft" beschreiben sollen,[388] wenn es da heißt: „Die Anthroposophische Gesellschaft soll eine Vereinigung von Menschen sein, die das seelische Leben im einzelnen Menschen und in der menschlichen Gesellschaft auf der Grundlage einer wahren Erkenntnis der geistigen Welt pflegen wollen. (...) Den Grundstock dieser Gesellschaft bilden die in der Weihnachtszeit 1923 am Goetheanum in Dornach versammelten Persönlichkeiten. (...) Sie sind von der Anschauung durchdrungen, dass es gegenwärtig eine wirkliche, seit vielen Jahren erarbeitete und in wichtigen Teilen auch schon veröffentlichte Wissenschaft von der geistigen Welt schon gibt, und dass der heutigen Zivilisation die Pflege einer solchen Wissenschaft fehlt. Die Anthroposophische Gesellschaft soll diese Pflege zu ihrer Aufgabe haben."[389] Kurzum, es soll also dem steinerschem Okkultismus gehuldigt werden, seiner (Geheim)Wissenschaft von einer „geistigen Welt".

Da darf natürlich das Prinzip nicht fehlen, daß nur ein Eliteschüler die Wahrheit erkennt: „Ihre Forschung und die sachgemässe Beurteilung ihrer Forschungsergebnisse unterliegt aber der geisteswissenschaftlichen Schulung, die stufenweise zu erlangen ist."[390] Die Ergebnisse erheben durchaus einen wissenschaftlichen Anspruch: „Diese Ergebnisse sind auf ihre Art so exakt wie die Ergebnisse der wahren Naturwissenschaft."[391] Weiter heißt es: „Das Ziel der Anthroposophischen Gesellschaft wird die Förderung der Forschung auf geistigem Gebiete, das der Freien Hochschule für Geisteswissenschaft diese Forschung selbst sein."[392]

In den *Statuten der Allgemeinen Anthroposophischen Gesellschaft* finden sich jedoch Passagen, die sich mit der Offenheit des wissenschaft-

---

387 Wittich, Wachsendes Interesse für Rudolf Steiner und Anthroposophie (Interner, http://ourworld.compuserve.com/homepages/anthromedia/justus_w.htm, Zugriff am 10.10.1997)

388 Information der Allgemeinen Anthroposophischen Gesellschaft, S. 12/Archiv Grandt Darin sind die „Prinzipien" und die „Statuten" der Gesellschaft abgedruckt.

389 Information der Allgemeinen Anthroposophischen Gesellschaft, S. 1

390 Information der Allgemeinen Anthroposophischen Gesellschaft, S. 2

391 Information der Allgemeinen Anthroposophischen Gesellschaft, S. 2

392 Information der Allgemeinen Anthroposophischen Gesellschaft, S. 4

lichen Diskurses kaum in Einklang bringen lassen: „Die Gesellschaft verfolgt ihre Aufgaben und Ziele im Sinne der ihr von Rudolf Steiner gegebenen und an der Gründungstagung zu Weihnachten 1923 von den Mitgliedern angenommenen Prinzipien. (...) Durch Beschluss des Vorstandes kann ein Mitglied ohne Angabe von Gründen aus der Gesellschaft ausgeschlossen werden. (...) Anliegen, die geistige Ziele und Aufgaben der Gesellschaft betreffen, werden nur in freier Absprache behandelt. Eine Abstimmung darüber findet nicht statt."[393] Ganz eindeutig wird es im „Nachwort" der Prinzipien und Statuten der *Allgemeinen Anthroposophischen Gesellschaft*: „Auf der Basis von *Prinzipien* und *Statuten* kann die Gesellschaft stets neu die Erfüllung ihrer Aufgabe anstreben, wahre Esoterik in der vollen Öffentlichkeit zu pflegen."[394]

Diesen Satz müssen wir uns noch einmal vor Augen führen: Die *Allgemeine Anthroposophische Gesellschaft*, die sich der „Förderung der Forschung" verschrieben hat, sieht es als die „Erfüllung ihrer Aufgabe" an, die *wahre Esoterik zu pflegen!* Auch in einem Infoblatt der *Anthroposophischen Gesellschaft in Deutschland e.V.* (vom Herbst 1996) finden wir dies bestätigt: „Anthroposophie bedeutet seit der Weihnachtstagung 1923/24, tiefste Esoterik mit größter Öffentlichkeit zu verbinden."[395]

Dies sehen auch führende Anthroposophen so. Justus Wittich, Mitglied im Vorstand der *Anthroposophischen Gesellschaft in Deutschland e.V.*, läßt noch Ende 1997 im Internet verlauten: „Durch Rudolf Steiners Tätigkeit von 1902 bis 1925 ist mit der Anthroposophie erstmals eine im Okkultismus wurzelnde - d.h. aus bewußten Erkenntnis der geistigen Welt handelnde - Bewegung öffentlich wirksam geworden."[396] Der ehemalige Vorsitzende der Anthroposophischen Gesellschaft der Niederlande, Bernard Lievegoed, versteht die Anthroposophie in der Gegenwart als die Entdeckung der „neuen Mysterien des Willens".[397] Und auch der niederländische Anthroposoph Jelle van der Meulen, äußert sich in seinem Buch *Mittendrin, Anthroposophie hier und jetzt* diesbezüglich sehr offen: „Unter 'esoterisch' wird ein 'Gerichtetsein auf die innere Welt' verstanden, wobei 'innen' sich nicht nur auf die menschliche Seele bezieht, sondern auch auf die geistige 'Innenseite' der Natur. Man könnte

---

393 Information der Allgemeinen Anthroposophischen Gesellschaft, S. 7-9
394 Information der Allgemeinen Anthroposophischen Gesellschaft, S. 12
395 Anthroposophische Gesellschaft in Deutschland e.V., Stuttgart, Herbst 1996 (über „Öffentlichkeitsarbeit")/Archiv Grandt
396 Wittich, Wachsendes Interesse für Rudolf Steiner und Anthroposophie (Internet 10.10.1997/Archiv Grandt)
397 vgl. Van der Meulen, Mittendrin, S. 149

es auch mit 'Orientierung auf das für die physischen Sinne Verborgene' übersetzen. In *Wie erlangt man Erkenntnisse der höheren Welten?* verwendet Steiner noch ein anderes Wort dafür, das im Laufe dieses Jahrhunderts allerdings einen negativen Beigeschmack bekommen hat, nämlich 'okkult'. Auf diesem Hintergrund ist die Anthroposophie vorläufig als eine okkulte, esoterische Wissenschaft, von Steiner auch *Geisteswissenschaft* genannt, zu bezeichnen."[398] Und weiter: „Sein [Steiners, d. Verf.] gesamtes Werk bis zum Jahre 1923 kann man als ein einziges Suchen nach diesem Weg ansehen, als eine Vorbereitung dazu, diesen letzten Schritt zu tun: die Sonnenmysterien, die Gralsgeheimnisse in die Öffentlichkeit zu tragen. Was dasselbe bedeutet wie: die Verantwortung der Götter übernehmen. (...) In Anbetracht der Geschichte der esoterischen Bewegung im Westen, wo Geheimhaltung eigentlich immer die Hauptregel gewesen war, kann der Auftrag Rudolf Steiners nicht anders als ungewöhnlich genannt werden. Seit vielen Hunderten von Jahren geschieht es zum ersten Mal, dass ein Versuch unternommen wird, die Einsetzung von Mysterien zu einer öffentlichen Angelegenheit zu machen."[399] Meulen kommt schließlich zur Ansicht, daß Anthroposophie eine „spirituelle Einstellung zum Leben" ist.[400] Wer noch „tiefer in das esoterische Wesen der Anthroposophie" eindringen und den „Charakter der inneren, okkulten Ereignisse, die hinter den äußeren Tatsachen stehen,"[401] beleuchten will, kann zum Beispiel in Sergej O. Prokofieffs *Rudolf Steiner und die Grundlegung der neuen Mysterien* weiterlesen.

Die Anthroposophischen Gesellschaften erklären völlig ungeniert, „Esoterik" (und damit ist Steiners Okkultimus genannt) öffentlich machen zu wollen. In *Esoterik im Internet* beschäftigt sich der Autor Ulrich Kaiser auch mit der Anthroposophie und spricht in bezug auf das Internet von einer Stichwortsuche im Steinerschen Gesamtwerk von „mehr als 6.000 Schriften esoterisch/okkulten Inhalts"[402]. Colin Goldner, Leiter des Münchener *Forum Kritische Psychologie e.V.*, bringt es auf den Punkt: „Bei der Anthroposophischen Gesellschaft handelt es sich um die mit Abstand bedeutendste und bestetablierte Esoterikgruppierung des deutschsprachi-

398 Van der Meulen, Mittendrin, S. 304
399 Van der Meulen, Mittendrin, S. 271 und S. 275
400 Van der Meulen, Mittendrin, S. 62
401 Prokofieff, Rudolf Steiner, S. 12
402 Ulrich Kaiser: Esoterik im Internet, München 1997, S. 20ff.

gen Raumes."[403] Und dennoch fließen immer noch stattliche Steuergelder an die vielen anthroposophischen Einrichtungen.

Dabei gibt es sogar Anthroposophen, die sich selbst als „okkult" outen. Durch einen Tip sind wir auf folgende Anzeige in der Zeitschrift *Astrowoche* aufmerksam geworden: „Magie - Mystik - Metaphysik. In letzter Zeit nimmt die Angst, von schwarzer Magie belegt zu sein, ständig zu. Eine Gruppe von Experten, die seit Jahren einer anthroposophischen Loge angehört, wird sich in einer Sonderaktion diesem Phänomen stellen. Falls Sie glauben, von schwarzen Energien belegt zu sein, senden Sie uns von *eigener* Hand geschrieben (wichtig für die Wiederherstellung der Lebensenergien) in Kurzform Ihr Problem."[404] Diese Anzeige ist ein Indiz dafür, wie weit „okkulte" Anthroposophie geht, die es nach außen hin eigentlich gar nicht geben dürfte. Jelle van der Meulen bestätigt, daß es „okkulte Anthroposophen" gibt. „Es kommt sogar vor", meint er weiter, „dass gewisse Anthroposophen 'Abgesandte schwarzer Brüderschaften' genannt werden, als ob das so ohne weiteres feststellbar wäre."[405]

2.10. Die *Freie Hochschule für Geisteswissenschaft* - eine „esoterische Kaderschule"?

Bereits innerhalb der *Theosophischen Gesellschaft* existierte eine sogenannte „Esoterische Schule", die auf Helena P. Blavatsky zurückging und die für einen „kleinen inneren Kreis der Gesellschaft eine Stätte geschaffen" hatte, in der sie das mitteilte, „was sie in der allgemeinen Gesellschaft nicht sagen wollte". „Sie hielt es wie andere Kenner der geistigen Welt nicht für möglich, gewisse tiefere Lehren der Allgemeinheit mitzuteilen", erinnert sich Rudolf Steiner, der ebenfalls in die „Esoterische Schule" aufgenommen worden war.[406] Er selbst bekennt darüber in seinem *Lebensgang*: „In diesem Zusammenhang muß ich etwas besprechen, das von gegnerischer Seite, in einen Nebel von Mißverständnissen gehüllt, immer wieder vorgebracht wird."[407] Entschuldigend führt er weiter aus: „Der innere Kreis der Blavatsky lebte in der 'Esoterischen Schule' fort. - Ich hatte mein anthroposophisches Wirken in die Theosophische Gesellschaft hineingestellt. Ich mußte deshalb informiert sein über alles, was in derselben vorging. Um dieser Information willen und darum, weil

403 Colin Goldner: Psycho - Therapien zwischen Seriosität und Scharlatanerie, Augsburg 1997, S. 81
404 Anzeige in ASTROWOCHE, ohne Datum (liegt als Kopie vor/Archiv Grandt)
405 Van der Meulen, Mittendrin, S. 165 und S. 235
406 Steiner, Mein Lebensgang, S. 424
407 Steiner, Mein Lebensgang, S. 424

ich für Fortgeschrittene in der anthroposophischen Geist-Erkenntnis selbst einen engeren Kreis für notwendig hielt, ließ ich mich in die 'Esoterische Schule' aufnehmen".[408]

Allerdings spielt Steiner seine Aufnahme in die „Esoterische Schule" herunter, indem er angibt, er habe dort nichts Besonderes lernen zu können, weil er von Anfang an nicht an den Veranstaltungen teilgenommen habe, abgesehen von einigen wenigen, die zu seiner Information dienen sollten.[409] Gleichzeitig hält er für seine eigene Organisation einen eigenen „engeren" (auch „inneren") Kreis für notwendig. „Mein engerer Kreis sollte allerdings einen anderen Sinn als diese [Esoterische, d. Verf.] Schule haben. Er sollte eine höhere Abteilung, eine höhere Klasse darstellen für diejenigen, die genügend viel von den elementaren Erkenntnissen der Anthroposophie aufgenommen hatten. - Nun wollte ich überall an Bestehendes, an historisch Gegebenes anknüpfen. So wie ich dies mit Bezug auf die Theosophische Gesellschaft tat, wollte ich es auch gegenüber der 'Esoterischen Schule' machen. Deshalb bestand mein 'engerer Kreis' auch zunächst im Zusammenhang mit dieser Schule." Nachfolgend erklärt uns Steiner seine Taktik: „Aber der Zusammenhang lag nur in den *Einrichtungen*, nicht in dem, was ich als Mitteilung aus der Geist-Welt gab. So nahm sich mein engerer Kreis in den ersten Jahren äußerlich wie eine Abteilung der 'Esoterischen Schule' von Mrs. Besant aus. Innerlich war er das ganz und gar nicht."[410]

In Steiners *Anweisungen für eine esoterische Schulung* erklärt er in bezug auf ihre Grundlagen: „Wir müssen uns einmal klar darüber werden, welches eigentlich die Grundlagen für eine esoterische Schulung sind, und was eigentlich ihr Wesen ist. Die Schule, der wir angehören, ist so organisiert, daß darin verschiedene Kreise sind. Alle diejenigen, die neu hinzukommen, sind die 'Suchenden'. Wer dann weiter vorrückt, gehört zu den 'Übenden'. Und daran schließt sich an die eigentliche 'Schulung'. In diese drei Kreise zerfällt unsere Schule. Wir alle sind in die Esoterische Schule eingetreten, um gewisse Organe im Innern zu entwickeln, die uns fähig machen, die höheren Welten selbst zu erleben."[411]

Steiners „Esoterische Schule" bestand von 1904 bis 1914.[412] Ihre ideologische Fortsetzung fand sie, mit Einschränkungen, wie wir noch

---

408 Steiner, Mein Lebensgang, S. 426
409 Steiner, Mein Lebensgang, S. 427
410 Steiner, Mein Lebensgang, S. 426
411 Rudolf Steiner: Anweisungen für eine esoterische Schulung, Aus den Inhalten der „Esoterischen Schule", Dornach/Schweiz 1993, S. 103
412 Van der Meulen, Mittendrin, S. 246

sehen werden, in der *Freien Hochschule für Geisteswissenschaft* in Dornach, 1923 von Steiner gegründet,[413] in der die *Anthroposophische Gesellschaft* das Zentrum ihres Wirkens sieht.[414] Wolfgang Weirauch, Geschäftsführer der anthroposophischen *Flensburger Hefte Verlag GmbH*, drückt es so aus: „Die Freie Hochschule für Geisteswissenschaft - als Mittelpunkt der Allgemeinen Anthroposophischen Gesellschaft - ist ein freier Zusammenschluß derjenigen Persönlichkeiten, die diese esoterische Vertiefung wünschen und erstreben. Sie bildet das Zentrum einer zeitgemäßen christlich-esoterischen Geistesschulung, durch die der Mensch auf vollbewußtem Weg zur Erkenntnis und Erforschung übersinnlicher Welten gelangen kann. - Damit die Forschungsergebnisse esoterischer Vertiefung in die einzelnen Berufsfelder einfließen können, sind der Hochschule einzelne Fachsektionen angeschlossen.“[415]

„Jeder, der das will und der im Prinzip zwei Jahre lang Mitglied der Anthroposophischen Gesellschaft gewesen ist, kann sich der Hochschule anschließen.“ Dennoch gab es strenge Verpflichtungen für Mitglieder, denn es wurde unter anderem auch erwartet, daß der Betreffende ein „würdiger Vertreter der Anthroposophie“ sein sollte. Steiner und seine Mitarbeiterin Ita Wegman, die die Leitung der Hochschule innehatte, schlossen all jene aus, die diese Bedingungen nicht erfüllten.[416] So heißt es heute noch: „Die Aufnahme in die zweite, beziehungsweise in die dritte Klasse erfolgt, wenn die um dieselbe Ansuchenden von der Leitung des Goetheanums als geeignet empfunden werden.“ Und auf die „Publikationen“ bezogen: „Alle Publikationen der Gesellschaft werden öffentlich in der Art wie diejenigen anderer öffentlicher Gesellschaften sein. Von dieser Öffentlichkeit werden auch die Publikationen der Freien Hochschule für Geisteswissenschaft keine Ausnahme machen; doch nimmt die Leitung der Schule für sich in Anspruch, dass sie von vornherein jedem Urteile über *diese* Schriften die Berechtigung bestreitet, das nicht auf die Schulung gestützt ist, aus der sie hervorgegangen ist. Sie wird in diesem Sinne keinem Urteil Berechtigung zuerkennen, das nicht auf entsprechende Vorstudien gestützt ist. (...) Deshalb werden die Schriften der Freien Hochschule für Geisteswissenschaft den folgenden Vermerk tragen: ‘Als Manuskript für die Angehörigen der Freien Hochschule für Geisteswissenschaft, Goetheanum Klasse ... gedruckt. Es wird nie-

413 Van der Meulen, Mittendrin, S. 274
414 Information der *Allgemeinen Anthroposophischen Gesellschaft*, S. 3
415 siehe Flensburger Hefte 15/1989, S. 56
416 Van der Meulen, Mittendrin, S. 247 und S. 291

mand für die Schriften ein kompetentes Urteil zugestanden, der nicht die von dieser Schule geltend gemachte Vor-Erkenntnis durch sie oder auf eine von ihr selbst als gleichbedeutend anerkannte Weise erworben hat. Andere Beurteilungen werden insofern abgelehnt, als die Verfasser der entsprechenden Schriften sich in keine Diskussion über dieselben einlassen."[417] Damit wird, unseres Erachtens, eine Strategie der Immunisierung aufgebaut. Denn wenn niemand, der nicht über von der *Freien Hochschule für Geisteswissenschaft* anerkannte „Vor-Erkenntnis" besitzt, über die Forschungsergebnisse urteilen darf, sind diese der wissenschaftlichen Debatte entzogen. Die „Geisteswissenschaft" erklärt sich zur alleingültigen Methode, bestreitet anderen theoretischen Ansätzen die Kompetenz, ihre Resultate zu kritisieren. Mit dem, was man sich im allgemeinen unter einer Hochschule und Wissenschaft vorstellt, mit freiem Diskurs, intersubjektiver Nachvollziehbarkeit und Falsifizierbarkeit hat dies wenig zu tun.

Was das für die Freiheit der Forschung bedeutet, illustriert der Fall der Irene Diet, die in einer Ausgabe der anthroposophischen Zeitschrift *Info3* in ihrem Aufsatz „Anthroposophie und Freimaurerei" unter anderem das Verhältnis von Rudolf Steiner zur Freimaurerei, dessen „esoterische Freimaurer-Arbeit" und Beziehungen des Vorsitzenden der *Anthroposophischen Gesellschaft*, Manfred Schmidt-Brabant, zur Freimaurerei beleuchtet hatte. Nach dem Erscheinen des Aufsatzes wurde sie von der *Freien Hochschule für Geisteswissenschaft* ausgeschlossen. Die Schulleitung gab als Begründung einen „Bruch mit den Bedingungen und der Vertrauensbasis innerhalb der Hochschule, wie er bisher noch nicht vorgekommen ist", an.[418] In *Info3* wurde seinerzeit ziemlich kritisch darauf reagiert. Jens Heisterkamp und Ramon Brüll äußern sich diesbezüglich: „Statt diese Fragen zu klären, schließt die Leitung ein Mitglied aus, dessen 'Missetat' darin besteht, aus einer internen Hochschultagung Aussagen zu zitieren, die schon Jahre zuvor von dem Vortragenden öffentlich in einem Interview dargestellt worden sind. Der von Rudolf Steiner beanspruchte Schutz galt der Wirksamkeit der geistigen Inhalte der Freien Hochschule. Etwas anderes ist es, wenn es um den künftigen Weg dieser Einrichtung selbst geht. Die ungeklärte Lage scheint dabei besonders geeignet, den Verdacht zu erregen, daß die 'Bedingung' der Geheimhaltung damit verwechselt wird, bestimmte Ziele unter Ausschluß der Öf-

[417] Information der *Allgemeinen Anthroposophischen Gesellschaft*, S. 3f.
[418] vgl. Grandt/Grandt, Schwarzbuch Anthroposophie, S. 129-132, und Jens Heisterkamp und Ramon Brüll: Ausschluß, in: Info3

fentlichkeit verfolgen zu können. Ein Ausschluß ist wenig geeignet, solche Befürchtungen zu zerstreuen. (...) Natürlich muß die Leitung der Hochschule darauf reagieren. Das hat sie getan, allerdings wenig fortschrittlich. Frei nach Descartes: Ich schließe aus, also bin ich!"[419]

Mit der Gründung der Hochschule, die auf der Grundlage esoterischer Erkenntnisse basiert, gibt Steiner den „neuen Mysterien" die Form einer „öffentlichen Institution".[420] Sie ist eigentlich, mit Einschränkungen,[421] die Fortsetzung der „Esoterischen Schule", die von 1904 bis 1914 bestand (ein Unterschied ist, daß in der „ersten" Esoterischen Schule der Akzent darauf lag, „hellsichtige Erlebnisse zu bekommen", während in der Hochschule davon ausgegangen wird, daß diese in Wirklichkeit bereits schon „vorhanden" sind. Ein weiterer ist der, daß in der Esoterischen Schule „vorsichtig auf einen Umgang mit dem Bösen in uns selbst hingearbeit wird", während „der Schüler der Hochschule vom ersten Anfang an kräftig in die Wirklichkeit seines eigenen Lebens gestellt" wird[422]). Über das Ziel dieser „alten" Schule weiß Meulen zu berichten: „Das Ziel der alten Schule war es gewesen, den Menschen bei der Entwicklung ihres übersinnlichen Wahrnehmungsvermögens zu helfen; dazu wurden Vorträge gehalten und fanden Zusammenkünfte statt, die einen mehr kultischen Charakter hatten."[423]

In der „neuen" *Freien Hochschule für Geisteswissenschaften* wurden verschiedene „Sektionen" eingerichtet, so zum Beispiel eine pädagogische („für gesteigerte Befruchtung der Lehrertätigkeit"), medizinische („für eine gesteigerte Tätigkeit der Ärzte, die aus der Anthroposophie heraus versuchen, ihren Beruf zu beleben"), künstlerische (für redende und musizierende und bildende Künste) , sozialwissenschaftliche („mehr allgemein in bezug auf alle sozialen Beziehungen"), mathematisch-astronomische, naturwissenschaftliche und eine Jugendsektion („in bezug auf die besonderen Möglichkeiten und Aufgaben innerhalb des Lebens in der Jugendzeit")[424] . Die „allgemeine Sektion" ist das Zentrum der Hochschule, zu dem jedes Mitglied automatisch gehört (nach Steiner sollte diese Sektion aus „drei Klassen" bestehen, von denen jedoch nur die erste

---

419 Heisterkamp/Brüll, Ausschluß
420 Van der Meulen, Mittendrin, S. 276
„Wenn Mysterien in die Öffentlichkeit gestellt werden, reicht es nicht aus, dass man darüber spricht, sondern es gehört auch dazu, dass man sie tut."
421 vgl. Van der Meulen, Mittendrin, S. 280
422 Van der Meulen, Mittendrin, S. 291 und S. 293
423 Van der Meulen, Mittendrin, S. 246 und S. 290
424 vgl. auch Flensburger Hefte 15/1989, S. 57ff.

realisiert ist, in der Zusammenkünfte mit „teilweise inhaltlichem, teilweise kultischem Charakter durchgeführt" werden). Hier gab es also Treffen, in denen Steiner esoterische Stunden hielt, in denen unter anderem „Mantren", also meditative Sprüche, verwendet wurden. Interessant scheint uns, daß diese Mantren erst 1992 veröffentlicht worden sind. Vorher wurden sie lediglich in den sogenannten „Klassenstunden", geschlossenen Zusammenkünften, vorgelesen. Steiner erklärte, daß er diese Texte „ausschließlich" für Mitglieder der Hochschule gesprochen hatte, was wohl mit der „starken esoterischen Wirkung" dieser Mantren zusammenhing;[425] er sprach sich gegen eine schriftliche Weitergabe aus, weil ihre „Wirksamkeit von der Weitergabe 'von Mund zu Ohr' abhängig sei."[426] Meulen bedauert, daß nur von einer „kleinen Gruppe Anthroposophen, zumeist 'Insider'", über die *Freie Hochschule* gesprochen werde. Auch für „Mitglieder der Anthroposophischen Gesellschaft hängt ein geheimnisvoller Schleier um diese Freie Hochschule".[427] Und genau dies ist ein zentraler Unterschied zwischen Wissenschaft und Geheimwissenschaft.

Für die jeweiligen Sektionen gibt es Sektionsleiter beziehungsweise Sektionsgremien, die zusammen mit dem Vorstand die Leitung der Hochschule bilden.[428] Der Norweger Jörgen Smit, ehemaliger Generalsekretär der Anthroposophischen Gesellschaft in Norwegen (1957-1975), Vorstandsmitglied der *Allgemeinen Anthroposophischen Gesellschaft*, Leiter der „Pädagogischen Sektion" (1975-1989) und der „Sektion für das Geistesstreben der Jugend" an der *Freien Hochschule für Geisteswissenschaft* am Goetheanum in Dornach, meint, daß die Anthroposophie ein Erkenntnisweg sei, der zu einer Bewußtseinserweiterung führe, zu einem „direkten Erfahren geistiger Tatsachen, sowohl im Menschen als auch in der Welt". Um sich daher eine tiefere Verständnismöglichkeit zu eröffnen, muß eine geregelte Schulung durchlaufen werden. „Die Freie Hochschule für Geisteswissenschaft ist eine gezielte Zusammenarbeit von allen Verantwortlichen, die diese Zusammenarbeit in bezug auf die esoterische Schulung wünschen."[429]

Wohl unbestritten ist und bleibt, daß es sich bei der *Freien Hochschule für Geisteswissenschaft*, dem „Zentrum des Wirkens" der *Anthro-*

425 Van der Meulen, Mittendrin, S. 246ff. und S. 290
426 vgl. Heisterkamp/Brüll, Ausschluß
427 Van der Meulen, Mittendrin, S. 290
428 Flensburger Hefte 15/1989, S. 57
429 „Lebendige Quellkräfte", Interview mit Jörgen Smit von Wolfgang Weirauch in: Flensburger Hefte 15/1989: „Waldorfschule und Anthroposophie", S. 55ff.

posophischen Gesellschaft, um eine esoterische Schule handelt. Da Esoterik jedoch geradezu als Gegensatz von Wissenschaft angesehen werden muß, versuchen die Anthroposophen, diesen Widerspruch aufzulösen, indem sie eine eigene Definition dieses Begriffs kreieren. Wie wir bereits in vorherigen Kapiteln angedeutet haben, versteht man unter Esoterik die „Geheimlehre“ beziehungsweise die „religiöse Lehre vom Geheimnisvollen“. Okkultismus ist daher „angewandte Esoterik, in die Praxis umgesetztes Geheimwissen“. Bei den Anthroposophen hört sich das Ganze völlig anders an. Wolfgang Weirauch verdreht diesen allgemeinen Esoterikbegriff eigentlich ins Gegenteil. Er spricht davon, daß Esoterik „nicht als das Geheime, Verborgene zu verstehen“ sei, „das nicht für die Öffentlichkeit bestimmt ist, sondern so, daß die den meisten Menschen bisher verborgenen Kräfte, Fähigkeiten und Tatsachen offenbar gemacht werden können.“ Weiter führt er aus: „Esoterik beginnt deshalb nicht erst auf einem bewußt geführten okkulten Schulungsweg, sondern bereits bei der Seelenumwandlung durch Selbsterziehung. Durch zusätzliche Übungen für die esoterische Schulung beginnt der Mensch, in sich geistige Substanz zu erbilden, die in alle Bereiche seines Wirkens und seiner Tätigkeit ausströmen kann.“[430]

Auch Jörgen Smit bemüht sich, den esoterischen Charakter der Hochschule mit rhetorischen Winkelzügen zu verbergen. Auf die Frage hin, wie man das Mißverständnis vermeiden könne, Anthroposophen und Mitglieder der Hochschule wären Geheimniskrämer oder eine erlesene Schar eines verborgenen Zirkels, antwortet er: „Indem man Postulate und Statements vermeidet und stattdessen an einer wirklichen Darstellung der Esoterik arbeitet. Denn in Wirklichkeit ist nichts geheim, in dem Sinne von Geheimnistuerei, sondern es ist geheim, um offenbar zu werden. Es gibt Kräfte, die zunächst nicht offenbar sind, aber bewußt und bekannt gemacht werden können. Aus diesem Grunde ist es für denjenigen, der keine Mißverständnisse hervorrufen will, immer eine schwierige Darstellungsaufgabe, denn es geschieht nichts von selbst.“[431]

Auch hier wird das Bemühen erkennbar, den esoterischen „Makel“ dadurch zu mildern, daß der Begriff seines eigentlichen Inhaltes entkleidet wird. Was sind das für seltsame Kräfte, die geheim sind, „um offenbar zu werden“? Was hat das mit wissenschaftlicher Forschung, mit dem Aufstellen und Überprüfen von Hypothesen zu tun? Wir sehen in solchen Formulierungen eine bewußte Täuschung der Öffentlichkeit, um

430 vgl. Flensburger Hefte 15/1989, S. 56
431 Interview Weirauch/Smit, Flensburger Hefte 15/1989, S. 61

nicht offiziell zuzugeben, daß die *Freie Hochschule für Geisteswissenschaft* eigentlich eine Kaderschule ist, in der „innerste Esoterik“[432] vermittelt wird.

Das Bekenntnis zu wissenschaftlichen Standards bleibt nach unserer Auffassung ein Lippenbekenntnis. Wo an einer Universität ist es üblich, daß sich Autoren nicht auf eine Diskussion über ihre Arbeiten einlassen, daß die Fähigkeit, solche Studien zu kritisieren, an einer „von dieser Schule geltend gemachte(n) Vor-Erkenntnis“ festgemacht wird und Wissenschaftler entlassen werden, wenn ihre Publikationen nicht genehm erscheinen? Wir meinen, daß die esoterischen und okkulten Elemente der anthroposophischen Bewegung in keiner anderen Institution so deutlich hervortreten, wie in der *Freien Hochschule für Geisteswissenschaft.*

2.11. „Geistiges Zwangsjackentum“ - Über Steiners Wahn und seine anthroposophische „Gehirnwäsche“

In seinem Buch schreibt der Anthroposoph Jelle van der Meulen, er hätte nicht nur „große Achtung“, sondern auch „Liebe“ zu Rudolf Steiner empfunden[433], und sieht in ihm einen „modernen Weisen“, der „klarsichtig und mit Wärme über subtile Dinge schreiben konnte.“[434] Wie „klarsichtig“ oder „umnachtet“ Steiner wirklich war, darüber gibt es bereits eine Reihe von Büchern.

Steiner selbst sagte einmal, „man wird durch nichts sicherer selbst aus der leisesten täglichen Verrücktheit herausgerissen als gerade durch Anthroposophie. Es würden alle Verrücktheiten geheilt werden durch Anthroposophie, wenn man sich ihr wirklich intensiv hingeben würde. Wenn also jemand es sogar darauf anlegen wollte, just durch Anthroposophie verrückt zu sein, so wäre das ganz gewiß ein Versuch mit untauglichen Mitteln. Aber das sage ich nicht, um einen Scherz zu machen, sondern das sage ich, weil es auch ein Bestandteil der Gesinnung des geisteswissenschaftlichen Strebens sein muß.“[435] Wie weit sich auch Personen des nächsten Umfeldes von Rudolf Steiner dennoch bereits von der Realität entfernt hatten, beweisen die *Erinnerungen* seiner Frau Marie Steiner. Beispielhaft möchten wir einige Auszüge daraus zitieren, damit sich die Leser ein eigenes Bild davon machen können: „Durchglüht und durchkraftet von der Weisheit göttlicher Lenker, hatte durch das Menschheits-

---

[432] vgl. Interview Weirauch/Smit, Flensburger Hefte 15/1989, S. 60
[433] Van der Meulen, Mittendrin, S. 76
[434] Van der Meulen, Mittendrin, S. 70
[435] Rudolf Steiner: Esoterische Betrachtungen karmischer Zusammenhänge, Band II, S. 132

Ich, das Gruppen-Ich hindurch dieses Licht herrlich und majestätisch leuchten können. (...) Jetzt sollte dieses aus dem Geist stetig genährte Licht im Menschen Eigenkraft entfalten, es sollte zeigen, ob es lebensfähig genug war, um die Nacht zu durchglimmen, die sich durch das Zurückziehen der göttlichen Lenker über die Menschheit ausgebreitet hatte. In diese Nacht hinein reckten die Dämonen ihre bis jetzt gezügelten Fangarme, züngelte die Flamme aus den unterirdischen Feuerkräften, lauterte der Drache des Abgrunds. Der Abgrund lauerte und forderte seine Beute. Der Menschheitstempel, der nun entstehen sollte, brauchte seine Basis, seinen festen Grund. In ihn hinein legte sich der Opferer, der zum Opfer wurde, das fleischgewordene Wort, die Erfüllung, das Vorbild, die Kraft- und Lebensquelle, das Palladium der Zukunft. Das Opfer war zur Eucharistie geworden, wirkte in der Menschheit weiter als lebensspendende Kraft, als Ich-Durchdringung. Doch durch die Zusammengehörigkeit zum Ganzen war ein jeder von uns auch das Grab, von dem der Stein mühsam gehoben werden mußte.“[436]

Jahrzehnte später läßt Martin Barkhoff, Publizist und Medienbeauftragter der *Anthroposophischen Gesellschaft in Deutschland*, seine „Realitäten“ in bezug auf das Ende des Zweiten Weltkrieges im Internet verlauten. „Der 8. Mai 1945 hat eine spirituelle Dimension. Geistige Größe kommt dem Zeitpunkt zu, in dem ein gewaltiger Drachen geschlagen ist und in seinen Abgrund zurücksinkt. Auch wenn der Bolschewismus in abgeschwächter Form noch mehr als vierzig Jahre weiter wütete, die schwerste Drachenzeit war vorbei. (...) Um das Format dieses Tages zu fassen, ist es notwendig, auf den geistigen Kampf zu schauen, der hier zu einer vorläufigen Entscheidung gekommen ist. In diesem geistigen Kampf verlaufen die Frontlinien anders als zwischen den äußeren Armeen. Ein geistiger Krieg ist in der Menschennatur entbrannt. Sie hat sich aufgespalten, und nun kämpfen gegeneinander die Tiernatur und die Anlage zum schöpferischen Ich. (...) Wer die Schwelle zur geistigen Welt überschreiten will, hat diesen Kampf zu bestehen. (...) Das Menschentier kämpft gegen die Seelenkraft der Höherentwicklung, die dabei ist, das Göttliche im Menschen zu gebären; und die wehrlose Gebärerin wird geschützt durch die Michael-Wesenheit, so daß die Geburt des Kindes, das einst herrschen wird, trotz der wütenden Attacken des Drachen gelingt.“[437]

---

436 Steiner, Erinnerungen, S. 14

437 Martin Barkhoff: Der 8. Mai 1945 und eine andere Wirklichkeit (Internet/zuerst erschienen in der Zeitschrift Das Goetheanum, 7. Mai 1995)/Archiv Grandt

Heide Oehms spricht im *Jahrbuch für anthroposophische Kritik 1995* im Zusammenhang mit ihren „Erfahrungen auf dem anthroposophischen Schulungsweg“ von Engeln als „zuverlässige(n) Führer(n) zu Begegnungen mit anderen höheren Wesen. Es beginnt ein erkennendes Vertrautwerden mit diesen Wesenheiten. (...) Es kann auf diese Weise eine Begegnung mit Doppelgängerwesenheiten oder Anteilen derselben erfahren werden. (...) Anfangs wird er in Symbolen geschaut, später gelangt man an die Orte früherer Inkarnationen, an denen das Unheil oder Heil entstanden ist. Seit gut zwei Jahren arbeite ich in dieser Methode mit Menschen, die ein Interesse daran haben, wirkliche, bewußte Schwellenerlebnisse herbeizuführen. Oftmals sind leidvolle, halbbewußte derartige Erlebnisse schon vorangegangen, die Lebenskrisen ausgelöst haben.“[438]

Wolfgang Schad kommt in seinem im anthroposophischen *Verlag Freies Geistesleben* erschienen Buch *Erziehung ist Kunst* zu dem Ergebnis: „Das kleine Kind hat eine naturhaft geschenkte Hellfühligkeit, Hellhörigkeit und Hellsichtigkeit für alles Geistig-Wesenhafte. Und die organische Grundlage dieser naturhaften Geistwahrnehmung sind wohl diejenigen kindlichen Organe, die in ihrer Funktion später zu Fortpflanzungsorganen verkehrt werden; im einen Fall - wie Rudolf Steiner schildert - mehr für die Wahrnehmung der in der irdischen Natur waltenden Geistigkeit, im anderen Fall mehr der aus dem Kosmos hereinragenden Himmelswelt.“ Oder: „Der anthroposophische Erkenntnisweg stößt bei dieser Frage nach dem Verursacher auf ein hohes Geistwesen. Es ist der Geist der Selbsterhöhung.“[439]

Auch Jelle van der Meulen beweist die Realitätsferne der Anthroposophen, denn er gibt in seinem Buch einige „wunderliche Urteile“ wieder, die Steiner-Gläubige übereinander fällen: „Bei A herrscht die Astralität vor. Sein Astralleib fließt ihm aus dem physischen Leib heraus. (...) Ach was, B ist überhaupt nicht hellsehend. Das habe ich von seiner Frau gehört. (...) Steiner sagt, dass Menschen mit kurzen Beinen nur kurze Zeit in der geistigen Welt gewesen seien, bevor sie wieder geboren wurden. C hat kurze Beine. (...) Man sagt, dass D eine Reinkarnation von Steiner sei.“[440] Diese Zeilen, geschrieben von einem Anthroposophen, zeigen die Steiner-Gläubigen als völlig weltfremd, realitätsfern, wie sie auf den Spuren ihres „Meisters“ und „Abgotts“ wandeln, über dessen Geisteszu-

---

438 Heide Oehms: Über Erfahrungen auf dem anthroposophischen Schulungsweg, in: Jahrbuch für anthroposophische Kritik 1995, S. 10

439 Wolfgang Schad: Erziehung ist Kunst, Stuttgart 1994, S. 143 und S. 146

440 Van der Meulen, Mittendrin, S. 112

stand immer wieder spekuliert worden ist. Bereits vier Jahre nach Steiners Tod, also 1929, diskutiert Dr. Albert Moll in *Abhandlungen aus dem Gebiete der Psychotherapie und medizinischen Psychologie*, die er herausgibt, im Heft „Psychologie und Charakterologie der Okkultisten", Steiners eventuelle „Geisteskrankheit".

„Es ist mehrfach die Frage aufgeworfen worden, ob es sich bei bestimmten Persönlichkeiten um Geisteskranke handelt oder nicht", schreibt er diesbezüglich. „Einer von denen, deren seelischer Zustand vielfach diskutiert wurde, war der Führer der Anthroposophen in Deutschland. Rudolf Steiner."[441] Moll verweist dabei auf ein Buch von Traugott Oesterreich mit dem Titel *Der Okkultismus im modernen Weltbild* von 1921, in dem der Autor Steiner keine Geisteskrankheit zuschrieb, „während andere zu der entgegengesetzten Überzeugung kamen". Moll weiter: „Er [Steiner, d. Verf.] hatte ein ganz wirres Weltbild entworfen, das niemand nachprüfen konnte, zu dessen Konstruktion er vielmehr durch eigenes Schauen gekommen sei. Es ist sehr schwer lediglich auf Grund von Veröffentlichungen hier zu einem Ergebnis zu kommen. (...) Psychiater würden sich wohl schwer gehütet haben, eine Entscheidung zu treffen, zumal da bei dem Ausbleiben eines Verblödungsprozesses zum endgültigen Urteil hier auch eine eingehende Untersuchung der Person gehört hätte. Auch mußte die Frage, wie weit bewußte Täuschung seiner Anhänger durch R. Steiner stattfand oder dort verursacht wurde, geklärt sein."[442]

Auch der Nervenarzt Dr. Treher erklärt 1988 in einem Schreiben an die Redaktion des *Deutschen Ärzteblattes*: „Was Steiner da von menschengestaltigen Dämonen, die ich-los und jedenfalls gar keine Menschen seien, erzählt, würde in jeder psychiatrischen Klinik als psychopathologisches 'Bonbon' entzücken! Ich habe in meinem Buch von 1966 den Nachweis der Geisteskrankheit Hitlers stringent geführt, weiß jedoch, daß Fachkollegen sich trotzdem schwertun, die Diagnose nachzuvollziehen, vor allem wenn sie mein Buch gar nicht gelesen haben. Mit Steiner verhält es sich ganz anders. Bei ihm gibt es keinerlei diagnostische Schwierigkeiten oder Dunkelheiten, über die man sich streiten könnte. Warum dann diese sich offenbar als 'vornehm' mißverstehende Zurückhaltung

---

441 Abhandlungen aus dem Gebiete der Psychotherapie und medizinischen Psychologie, herausgegeben von Albert Moll (Berlin), 11. Heft: Psychologie und Charakterologie der Okkultisten von Dr. Albert Moll (Geh. San.-Rat), Stuttgart 1929, S. 116

442 Moll, Psychologie und Charakterologie der Okkultisten, S. 116
Interessant ist hier auch der Gedanke von Moll, Steiner könnte seine Anhänger „bewußt" getäuscht haben, was bislang noch überhaupt nicht diskutiert worden ist.

der Wissenschaft gegenüber einem Phänomen, das sich immer deutlicher als sozialpathologisch relevante Massenpsychose darstellt? Die mit Steiners 'Geisteswissenschaft' eng verwandte und der gleichen Wurzel entspringende 'Scientology Church' des Amerikaners Ron Hubbard (*1911) stieß auf die geschlossene militante Abwehr der deutschen Universitätspsychiater. Warum schweigen sie im Falle der keineswegs weniger gefährlichen 'Anthroposophie'?"[443]

Andere Autoren beschäftigen sich eher mit den Auswirkungen der Steinerschen Lehre auf die Gläubigen. Colin Goldner schreibt in seinem Buch *Psycho - Therapien zwischen Seriosität und Scharlatanerie*: „Für psychisch labile Menschen kann allerdings eine Umgebung, in der ständig auf 'Engel', 'Geistwesen' oder 'luziferische Mächte' abgestellt wird, auch sehr gefährlich werden: derlei spiritistische Hirngespinste können Wahnvorstellungen (aus denen heraus ein Patient sich überhaupt zur Anthroposophie hingezogen fühlen mag) unterhalten und verschärfen, selbst psychotische Schübe können ausgelöst werden."[444] Lothar Gassmann meint in bezug auf Steiners „Erkenntnisweg": „Wer diesen Weg beschreitet und sich den Inhalten öffnet, ist bereits im Steinerschen System *drinnen* und kann gar nicht mehr kritisch von einem außengelegenen Standpunkt her urteilen. Der ganze weitere Weg dient denn auch der Entpersönlichung (Auflösung der Persönlichkeit) und der Ausschaltung des kritischen Denkens, etwa im Entstehen von 'zwei Ichen', im 'Auslöschen' des Selbst und im Einfließen 'höherer Welten'. Psychologisch bezeichnet man das, was hier geschieht, als Schizophrenie (Persönlichkeitsspaltung) mit Verlust des Wirklichkeitssinns."[445]

Frans Carlgren zeigt anhand von Steiners Schriften *Geheimwissenschaft im Umriß* und *Wie erlangt man Erkenntnisse der höheren Welten* ebenfalls die „Gefahren" der steinerschen „Geistigen Schulung" auf.[446] „Bringt man diese (Eigenschaften) nicht mit in die höhere Welt", zitiert er Steiners *Geheimwissenschaft*, „so wird man alsbald sehen, wie sich das Ich schwach erweist und kein ordentlicher Lenker sein kann des Denkens, Fühlens und Wollens. Die Seele würde, wenn diese Schwäche vorhanden wäre, wie von drei Persönlichkeiten in die verschiedenen Richtungen gezerrt, und ihre innere Geschlossenheit müßte aufhören." Und aus Steiners *Wie erlangt man Erkenntnisse der höheren Welten* gibt er wieder:

---

443 Brief von Dr. Treher an Prof. Dr. med. Dr. h.c. Rudolf Groß, Redaktion des Deutschen Ärzteblatts, Köln, vom 26.10.1988/Archiv Grandt
444 Goldner, Psycho, S. 81
445 Gassmann, Rudolf Steiner und die Anthroposophie, S. 166
446 Carlgren, Der Anthroposophische Erkenntnisweg, S. 132ff.

„Tritt ein solcher Willensmensch aber in die Geheimschulung ein, so hört der gesetzmäßige Einfluß von Gefühl und Gedanke auf den zu ungeheuren Kraftleistungen unausgesetzt drängenden Willen vollständig auf. (...) Eine Gewaltnatur, die von einer zügellosen Handlung zur anderen schreitet, ist entstanden. - Ein zweiter Abweg entsteht, wenn das Gefühl in einer maßlosen Art sich von den gesetzmäßigen Zügeln befreit. Eine zur Verehrung anderer Menschen neigende Person kann sich dann in grenzenlose Abhängigkeit bis zum Verluste jedes eigenen Willens und Gedankens begeben. (...) Das dritte Übel bildet sich, wenn das Denken überwiegt. Dann tritt eine lebensfeindliche, in sich geschlossene Beschaulichkeit auf. Für solche Menschen scheint dann die Welt nur mehr insoweit Bedeutung zu haben, als sie ihnen Gegenstände liefert zur Befriedigung ihrer ins Grenzenlose gesteigerten Weisheitsgier. (...) Sie treten überall als teilnahmslose, kalte Naturen auf. (...) Das sind die drei Irrpfade, auf welche der Geheimschüler geraten kann: das Gewaltmenschentum, die Gefühlsschwelgerei, das kalte, lieblose Weisheitsstreben." Carlgren betont, daß „die angeführten Gefahren wirklich existieren", was jeder einsehen müsse, der den anthroposophischen Übungsweg über mehrere Jahre hinweg praktiziert habe. „Nach Steiner sieht das Bild eines Menschen, der auf einen dieser Abwege geraten ist, bei oberflächlicher Betrachtung nicht viel anders aus als das Bild eines Geisteskranken oder wenigstens Nervenkranken. In Wirklichkeit ist der Unterschied aber doch groß."[447]

Schon der Zeitzeuge Hans Leisegang erkannte in seinem Buch *Die Geheimwissenschaften* die Gefahren der anthroposophischen „Seelenschulung": „Die Art, wie Dr. Steiner sich hier ausdrückt, verrät dem Kenner des Gebietes, wie vertraut er mit den Methoden bewußt geübter Suggestion ist. Die Stelle gewährt einen tiefen Einblick in die Methode der von ihm und seinen Jüngern geübten Seelenschulung: es handelt sich um ein systematisch betriebenes Einhämmern der anthroposophischen Ideen in die Köpfe derer, die sich dazu hergeben und um so willenloser werden, je länger diese 'gewisse rhythmische Regelmäßigkeit' ihrer 'geisteswissenschaftlichen' Bearbeitung dauert."[448]

Auch der Aspekt des Schmerzes findet in Steiners „Geistesforschung" seinen Platz; erneut entlarvt er, unseres Erachtens, sein „Seelenschulungsprogramm: „Solche schmerzlichen Erfahrungen muß der anthroposophische Geistesforscher mit seinen Erlebnissen in verschiedener Richtung durchmachen. Er darf sich nicht scheuen, in einer gewissen Weise inner-

---

447 Carlgren, Der Anthroposophische Erkenntnisweg, S. 133
448 Leisegang, Die Geheimwissenschaften, S. 38

lich Schwieriges, oftmals Schmerzliches durchzumachen. (...) Weil der Geistesforscher in der Tat, indem er in diese höheren Welten eintritt, schon etwas empfindet wie tiefen Schmerz, wie umfassende Entbehrung. Nun muß man gerade durch diejenigen Übungen, die ich ja in meinen Büchern schildere, gewappnet sein, vorbereitet sein dazu, aufrecht, wacker diesen Schmerz zu ertragen. Was ist es denn für ein Schmerz? Man lernt diesen Schmerz als eine Realität erkennen. Dieser Schmerz, der eigentlich eine intensive Sehnsucht ist, nichts anderes ist er, als das Erleben der Kraft, durch welche die Seele aus den geistigen Welten durch die Geburt ins physische Dasein tritt.[449] „

Rudolf Steiner erklärt uns sogar ganz unverblümt seine „Gehirnwäsche“, sein „Umkonditionierungssystem“: „Und dadurch gelangt man allmählich dahin, nicht nur einzelne Vorstellungen zu unterdrücken, nicht nur gegenüber denselben das Bewußtsein leer zu machen, sondern man gelangt allmählich durch immerwährende Anstrengungen dazu, das ganze Tableau des bisherigen Lebens, von dem ich gesprochen habe, aus dem Bewußtsein herauszubringen. (...) Wir erlangen allmählich durch die angedeuteten Übungen die Fähigkeit, dieses ganze Tableau aus dem Bewußtsein auszulöschen, nachdem wir dieses Tableau gehabt haben, das Bewußtsein leer zu machen und doch zu wachen. Dieses ist eine sehr wichtige Etappe auf dem Wege zur Wirklichkeit der höheren Welten. Denn wenn wir in dieser Weise dazu kommen, unser Bewußtsein völlig leer zu machen, nachdem wir es zuerst mit unserem eigenen Lebenstableau, mit der Anschauung unseres Ätherleibs angefüllt hatten, dann stehen wir nicht vor einem Nichts. Dann können wir zwar erkennen, daß alles das, was Sinneswelt ist, nun nicht um uns herum da ist ... aber eine Welt, die wir bisher nicht gekannt haben, taucht auf, eine Welt übersinnlicher Wesen und Vorgänge. Die entdecken wir, nachdem wir unser eigenes Lebenstableau erst aus dem Bewußtsein herausgeschafft haben.“[450] Und an anderer Stelle ergänzt Steiner diesbezüglich: „Man muß gewissermaßen erst von dem gewöhnlichen Leben das Denken loslösen, damit man mit seiner Individualität in das losgelöste Denken hineinschlüpfen und sich so aus dem Leibe herausziehen kann. Wie kann man es nun machen, daß man sein Denken gewissermaßen von seinem gewöhnlichen Wesen loslöst? Das kann man dadurch zustandebringen, daß man gewisse Gedanken ... in energischer Meditation, in energischer Konzentration durchdenkt. Solch eine Übung muß allerdings oftmals gemacht

[449] Steiner, Die Wirklichkeit höherer Welten, S. 20 und S. 32
[450] Steiner, Die Wirklichkeit höherer Welten, S. 24ff.

werden. Dadurch aber, daß man solche Übungen wiederholt, daß man immer wiederum auf denselben Gedankenkomplex zurückkommt, löst man aus dem Bereiche des gewöhnlichen Lebens diesen Denkkomplex heraus, man übergibt ihn der Welt, man läßt ihn mit sich selbst leben."[451]

Steiner geht sogar noch einen Schritt weiter, indem er auf die schlimmste, menschenverachtendste Weise sagt: „Diejenigen Menschen sind schlechte Geistesforscher, welche durch die Geistesforschung für das gewöhnliche Leben unbrauchbar, unpraktisch werden. Sie zeigen, daß sie im Grunde genommen noch durchaus materialistisch gesinnte Naturen sind."[452] Damit gibt er ebenfalls unumwunden zu, daß es Menschen geben kann, die durch seine „Geistesforschung" „unbrauchbar" geworden sind!

Vergessen sollten wir an dieser Stelle keineswegs, was Jelle van der Meulen erklärt hat: „Und doch ist es in der anthroposophischen Bewegung absolut keine Ausnahme, dass etwas für wahr gehalten wird, *weil Steiner es gesagt hat*, oder schlimmer noch, gesagt haben soll. (...) Es ist nicht zu leugnen: für viele Anthroposophen gibt es nur einen einzigen Orientierungspunkt, nämlich Rudolf Steiner."[453] „Der Wahn eines Sektenführers wird von seinen Anhängern begeistert aufgegriffen," schreibt Philip G. Zimbardo in *Psychologie heute*, „die Verrücktheit eines einzelnen wird zu einem Glaubenssystem, das als Ideologie bis in den Tod verteidigt wird."[454] Und Sergej O. Prokofieff gibt in seinem Buch *Rudolf Steiner und die Grundlegung der neuen Mysterien* ein gutes Beispiel hierfür ab: „Wir können uns innerlich nicht vollkommen als Anthroposophen bezeichnen, wenn wir nicht begreifen, daß der Bodhisattva, wenn Rudolf Steiner ... von ihm sprach, neben ihm war, daß alle großen Lehrer der Menschheit - Christian Rosenkreutz, Manes, Skythianos, Zarathustra, Buddha - wenn er von ihnen sprach, vor seinem geistigen Auge standen und ihn segneten. (...) Das ist die *geistige Realität*, die jeder Anthroposoph unbedingt erkennen muß."[455]

Selbst Van der Meulen, der nicht allem innerhalb der Anthroposophie völlig unkritisch gegenübersteht, lebt in einer Steinerschen Geisterwelt, wie tausende andere auch. „Auch die anthroposophische Bewegung hat ihre Unterwelt, ihr Schattenreich," schreibt er in seinem Buch *Mittendrin*.

---

451 Steiner, Geist und Stoff, S. 46f.
452 Steiner,. Geist und Stoff, S. 99
453 Van der Meulen, Mittendrin, S. 162 und S. 256
454 Philip G. Zimbardo: Jeder kann von einer Sekte verführt werden, in: Psychologie heute, November 1997, S. 37
455 Prokofieff, Rudolf Steiner, S. 397

„Diesem Schattenreich ins Auge zu sehen und dies auch mutig einzugestehen ist ein erster, aber notwendiger Schritt zur Heilung. Wenn man so tut, als wäre dieses Schattenreich - mit allen Dämonen, Doppelgängern, Schatten - nicht vorhanden und weiterhin den schönen Schein pflegt, wird dies dazu führen, dass die Angriffe von außen nur noch zunehmen.“[456] Meulen spinnt den Faden weiter, wenn er von einem Traum erzählt, aus dem er „erwachte“: „Eines Tages im Frühjahr war ich träumend unter einer alten Buche stehen geblieben, und als ich aus diesem Traum erwachte, sah ich zwischen den bizarren Wurzeln einen Kreis kleiner Wesen mit echten Zipfelmützen. Sie hielten einander bei den Händen und tanzten fröhlich Ringelreihen. Ich war nicht erstaunt, sie zu sehen, und weiß noch, dass ich dachte: Sie merken nicht, dass ich sie beobachte. Aber dann geschah etwas Erschreckendes. Eines der kleinen Wesen sah mich plötzlich und schien von meinem Blick gefesselt zu sein. Der Wicht starrte mich gebannt an und rührte sich nicht mehr. Zugleich veränderte sich jedoch seine Gestalt. Er wurde langsam größer und mir immer ähnlicher, bis er einen ebensolchen dunkelblauen Dufflecoat trug wie ich. Wir waren beide äußerst verwirrt - er, weil er sich nicht von mir losreißen konnte, und ich, weil ich ein Wesen anschaute, das mir glich. Das Ganze endete damit, dass eins der anderen kleinen Wesen ihn bei der Hand ergriff und die ganze Gesellschaft der Reihe nach zwischen zwei Wurzeln verschwand. Ich wusste, dass ich etwas Besonderes erlebt hatte. In späteren Jahren sollten ähnliche Erfahrungen folgen.“[457] Nein, keine Szene aus *E.T.* oder einem Märchenfilm, sondern „anthroposophische Realität“ 1997.

Jeder Anthroposoph, jeder Geisteswissenschaftler oder Forscher, und jeder der Steiners Weltanschauung nahesteht, muß sich ernsthaft fragen: glaube ich wirklich an Mond- und Feuergeister, an Eimenschen und Weisheitswesen und an „höhere Welten“? Wenn er diese Frage bejahen sollte, dann ist er bei Steiners „Geheimwissenschaft“ gut aufgehoben, wenn er diese verneint, gibt es Hoffnung, daß er das Zwanzigste (und bald das Einundzwanzigste) Jahrhundert so sieht, wie es wirklich ist.

Doch diese angenommene „Realität“ der Steinerschen Geister- und Götterwelt haben viele Anthroposophen so stark verinnerlicht, daß sie jegliche Wirklichkeitsnähe verlieren. Noch gefährlicher an Steiners Okkultismus ist seine Tendenz, die Menschen, die mit beiden Beinen auf dem Boden der Realität stehen, abzuwerten und Menschen, die durch die

[456] Van der Meulen, Mittendrin, S. 236
[457] Van der Meulen, Mittendrin, S. 13

Beschäftigung mit seiner Lehre in eine psychische Krise geraten (in Steiners Diktion: „unbrauchbar“ werden für das „gewöhnliche Leben“) die Verantwortung hierfür selbst zuzuschreiben. Da viele seiner esoterischen Vorstellungen bis heute in der Anthroposophie nachwirken, sollten die in diesem Kapitel aufgezeigten Aspekte dem „gesunden Menschenverstand“ genügen, zu einer Einschätzung zu gelangen.

3. „Die Weißen sind eigentlich diejenigen, die das Menschliche in sich entwickeln“ - Rudolf Steiner ein Rassist?

Unsere These: Rudolf Steiner vertrat rassistische Auffassungen!

Aufgrund unserer Behauptung, Rudolf Steiner ließen sich rassistische Positionen nachweisen, haben wir, nach dem Erscheinen unseres *Schwarzbuch Anthroposophie*, viele wütende Proteste der Anthroposophen und Waldorfvertreter über uns ergehen lassen müssen. Natürlich steht es für die Anthroposophen außer Frage, ihrem „Guru“ Steiner das Etikett des Rassismus anzuheften. Würde dies doch bedeuten, daß sie die „Lehre“ eines Rassisten vertreten, dessen Abbild zudem in fast jeder Waldorfschule hängt. In diesem Kapitel möchten wir nochmals auf das brisante Thema eingehen, weil es sich um einen der zentralen Vorwürfe handelt. Wohlweislich haben die Anthroposophen in all den Prozessen gegen uns die Aussage, Steiner sei ein Rassist gewesen, niemals zum Gegenstand der Anklage gemacht. Befürchteten sie vielleicht, ein Gericht könnte die Bezeichnung ihres „Meisters“ als Rassist als begründet einschätzen?

> „Wenn die Neger ... nach dem Westen auswandern, da können sie nicht mehr soviel Licht und Wärme aufnehmen wie in ihrem Afrika. (...) Daher werden sie kupferrot, werden Indianer.“
> Rudolf Steiner

Im allgemeinen versteht man unter „Rassismus“ die systematische und systematisierte Unterscheidung zwischen angeblich „höherwertigen“ und „minderwertigen“ Rassen mit entsprechender Behandlung der so eingeteilten Menschen. Nach dieser Definition kann man Steiner als Rassisten bezeichnen. Wenn die Anthroposophen heute behaupten, Steiners Rassebegriffe haben nichts mit einem *biologischen* Rassebegriff zu tun, sondern bezeichne lediglich *Entwicklungszeiträume*, haben sie sein Hauptwerk *Die Akasha-Chronik* und die unten aufgeführten Zitate nicht gelesen, oder wollen nicht wahrhaben, was Steiner in diesem Zusammenhang alles von sich gegeben hat. Im folgenden dokumentieren wir *einige* rassistische Aussagen aus Steiners Gesamtwerk; dabei betonen wir, daß es sich nur um *einige exemplarische* Aussagen handelt und nicht etwa um *alle* rassistischen Äußerungen.[458]

Über die „Neger" sagt Rudolf Steiner 1923: „Diese Schwarzen in Afrika haben die Eigentümlichkeit, daß sie alles Licht und alle Wärme vom Weltenraum aufsaugen. Sie nehmen das auf. Und dieses Licht und diese Wärme im Weltenraum, die kann nicht durch den ganzen Körper hindurchgehen, weil ja der Mensch immer ein Mensch ist, *selbst wenn er ein Schwarzer ist.* Es geht nicht durch den ganzen Körper durch, sondern hält sich an der Oberfläche der Haut, und da wird die Haut dann selber schwarz. (...) Überall nimmt er Licht und Wärme auf, überall. Das verarbeitet er in sich selber. Da muß etwas sein, was ihm hilft, bei diesem Verarbeiten, das ist namentlich sein Hinterhirn. *Beim Neger ist daher das Hinterhirn besonders ausgebildet.* Das geht durch das Rückenmark. Und das kann alles das, was da im Menschen drinnen ist an Licht und Wärme, verarbeiten. Daher ist beim Neger namentlich alles das, was im Körper und dem Stoffwechsel zusammenhängt, lebhaft ausgebildet. Er hat, wie man sagt, ein starkes Triebleben, Instinktleben. *Der Neger hat also ein starkes Triebleben.* Und weil er eigentlich das Sonnige, Licht und Wärme, da an der Körperoberfläche in seiner Haut hat, geht sein ganzer Stoffwechsel so vor sich, wie wenn er in seinem Innern von der Sonne selber gekocht würde. Daher kommt sein Triebleben. *Im Neger wird das drinnen fortwährend richtig gekocht, und dasjenige, was dieses Feuer schürt, das ist das Hinterhirn. (...)* Und wir *Europäer*, wir armen Europäer haben das *Denkleben*, das im Kopf sitzt. (...) *Daher ist Europa immer der Ausgangspunkt für alles dasjenige gewesen, was nun das Menschliche so entwickelt*, daß das zur gleichen Zeit mit der Außenwelt in Beziehung kommt. (...) Wenn die Neger ... nach dem Westen auswandern, da können sie nicht mehr soviel Licht und Wärme aufnehmen wie in ihrem Afrika. (...) Daher werden sie kupferrot, werden Indianer. Das kommt davon her,

> „Und dann kommt etwas zum Vorschein, was einen als Anthroposophen tief erschüttern kann: die diskriminierende Betrachtungsweise der Schwarzen durch Rudolf Steiner. Ich kenne keine Stelle im Gesamtwerk, wo er irgendetwas Positives über die Schwarzen sagt."
> Wolfgang Weirauch

---

458 vgl. dazu ebenfalls Grandt/Grandt, Schwarzbuch Anthroposophie, S. 179-186

weil sie gezwungen sind, etwas von Licht und Wärme zurückzuwerfen. Das glänzt dann kupferrot. Das können sie nicht aushalten. Daher sterben sie als Indianer im Westen aus, sind wiederum eine untergehende Rasse, sterben an ihrer eigenen Natur, die zu wenig Licht und Wärme bekommt, sterben an dem Irdischen. (...) *Die Weißen sind eigentlich diejenigen, die das Menschliche in sich entwickeln.* Daher sind sie auf sich selber angewiesen. Wenn sie auswandern, so nehmen sie die Eigentümlichkeiten der anderen Gegenden etwas an, doch sie gehen, nicht als Rasse, sondern mehr als einzelne Menschen zugrunde. (...) *Die weiße Rasse ist die zukünftige, ist die am Geiste schaffende Rasse.*“[459]

Thomas Höfer, Autor der *Flensburger Hefte*, meint zu diesem Zitat, daß die Auslassungen „exakt“ gekennzeichnet sind, und eine „Überprüfung“ des Originaltextes gezeigt habe, daß nichts sinnentstellendes ausgelassen wurde. Steiner spricht in dem betreffenden Vortrag über die „Entstehung von Farben“ und insbesondere die „Entstehung der menschlichen Hautfarben“. Es ist nichts satirisches oder metaphorisches darin zu erkennen. Für Höfer sind Steiners Ansichten „wahnwitzig anmutende“ Aussagen.[460]

„Die Weißen sind eigentlich diejenigen, die das Menschliche in sich entwickeln.“
Rudolf Steiner

Bei seinen Versuchen, die „Entstehung der Hautfarben“ zu erklären. spricht Steiner darüber, wie sich die Europäer im Laufe der Zeit mit dunkelfarbigen Menschen „vermischten“, so daß daraus die verschiedensten „Hautschattierungen“ entstanden: „Sehen Sie sich diese Farben an, von den Negern angefangen bis zur gelben Bevölkerung hin, die in Asien zu finden ist. Daher haben sie dort Leiber, die wiederum Hüllen der verschiedensten Seelen sind, von der ganz passiven Negerseele angefangen, die völlig der Umgebung der äußeren Physis hingegeben ist, bis zu den anderen Stufen der passiven Seelen in den verschiedensten Gegenden Asiens.“[461] Wolfgang Weirauch, Redakteur der anthroposophischen *Flensburger Hefte*, ist angesichts dieses Steiner-Zitates betroffen: „Vom Wortlaut her ist dies *eindeutig* auf die *Gegenwart* bezogen, denn er fordert seine Zuhörer auf, sich die Hautfarben der verschiedenen Leiber anzusehen. Und dann kommt etwas zum Vorschein, was einen als An-

459 vgl. Rudolf Steiner, Vortrag am 3.3.1923 in Dornach vor dem Bau des ersten Goetheanums, zit. nach Thomas Höfer: Der Hammer kreist, Zur Bewertung problematischer Aussagen Rudolf Steiners, in: Flensburger Hefte 41, Juni 1993: Anthroposophie und Rassismus, S. 8f. (Kursivsetzung durch die Verf.)

460 Höfer, Der Hammer kreist, S. 9f.

461 vgl. Rudolf Steiner, Vortrag vom 3.5.1909, GA 107, S. 288

throposophen tief erschüttern kann: die *diskriminierende* Betrachtungsweise der Schwarzen durch Rudolf Steiner. Ich kenne *keine* Stelle im Gesamtwerk, wo er irgendetwas *Positives* über die Schwarzen sagt."[462]

„Alles, was der äthiopischen Rasse ihre besonderen Merkmale verleiht, das kommt davon her, daß die Merkurkräfte in dem Drüsensystem der betreffenden Menschen kochen und brodeln. Das kommt davon her, daß sie auskochen, was die allgemeine, gleiche Menschengestalt zu der besonderen der äthiopischen Rasse macht mit der schwarzen Hautfarbe, dem wolligen Haar und so weiter."[463]

„Neulich bin ich in Basel in eine Buchhandlung gekommen, da fand ich das neueste Programm dessen, was gedruckt wird: ein Negerroman, wie überhaupt jetzt Neger *allmählich in die Zivilisation* von Europa hereinkommen! Es werden überall Negertänze aufgeführt, Negertänze gehüpft. Aber wir haben ja sogar schon diesen Negerroman. Er ist urlangweilig, greulich langweilig, aber die Leute verschlingen ihn. Ja, ich bin meinerseits davon überzeugt, wenn wir noch eine Anzahl Negerromane kriegen und geben diese *Negerromane* den *schwangeren* Frauen zu lesen, in der ersten Zeit der Schwangerschaft namentlich, wo sie heute ja gerade solche Gelüste manchmal entwickeln können - wir geben diese Negerromane den schwangeren Frauen zu lesen, da braucht gar nicht dafür gesorgt zu werden, daß Neger nach Europa kommen, damit *Mulatten entstehen*; da entsteht durch rein *geistiges Lesen* von *Negerromanen* eine ganze Anzahl von Kindern in Europa, die ganz *grau* sind, *Mulattenhaare* haben, die *mulattenähnlich* aussehen werden."[464]

„... wir geben diese Negerromane den schwangeren Frauen zu lesen, da braucht gar nicht dafür gesorgt zu werden, daß Neger nach Europa kommen, damit Mulatten entstehen; da entsteht durch rein geistiges Lesen von Negerromanen eine ganze Anzahl von Kindern in Europa, die ganz grau sind, Mulattenhaare haben, die mulattenähnlich aussehen werden."

Rudolf Steiner

Der anthroposophische Autor Pietro Archiati versucht in einer Publikation, die im Dezember 1997 im Auftrag des Goetheanums in Dornach erschienen ist, Steiners schlimme Aussage zu *erklären* und zu *rechtferti-*

---

462 Wolfgang Weirauch: Über die Menschenrassen in der Darstellung Rudolf Steiners, in: Flensburger Hefte 41, Juni 1993): Anthroposophie und Rassismus, S. 81 (Kursivsetzung durch die Verf.)

463 Rudolf Steiner: GA 121, S. 107f.

464 Rudolf Steiner: GA 348, S. 185 (Kursivsetzung durch die Verf.)

gen: „Diese Worte Rudolf Steiners enthalten unter anderem zwei Grundaussagen. Die erste bezieht sich auf den Einfluß des inneren Lebens der schwangeren Frau auf die Leiblichkeit des Kindes; die zweite bezieht sich indirekt auf die Notwendigkeit der Läuterung des rein Triebhaften, wenn der Mensch wahre Menschlichkeit anstrebt. Beide Äußerungen sind für viele heutige Menschen höchst 'problematisch'. Die erste kann nicht mit den Forschungsmitteln der heutigen Zeit hin geprüft werden. Die zweite wird von vielen als altmodischer Moralismus zurückgewiesen."[465] Für uns ist diese absurde Verniedlichung von Steiners rassistischer Aussage ein Skandal; es scheint so, als hätten die für die Herausgabe des Buches verantwortlichen Anthroposophen[466] aus der Vergangenheit nichts gelernt!

> „Die Schwarzen in Afrika haben die Eigentümlichkeit, daß sie alles Licht und alle Wärme vom Weltenraum aufsaugen."
> Rudolf Steiner

Aber immerhin erkennt Steiner den Schwarzen wenigstens das „Menschsein" zu: „Wenn man aus dem Leben heraus Grundsätze aufstellt, weiß man, wie das Leben mannigfaltig ist, wie sich das eine in der allerverschiedensten Weise verwirklicht. *Denn selbst die Neger müssen wir als Menschen ansehen*, und in ihnen ist ja die menschliche Gestalt in einer *ganz anderen Weise* verwirklicht als in uns, zum Beispiel."[467] Pietro Archiati versucht wiederum, diese Aussage auf schon fast zynische Weise in ihr Gegenteil zu verkehren: „Ich muß aber dem Leser verraten: Als ich in Südafrika war, habe ich mit innerster Erschütterung erlebt, daß es nicht wenige Weiße gab, die nicht sicher waren, ob die Schwarzen ebenso 'ganz' Menschen sind wie die Weißen. Wenn man solches *erlebt* hat in der *heutigen* Menschheit, kann man vielleicht Menschenliebe in den Worten Rudolf Steiners spüren, wenn er in England seinen Zuhörern zuruft: Auch die Schwarzen *müssen* wir als Menschen ansehen. Wenn der Satz eine Selbstverständlichkeit bei allen seinen Zuhörern gewesen wäre, hätte Rudolf Steiner den Satz nicht zu äußern brauchen."[468] Problematisch erscheint uns allein schon, daß Archiati ausgerechnet Südafrika, wo jahrzehntelang ein weltweit geächtetes rassistisches Regime herrschte,

---

465 Archiati, Die Überwindung des Rassismus, S. 51

466 Wir beziehen unsere Meinung bewußt nicht nur auf den Autor, weil a) dieses Buch im Auftrag des Goetheanums entstanden ist und b) sich das Goetheanum und die dahinterstehende *Anthroposophische Gesellschaft* sich unseres Wissens nach nicht von Archiatis Äußerungen distanziert hat.

467 Rudolf Steiner: Vortrag vom 21.8.1922, GA 305, S. 96 (Kursivsetzung durch die Verf.)

468 Archiati, Die Überwindung des Rassismus, S. 52

als Maßstab ansetzt. Wenn man die Aussagen Steiners über die „Neger" liest, kann man wahrlich nicht zum Eindruck kommen, er hätte sie geliebt und geschätzt: „Die Negerrasse gehört nicht zu Europa, und es ist natürlich nur ein Unfug, daß sie jetzt in Europa eine so große Rolle spielt."[469]

„Die schreckliche *Kulturbrutalität* der *Verpflanzung* der *schwarzen Menschen* nach Europa, es ist eine *furchtbare Tat*, die der Franzose an anderen tut. Sie wirkt in noch schlimmerer Weise auf Frankreich selbst zurück. Auf das Blut, auf die Rasse wirkt das unglaublich stark zurück. Das wird wesentlich die *französische Dekadenz* fördern. Das französische Volk wird als Rasse wieder *zurückgebracht*."[470] Auch Weirauch erkennt, daß es sehr bedenklich ist, daß Steiner plötzlich in bezug auf das französische Volk von *Rasse* spricht und nimmt uns die Worte aus dem Mund: „Wer Rudolf Steiner aufgrund dieser oder anderer Stellen als Rassisten bezeichnete, ich wüßte nicht, wie ich ihm widersprechen könnte."[471]

„Denn selbst die Neger müssen wir als Menschen ansehen, und in ihnen ist ja die menschliche Gestalt in einer ganz anderen Weise verwirklicht als in uns, zum Beispiel."
Rudolf Steiner

„Also diese braunen Malaien sind ausgewanderte Mongolen, die sich aber jetzt, weil die Sonne anders auf sie wirkt, angewöhnen, mehr Licht und mehr Wärme aufzunehmen. Bedenken Sie aber, daß sie nicht die Natur dazu haben. Sie haben sich schon angewöhnt, sogar ein solches Knochengerüste zu haben, daß sie nur einen bestimmten Grad von Wärme aufnehmen können. Sie haben nicht die Natur, so viel Wärme aufzunehmen, als sie jetzt als Malaien aufnehmen. Die Folge davon ist, daß sie anfangen, *unbrauchbare Menschen* zu werden, daß sie anfangen, Menschen zu werden, die am Menschenkörper zerbröckeln, deren Körper *abstirbt*. Das ist in der Tat bei der malaiischen Bevölkerung der Fall. Die stirbt an der Sonne. Die stirbt an der Östlichkeit. So daß man sagen kann: *Während die Gelben, die Mongolen, noch Menschen in der Vollkraft sind, sind die Malaien schon eine absterbende Rasse. Sie sterben ab.*"[472]

„Sehen Sie, so hat sich die Sache entwickelt, daß diese fünf Rassen entstanden sind. Man möchte sagen, in der Mitte schwarz, gelb, weiß und als ein Seitenhieb des Schwarzen das Kupferrote, und als ein Seitenzweig des Gelben das Braune - das sind immer die *aussterbenden Teile*. Die

469 Rudolf Steiner: Vortrag vom 3.3.1923, GA 349, S. 52f.
470 vgl. Rudolf Steiner: GA 300/2, S. 282 (Kursivsetzung durch die Verf.)
471 vgl. Weirauch, Über die Menschenrassen in der Darstellung Rudolf Steiners, S. 88
472 Rudolf Steiner: GA 354, S. 61 (Kursivsetzung durch die Verf.)

Weißen sind eigentlich diejenigen, die das *Menschliche* in sich entwikkeln."[473]

„Und wenn der Mensch nicht loskommen kann mit seinem sogenannten Denken und von dem Sprachinhalte, so denkt er eigentlich, wenn er substantivisch denkt, etwas Ungeistiges, etwas, was gar nicht hineindringt in die geistige Welt. Er schnürt sich einfach durch das substantivische Denken von der geistigen Welt ab. Das ist auch in der *Gegenwart* reichlich der Fall, daß sich die Menschen durch ein gewisses substantivisches Denken von der geistigen Welt abschnüren. Völker, welche schon in die *Dekadenz* gekommen sind und welche selbst die Verben sehr substantivisch empfinden, wie die *Neger*, die schnüren sich dadurch vollständig von der geistigen Welt ab."[474] Sogar der *Flensburger Hefte*-Redakteur Wolfgang Weirauch resümiert: „Man sieht daraus, daß Steiner scheinbar nicht viel von den sogenannten 'Negern' gehalten hat, denn mit Dekadenz meint er die Unfähigkeit, sich auf fortschrittliche Weise individuell dem Geistigen zu nähern."[475]

> „Die Menschen würden ja, wenn die Blauäugigen und Blondhaarigen aussterben, immer dümmer werden, wenn sie nicht zu einer Art Gescheitheit kommen würden, die unabhängig ist von der Blondheit. Die blonden Haare geben eigentlich Gescheitheit."
> Rudolf Steiner

„Also die *Normalmenschen* waren für die Eingeweihten am besten zu brauchen als *Material* für die Zukunftsentwicklung, und sie waren auch diejenigen, welche der große Sonnen-Eingeweihte, der Manu, um sich sammelte als das entwicklungsfähigste Volk. Diejenigen Völker, bei denen der *Ich-Trieb zu stark entwickelt war* und von innen heraus den ganzen Menschen durchdrang und ihm die Ichheit, die Egoität aufprägte, die wanderten allmählich nach Westen, und das wurde die Bevölkerung, die in ihren *letzten Resten* auftritt als die *indianische Bevölkerung* Amerikas. Die Menschen, welche ihr Ich-Gefühl *zu gering* ausgebildet hatten, wanderten nach Osten, und die *übriggebliebenen Reste* von diesen Menschen sind die nachherige *Negerbevölkerung* Afrikas geworden."[476]

473 Rudolf Steiner: GA 354, S. 62f. (Kursivsetzung durch die Verf.)
474 Rudolf Steiner: Vortrag vom 11.4.1919, GA 190, S. 149 (Kursivsetzung durch d. Verf.)
475 vgl. Weirauch, Über die Menschenrassen in der Darstellung Rudolf Steiners, S. 82
476 Rudolf Steiner: Vortrag vom 3.5.1909, GA 107, S. 285f. (Kursivsetzung durch d. Verf.)

„Wir haben in der amerikanischen Rasse eine primitive Urbevölkerung vor uns, die weit, weit zurückgeblieben ist, auch in bezug auf religiöse Weltanschauung."[477]

Doch Steiner beschränkt sich nicht darauf, die Menschheit in Rassen einzuteilen, mit seiner Bewertung von Völkern und Nationen argumentiert er ganz entsprechend dem um die Jahrhundertwende grassierenden Chauvinismus: „Ein Deutscher aber - und ein deutsches Volk - kann man, wie Fichte sagte, eben nicht - als bloßes Naturgeschöpf - *sein*, sondern nur - als Geistwesen - *werden*. Die deutsche Lage verweigert dem Deutschen die Gunst, in seiner bloßen Natur liegen bleiben zu können. Bleibt 'der Riese' liegen, dann kann er von jedem Naturwissenschaftler und -techniker kunstgerecht gefesselt werden. Erhebt er sich aber, so kann er sich mit Jedem, der sich gleichfalls aus bloßer Naturgeschöpflichkeit zum freien Menschentum erhebt, über die Welt hin verbünden."[478]

„Bei den westeuropäischen Völkern ist es so, daß der Erzengel hineinwirkt mit seinen Willensstrahlen, bei dem italienischen Volk in die Empfindungsseele, bei dem französischen Volk in die Verstandes- und Gemütsseele, bei dem britischen Volk in die Bewußtseinsseele und bei dem deutschen Volk in das Ich."[479]

Auch über die „Blonden" hat der dunkelhaarige Steiner referiert: „Zuletzt würden nur mehr Braun- und Schwarzhaarige da sein können; aber wenn nicht abgeholfen wird, so bleiben sie zugleich dumm. Denn je stärker die Körperkräfte sind, desto weniger stark sind die seelischen Kräfte. Und die Erdenmenschheit würde vor der Gefahr stehen, wenn die Blonden aussterben, daß die ganze Erdenmenschheit eigentlich dumm würde. (...) Die Menschen würden ja, wenn die Blauäugigen und Blondhaarigen aussterben, immer dümmer werden, wenn sie nicht zu einer Art Gescheitheit kommen würden, die unabhängig ist von der Blondheit. Die blonden Haare geben eigentlich Gescheitheit. Geradeso wie sie wenig in das Auge hineinschicken, so bleiben sie im Gehirn mit Nahrungssäften, geben ihrem Gehirn die Gescheitheit. Die Braunhaarigen und Braun-

477 Rudolf Steiner: GA 100, S. 240ff.

478 zitiert nach Roman Boos (Hrsg.): Rudolf Steiner während des Weltkrieges, Beiträge Rudolf Steiners zur Bewältigung der Aufgaben, die durch den Krieg der Welt gestellt wurden, *mit Einwilligung von Frau Marie Steiner*, Verlag der Sozialwissenschaftlichen Vereinigung am Goetheanum, in Kommission beim Philosophisch-Anthroposophischen Verlag, Dornach (Schweiz), Juli 1933, S. XXVI

479 Rudolf Steiner: Die Europäischen Völker im Verhältnis zu ihren Volksgeistern, Vortrag vom 14. März 1915 in Nürnberg, Verlag der Rudolf Steiner-Nachlaßverwaltung Dornach/Schweiz 1968, S. 22ff.

äugigen, und die Schwarzhaarigen und Schwarzäugigen, die treiben das, was die Blonden ins Gehirn treiben, in die Augen und Haare hinein. Daher werden sie Materialisten, gehen nur auf dasjenige, was man sehen kann, und es muß das durch geistige Wissenschaft ausgeglichen werden. Man kann also eine Geisteswissenschaft haben in demselben Maße, als die Menschheit mit der Blondheit ihre Gescheitheit verliert. (...) Denn es ist tatsächlich so, daß, je mehr die blonden Rassen aussterben, desto mehr auch die instinktive Weisheit der Menschen stirbt. Die Menschen werden dümmer."[480] Wer den in diesen Zitate sich offenbarenden Rassismus nicht erkennt, muß sich fragen lassen, welche Maßstäbe er denn anlegt. Der Anthroposoph Wolfgang Weirauch kommt zu dem selben Schluß wie wir: „Wenn man derartiges heutzutage liest, so ist man berechtigt empört, und es erhebt sich die Frage, ob man eine derartige Darstellungs- und Denkweise als Rassismus - der die eine Rasse höher als die andere bewertet - bezeichnen muß. Im Grunde muß man diese Frage bejahen."[481]

„Denn es ist tatsächlich so, daß, je mehr die blonden Rassen aussterben, desto mehr auch die instinktive Weisheit der Menschen stirbt. Die Menschen werden dümmer."

Rudolf Steiner

Ein Argument, das die „Steiner-Jünger" in dem Zusammenhang immer anbringen, ist die fahle Ausrede, daß vielleicht „fehlerhaft" mitstenographiert wurde. Dies widerlegt Thomas Höfer von den anthroposophischen *Flensburger Heften*: „Diese Annahme ist unwahrscheinlich, denn das Stenogramm stammt von der Berufsstenographin Helene Finckh, die den Text auch selbst in Reinschrift übertragen hat. Selbst wenn sich ein oder auch mehrere sinnentstellende Fehler in das Stenogramm eingeschlichen haben sollten, bleibt die Aussage doch insgesamt bestehen. (...) So sehr es einem widersträuben mag, wird man bei allem, was man über die Vortragsnachschriften Rudolf Steiners weiß, zugeben müssen, daß Steiner diese Worte tatsächlich gesprochen hat."[482] Auch uns ist das Argument, Steiner habe nicht alles autorisiert, was von ihm mitstenographiert worden ist, immer wieder bei Vorträgen oder Diskussionen von den Waldorf-Vertretern oder Anthroposophen entgegengehalten worden. Für uns stellt sich da die Frage: Warum wird die Authentizität nur für die Stellen angezweifelt, die Steiners rassistische Vorstellungen

---

480 Rudolf Steiner: Über Gesundheit und Krankheit, Dornach 1983, S. 103
481 Weirauch, Über die Menschenrassen in der Darstellung Rudolf Steiners, S. 63
482 Höfer, Der Hammer kreist, S. 9

betreffen? Denn große Teile seiner niedergeschriebenen Vorträge wurden von ihm nicht autorisiert und werden heute von seinen Anhängern als Steiners Wort akzeptiert. Thomas Höfers Forderung, die „exaktesten" Kritiker der Anthroposophie müßten die Anthroposophen selbst sein, ist offensichtlich ungehört verhallt.[483]

Dabei gibt unter den Anthroposophen durchaus kritische Stimmen. In einem anderen *Flensburger Heft* heißt es: „Unter den Äußerungen Rudolf Steiners gibt es in der Tat auch einige, die durch nichts mehr zu rechtfertigen sind und die konsequent abgelehnt werden sollten."[484] Die Redaktion stellte sich dann auch hinter diese Argumentation: „Bei aller Vorsicht im Urteil, die ein gewissenhafter Umgang mit dem Werk Rudolf Steiners erfordert, mußten wir feststellen, daß einige Aussagen Rudolf Steiners aus heutiger Sicht und für die heutige Zeit tatsächlich keine Berechtigung mehr haben und abgelehnt werden müssen."[485]

Der anthroposophiekritische Autor Gerhard Kern geht in seiner Analyse weiter. Er kritisiert nicht nur die rassistischen Äußerungen Steiners, sondern seine ganze Lehre: „Die Anthroposophen haben den biologistischen Rassismus veredelt und erhöht. Steiner transformierte den Biologismus und den Nationalismus ins Geistige. Seine Anthroposophie bietet sich an, die Menschen auf der Erde durch die Besseren zu führen. Wer diese sind, hat der Menschheitsführer deutlich gemacht. Um geistigen oder biologischen Rassismus handelt es sich m.E. immer dann, wenn irgend eine Menschengruppe sich als besondere dünkt und daraus ableitet, die vermeintlich jeweils tiefer stehende in mehr oder weniger zwingender Weise, also pädagogisch und/oder militärisch, zu behandeln. Hierbei ist es unerheblich, ob es sich z.B. um das Verhalten weißhäutiger Menschen gegenüber andersfarbigen handelt oder ob z.B. Christen glauben, ihre Spezies sei die vollkommenere in Bezug auf andere Religionen. (...) Sie [die Anthroposophie, d. Verf.] ist rassistisch im erweiterten Sinne, insofern man ihren kulturellen Führungsanspruch als ein Sich Selbst Erhöhen feststellen kann. Deutlich wird dies an der Minderbewertung des philosophischen Materialismus und in der Einschätzung bestimmter Völker als unterentwickelt."[486]

483 vgl. Höfer, Der Hammer kreist, S. 21
484 vgl. Flensburger Hefte 40, : Ausländerhaß - Rassismus - Nationalismus, S. 5
485 vgl. Flensburger Hefte 41, Juni 1993: Anthroposophie und Rassismus, S. 3
486 Gerhard Kern: Der (esoterische) Rassismus aus der besseren Gesellschaft, in: Gerhard Kern/Lee Traynor (Hrsg.): Die esoterische Verführung, Aschaffenburg 1995, S. 135f. und S. 144

Der Literaturwissenschaftler Hartmut Zelinsky hat ein Gutachten über unser *Schwarzbuch Anthroposophie* erstellt. Über unseren Rassismus-Vorwurf gegen Steiner schreibt er: „Die Rassenlehre gehörte zu den Geschäftsgrundlagen des Steinerschen 'Großbetriebes' - ein Wort, mit dem Bloch[487] präzise und zutreffend das anthroposophische Leitprinzip der Gewinnerzielung ... zum Ausdruck bringt. Die von den Brüdern Grandt herangezogenen Steiner-Texte reichen völlig aus, Steiners Rassismus zu belegen."[488]

In einem Vorabdruck der anthroposophischen Zeitschrift *Info3* vom Februar 1997 wurde unter der Überschrift „Kein einziger Nachweis" hingegen konstatiert: „Die Behauptung, Steiner sei ein Rassist, wird von den Autoren ebenfalls nicht verifiziert und belegt. (...) Rudolf Steiner hat sich des öfteren zu den Eigenarten und Eigenheiten verschiedener Völker und 'Rassen' geäußert, was angesichts des späteren Holocausts und der dann folgenden Sensibilisierung heute dem einen oder anderen befremdlich erscheinen kann. Daß aus dem Zusammenhang gerissene Zitate dem Rassismus-Verdacht Nahrung geben können, sei hier nicht in Abrede gestellt. Der Begriff Rassismus wird von den Autoren verwendet, ohne ihn auch

---

487 Zelinsky bezieht sich auf Ernst Blochs Buch: Erbschaft dieser Zeit, Frankfurt 1962
Bloch gibt darin eine kurzgefaßte Darstellung der Anthroposophie ab, die wir nicht vorenthalten möchten: „Das sind die 'Weltenwenden' für Halbgebildete oder der Reflex apokalyptischer Stimmungen im Kleinbürgertum. (...) Wirren noch, wo der beherzte Blick völlig fernhin zu treffen scheint. Dann herrscht Steiner, geschwätzig und viertelsgebildet, hat Geheimes zu versenden. Man erfährt vom wenig dichten Leib früherer Menschen, und daß die heutigen Knorpeln des Kindes dessen Rest sind. Eine Abfolge von sieben mal sieben Unterrassen innerhalb der sieben Wurzelrassen faßt das Ganze der geschichtlichen Entwicklung ein, wobei die Welt eine Schule ist und ihr Gang ein Pensum abarbeitet. Lehrer aber sind die sogenannten Geisteswesen, von der Zeit an, als die Erde noch feucht-innerlich war, bis zum fernen Ziel, wo auch sie verengelt wird, nämlich zu Seelendurst. (...) Gerade sogenanntes 'Christentum' ist hier völlig in verspukter Natur versenkt, zugleich auch (diese Geheimwissenschaft ist modern) eine Art gnostischer Lückenbüßer Haeckelscher Weltenrätsel geworden. Dies Sonnenwesen Christus, wenn es sich in die Erde versenkt und sie mit kurz begrabener Sonne tingiert, präpariert lange vor den Neuheiden oder 'deutschen Christen' einen Naturgott für nordischen Faschismus: daher die Adaptierung Jesu auf Siegfried, der Bibel auf nordgermanische 'Einweihungen'. (...) Steiners Mysterien sind jedes Orts atavistischer Spuk, trivial gewordener Astralmythos, travestierte 'Naturwissenschaft'. Doch auch ihr Lager ist recht vielseitig: Malerei, Farbenlehre, Tanzkunst, 'Demeter-Bewegung' ... kurz, alle Geisteszweige und Hexenbinsen werden hier, mit wahrhaft enzyklopädischer Konfusion ausgerissen und zum Strauß gebunden." (S. 192f.)

488 vgl. Hartmut Zelinsky: Einige Anmerkungen zu Guido und Michael Grandts Schwarzbuch Anthroposophie, Rudolf Steiners okkult-rassistische Weltanschauung im Spiegel einiger auch juristischer Einwände, 2. März 1997, S. 14/ Archiv Grandt

nur an einer einzigen Stelle anhand der ja existierenden wissenschaftlichen Literatur zu definieren.“[489]

Der Vorwurf, wir hätten den Rassismus-Begriff in unserem *Schwarzbuch* nicht definiert, ist, wie so vieles, was uns unterstellt wurde und wird, nicht haltbar. Hartmut Zelinsky, der unser Buch genau unter die Lupe genommen hat, stellt den Vorwurf richtig: „Auf S. 181 geben die Brüder Grandt ausdrücklich an, was sie unter ‘Rassismus’ verstehen. (...) Die Zitate mögen ja - wie alle Zitate - ‘aus dem Zusammenhang gerissen’ sein, aber sie sind ausführlich genug und reichen allemal aus, um den Rassismus-Verdacht zu erhärten und ebenfalls zu ‘verifizieren und belegen’ - davon kann sich jeder Leser auf den Seiten 179-189 überzeugen. Wer - wie Steiner - schreibt: ‘Durch mein Blut hänge ich mit meiner Nationalität zusammen, durch mein Blut verteidige ich dasjenige, was in der Nation lebt, durch mein Blut fühle ich die Verpflichtung, mich zu identifizieren mit meiner Nationalität’[490]; wer die ‘Weißen’ als die Rasse bezeichnet ‘die das Menschliche in sich entwickeln’[491], wer von den ‘Ariern’ und den ‘Blonden’ faselt und behauptet, ‘daß, je mehr die blonden Rassen aussterben, desto mehr auch die instinktive Weisheit der Menschen stirbt. Die Menschen werden dümmer’[492] - *wer so schreibt, spricht die Sprache, die Verachtungssprache, antisemitischer Rassenideologen, denen Steiner ja auch - wie Bloch zeigte - zugearbeitet hat.*“[493] Auch der Steiner-Biograph Lothar Gassmann bekundet: „Steiner macht rassistische Wertungen, was im Schwarzbuch durch zahlreiche Zitate belegt wird.“[494]

Joseph Morel, der Herausgeber des anthroposophischen Buches *Die Überwindung des Rassismus durch die Geisteswissenschaft Rudolf Steiners*, das wir als Antwort auf unser *Schwarzbuch Anthroposophie* verstehen, verkündet im Dezember 1997 fast beleidigt: „Die medienwirksamsten Verleumdungen Rudolf Steiners und der Anthroposophie erfolgten 1997 durch den Rassismusvorwurf. Bestimmte, aus dem Zusammenhang gerissene, unverstandene oder bewußt mißverstandene Aussagen über Rassen und Völker wurden benutzt, um das Ansehen der Geisteswissen-

---

489 Info3, Februar 1997, S. 15ff.
490 Rudolf Steiner: GA 174, S. 57f.
491 Rudolf Steiner: GA 354, S. 62f.
492 Steiner, Über Gesundheit und Krankheit, S. 103
493 vgl. Zelinsky, Einige Anmerkungen, S. 14f./Archiv Grandt (Kursivsetzung durch die Verf.)
494 vgl. ethos 5/97, S. 23

schaft zu verwüsten."[495] Welche Motivation treibt einen Menschen angesichts von dutzenden eindeutiger Stellen zu solch einer Behauptung? Und warum beweist er nicht, Zitat für Zitat, daß manipulativ zitiert, falsch interpretiert oder der historische Kontext nicht berücksichtigt wurde?

Stattdessen hofft Morel, ohne Argumente davonzukommen: „Möge diese Schrift [gemeint ist Archiatis Buch, d. Verf.] nicht nur die verunsicherte Elternschaft der Waldorfschulen, sondern auch eine breitere Öffentlichkeit erreichen, die sich durch diese Ausführungen davon überzeugen wird, wie wenig bekannt, ja wie verkannt Rudolf Steiner in der heutigen Kultur noch ist."[496] Und der Autor des Buches, Pietro Archiati, resümiert: „In einer Zeit, in der die Menschheit die Geisteswissenschaft Rudolf Steiners dringend braucht als Orientierungshilfe, um aus der Sackgasse des Materialismus herauszufinden, wird Rudolf Steiner von den Mächten dieser Welt weiterhin entweder totgeschwiegen oder verleumdet."[497] An anderer Stelle fügt er hinzu, „viele Menschen, besonders in Deutschland [haben es], aufgrund des Bildes, das sie sich von den Anthroposophen gemacht haben, ... unterlassen ..., sich mit Rudolf Steiner zu befassen. Diese Tatsache betrachte ich als große Tragik nicht nur für das deutsche Volk, sondern für die heutige Menschheit."[498] Für Archiati ist Steiner sogar der einzige, *„wirkliche Überwinder* des Rassismus!"[499] Wo bleibt die Kritikfähigkeit und die nötige Distanz zum Untersuchungsgegenstand (auch wenn es der eigene Meister ist)?

Die *Wiener Zeitung* konnte im März 1997 vermelden: „Die österreichischen Anthroposophen halten dazu [gemeint ist der Rassismusvorwurf, d. Verf.] fest, daß es im Werk Rudolf Steiners Stellen gäbe, 'die im Licht heutiger wissenschaftlicher Erkenntnisse kritisch zu überdenken sind'".[500] Damit sind unsere österreichischen Nachbarn ihren deutschen Genossen meilenweit voraus, die scheinbar den Kopf in den Sand stecken nach dem Motto: „Wir können euch nicht sehen!" Die Anthroposophen in den Niederlanden haben ganz anders reagiert. Bereits im April 1996 meldeten die Nachrichtenagenturen, daß sich die Anthroposophische Vereinigung der Niederlande mit großer Mehrheit von rassistischen Äußerun-

495 vgl. Archiati, Die Überwindung des Rassismus, S. 7
Der Herausgeber, Joseph Morel gibt zu, daß Pietro Archiati dieses Buch auf „Anregung" des Verlages geschrieben hat. (S. 8)
496 Archiati, Die Überwindung des Rassismus, S. 8
497 Archiati, Die Überwindung des Rassismus, S. 9
498 Archiati, Die Überwindung des Rassismus, S. 46
499 Archiati, Die Überwindung des Rassismus, S. 13
500 Wiener-Zeitung Extra vom 7.3.1997

gen Rudolf Steiners distanziert hätte. Eine Arbeitsgruppe der Vereinigung sollte sogar die umstrittene 'Rassenlehre' untersuchen. „Diese Äußerungen Steiners hatten in der Anthroposophischen Vereinigung zu heftigen Auseinandersetzungen geführt. Deren stellvertretender Vorsitzender bekräftigte entsprechende Zitate Steiners. Der Vorstand distanzierte sich daraufhin in Zeitungsanzeigen von den Äußerungen, der Vize-Vorsitzende trat von seinem Amt zurück. Auf einer Mitgliederversammlung am Wochenende in Utrecht stellte sich eine überwältigende Mehrheit hinter den Vorstand. Auch der Bund der Freien Schulen, die Dachorganisation der 90 niederländischen Waldorfschulen, distanzierte sich von den Äußerungen Steiners. Bisher waren offene Auseinandersetzungen über die Lehre Steiners in den Niederlanden am starken Widerstand innerhalb der anthroposophischen Bewegung gescheitert."[501]

Der Untersuchungsbericht einer (von den Anthroposophen selbst eingesetzten) Kommission, der am 4. Februar 1998 im Pressezentrum der niederländischen Regierung in Den Haag vorgelegt wurde, bestätigte dann, daß im Gesamtwerk Steiners nur „einige wenige Stellen" zu finden seien, die, „würden sie heute so ausgesprochen wie sie in den Vortragsschriften gedruckt sind, geeignet wären, Menschen wegen ihrer Rassezugehörigkeit zu diskriminieren. Sie wären deshalb nach niederländischem Recht vermutlich strafbar. Weitere 50 Stellen könnten, aus dem Zusammenhang gerissen, mißverständlich sein und eine diskriminierende Wirkung haben oder zeugen von einer minderen Art der Diskriminierung. (...) Die Kommission empfiehlt, insgesamt 62 Fundstellen künftig nur noch kommentiert zu veröffentlichen."[502] Während es auf unser *Schwarzbuch Anthroposophie*, wo wir auf diese (und andere) Zitate eingegangen waren, noch wütende Proteste hagelte, muß nun also eine anthroposophische Untersuchungskommission selbst zugeben, daß so manches „heilige Wort" des Meisters einen Straftatbestand erfüllt.

Auch die Waldorfschulen in den Niederlanden kamen in dem Gutachten nicht gut weg. Der Geographieunterricht sieht einen Abschnitt „Völkerkunde" vor, der in einigen Fällen als „Rassenkunde" bezeichnet wird. „Der Unterrichtsstoff, der leicht zur Stereotypisierung (das heißt zur Bildung von Klischeevorstellungen) führen kann, geht auf Anregungen aus den dreißiger (!) Jahren des Pädagogen Max Stibbe zurück, der später auch die Apartheid in Südafrika verteidigt hat."[503] Dies zeigt auch Aus-

---

[501] Evangelischer Pressedienst, Zentralredaktion Frankfurt/a.M., Meldung 2126, 1.4.1996
[502] vgl. Rassismus-Gutachten: Bericht, in: Info3, 3/98
[503] Rassismus-Gutachten: Bericht

wirkungen im Unterricht, so müsse festgehalten werden, „daß in der täglichen Praxis des Rassekundeunterrichtes als Folge von Nachlässigkeit und einem Mangel an Sorgfalt Klischeevorstellungen vermittelt wurden, die zur Diskriminierung führen können.“[504]

Die Untersuchungskommission kam zu dem Ergebnis, daß die „fragwürdigen“ und „diskriminierenden“ Darstellungen von Max Stibbe und anderen seither „nicht korrigiert“ worden seien. Der Bund der niederländischen Waldorfschulen reagierte erst daraufhin mit der Ankündigung, eines eigenen „Antidiskriminierungskodexes“ sowie der Einrichtung einer „Beschwerdestelle“, die den angeschlossenen Waldorfschulen verbindliche Empfehlungen und Richtlinien geben kann.[505] Diese Schritte kommen wohl mindestens 50 Jahre zu spät.

Der Anthroposoph Jelle van der Meulen ging in seinem 1996 erschienenen Buch, *Mittendrin - Anthroposophie hier und jetzt*[506] auf die Situation in den Niederlanden ein. Er hatte sich damals als Redakteur der anthroposophischen Zeitschrift *Jonas* in die Diskussion, ob Steiner ein Rassist sei, eingeschaltet. Seiner Aussage nach reagierte die anthroposophische Bewegung zunächst mit „stoischer“ Gelassenheit. Viele waren der Auffassung, daß man auf solche „Bezichtigungen“ nicht reagieren sollte, da sie „bösartig“ seien und von „Unverständnis“ für die anthroposophische Lehre zeugten. Nur Wenige waren dafür, in der Form darauf zu reagieren, daß man die Angriffe durch Fakten zu widerlegen versuchte.[507]

Van der Meulen publizierte seine eigene Meinung darüber: „Ich glaube, dass die Diskussion über den vermeintlichen Rassismus bei Rudolf Steiner nur durch die Verkrampftheit, mit der viele Anthroposophen auf die Kritik reagiert haben, solange gedauert hat. Hier handelt es sich um eine falsch verstandene Loyalität gegenüber Rudolf Steiner, die wie gesagt dazu führte, dass er auf alle Äußerungen, die er in über sechstausend Vorträgen gehalten hat, festgenagelt wurde. (...) Wenn eine Diskussion nicht von der Gemeinschaft als normal und selbstverständlich begrüßt wird, beginnt sie, ein schattenhaftes und unterschwelliges Dasein zu führen, und dann zählen nicht mehr die Argumente, sondern die vermeintlichen Intentionen des Betreffenden.“[508]

---

504 Rassismus-Gutachten: Bericht
505 Rassismus-Gutachten: Bericht
506 Auf Deutsch erschien das Buch 1997 im Verlag Urachhaus, Stuttgart.
507 vgl. Van der Meulen, Mittendrin, S. 228ff.
508 Van der Meulen, Mittendrin, S. 233, 235

Dr. Walter Kugler von der *Rudolf Steiner-Nachlaßverwaltung* hingegen beharrt noch am 30. Januar 1997 in einem Fax[509] darauf, die Vorwürfe seien aus der Luft gegriffen: „Verifiziert und belegt wird diese massive Behauptung [gemeint ist der Rassismus-Vorwurf gegen Steiner, d. Verf.] nicht, die würde sie zutreffen, in der anthroposophischen Bewegung sicherlich schon längst eine massive innere Erschütterung und Krise ausgelöst hätte.“ Und Pietro Archiati folgert sogar: „Die Tatsache, daß irgendeine Aussage irgendwann bei irgend jemanden Anstoß erregt, bedeutet noch nicht, daß sie unwahr ist, und auch nicht, daß sie unterlassen werden sollte.“[510] Wie dürfen wir das verstehen? Rassistische Wahnsysteme, an denen viele Menschen völlig zurecht Anstoß nehmen, sind nicht falsch und sollen weiter propagiert werden dürfen?

„Ich glaube, dass die Diskussion über den vermeintlichen Rassismus bei Rudolf Steiner nur durch die Verkrampftheit, mit der viele Anthroposophen auf die Kritik reagiert haben, solange gedauert hat.“
Jelle van der Meulen

Warum fällt es der *Anthroposophischen Gesellschaft* und dem *Bund der Freien Waldorfschulen* so schwer, Steiners Rassismus anzuerkennen und sich davon zu distanzieren, wie es ihre „Glaubensgenossen“ in den Niederlanden getan haben? Aus all dem bisher Dargestellten sollte doch klar ersichtlich geworden sein, daß Rudolf Steiners Ansichten zu jenen rassistischen Überlegenheitstheorien passen, die die europäische Expansion, den Kolonialismus, die aggressive Missionierung und den Völkermord moralisch rechtfertigen sollten.[511] Steiner geht zwar in seinen Äußerungen durchaus nicht über den Anfang des 20. Jahrhunderts in gewissen Kreisen üblichen Rassismus hinaus, aber es ist für uns völlig unverständlich, wenn so jemand *heute* noch als Leitfigur für eine Weltanschauung akzeptiert wird. Aber vielleicht fürchten die Anthroposophen, die Kritik an Steiners Äußerungen zu diesem Thema könnte eine Lawine lostreten, und nach und nach könnten weitere unsinnige Aussagen und schließlich die ganze Geisteswissenschaft auf den Prüfstand kommen.

Eine scheinbar aussichtslose Lage, in der sich die Anthroposophen befinden.

509 Archiv Grandt; an wen die Anthroposophen dieses Fax geschickt haben, war von uns nicht zu eruieren, vermutlich diente es als Presseerklärung.
510 Archiati, Die Überwindung des Rassismus, S. 50
511 vgl. Grandt/Grandt, Schwarzbuch Anthroposophie, S. 186

4. Antisemitische Tendenzen in anthroposophischen Reihen? Über Bondarew und andere „Ewig-Gestrige“

Das Buch *Anthroposophie auf der Kreuzung der okkult-politischen Bewegungen der Gegenwart*[512] des russischen Anthroposophen, Bergbauingenieurs, Soziologen und Philosophen Gennadij Bondarew[513] hat großen Wirbel verursacht, nicht nur in anthroposophischen Kreisen. Bondarew führt auf 487 Seiten so ziemlich alles auf, was in der einschlägigen Literatur über Freimaurer, Jesuiten und internationale Geheimbünde zu finden ist. Im Sinne des historischen Revisionismus behauptet er beispielsweise, daß die Deutschen mit dem Nationalsozialismus „von zwei Übeln das Kleinere gewählt“[514] hätten und der Angriff auf die Sowjetunion ein „Präventivkrieg“[515] gewesen sei. Die Siegermächte hätten den Nationalsozialismus selbst erfunden, ebenso wie die Juden den Bolschewismus und die Gaskammern.[516]

Der Anthroposoph Jens Heisterkamp über das Machwerk seines russischen „Anthroposophen-Bruders“[517]: „Während Bondarew als Ziel von West-Alliierten und Sowjets im Zweiten Weltkrieg die ‘Ausrottung der Bevölkerung Mittel- und Osteuropas’ ausmacht, finden sich in Bezug auf die Ausrottungsaktionen der Deutschen nur vielsagende Auslassungen: von Seite 241 der Publikation an, wo es um das Schicksal des europäischen Judentums während der nationalsozialistischen Herrschaft geht, erklärt der Verlag in einer Fußnote: ‘Die heute in Westeuropa allgemein geltenden Rechtsvorschriften zwangen die Redaktion, dieses Kapitel um einige Abschnitte zu kürzen. Es bleibt zu hoffen, das der geneigte Leser den Gedanken des Autors trotzdem zu folgen vermag.’ Dies fällt aller-

512 Gennadij Bondarew: Anthroposophie auf der Kreuzung der okkult-politischen Bewegungen der Gegenwart. Basel 1996

513 vgl. Leser-Forum des Online-Magazins Was in der Anthroposophischen Gesellschaft vorgeht, Internet (http://www.team.com.pl/fenix/edition), Zugriff am 4.7.1998/Archiv Grandt

514 Bondarew, Anthroposophie auf der Kreuzung, S. 178, zit. nach Jens Heisterkamp: Schande für Rudolf Steiner, in: Info3, 6/1997

515 Bondarew, Anthroposophie auf der Kreuzung, S. 182, zit. nach Jens Heisterkamp: Schande für Rudolf Steiner, in: Info3, 6/1997

516 Bondarew, Anthroposophie auf der Kreuzung, S. 234f., zit. nach Jens Heisterkamp: Schande für Rudolf Steiner, in: Info3, 6/1997

517 vgl. Rudolf Saacke im Leser-Forum des Online-Magazins Was in der Anthroposophischen Gesellschaft vor sich geht, Internet (http://www.team.com.pl/fenix/edition)

dings nicht schwer. Jene 'Rechtsvorschriften' beziehen sich ebenso wie die durch Klammern angedeuteten Passagen Bondarews auf die mittlerweile auch in der Schweiz strafbare Leugnung der Massenvernichtung der europäischen Juden im Dritten Reich. 'Müssen wir uns jeden Schwindel, jede Lüge anhören und uns damit ihren Folgen generationenlang unterwerfen?' fragt Bondarew. (...) Zurück bleibt der Eindruck eines heillosen Sektierertums. Was immer Bondarew in Rußland während der schweren Jahre des sozialistischen Regimes geleistet haben mag - dieses Buch ist eine Schande für Rudolf Steiner und die Anthroposophie."[518] Der russische Anthroposoph hat in den Augen des Heisterkamps auch einen weiteren großen Frevel begangen, denn: „In entstellendem und unerträglichem Mißbrauch von Äußerungen Rudolf Steiner versucht Bondarew, seine oft genug an Nazigedanken erinnernden 'Thesen' spirituell einzufärben."

Der niederländische Anthroposoph Willem Veltmann (von dem noch zu sprechen sein wird), ereiferte sich im September 1997 in der Zeitschrift *Info3* über die Darstellung von Bondarews Buch in Heisterkamps Rezension und verteidigte den anthroposophischen Holocaust-Leugner auch noch: „Die Reaktion des Herrn Heisterkamp unterscheidet sich kaum von einem unsachlichen Schimpfen gegen falsch verstandene Äußerungen Bondarews. Seine Unterstellungen sind sachlich nicht untermauert und er rückt den Autor in ein übles Licht. Damit ist die Grenze des Rezensionismus sicherlich überschritten. Die Schuld der Deutschen wird nicht von Bondarew geleugnet, aber es wird gezeigt, wie die verschiedenen Kräfte zusammenwirken, um die geistige Aufgabe Mitteleuropas zu verhindern. Die Rolle von okkulten Mächten des Westens, die die Vernichtung der 'Mitte' anstreben, hat Rudolf Steiner eingehend dargestellt in seinen Vorträgen während des Ersten Weltkrieges. Die Deutschen sollen sich ihre Schuld bewußt machen, aber sich nicht scheuen, die westlichen Manipulationen zu durchschauen, die sie in diese Schuldlage getrieben haben. Jetzt wäre die Frage anzusehen, wie man immerhin zu der geistigen Aufgabe Mitteleuropas kommen könnte. Das heißt: den Amerikanismus abschütteln und eine sachliche Beurteilung der wirklichen Triebkräfte der Historie zu finden. Das Buch Bondarews kann eine Hilfe dazu bieten."[519] Mit diesen Worten beweist Veltman, daß er nichts, aber auch gar nichts aus der Geschichte gelernt hat und zu den „Ewig-Gestrigen" gezählt werden muß. Gleichzeitig enthüllt sein Schreiben Entlarvendes über die Geschichtsauffassung eines Anthroposophen: Die Schuld am National-

---

518 Jens Heisterkamp: Schande für Steiner, in: Info3, 6/1997
519 vgl. Info3, 9/1997, S. 53

sozialismus liegt also bei den „wirklichen Triebkräften der Historie“ und die „okkulte Mächte des Westens“ spielen dabei eine Rolle, wie schon Steiner festgestellt habe.

Bondarew sollte schließlich Anfang Oktober 1997 auf einem Kongreß der *Willem de Zwijger-Stiftung*[520] in Den Haag über das Thema „Niederlande — Rußland“ sprechen. Für die Einladung des Anthroposophen Bondarew war der Anthroposoph Willem Veltmann verantwortlich, der auch maßgeblich an der Organisation des Kongresses beteiligt war. Der Vorstand der niederländischen Anthroposophischen Gesellschaft setzte sich dann dafür ein, zu verhindern, daß Bondarew in Den Haag auftreten konnte, nachdem die von der Anthroposophischen Gesellschaft in Auftrag gegebene Übersetzung des russischen Original-Manuskriptes gezeigt hatte, daß der Autor offen den Holocaust „anzweifelt“.[521] Unter anderem behauptet Bondarew *Info3* zufolge, „die Vergasung der Juden sei ‘methodologisch’ unmöglich gewesen und räsonniert zum Thema Holocaust: ‘Was soll man über die Juden denken, wenn sich das als Bluff erweist? Was soll mit den deutschen Kompensationszahlungen geschehen, auf deren Grundlage ein beträchtlicher Teil Israels errichtet ist?’ In der russischen Ausgabe beruft sich Bondarew außerdem auf einschlägige rechtsextreme Literatur, etwa den Autor Udo Walendy und den Herausgeber der ‘Deutschen Nationalzeitung’ und DVU-Förderer Frey.“[522]

Die Affäre hatte auch politischen Charakter, insoweit das Außenministerium zeitweilig in die Vorgänge miteinbezogen wurde: „Der niederländische Botschafter in Frankreich, Dr. H. Wijnaendts, war als Mitglied des Empfehlungsausschusses der Willem de Zwijger-Stiftung aufgeführt, ebenso wie der ehemalige niederländische Außenminister Max van der Stoel, der heute Hoher Kommissar bei den Vereinten Nationen ist. Max van der Stoel gab durch einen Sprecher bekannt, nicht dem Empfehlungsausschuß anzugehören. Das Ministerium erwägte daraufhin, Bondarew die Erteilung eines Visums zu verweigern, was aber offenbar aus verwaltungstechnischen Gründen bereits nicht mehr rückgängig zu machen war. In der niederländischen Presse, die den Fall anschließend aufgriff, wurde unter anderem die Befürchtung geäußert, daß eine politische Krise erster Ordnung ausgelöst worden wäre, wenn Bondarew während seines Auftrittes in Den Haag plötzlich seine Ansichten über den Holocaust ausge-

[520] Begründer der Stiftung ist Willem Veltmann; vgl. Info3, 11/1997, S. 29
[521] vgl. Bondarew von Niederländischen Anthroposophen ausgeladen, in: Info3, 11/1997, S. 29
[522] vgl. Info3, 11/1997, S. 29

breitet hätte.“[523] Die Bemühungen des Vorstandes der niederländischen Anthroposophen führten letztlich aber doch dazu, daß Bondarew nicht nach Den Haag kam. Aus Protest darüber trat Willem Veltmann daraufhin aus der Anthroposophischen Gesellschaft aus. Die Wochenzeitung *De Groene Amsterdamer* zitiert ihn mit folgenden Worten: „Bondarew ist ein echter russischer Idealist, manchmal ein bißchen scharf in seinen Formulierungen und manchmal sagt er Dinge, über die er nicht nachgedacht hat. Aber das ist nun mal typisch russisch.“[524]

Jens Heisterkamp beschwert sich auf der *Info3*-Homepage darüber, daß einige Anhänger Bondarews sich auf seine scharfe Kritik an dessen Buch hin beklagt hätten, und den russischen Anthroposophen als Autor lobten, „der es endlich einmal wage, die herrschenden ‘Denkverbote’ (sic!) bezüglich der Judenvergasungen und der Bewertung des Dritten Reichs zu durchbrechen.“[525] Auch Rudolf Saacke, der sich offensichtlich für das neue Online-Magazin *Was in der Anthroposophischen Gesellschaft vorgeht* verantwortlich zeigt, meint: „Allein schon aus Solidarität zu dem Kämpfer auf einem vielleicht gar verlorenen Posten, Gennadij Bondarew, ist es mir ein Anliegen, auf die in diesem Buche durchaus gelungene Gesamtschau der weltpolitischen heutigen Situation und auf die Darstellung der großen Gefahren für Mitteleuropa und Rußland hinzuweisen und jedem Anthroposophiefreund zu empfehlen, dieses Buch zu lesen.“[526] Der eigentliche Skandal dieser Affäre ist unserer Meinung nach jedoch, daß Bondarew erst *Anfang 1998*, vielleicht auch aufgrund des öffentlichen Drucks, wegen antisemitischer Äußerungen aus der Anthroposophischen Gesellschaft ausgeschlossen wurde. Die Anthroposophen brauchten also fast zwei Jahre um einen offensichtlichen Holocaust-Leugner aus ihren Reihen zu entfernen! Das macht sehr nachdenklich. Noch im November 1997 wurden zwei andere Bücher von Bondarew in einer Sonderausgabe der Zeitschrift Info3 zum Verkauf angeboten.[527] Wieso werden die Bücher (wenn auch mit anderen Inhalten) eines „Ewig-Gestrigen“ noch offen in anthroposophischen Zeitschriften beworben?

---

523 vgl. Info3, 11/1997, S. 29

524 zit. nach Info3, 11/1997, S. 29

525 vgl. Jens Heisterkamp: Wie Bondarew die Massenvernichtung der Juden abstreitet, Info3-Homepage, Zugriff am 8.6.1998/Archiv Grandt

526 Rudolf Saacke im Leser-Forum des Online-Magazins *Was in der Anthroposophischen Gesellschaft vor sich geht*, Internet (http://www.team.com.pl/fenix/edition)

527 vgl. Info3, 11/1997 (Beilage); es handelt sich dabei um die Bücher *Der dreieinige Mensch des Leibes, der Seele und des Geistes im Lichte der Anthroposophie, Bd. II* und *Mysterium Anthroposophie*.

Vielleicht liegt es daran, daß Bondarew in anthroposophischen Reihen nicht allein mit seiner Meinung zu sein scheint. Jens Heisterkamp zufolge kam es bereits 1992 zum Eklat, als der Schweizer Waldorf-Geschichtslehrer Bernhard Schaub in seinem Buch *Adler und Rose* unter anderem behauptete, der Zweite Weltkrieg sei ein Präventivkrieg Hitlers gewesen und in Auschwitz hätte es keine Gaskammern gegeben.[528] Für Schaub wurden die Deutschen in die „Falle" des Zweiten Weltkriegs gelockt und dann in der Welt durch die „stilisierten Monster" der NS-Zeit und die „fraglichen Massenvernichtungen" um alles Ansehen gebracht. Der Kernpunkt seiner Publikation stellt in Aussicht, daß die Massenvernichtung der Juden womöglich nur eine „angloamerikanisch-zionistische Propaganda-Lüge" gewesen sei. Alle Dokumente über den Massenmord an Juden sind für Schaub Fälschung, alle Aussagen und Geständnisse erzwungen. Ihm zufolge sind in Auschwitz „nur" 74.000 Häftlinge gestorben und davon die „Hälfte eines natürlichen Todes". Jens Heisterkamp, der das Buch besprochen hat, meint: „Schaub ist geschickt. Vor dem Vorwurf, daß er die Verbrechen an den Juden abstreite, schützt er sich dadurch, daß er nicht behauptet, sondern 'nur' fragt."[529] Schaub geriet daraufhin in die Tagespresse und wurde von seiner Tätigkeit als Waldorflehrer suspendiert. Wohl nicht umsonst stellte Jens Heisterkamp schon damals die Frage: „Wundert man sich, daß ein solches Buch im anthroposophischen Umfeld auftaucht? Die anthroposophische Szene wird von Menschen gebildet, die wie alle anderen auch unter den Vorzeichen des Geistes und häufiger des Ungeistes ihrer Zeit stehen. Die neue deutsche Rechte marschiert, in die gleiche Richtung wie vor 60 Jahren, und wieder laufen einige Anthroposophen mit."[530]

Der populärste „NS-Nostalgiker" unter den Anthroposophen ist der ehemalige hochrangige Nazi-Funktionär Werner G. Haverbeck[531]. In seinem Buch *Rudolf Steiner - Anwalt für Deutschland* bestreitet er offensichtlich ebenfalls das Vorhandensein deutscher Vernichtungsstraf-

---

528 Bernhard Schaub: Adler und Rose. Wesen und Schicksal des deutschsprachigen Mitteleuropa, Brugg 1992; vgl. Rezension in Info3, 12/1992, und Wie Bondarew die Massenvernichtung der Juden abstreitet, Info3-Homepage, Zugriff am 8.6.1998/Archiv Grandt

529 vgl. Jens Heisterkamp: Zum Buch von Bernhard Schaub „Adler und Rose", in: Info3, 12/1992

530 vgl. Heisterkamp, Zum Buch von Bernhard Schaub „Adler und Rose", in: Info3, 12/1992

531 Ausführlich zu Haverbeck Grandt/Grandt, Schwarzbuch Anthroposophie, S. 202ff. vgl. auch Gegen NS-Nostalgiker in den anthroposophischen Reihen, Info3-Homepage, Zugriff am 8.6.1998/Archiv Grandt

lager.[532] Auch neuerdings trat Haverbeck zusammen mit seiner Ehefrau Ursula noch einmal mit fragwürdigen Publikationen hervor.[533]

Aber nicht genug, im *Goetheanum*, dem Zentralblatt der Anthroposophischen Gesellschaft", erschien laut *Info3* im Mai 1998 ein Aufsatz von Irene Diet, die „das Judentum pauschal als unbelehrbaren weltgeschichtlichen Faktor, als zurückgebliebenes 'Gruppenseelentum' dar(stellt)."[534] Sie wurde deshalb von einigen Anthroposophen angegriffen, doch zunächst berichteten „ausnahmslos alle anthroposophischen Zeitschriften positiv" darüber, wie Günter Röschert in Info3 noch im Juli 1998 darlegt.[535] So schrieb Imme Scheurle-Prange in einem Leserbrief: „Ich war mindestens acht Mal in Israel, habe Freunde dort unter den Juden und ich möchte darauf aufmerksam machen, daß der dortige Nationalismus (ist er nicht des Teufels?!) getragen von retardierenden jüdischen Elementen eine Weltkatastrophe ist! Der fanatische Judaismus heute ist ein Überbleibsel dessen, was Frau Diet schildert, und nicht mehr zeitgemäß. Wer wollte dem widersprechen!"[536] Ein anderer Anthroposoph, Walter Bühler, spricht in einem Vortrag von der „Lebenszähigkeit des Judentums".[537] Vor diesem Hintergrund erscheint für uns sogar die in einem anderen Zusammenhang „harmlose" Frage von Gerold Aregger, Redakteur der Schweizer anthroposophischen Zeitschrift *Gegenwart*, im Internet bedenklich: „So ungeheuerlich die Verbrechen des Nationalsozialismus seelisch auch wirken - der wissenschaftliche Verstand kann sich völlig unbeeindruckt davon fragen: war das alles wirklich so?"[538]

Überhaupt scheinen einige gegenwärtige Anthroposophen ein sehr seltsames Verhältnis zur Zeit des Nationalsozialismus zu haben. So schil-

---

532 Werner Haverbeck: Rudolf Steiner - Anwalt für Deutschland. München 1989, S. 324f. Als kritische Stelle dürfte gelten: „Als Ergebnis darf heute kein Lehrer oder Hochschulprofessor die Frage der Kriegsschuld Deutschlands oder von Massenvernichtungslagern öffentlich zur Diskussion stellen, ohne sofort gemaßregelt und unter Umständen sogar vor Gericht gesellt zu werden, denn hier handele es sich um unbezweifelbare Tatbestände. Sie sind schon deshalb nicht anzuzweifeln, weil darauf - und wie wir jetzt meinen sagen zu können: auf einer historischen Lüge - Staaten der Nachkriegszeit begründet wurden, deren Existenz dadurch ebenfalls in Frage gestellt würde."

533 Werner und Ursula Haverbeck: Der Weltkampf um den Menschen, Tübingen 1995 und Der Weltkampf um die Gemeinschaft, Tübingen 1996

534 vgl. Irene Diet: Auf den Spuren der Opfer", in: Das Goetheanum Nr. 20 vom 17.5.1998, zit. nach Info3, 6/1998, S. 27ff.

535 Günter Röschert: Einschlägig vorbelastet, in: Info3, 7/1998

536 Imme Scheurle-Prange: Fanatischer Judaismus, in: Info3, 7/1998

537 Günter Röschert: Anthroposophische Urteilsbildung über den Islam. Zu einem Vortrag von Walter Bühler, in: Jahrbuch für anthroposophische Kritik, München 1993, S. 28

538 vgl. Gerold Aregger: Zur Gestalt des Revisionismus, in: Gegenwart Fortwirkender Nationalsozialismus, Homepage von Info3, Zugriff am 8.6.1998/Archiv Grandt

dert Amnon Reuveni, anthroposophischer Historiker und Redakteur von *Info3* in seinem Buch *Im Namen der Neuen Weltordnung*[539] über das Dritte Reich: „Manche großen Katastrophen der neueren Zeit sind wohl den Einflüssen ganz anderer Wesenheiten zuzurechnen. In das Leben des Volkes greifen - besonders seit dem letzten Drittel des neunzehnten Jahrhunderts - ahrimanische und luziferische Wesenheiten verschiedener Art ein und inspirieren den Auftritt von Nationalsozialismus, Chauvinismus und Rassismus." Weiter ist von einer „Weltverschwörung" die Rede, weil „bestimmte Persönlichkeiten" (Reuveni nennt Disraeli, Rosebery, Rhodes) damals unter dem starken Einfluß „bestimmter Bruderschaften" gestanden hätten. Der Erste Weltkrieg ist für den Anthroposophen ein „Kulturkrebs, eine kalte Krankheit ahrimanischer Art". Die „wahren Hintergründe" seien nämlich die „zunehmende Aktivität der europäischen Volksdämonen" gewesen: „Im Jahre 1909 sind erste Anzeichen der sich nähernden Erscheinung des Sonnengeistes im Ätherischen auf der Erde wahrnehmbar. (...) Zur Zeit des Ersten Weltkrieges machten vom Sonnendämon besessene Menschen (sic!) in Europa vereinzelt auf sich aufmerksam. (...) Doch das Jahr, in dem nach Rudolf Steiner der Sonnendämon tatsächlich in Erscheinung treten sollte, war 1933."[540] Adolf Hitler also als Sonnendämon? Sieht so das anthroposophische Geschichtsverständnis aus?

Reuveni spricht das deutsche Volk in gewisser Weise frei von jeglicher Verantwortung, denn es war im Gegensatz zu anderen Völkern „eine Ausnahme", denn es besaß „keinen kollektiven Schutzengel", der gegen die „Volksdämonen" einen Schutz hätte bieten können. 1933 sei dieses Volk nun als „Organismus einer Epidemie des Sonnendämons ausgesetzt" gewesen, „die man durchaus mit der AIDS-Epidemie vergleichen" könne. Denn es war ein Volk ohne normales Immunsystem."[541] Man bedenke: dieser esoterische „Schwachsinn" wird heute von einem anerkannten Anthroposophen publiziert und in einem anthroposophischen Verlag herausgegeben. Wie weit muß Reuveni Steiners krude Gedankenwelt verinnerlicht haben, daß er so etwas schreiben kann und auch noch fest davon überzeugt ist? Jens Heisterkamp, unser anthroposophischer „Kronzeuge", behauptet öffentlich, daß es „immer wieder auftretende Versuche von einzelnen Anthroposophen [gäbe], den Nationalsozialismus

539 Erschienen im *Verlag am Goetheanum*, 1994; teilweise auch im Internet unter dem Titel „Hinter der Maske des Patriotismus" veröffentlicht.

540 vgl. Reuveni, Hinter der Maske des Patriotismus

541 vgl. Reuveni, Hinter der Maske des Patriotismus

7und seine Untaten zu verharmlosen"[542] und es deshalb im Internet eine „gemeinsame Präsentation" gibt, um ein „waches Bewußtsein gegenüber rechtsextremen Tendenzen in den eigenen Reihen" zu bekommen.

Angesichts der dargelegten antisemitischen Haltungen und des total „entrückten" Verständnisses der Zeit des Dritten Reiches einiger Personen aus den anthroposophischen Reihen stellt sich für uns natürlich die Frage: Gibt es einen „ideologischen Hintergrund" für diese antisemitischen Tendenzen? Lassen sich dazu Äußerungen von Rudolf Steiner finden, dessen Worte von einigen seiner Jünger als unfehlbares Dogma angesehen werden? Steiner sagte über das Judentum beispielsweise: „Es ist gewiß nicht zu leugnen, daß heute das Judentum noch immer als geschlossenes Ganzes auftritt und als solches in die Entwicklung unserer gegenwärtigen Zustände vielfach eingegriffen hat, und das ist einer Weise, die den abendländischen Kulturideen nichts weniger als günstig war. Das *Judentum* als solches hat sich aber längst *ausgelebt*, hat *keine Berechtigung innerhalb des modernen Völkerlebens*, und daß es sich dennoch erhalten hat, ist ein *Fehler der Weltgeschichte*, dessen Folgen nicht ausbleiben konnten. Wir meinen hier nicht die Formen der jüdischen Religion allein, wir meinen vorzüglich den *Geist des Judentums, die jüdische Denkweise.*"[543] Können die betreffenden Anthroposophen aus solchen Textstellen eine Legitimation für ihre antisemitischen Äußerungen ableiten?

Der Anthroposoph Jens Heisterkamp bringt es auf den Punkt: „Es ist Ausdruck unverzeihlicher Naivität zu glauben, die Öffentlichkeit würde gerade den Anthroposophen einen leichtfertig-naiven Umgang mit dem Schicksal von Millionen ermordeter Menschen und den geschichtlichen Tatsachen des Zweiten Weltkrieges nachsehen. (...) Wer nicht begreift, was hier auf dem Spiel steht, hat gar nichts begriffen."[544] Deutlich sieht er die Folgen: „Wenn diese Art von anthroposophisch gefärbtem Neo-Nationalsozialismus an die Öffentlichkeit gelangt, wird das [das] Ende der Anthroposophie sein."[545] Nun, ein Teil ist hiermit an die Öffentlichkeit gelangt und Jens Heisterkamp hat begriffen: Es geht hier tatsächlich um den Fortbestand der Anthroposophischen Gesellschaft!

---

[542] vgl. Jens Heisterkamp: Projekt gegen NS-Nostalgiker in anthroposophischen Reihen, in: Info3, 9/1997, S. 36

[543] Rudolf Steiner: Gesammelte Aufsätze der Literatur, Dornach 1971, S. 152f., GA 32; Kursivsetzung durch die Verf.

[544] vgl. Jens Heisterkamp: Wie Bondarew die Massenvernichtung der Juden abstreitet, Internet, Homepage von Info3, Ausdruck vom 8.6.1998/Archiv Grandt

[545] Jens Heisterkamp im Leser-Forum *Was in der Anthroposophischen Gesellschaft vor sich geht*, Internet, Ausdruck vom 4.7.1998/Archiv Grandt

III. Rudolf Steiner und seine „Erziehungskunst“ damals und heute

„Ich fühle fruchtend fremde Macht
Sich stärkend mir mich selbst verleihn,
Den Keim empfind ich reifend
Und Ahnung lichtvoll weben
Im Innern an der Selbstheit Macht.“[1]
(Wochenspruch aus dem „Seelenkalender“, letzte Augustwoche 1919)

1. Was ist Anthroposophie?

Anthroposophie ist eine allgemeine und umfassende Menschenkunde, die von Rudolf Steiner (1861-1925) begründet wurde. Er übersetzte das Wort „Anthroposophie“ meist mit „Menschenerkenntnis“. Anthroposophie gilt als eine Weltanschauungslehre, auch als „Wissenschaft vom Menschen“[2] bezeichnet, und beruht auf einer, immer wieder zu erweiternden, Erkenntnis, die den Erfahrungsbereich auf die übersinnliche Wirklichkeit des Geistigen ausweiten und die Naturwissenschaften ergänzen soll. Rudolf Steiner ist es nach eigener Aussage durch den von ihm beschriebenen „Erkenntnisweg“[3] gelungen, „erkennend“ in die „übersinnlichen“ Welten einzudringen, die Beziehungen des „Seelisch-Geistigen“ zum „Leiblich-Physischen“ zu erforschen und die Anthroposophie somit als „Geisteswissenschaft“ auszuarbeiten. Anthroposophie soll die Wege wei-

---

[1] vgl. Neunte Seminarbesprechung, Stuttgart, 30. August 1919, in: Rudolf Steiner - Erziehungskunst (TB 639), S. 101

[2] An anderer Stelle auch „Erkenntniswissenschaft“ genannt (vgl. Publikation der Goetheanistischen Studienstätte Wien, Archiv Grandt), oder auch als „Geisteswissenschaft“ bezeichnet; ein Kritiker titulierte uns gegenüber die Anthroposophie einmal als „Geisterwissenschaft“.

[3] vgl. Rudolf Steiner: Wie erlangt man Erkenntnisse der höheren Welten?, GA 10, 1904/05

sen, durch die der Mensch die „Eigenkräfte" der Seele entwickeln und schulen kann. Dadurch soll es möglich werden, aus der Lebenspraxis heraus mit „realen" geistigen Kräften zu arbeiten.[4]

Das Wissen um die „Mehrdimensionalität" des Menschen, samt seines Bewußtseins und Seins, sowie um seine geistige „Wesensgestalt" bildet den Kern der Anthroposophie.[5] Hat der „Geisteswissenschaftler" sein Leben gut „angewendet", sich viel „angeschaut" und reichlich Kenntnisse erworben, wird der „Astralleib" im nächsten Leben mit besonderen „Begabungen" in diesen „Richtungen" wiedergeboren, so die Anthroposophen.[6]

Über das „Geistige" erklärt Rudolf Steiner, daß während des „Erdenlebens" das höhere Wesen des Menschen keine nacheinander erfolgende Entwicklung durchmache, sondern „schicksalsgestaltend" aus dem „Zeitlosen" heraus in die Biographie eingreife. Der Mensch bereite also zukünftige Daseinsformen vor, sei mit den Ergebnissen einer früheren Existenz begabt und gestalte daraus sein jetziges Leben. Diese vollkommene „Überzeitlichkeit" reflektiere sich im „Gleichzeitigen" von Vergangenheit, Gegenwart und Zukunft.[7]

Steiner stellt seine „Geisteswissenschaft" in den Dienst einer Menschheitsaufgabe. Der Mensch soll ein Bewußtsein aus der Erkenntnis heraus erarbeiten, daß es die geistige Welt wirklich gibt. Er weist ferner darauf hin, daß unsere Zeit die „Pflege" übersinnlicher Erkenntnisse brauche. Der Beginn der „Spiritualisierung" des Denkens sei dann gegeben, wenn der Mensch ins Bewußtsein aufnehme, was sich aus der Anthroposophie heraus ergebe. Auf diesem Wege sei es dann möglich, die abstrakten Be-

---

4 vgl. Frank Linde: Innere Revolution der Seele, in: Waldorfschule und Anthroposophie, Flensburger Hefte 15, S. 19

5 vgl. Gerhard Wehr: Der pädagogische Impuls Rudolf Steiners, München 1977

6 vgl. Wolfgang Schad: Erziehung ist Kunst, Pädagogik aus Anthroposophie, Verlag Freies Geistesleben, Stuttgart 1994, S. 61 und S. 93
„Dreimal zwischen Tod und neuer Geburt hat die geistige Welt daran [gemeint ist der physische Leib, d. Verf.] vorgearbeitet, und dreimal in den drei Erdenleben vorher hat das Ich an sich, an seinem Empfindungsleben und an seinem Lebensleib dazu mitvorbereitet. So trägt der Mensch in seinen drei Leibern die Ichtätigkeit aus drei früheren Inkarnationen mit sich. In seinem Empfindungsleib die Früchte aus dem letzten Leben, in seinem Ätherleib den Icheinsatz seines vorletzten Lebens und in seinem physischen Leib das, was das Ich im vorvorletzten Leben frei veranlagen konnte. So stammt seine leibliche Natur mit aus einem Geistkern, jedesmal ichferner geworden, aber jedesmal auch stärker und weisheitsvoller metamorphosiert durch die ihn ordnenden, ihm beistehenden Geistmächte [sic!] zwischen Tod und neuer Geburt." (vgl. Schad, Erziehung ist Kunst, S. 94)

7 vgl. Rudolf Steiner: Die geistige Vereinigung der Menschheit durch den Christus-Impuls, GA 165, Dornach 1968, S. 16ff.; vgl. auch Schad, Erziehung ist Kunst, S. 100

griffe, die nur „Totes“ erfassen können, in „lebendige“ und „bewegliche“ Begriffe umzuwandeln; sie allein seien letztlich dazu fähig, „Geistig-Wesenhaftes“ zu erfassen.[8]

Die Waldorfpädagogik ist aus der Anthroposophie hervorgegangen und ist ohne diese nicht denkbar. Sie erhält aus dem „vertieften“ Arbeiten im anthroposophischen Geist ihre „lebendige“ Kraft, meint der Waldorflehrer Frank Linde. Erst wenn man zu den „spirituellen“ Quellen vordringe, wird Waldorfpädagogik zu dem, was sie von ihrer „Anlage“ her sein will.[9] In der Waldorfschule sah Rudolf Steiner ein „Wahrzeichen“ für die „Fruchtbarkeit“ der Anthroposophie innerhalb des „geistigen“ Lebens der Menschheit[10] und in der Schulgründung einen „Festakt der Weltenordnung.“[11]

2. Die Gründung der ersten Freien Waldorfschule

Rudolf Steiner hielt Ende des Ersten Weltkrieges umfassende Vorträge über die „Dreigliederung des sozialen Organismus“. Der Kommerzienrat und Inhaber der Waldorf-Astoria-Zigarettenfabrik, Emil Molt (1876-1936), ließ sich von diesen Vorträgen dazu anregen, eine Schule zu gründen, die eine Art „Keimzelle“ eines „freien Geistesleben“ darstellen sollte[12], eine Schule, die rein auf „geisteswissenschaftlich pädagogisch-didaktischen“ Prinzipien gebaut war.[13] Dort sollte dann angewendet wer-

---

8 Linde, Innere Revolution der Seele, S. 14

9 vgl. Linde, Innere Revolution der Seele, S. 21

10 vgl. Linde, Innere Revolution der Seele, S. 17

11 vgl. Rudolf Steiner: Allgemeine Menschenkunde als Grundlage der Pädagogik, GA 293, S. 17

12 Die Vorträge sind nachzulesen in Steiners Buch *Die Kernpunkte der sozialen Frage*; vgl. Rudolf Steiner: Erziehungskunst, Seminarbesprechungen und Lehrplanvorträge, Menschenkunde und Erziehungkunst, Dritter Teil (TB 639), Dornach 1994, Vorwort.
Der Entstehung der Waldorfschule ging ein Vortrag voraus, den Rudolf Steiner am 23. April 1919 vor den Arbeitern der Waldorf-Astoria-Zigaretten-Fabrik hielt. Emil Molt teilte dann der Versammelten der anschließenden Betriebsratssitzung mit, daß er eine Schule gründen möchte und richtete an den anwesenden Rudolf Steiner die Bitte, er möge die Leitung der Schule übernehmen. Steiner hatte diese dann bis zu seinem Tod im März 1925 inne. (vgl. Rudolf Steiner - Die Erziehungsfrage als soziale Frage - Die spirituellen, kulturgeschichtlichen und sozialen Hintergründe der Waldorfschul-Pädagogik, (TB 735), Vorwort

13 vgl. Fünfter Vortrag - Einiges über den Lehrplan, Basel, 26. April 1920, in: Rudolf Steiner - Die Erneuerung der pädagogisch-didaktischen Kunst durch Geisteswissenschaft (TB 708), S. 75

den, was durch das Goetheanum (der „Freien Hochschule für spirituelle Wissenschaft“ in Dornach/Schweiz) „gewollt“ wurde.[14]

Die ersten Waldorflehrer waren sich dieses „inneren Zusammenhangs“ mit der anthroposophischen Bewegung wohl bewußt. Die meisten von ihnen waren Mitglied der Anthroposophischen Gesellschaft und nach der Weihnachtstagung im Jahre 1923 auch Mitglied der Ersten Klasse der Freien Hochschule für Geisteswissenschaft. Die Waldorfschule war, vor der Außenwelt unabhängig, von der Anthroposophischen Gesellschaft als Freie Schule gegründet worden. Der innere geistige Zusammenhang war von Anfang an gegeben, meint Frank Linde.[15] Zunächst waren es etwa 150 Kinder aus der „Molt’schen“ Fabrik, die später durch etwa 50 Kinder aus der Anthroposophischen Gesellschaft in Stuttgart und Umgebung ergänzt wurden.[16]

Es war der Wunsch von Molt, daß Rudolf Steiner die „geistige“ Leitung der Schule übernahm. Allerdings sollte seine Stellung als Leiter der Schule nie anders aufgefaßt werden, als die des „Esoterikers“.[17] Am 7. September 1919 schließlich eröffnete Emil Molt dann die erste Freie Waldorfschule in Stuttgart. Er und seine Frau nahmen als „Schulvater“ und „Schulmutter“ an Lehrerkursen teil. Frau Molt unterrichtete auch im Handarbeitsunterricht.[18] Der „Inspirator“[19] für diese neue Schule war allerdings Rudolf Steiner. Seine Pädagogik ist heute unter dem Namen

---

14 vgl. Erster Vortrag - Die spirituelle Grundlage der Erziehung (I), Oxford, 16. August 1922, in: Rudolf Steiner, Die geistig-seelischen Grundkräfte der Erziehungskunst (TB 604), Dornach 1990, S. 12

15 vgl. Linde, Innere Revolution der Seele, S. 19

16 vgl. Siebenter Vortrag - Die Waldorfschule als Organisation, Oxford, 23. August 1922, in: Rudolf Steiner, Die geistig-seelischen Grundkräfte der Erziehungskunst (TB 604), Dornach 1990, S. 129f.

17 vgl. Rudolf Steiner: Konferenzen mit den Lehrern der Freien Waldorfschule in Stuttgart 1919 bis 1924, 1. Band, Rudolf Steiner Verlag, Dornach 1975, S. 51
Molt meint weiter: „Sie dürfe niemals auf Suggestion oder äußerer Macht beruhen, stets nur auf dem freien Willen und Vertrauen der Lehrer. Damit wird - und das ist die innerste Lebensquelle der Schule - deren Zusammenhang mit Rudolf Steiner und also mit der Anthroposophie auf das genaueste umschrieben und dargestellt.“ Unserer Meinung nach stellt dies das Eingeständnis einer „Guru-Schule“ auf weltanschaulicher Basis dar.

18 vgl. Rudolf Steiner: Erziehungskunst - Methodisch-Didaktisches, Menschenkunde und Erziehungskunst, Zweiter Teil (TB 618), Dornach 1986, S. 199

19 Stefan Leber: Die Waldorfschulen in der Bildungslandschaft der Bundesrepublik seit 1945, in: Stefan Leber (Hrsg.): Waldorfschule heute, Verlag Freies Geistesleben, Stuttgart 1996, S. 15.
In den folgenden Jahren bis zu seinem Tod, 1925, behielt Steiner die Leitung der Waldorfschule. Er hielt Lehrerkonferenzen und Vorträge über seine neue Pädagogik, auch in anderen Städten Europas, vgl. Rudolf Steiner, Erziehungskunst (TB 618), S. 200

„Waldorfpädagogik“ oder „Pädagogik Rudolf Steiners“[20] bekannt. Das pädagogische Werk Steiners umfaßt rund 200 Voträge zu fast allen pädagogischen Fragen, von der „Allgemeinen Menschenkunde“, über die Methodik einzelner Unterrichtsfächer und Probleme moralischer Erziehung bis hin zur Bedeutung künstlerisch-handwerklicher Fächer.

Derzeit gibt es weltweit etwa 714 Waldorfschulen (172 in Nord- und Südamerika, Asien, Australien und Afrika, 542 in Europa, davon 166 in Deutschland) mit etwa 68.000 Schülern. Von den bundesdeutschen Schulen befinden sich rund 60 noch im Aufbau, an über 50 anderen Orten bemühen sich derzeit Initiativen um die Begründung einer neuen Waldorfschule. Darüber hinaus existieren neun Vollseminare bzw. Hochschulen und über 20 berufsbegleitende Kurse zur Aus- und Fortbildung von Waldorflehrern.[21] Damit stellen die Waldorfschulen die größte von Staat und Kirche unabhängige Schulbewegung dar.[22] Sie sind „geachtete“ Institutionen des öffentlichen Lebens[23] und genießen zumeist einen sehr guten Ruf.

Doch was steckt hinter der scheinbar tadellosen Fassade der Waldorfpädagogik? Was ist ihr Ziel? Inwieweit greift Rudolf Steiners Arm „posthum“ in den Unterricht ein? Müssen Lehrer oder Eltern Anthroposophen sein? Wie ist der Waldorfunterricht konzipiert? Sind die Waldorfschulen Weltanschauungsschulen, wo Anthroposophie gelehrt wird?

All diese Fragen versuchen wir, in den nächsten Kapiteln zu beantworten.

3. „Den Geist in Menschenseelen einführen“ - Das Ziel der Waldorfpädagogik

Unsere These: Steiner wollte den Menschen durch seine Pädagogik „vergöttlichen“; dadurch sollte eine Elite gebildet werden.

Steiner hat sich desöfteren darüber geäußert, was seiner Meinung nach das „Ziel“ der Waldorf-Pädagogik ist. Er spricht dabei von der „Kunst des Erziehens“. Johannes Kiersch, Dozent am Institut für Waldorfpädagogik in Witten-Annen, erklärt, was damit gemeint ist: „Wenn Steiner von der ‘Kunst des Erziehens’ redet, so meint er nicht den verschwommenen

---

[20] Leber, Die Waldorfschulen in der Bildungslandschaft der BRD, S. 15
[21] Wir über uns, Internet, http://www.Waldorfschule.de
[22] vgl. http://www.Waldorf.net
[23] Kiersch, Die Waldorfpädagogik, Stuttgart 1997, S. 65

Begriff, der die Tätigkeit des gediegenen Handwerkers oder ein freies, musisch getöntes Schöpfertum zum Inhalt hat, sondern eine sehr bestimmte, in seiner Weltanschauung[24] tief verankerte Schlüssel-Idee, um die er sein Leben lang in immer neuen Versuchen gerungen hat.“[25]

Steiner will den „unvollendeten“ Menschen bis zu einem gewissen Grad künstlerisch und erzieherisch zum „vollendeten“ Menschen machen, das „Göttlich-Geistige“ im werdenden Kind „herausbilden“. Fast euphorisch verkündete er: „Lebendig werdende Wissenschaft! Lebendig werdende Kunst! Lebendig werdende Religion!“[26]

Der Ansatz der anthroposophischen Erziehungskunst ist nach Kiersch folgender: Man muß im Objekt den Punkt finden, aus dem sich ein Gegenstand in seiner „vollkommensten“ Gestalt „entwickeln“ läßt, in der er sich aber in der „Natur“ selbst nicht entwickeln kann.[27] Steiners „große“ pädagogisch-anthropologische Entdeckung lautet daher: „Jedes Wesensglied des Kindes wird vom nächsthöheren Wesensglied des Erziehers erzogen.“[28]

> „Lebendig werdende Wissenschaft! Lebendig werdende Kunst! Lebendig werdende Religion!“
> Rudolf Steiner

Steiner meinte, es wäre an der Zeit, daß der Mensch selbst das, was zur Erziehung gehört, aus der Erkenntnis der Beziehung zum Kosmos, herholen muß. Alles Erziehen muß mit dem Gefühl durchdrungen sein, daß der werdende Mensch die Fortsetzung dessen ist, was sich im Übersinnlichen „abspielte“, bevor er geboren oder „empfangen“ worden ist. Der „Aufgang“ der „Erdenkultur“ kann, so Steiner, nur gesucht werden, in der „Durchdringung“ seines[29] „Erziehungsimpulses“ mit der „Empfindung“ von der „kosmischen“ Bedeutung des ganzen Menschen.[30]

Die Menschheitsgeschichte müsse als Ausdruck einer umfassenden „Geistesgeschichte“ begriffen werden. So geht seine Pädagogik von folgender Fragestellung für den Erzieher/Lehrer aus: Wie kann ich mich im „Ertasten“ des „Wesensgefüges“ des Kindes ausbilden? Wie prägt sich

---

24 gemeint dürfte die Anthroposophie sein
25 Kiersch, Die Waldorfpädagogik, S. 19
26 vgl. Ansprache bei der Eröffnung der freien Waldorfschule am 7. September 1919, in: Rudolf Steiner in der Waldorfschule(TB 671), S. 23
27 vgl. Kiersch, Die Waldorfpädagogik, S. 20
28 vgl. Steiners Vortrag vom 26.6.1924: Heilpädagogischer Kurs, GA 317, 8. Aufl., Dornach 1985, zit. nach Kiersch, Die Waldorfpädagogik, S. 23
29 Im Vortrag spricht Steiner von „unserem“ Erziehungsimpuls, vgl. Zweiter Vortrag, Stuttgart, 22. August 1919, in: Rudolf Steiner, Erziehungskunst (TB 618), S. 34
30 vgl. Zweiter Vortrag, Stuttgart, 22. August 1919, in: Rudolf Steiner, Erziehungskunst (TB 618), S. 33f.

der entwickelnde „Bewußtseinsorganismus“ (Denken, Fühlen, Wollen) in die „physische Leiblichkeit“ des Menschen ein? Worin besteht die Intention des „Wesenskernes“? Was ist das Kind und was ist die Welt?[31] Die Waldorfschul-Kinder sollten später in der Lage sein, in „Seelenwärme getauchte“ Arbeiten zu verrichten.[32]

Stefan Leber, vom Vorstand des *Bundes der Freien Waldorfschulen* spricht von einem „Hindurchgehen“ durch all die Regionen des „Menschseins“ in einer Stunde, an jedem Unterrichtstag, darauf komme es in dieser Pädagogik an.[33] Rudolf Steiner versuchte, eine Anthropologie, eine Erziehungswissenschaft zu begründen, die aus dem „Toten“ das „Lebendige“ im Menschen wieder erweckt[34], den „Geist“ in „Menschenseelen einführt“.[35] Gerade dieser „Geist“ der Waldorfschul-Pädagogik sei kein „einseitiger“, sondern er umfasse den „Geist“, die „Seele“ und das „Körperliche“. Es sei der Geist der „Wirklichkeit“, des „Natur“- und „Seelengemäßen“.[36]

Wenn man die Schule verläßt, soll man nicht ein „Gewaltmensch“ oder bloß ein mit „Kopfwissen beladener“ Mensch sein, sondern einer mit „wahrer Menschenbildung der neuen Zeit“. Denn in der „wahren Erkenntnis des Menschenwesens“ liegt das Unterpfand für die „Entwicklung“ des Volkes in der Zukunft, folgert Steiner in seiner für ihn typischen Diktion.[37] Seine Ambitionen sind aber noch weit höher gesteckt. In der Gründung der ersten Freien Waldorfschule sieht er einen Versuch, für die „geplagte“ Menschheit etwas zu „tun“, was „notwendig“ für ihre „Zukunft“ sei.[38]

---

[31] vgl. Publikation der Goetheanistischen Studienstätte Wien/Archiv Grandt

[32] vgl. Stefan Leber (Hrsg): Waldorfschule heute, Verlag Freies Geistesleben, Stuttgart 1996, Einleitung, S. 17

[33] vgl. Leber, Waldorfschule heute, S. 33

[34] vgl. Steiners Ansprache am 7. September 1919, in: Rudolf Steiner in der Waldorfschule (TB 671), S. 25

[35] vgl. Ansprache bei der Feier zum Abschluß des zweiten Schuljahres, 11. Juni 1921, in: Rudolf Steiner in der Waldorfschule (TB 671), S. 90

[36] vgl. Der Verkehr des Lehrers mit dem Elternhause im Geiste der Waldorfschul-Pädagogik, Vortrag gehalten an der Vierten ordentlichen Mitgliederversammlung des Vereins „Freie Waldorfschule“, 1. Juni 1924, in: Rudolf Steiner in der Waldorfschule (TB 671), S. 214 und S. 218

[37] vgl. Die Schulgewohnheiten der niedergehenden Zeit und die Schulpraxis des kommendes Tages, Vortrag, gehalten am Elternabend 11. Juni 1920, in: Rudolf Steiner in der Waldorfschule (TB 671), S. 55

[38] vgl. Ansprache vom 24.7.1920, in: Rudolf Steiner in der Waldorfschule (TB 671), S. 61

Den Schülern gegenüber, die aus der „geistigen Welt zugeschickt“[39] wurden, findet er ebenfalls offene Worte. In der Ansprache der Feier zum Abschluß des ersten Schuljahres 1920 offeriert er ihnen, daß ihr Leib „gestaltet“ und die Seele „herausentwickelt“ werden soll, damit sie „Fäden spinnen“ können nach dem „Leben“, damit sie „tüchtig“ werden in bezug auf die „Lebenskräfte“.[40] Steiners Ziel war es, die Kinder in „geistiger“, „leiblicher“ und „seelischer“ Beziehung auszubilden,[41] sie sollten sich in der „Seele“ freuen, denn in der Waldorfschule werde ihnen die Sonne „angezündet“, die der Mensch für das Leben brauche.[42] Durch das Anknüpfen an die großen „Tatsachen“ der Welt erhält man das richtige Verständnis für den Waldorfunterricht. Steiner: „Das kann ihm erst die richtige Weihe geben, so daß wirklich der Unterricht eine Art Gottesdienst werden könnte, indem er ein solcher Weihedienst wird.“[43]

Wir sehen unsere vorangestellte These durch Steiner selbst bestätigt: der „unvollendete“ Mensch soll „vollendet“ und das „Göttlich-Geistige“ herausgebildet werden. Dabei dient die Erkenntnis aus der Beziehung zum Kosmos als Hilfe. Der werdende Mensch wird als Fortsetzung dessen gesehen, was sich im „Übersinnlichen“ abspielt, bevor er geboren wird. So trägt das Kind bereits eine karmische Schuld oder Unschuld mit sich. Bei der Erziehung des Kindes sieht man demnach vor die Geburt zurück.

Für uns ein sehr bedenklicher Erziehungsansatz, wenn man das Kind nicht als „eigenständiges“ Wesen sieht, sondern als „karmisch“ vorbelastet, gleichgültig ob im positiven oder negativen Sinne. Unserer Meinung nach wird man dadurch bereits in ein gewisses „Korsett“ gezwängt, aus dem man sich schwerlich wieder befreien kann.[44]

---

39 vgl. Ansprache bei einer Monatsfeier am 23.November 1920, in: Rudolf Steiner in der Waldorfschule (TB 671), S. 65

40 vgl. Ansprache bei der Feier zum Abschluß des ersten Schuljahres, 24. Juli 1920, in: Rudolf Steiner in der Waldorfschule (TB 671), S. 59

41 vgl. Ansprache bei der Feier zu Beginn des dritten Schuljahres, 18. Juni 1921, in: Rudolf Steiner in der Waldorfschule (TB 671), S. 104

42 vgl. Ansprache bei einer Monatsfeier, 10. Juni 1920, in: Rudolf Steiner in der Waldorfschule (TB 671), S. 43

43 vgl. Dritter Vortrag, Stuttgart, 23. August 1919, in: Rudolf Steiner, Erziehungskunst (TB 618), S. 50

44 vgl. dazu auch Steiners „Temperamentenlehre“ im Kapitel *„Aneinander abschleifen“ - Steiners Temperamentenlehre im Waldorfunterricht*

4. „Konsequent aus den inneren spirituellen Quellen herausarbeiten!" - Waldorfpädagogik und Anthroposophie

Unsere These: Die Anthroposophie ist mehr als nur die Grundlage von Steiners Erziehungskunst. Die Waldorfpädagogik ist von der Anthroposophie dermaßen „durchsetzt", daß eine Trennung zwischen weltanschaulich „neutraler" Erziehung und Anthroposophie als eigenständiger Lehre nicht möglich erscheint.

„Anthroposophie will nichts anderes, als die Erkenntnis allseitig machen und spiritualisieren"[45], sagt Steiner. Fast siebzig Jahre später mahnt der Tübinger Waldorflehrer Frank Linde das Fehlen gerade dieser Spiritualität an: „Läuft die Waldorfschule durch die starke Ausweitung und mit zunehmender zeitlicher Entfernung von ihrem Ausgangspunkt 1919 Gefahr, in einen 'inneren Verdünnungsprozeß' hineinzukommen? Wird der spirituelle Strom, aus dem sie hervorgegangen ist, zunehmend verwässert? - Oder gelingt es ihr, nach einer notwendigen Besinnung auf ihre inneren Kräfte, die spirituellen Quellen so lebendig werden zu lassen, diese Kräfte so zu intensivieren, daß der äußeren Ausbreitung innerlich standgehalten werden kann? (...) Sie [gemeint ist die Waldorfpädagogik, d. Verf.] kann die ihr gestellten Aufgaben nur dann richtig erfüllen, wenn sie konsequent aus ihren inneren spirituellen Quellen heraus arbeitet. Diese Quellen erschließen sich durch die Anthroposophie Rudolf Steiners, und für die Arbeit der Waldorfschule hängt Entscheidendes davon ab, wie lebendig die einzelnen Lehrer dasjenige aufnehmen und umsetzen, was aus der Anthroposophie heraus für die Pädagogik von Bedeutung ist."[46] Denn Rudolf Steiner stellte klar fest, „daß eine in der Anthroposophie sich ergebende Anthropologie[47] die Grundlage der Zukunftspädagogik werde.[48]

---

45 vgl. Neunter Vortrag - Die Erziehung des Menschen im Reifealter und die Lebensbedingungen des Lehrers, in: Rudolf Steiner, Die geistig-seelischen Grundkräfte der Erziehungskunst (TB 604), S. 179

46 vgl. Linde, Innere Revolution der Seele, S. 6

47 Anthropologie = Menschenkunde; in Steiners Diktion „Sinneswissenschaft"; vgl. Rudolf Steiner: Von den Seelenrätseln, GA 21, Dornach 1983; hierin hat er einen „vermittelnden Brückenschlag" zwischen „Sinneswissenschaft" (Anthropologie) und „Geisteswissenschaft" (Anthroposophie) gezeigt, vgl. auch Kiersch, Die Waldorfpädagogik, S. 105

48 vgl. Vierter Vortrag, Dornach, 15. August 1919, in: Rudolf Steiner, Die Erziehungsfrage als soziale Frage (TB 735), S. 70

Anthroposophie will eine „wirkliche innere Konkretheit des Seelischen und Geistigen“ in die Menschenerkenntnis hineinbringen. Erst dadurch werde es möglich sein, die menschlichen Lebensvorgänge in ganz „bewußter“ Weise an den Unterricht und die Erziehung anzupassen.[49] Durch das Studium der Anthroposophie kann man also die „tragenden“ Ideen gewinnen, die der Ausübung der Erziehungskunst zugrunde liegen müssen. Dabei geht es, laut Frank Linde nicht darum, Anthroposophie als Unterrichtsfach zu lehren, sondern um die „praktische“ Anwendung dessen, was sich aus der Anthroposophie heraus für die gesunde Entwicklung der Kinder ergibt. Aus den Ergebnissen der „Geistesforschung“ kann man so ganz „konkrete“ und „praktische“ Hinweise für Erziehung und Unterricht erhalten.[50] Waldorfpädagogik versucht, einen „lebendigen“ Unterricht „künstlerisch“ durchzuführen und dessen Voraussetzungen mit Bewußtsein zu „durchleuchten“. Die Waldorfvertreter geben unverblümt zu, daß man „letzteres auch Anthroposophie nennen“ könne.[51]

> „Anthroposophie will nichts anderes, als die Erkenntnis allseitig machen und spiritualisieren.“
> Rudolf Steiner

Bei seiner Ansprache zur Eröffnung der Freien Waldorfschule in Stuttgart am 7. September 1919 ging Steiner auf diesen interessanten Punkt ein. Seiner Ansicht nach strebt die Waldorfpädagogik nicht nach einer „dogmatischen“ Erziehung, die auf Experimentalpsychologie gebaut ist, sondern nach dem, was man durch die Geisteswissenschaft (gemeint ist die Anthroposophie)[52] „gewinnen“ könne und was dadurch „lebendige Erziehungskunst“ werde. Er führt sogar noch konkreter aus: „Wir streben an, in unserer Methodik, in unserer Didaktik dasjenige zu haben, was aus der lebendigen Geisteswissenschaft [der Anthroposophie, d. Verf.] als seelische Menschenbehandlung hervorgehen kann.“[53]

---

[49] vgl. Dritter Vortrag, Stuttgart, 14. Juni 1921, in: Rudolf Steiner, Menschenerkenntnis und Unterrichtsgestaltung (TB 657), S. 42

[50] vgl. Linde, Innere Revolution der Seele, S. 7f.

[51] Anthroposophie ist geschärftes Bewußtsein, Internet, http://www.waldorf.net

[52] Steiner spricht vom Geisteswissenschaftler *oder* Anthroposophen, vgl. Vierter Vortrag, Basel, 23. April 1920, in: Rudolf Steiner, Die Erneuerung der pädagogisch-didaktischen Kunst (TB 708), S. 65

[53] vgl. Steiners Vortrag am 7. September 1919, in: Rudolf Steiner in der Waldorfschule (TB 671), S. 32f.
Auf die Frage, ob die Waldorfschule eine „Weltanschauungsschule“ ist, gehen wir in einem gesonderten Kapitel ein. Im obigen Vortrag hat sich Steiner darüber auch geäußert, wir möchten diese beiden Aspekte aber trennen.

Steiners „Geisteswissenschaft“ soll innerhalb der „universellen“ Bildung und der „ganzen“ Zivilisation eine „bestimmte“ Rolle spielen und gerade am Erziehungswesen lasse sich seine „Geisteswissenschaft“ am „ehesten“ erforschen.[54] Die Pädagogik habe die Aufgabe, sich „bewußt“ in die Menschheitsentwicklung „hineinzustellen“. Das könne man allerdings nicht ohne gründliche „Menschenerkenntnis“. Und diese „Menschenerkenntnis“ müsse eine „durch Geisteswissenschaft erneuerte Naturwissenschaft geben“.[55] So gibt es konkret das Unterrichtsfach „Menschenkunde“. Dieses soll dem Kind eine Vorstellung darüber vermitteln, welche Gesetzmäßigkeiten, Kräfte und Stoffe am Menschen selbst beteiligt sind und wie der Mensch mit allem Physischen, Seelischen und Geistigen in der Welt zusammenhängt. Das Kind soll wissen, was der Mensch innerhalb des Kosmos ist.[56]

> „Wir streben an, in unsere Methodik, in unsere Didaktik dasjenige zu haben, was aus der lebendigen Geisteswissenschaft als seelische Menschenbehandlung hervorgehen kann.“
> Rudolf Steiner

Zwar redet Steiner immer wieder um den heißen Brei, wenn er behauptet, die Waldorfschulen seien keine Weltanschauungsschulen, unserer Meinung nach spricht folgendes Zitat Bände und ist wohl der Beleg dafür, daß die Anthroposophie (Steiner nennt sie wohlweislich in diesem Zusammenhang „Geisteswissenschaft“) mehr als nur die Grundlage der Waldorfpädagogik ist: „Ich deute Ihnen das jetzt nur mit ein paar Worten an, was tatsächlich eine ausgebildete Menschenkenntnis ist, die aus der Geisteswissenschaft folgt, und die eigentlich erst möglich macht, eine wirkliche pädagogische Kunst zu entfalten. Diese auf wirkliche *geisteswissenschaftliche Menschenerkenntnis aufgebaute pädagogische Kunst* soll die ganze Waldorfschule *beherrschen*; sie soll der Geist sein, der in der Waldorfschule *waltet*.“[57] Bei einem anderen Anlaß: „Die Dinge, die bei uns gepflegt werden, sind *wirklich* aus dem *herausgeholt*, was ich

---

54 vgl. Erster Vortrag, Basel, 20. April 1920, in: Rudolf Steiner - Die Erneuerung der pädagogisch-didaktischen Kunst durch Geisteswissenschaft (TB 708), Dornach 1993, S. 9

55 Dritter Vortrag - Menschenerkenntnis als Grundlage der Pädagogik, Basel, 22. April 1920, in: Rudolf Steiner, Erneuerung der pädagogisch-didaktischen Kunst (TB 708), S. 49f.

56 vgl. Siebenter Vortrag, Torquay, 19. August 1924, in: Rudolf Steiner, Die Kunst des Erziehens (TB 674), S. 124

57 vgl. Ansprache am Elternabend, 13. Januar 1921, in: Rudolf Steiner in der Waldorfschule (TB 671), S. 77 (Kursivsetzung durch die Verfasser, dies gilt auch für die folgenden Zitate)

Menschenkenntnis genannt habe."[58] Er bekräftigt nochmals: „Das Erziehungs- und Unterrichtswesen, welches hier gemeint ist, ist durchaus gebaut auf Menschenerkenntnis."[59] Steiner meint hierbei die *echte* Menschenerkenntnis, die man nur durch das Studium der Geisteswissenschaft erhält.[60] Nur die „Anthroposophie" kann dem Menschen zur „Menschenerkenntnis" verhelfen und wenn in ihren Genuß kommen möchte, muß man eben Anthroposophie in sich „aufnehmen". Möchte man nun aus der Menschenerkenntnis heraus unterrichten, müsse man sich diese „erwerben"; das „Natürliche" wäre, sie durch „Anthroposophie" zu erwerben.[61] Muß dies nicht als Anregung verstanden werden, Anthroposoph zu werden oder zumindest sich damit zu beschäftigen?

Ein weiterer Beleg für unsere vorangestellte These findet sich in Steiners Ansprache am 20. Juni 1922 an die Mitgliederversammlung des Vereins *Freie Waldorfschule*. Dort sagt er: „Wir haben ja die Waldorfschule begründet als einen Teil der Auswirkung, welche hervorgehen sollte aus der Geistesbewegung, die mehr als zwei Jahrzehnte alt ist. Ohne diese Geistesbewegung ist auch die Waldorfschule nicht zu denken."[62] Er wird noch unmißverständlicher: „Die *anthroposophische Bewegung*, sie ist dasjenige, auf das die *Waldorfschul-Bewegung gebaut* ist."[63] Diese Unterrichtsmethode „folgt" aus der Anthroposophie, wie er zugibt,[64] und die pädagogische Kunst wird durch die Geisteswissenschaft „befruchtet": „Geisteswissenschaft ist durchaus geeignet, zu dem, was in vieler Beziehung als eine ganz ausgezeichnete pädagogische Theorie vorliegt, gerade

> „Anthroposophie, die ist die Grundlage einer neuen Pädagogik."
> Rudolf Steiner

---

58 vgl. Ansprache am Elternabend, vom 13. Januar 1921, in: Rudolf Steiner in der Waldorfschule (TB 671), S. 80

59 vgl. Erster Vortrag - Die spirituelle Grundlage der Erziehung (I), Oxford, 16. August 1922, in: Rudolf Steiner, Die geistig-seelischen Grundkräfte der Erziehungskunst (TB 604), S. 12

60 siehe Ansprache vom 13.1.1920, in: Rudolf Steiner in der Waldorfschule (TB 671), S. 79

61 vgl. 1. Vortrag in Torquay, in: Rudolf Steiner, Die Kunst des Erziehens, S. 11f.

62 vgl. Ansprache an der zweiten ordentlichen Mitgliederversammlung des Vereins 'Freie Waldorfschule', 20. Juni 1922, in: Rudolf Steiner in der Waldorfschule (TB 671), S. 152; in der selben Versammlung sagt er ebenfalls: „Schließlich hängt die Waldorfschul-Bewegung mit der Dreigliederungsbewegung zusammen. Die Waldorfschul-Bewegung ist nur denkbar in einem freien Geistesleben." (ebd., S. 157)

63 vgl. Steiners Ansprache vom 20. Juni 1922, in: Rudolf Steiner in der Waldorfschule (TB 671), S. 160

64 vgl. Zweiter Vortrag, Torquay, 13. August 1924, in: Rudolf Steiner, Die Kunst des Erziehens (TB 674), S. 35

die pädagogische Praxis anzuregen, weil Geisteswissenschaft als solche den lebendigen Geist erfassen will; und die Erfassung des lebendigen Geistes ist zu gleicher Zeit eine Quelle der Willens- und Gemütsregung, die insbesondere bei der pädagogischen Kunst notwendig ist."[65] Die Geisteswissenschaft arbeitet darauf hin, allen Unterrichtsstoff zu gleicher Zeit als Erziehungsmittel zu verwenden. Dieser wird seiner wissenschaftlichen Form „entkleidet" und dann so an das Kind „herangebracht", daß aus diesem die auf die Entwicklung „bereitenden" Kräfte „herausgeholt" werden können.[66] Hier wird, unserer Meinung nach, die Anthroposophie als Lehre „versteckt" in die Pädagogik „geschmuggelt", ebenso durch die anthroposophisch-orientierte „Gesinnung" der Lehrer.

Bei dem Vortrag am 15. Juni 1921 in Stuttgart postuliert Steiner absolut unmißverständlich, nicht uminterpretierbar und nicht aus dem Zusammenhang gerissen: „Nun kann natürlich in unsere Schule das eigentliche Geistesleben nur dadurch hereinkommen, daß sich unsere Lehrerschaft eben aus Anthroposophen zusammensetzt. Dadurch, nicht durch das Lehren von Anthroposophie - unsere Schule darf eben nicht Weltanschauungsschule sein - aber durch die ganze Art und Weise, wie sich unsere Lehrer verhalten, durch dasjenige, was sie in ihrer Seele tragen, wird wie durch seelische Imponderabilien[67] das Geistig-Seelische in unsere Schule hineingetragen."[68] Ist es also eine Verschleierung, wenn behauptet wird, die Waldorfschule sei keine Weltanschauungsschule? Dazu später mehr.

„Nun kann natürlich in unsere Schule das eigentliche Geistesleben nur dadurch hereinkommen, daß sich unsere Lehrerschaft eben aus Anthroposophen zusammensetzt."
Rudolf Steiner

Die Waldorfschule ist lediglich dadurch entstanden, daß sie aus der Anthroposophie „herausgeboren" sei, sagt Steiner. Emil Molt, „der Anthroposoph", hätte den Gedanken gefaßt, diese Schule zu gründen und hätte dafür die „Anthroposophie" für die Methodik und Didaktik zu

65 vgl. Siebenter Vortrag - Erziehung als Problem der Lehrerbildung, Basel, 29. April 1920, in: Rudolf Steiner, Die Erneuerung der pädagogisch-didaktischen Kunst (TB 708), S. 105; ebenso Vierzehnter Vortrag - Weitere Gesichtspunkte und Fragenbeantwortungen, Basel, 11. Mai 1920, in: ebd., S. 217

66 Zehnter Vortrag - Synthese und Analyse im Menschenwesen und in der Entwicklung, Basel, 5. Mai 1920, in: Rudolf Steiner, Die Erneuerung der pädagogisch-didaktischen Kunst (TB 708), S. 152

67 Imponderabilien = Unwägbarkeiten, Gefühls- und Stimmungswerte

68 vgl. Vierter Vortrag, Stuttgart, 15. Juni 1921, in: Rudolf Steiner, Menschenerkenntnis als Grundlage der Pädagogik (TB 657), S. 57

„Hilfe“ gerufen. Steiner: „So daß also im Laufe dieser vier Jahre [seit Gründung der Schule, d. Verf.] sich diese wichtige Entwicklung vollzogen hat, daß sich innerhalb der Waldorfschule die aus *Anthroposophie herausgeborene* Pädagogik und Didaktik zur Geltung gebracht hat.“[69] Er führt weiter aus, daß Lehrplan und Lehrziel aus „echter Menschenerkenntnis“, wie sie sich auf dem „Boden“ der „Anthroposophie“ ergebe[70], „geschaffen“ werden müßten. Auch im Jahre 1924 spricht er in seinen Vorträgen, die er im englischen Torquay gehalten hat, von „anthroposophischer Pädagogik“. Wenigstens gibt er zu: „*Anthroposophie*, die ist die *Grundlage* einer neuen *Pädagogik.*“[71]

Hansjörg Geist, Geschäftsführer der Frommerner Waldorfschule will der Öffentlichkeit noch im September 1997 klar machen, daß die Anthroposophie in der Waldorfschule kein „Lehrinhalt“ sei.[72] Eine bewußte „Mogelpackung“, für Ahnungslose, oder sollte er die Worte seines „Meisters“ etwa nicht kennen? Richtig ist: das Fach „Anthroposophie“ wird zwar nicht gelehrt, aber die Waldorfpädagogik stützt sich auf anthroposophische Grundlagen, die, unserer Meinung nach, in den Unterricht miteinfließen, etwa im Pflanzenkundeunterricht, bei der Einteilung der Kinder nach Temperamenten oder im Eurythmieunterricht.

Stefan Leber sieht die „Kindheit“ als Aufgabe „besonderer pädagogischer Gestaltung“, wobei die anthroposophische Menschenkenntnis zur „Einsicht“ in das „Notwendige“ verhilft und die Pädagogik Steiners auf die sich „deutlich“ abzeichnenden Veränderungen im „Kindwesen“

---

69 vgl. Ansprache an der Dritten ordentlichen Mitgliederversammlung des Vereins ‘Freie Waldorfschule’, 25. Mai 1923, in: Rudolf Steiner in der Waldorfschule (TB 671), S. 178f. (Kursivsetzung durch die Verf.)

70 vgl. Steiners Ansprache am 25.Mai 1923, in: Rudolf Steiner in der Waldorfschule (TB 671), S. 183

71 vgl. 1. Vortrag in Torquay, 12. August 1924, in: Rudolf Steiner: Die Kunst des Erziehens (TB 674), S. 9
In einem Zeitungsbericht zu Steiners Kursen heißt es: „Vor allem gelang es ihm [gemeint ist Steiner, d. Verf.], die Notwendigkeit klar zu machen, daß pädagogische Kunst nur auf der Grundlage einer realen Erkenntnis von dem Wesen und den Entwicklungsstufen des werdenden Menschen möglich ist. Eine solch reale Erkenntnis des werdenden Kindes will die anthroposophisch orientierte Geisteswissenschaft geben, die im Bau der Freien Hochschule für Geisteswissenschaft ‘Goetheanum’ bei Dornach ihren architektonischen Ausdruck gefunden hat.“
aus: Der pädagogische Kursus von Dr. Rudolf Steiner, in: Tagblatt für das Birseck, Birsig- und Leimental, Arlesheimer Bezirksblatt und Basellandschaftlicher Volksfreund, 49. Jahrgang, Nr. 114, Samstag, 15. Mai 1920; vgl. Rudolf Steiner, Die Erneuerung der pädagogisch-didaktischen Kunst (TB 708), S. 267

72 vgl. Schwarzwälder Bote vom 19. September 1997

durchaus „förderliche" Antworten zu geben vermag.[73] Johannes Kiersch, Dozent am Institut für Waldorfpädagogik in Witten-Annen, resümiert: „Wer die Pädagogik Steiners genauer kennen lernen möchte, wird sich zunächst einige Klarheit über die anthroposophische Geisteswissenschaft zu verschaffen haben, der diese Pädagogik zugehört." Gleichzeitig vollführt er jedoch eine geschickte rhetorische Wendung, indem er ein Argument einführt, hinter dem sich unserer Meinung nach viele Waldorf-Vertreter „verstecken": „Steiners Hinweise und Anregungen auf den verschiedensten Erkenntnisfeldern, darunter dem der Pädagogik, sind keine Lehrsätze oder Dogmen, auch wenn sie gelegentlich wie solche vorgebracht werden. Sie lassen sich nur als Wegzeichen auf dem schwierigen Pfade der persönlichen Lebensgestaltung, für die verbalisiertes Wissen nur ein vorläufig benutztes Werkzeug und nicht Selbstzweck sein kann, angemessen begreifen."[74] Aber was ist, wenn verschiedene Anthroposophen und Waldorflehrer Steiners Erkenntnisse doch als „Dogmen" und „Lehrsätze" sehen? Die Frage scheint berechtigt, denn der anthroposphische Journalist Jelle van der Meulen weiß von einem regelrechten „Steiner-Komplex" mancher Anthroposophen zu berichten: „In der anthroposophischen Bewegung herrscht ein tiefverwurzelter Steiner-Komplex, der auf der - oft unbewussten - Annahme beruht, ein wirklicher Anthroposoph müsse Steiner gleichen."[75] Hier scheint es also eine Kluft zwischen Theorie (Steiners Erkenntnisse seien keine Dogmen, um keine Weltanschauung zu agitieren) und Praxis (weitgehende Identifikation mit Steiner) zu geben, die sorgsam beobachtet werden muß. Die behauptete saubere Trennung zwischen Weltanschauung und pädagogischem Ansatz ist hierdurch in Frage gestellt.

> „Wir finden durch Anthroposophie die beste Methode zu lehren, haben also eine reine Methodenschule."
>
> Rudolf Steiner

Anthroposophie, diese okkult-esoterische Lehre ist also die Grundlage, die Basis der Waldorfpädagogik, wie Steiner freimütig zugibt. Und dennoch wollen seine Gefolgsleute heute der Öffentlichkeit klarmachen, daß die anthroposophische Lehre und Weltanschauung eben nicht in den Unterricht miteinfließt. Dies werden wir in den folgenden Kapiteln wider-

---

73 vgl. Leber, Waldorfschule heute, S.49 und S. 55

74 vgl. Kiersch, Die Waldorfpädagogik, S. 13 und S. 15.
Auch er stellt fest, daß die Waldorfpädagogik auf anthroposophischen Ideen basiert. (Kiersch, Die Waldorfpädagogik, S. 2)

75 Van der Meulen, Mittendrin, S. 221

legen. Eine Trennung zwischen Anthroposophie als Lehre und Weltanschauung und „neutraler" Erziehung ist, unserer Ansicht nach, nicht gegeben. Steiners Feststellung, daß die Anthroposophie die Grundlage der Waldorfpädagogik sei und die „rechte Gesinnung" der Lehrer, ist ein gewaltiger Schritt in Richtung Weltanschauungsschule.

Exkurs: „Der Kopf gehört nicht in die Welt, er ist ein Fremdprodukt" - Rudolf Steiner und die kindliche Entwicklung

Damit sich der Leser ein Bild von der anthroposophischen Menschenkunde machen kann, wollen wir kurz auf sie eingehen, aber nur den Aspekt der „kindlichen Entwicklung" hervorheben, weil uns dieser für die Thematik des Buches wichtig erscheint. Die manchmal abstrus wirkende Menschenkunde bildet die Grundlage für die Erziehung der Kinder in den Waldorfkindergärten und Waldorfschulen. Auch im Hinblick auf die Beurteilung des Waldorfunterrichts als weltanschaulich und der Lehrerausbildung als „anthroposophisch-orientiert" ergeben sich daraus weitere interessante Anhaltspunkte. Der Leser mag sich dabei sein eigenes Urteil über die, von den Anthroposophen so hochgelobte, Geisteswissenschaft machen.

Unsere These: Die anthroposophische Menschenkunde als Grundlage der Einschätzung des Menschen und der Unterrichtsgestaltung trägt, pädagogisch gesehen, unverantwortliche Züge und spottet jeglichem wissenschaftlichen Anspruch.

Um nachfolgendes richtig „verstehen" zu können, müssen wir etwas tiefer in die Anthroposophie eindringen. Steiners Lehre von der menschlichen „Dreigliederung" ist ein Teil der anthroposophischen Menschenkunde. Sie fußt auf der Erkenntnis, wie das „Leibliche", „Seelische" und das „Geistige" beim Menschen ineinandergreifen. Steiner geht von den „seelischen" Grundfunktionen des „Wollens", „Fühlens" und „Denkens" (Vorstellens) aus. Er fragt nach den jeweiligen „leiblichen" Vorgängen, die dem zugrunde liegen.[76] Diese anthroposophische Menschenkunde die

---

76 vgl. Wehr, Der pädagogische Impuls, S. 38
Wer sich eingehender damit befassen möchte, den verweisen wir auf Gerhard Wehrs Buch, das einen guten Überblick über die Thematik verschafft. Auf Steiners Lehre der menschlichen Dreigliederung gehen wir hier nicht näher ein, weil es den Rahmen des Buches sprengen würde. Interessierte verweisen wir auf Rudolf Steiners verschiedene Werke der „Grundlagen der Geisteswissenschaft" und „Einführungen in die Anthroposophie".

„maßgebliche Grundlage“ für die Einschätzung des Menschen und die Unterrichtsgestaltung dar.[77]

Die menschliche „Wesenheit“ besteht aus vier Gliedern: physischer Leib, Lebensleib, Seelenleib und das Ich. Diese vier Glieder sind beim Kind nicht gleichmäßig ausgebildet. Die „Ausformung“ erfolgt in bestimmten Lebensabschnitten. Zwei Lebensabschnitte sind dabei besonders zu beachten: der Zahnwechsel und die Geschlechtsreife. Die „physische Geburt“ erfolgt in den ersten sechs oder sieben Lebensjahren. Der Zahnwechsel markiert dann so etwas wie eine „zweite Geburt“, die Bildung des „Lebens-“ oder „Bildekräfteleibes“. In der Zeit von Vorpubertät und Pubertät entwickelt sich der „Seelen-“ oder „Empfindungsleib“, danach bildet sich das „Ich“.[78]

Steiner hat in seinem Werk darauf hingewiesen und nach Ansicht der Anthroposophen auch „vielfach bewiesen“[79], daß sich nicht nur im menschlichen Körper die Naturentwicklung wiederholt, sondern daß gerade das Kind in seiner „geistig-seelischen“ Entwicklung die „Kulturgeschichte“ der Menschheit ebenfalls wiederholt. Er betont dabei, daß man den „dreifachen“ Menschen vor sich habe: zuerst das „Vorgeburtliche“, dann das, was „zwischen Geburt und Tod“ liege und schließlich das „Nachtodliche“.[80] Die Aufgabe des Leibes sei es, die physischen Organe auszuformen.[81] Steiner spricht an einem Elternabend sogar von einem „Menschen-Wachstumsgeheimnis“: die „seelischen Äußerungen der kindlichen Umgebung werden organische Leibesbeschaffenheit“ beim Kind.[82]

Weiterhin verkündet er, die „alten“ Schulen (gemeint sind die herkömmlichen Schulen) hätten keinerlei Beziehung zu den „organisch freigewordenen Kräften“. Sie würden die freiwerdenden Kräfte nicht zur „Gestaltung“ führen, weswegen jene Kräfte zu „wuchern“ beginnen. Die Folge: der „innere Halt“ des Skeletts werde „geschwächt“. Möglichkeiten des „Aufrechtstehens“ würde dem Kind dadurch genommen, daß man vom ersten Schultag an nur zum Verstand des Kindes spreche, also nur

77 vgl. Wehr, Der pädagogische Impuls, S. 53

78 vgl. Wehr, Der pädagogische Impuls, S. 41ff.

79 vgl. Waldorfpädagogik - Ein Weg zur Persönlichkeitsbildung, S. 57

80 vgl. Zweiter Vortrag, Stuttgart, 22. August 1919, in: Rudolf Steiner, Erziehungskunst (TB 618), S. 34

81 vgl. Rudolf Steiner: Die Erziehung des Kindes vom Gesichtspunkt der Geisteswissenschaft, zit. nach Freya Jaffke: Wie wird die Kindergartenarbeit zur „Hülle“ für die Lebenskraft des Kindes?, in: Stefan Leber (Hrsg.), Waldorfschule heute, S. 118f.

82 vgl. Fragen von Schule und Haus, Ansprache am Elternabend, 22. Juni 1923, in: Rudolf Steiner in der Waldorfschule (TB 671), S. 190

die reine „Kopfbildung“[83] heranbringen wolle.[84] Der „Kopf“ strahle das aus, was den Menschen „schafft“, so Steiner weiter. Wenn man die richtigen „Erziehungs- und Unterrichtsprozeduren“ mit dem Kopf mache, dann diene man der „Wachstumsorganisation“ am besten. Unterrichtet man das Kind so, daß man das „Kopfelement“ herausholt, dann gehe das „Richtige“ vom Kopf in die Glieder über. Die Folge: Der Mensch wächst besser und lernt besser gehen.[85]

Im übrigen zählt der Kopf für Steiner überhaupt nicht, er ist für ihn ein merkwürdiges „unnützes“ Organ für das „Erdenleben“. Was er „geistig“ in sich hat, führe immer zurück in das frühere Erdenleben, deshalb sei der Kopf das „umgestaltete“ frühere Erdenleben. Richtig sinnvoll, einen Kopf zu haben, ist es für den Menschen nur dann, wenn er von diesen früheren Erdenleben etwas weiß. Der Kopf „im“ Menschen ist also nur ein „Spiegelungsapparat“ von dem, was der Körper tut. Er ist nur „Zuschauer“, während der Körper „denkt“.[86] Der Kopf ist das „Abbild“ der eigenen „geistigen“ Organisation zwischen dem Tod und einer neuen Geburt, er ist, in gewissem Sinn, ein „Siegelabdruck“ dessen, was man vor der Geburt war. Er gehört gar nicht in die Welt, ist ein „Fremdprodukt“ in der „irdischen“ Welt, ein „Nachbild“ dessen, was man war, bevor man auf die Erde „heruntergestiegen“ ist. Der Kopf wird „hereinorganisiert“ aus dem „Kosmos“[87] und wird nicht vom „Manne“ sondern vom Kosmos „em-

---

83 Steiner scheint ein Gegner dieser „Kopfbildung“ zu sein. Und überhaupt, der „Kopf“ des Menschen ist für ihn nicht das „vollkommenste“, sondern im Gegenteil wäre es sogar ein „Vorurteil“ dieses zu denken. Der Kopf wäre zwar sehr „kompliziert“ gestaltet, aber eigentlich sei er nur ein „umgewandelter“ Tintenfisch, ein umgewandeltes „niederes“ Tier. Steiner begründet das damit, daß sich der menschliche Kopf zu seiner Umgebung ähnlich verhalte, wie die „niederen“ Tiere sich zu ihrer Umgebung. (vgl. Siebenter Vortrag, Stuttgart, 28. August 1919, in: Rudolf Steiner, Erziehungskunst (TB 618), S. 103)

84 vgl. Die Schulgewohnheiten der niedergehenden Zeit und die Schulpraxis des kommendes Tages, Vortrag, gehalten am Elternabend, 11. Juni 1920, in: Rudolf Steiner in der Waldorfschule (TB 671), S. 48

85 vgl. Erster Vortrag, Stuttgart, 21. August 1919, in: Rudolf Steiner, Erziehungskunst (TB 618), S. 20

86 vgl. Fünfter Vortrag, Torquay, 16. August 1924, in: Rudolf Steiner, Die Kunst des Erziehens (TB 674), S. 82

87 Steiner: „Bitte, denken Sie an das, wie da der Mensch durch seinen Kopf eigentlich abgesondert ist, wie er den Kopf hereinträgt aus einer geistigen Welt, wie der Kopf schon physisch eigentlich der Zeuge ist davon, daß der Mensch einer geistigen Welt angehört, und wie der Mensch sich hereinzwängt in die physische Welt dadurch, daß er sich mit seinen Gefühls- und Willensorganen eben den ganz äußeren Einrichtungen, den äußeren Grenzen anpaßt.“

vgl. Zweiter Vortrag, Stuttgart, 13. Juni 1921, vgl. Rudolf Steiner, Menschenerkenntnis als Grundlage der Pädagogik (TB 657), S. 28 und S. 32

pfangen"[88] oder wie er es ein anderes mal ausdrückt, der Kopf ist der sich „anlehnende" und „nichtstuende Fahrende", während der Körper überall der „Chauffeur" ist, der alles tun muß.[89]

Im Alter von sieben bis etwa 9½ Jahren nimmt das Kind alles „seelisch" auf. In den nächsten beiden Jahren kann es schon den Unterschied zwischen bloß „Lebendigem" und „Seelischen" wahrnehmen. Von 11½ bis etwa zum 14. Lebensjahr kann es dann „Seelisches", „Lebendiges" und „Totes" unterscheiden, also jenes, so Steiner, „was nach Ursachen und Wirkungen zusammenhängt".[90] Was genau er damit meint, erklärt er freilich nicht.

Der Waldorfvertreter Wolfgang Schad behauptet, es gehöre zur „Stärke" von Steiners Pädagogik, daß die physiologische Seite des Kindes im Unterricht berücksichtigt wird, denn die „herkömmlichen" Erziehungsformen würden sich um die „Leiblichkeit" des Kindes pädagogisch wenig kümmern. Die „feinere" Ausbildung der Sprachorgane durch den Fremdsprachenunterricht schon in den ersten Klassen, das „rechte" Atmen- und Schlafenkönnen, die „beseelte" Bewegung der Eurythmie als „konstitutionswirksame Hygiene" sind für ihn Erziehungsaufgaben der Waldorfschulen.[91]

A. „Der vom Himmel auf die Erde versetzte Geist" - Frühkindliche Entwicklung

In den ersten sieben Lebensjahren ist der „Geist", der aus der „geistigen Welt heruntergestiegen"[92] ist, noch voll „tätig" im Kind. Dieser Geist benimmt sich so, wie ein Kind sich eben benimmt, weil er plötzlich einen „Leib" zu „tragen" hat, den er vor seinem „Erdenleben" nicht hatte, meint

---

88 vgl. Vierter Vortrag, Stuttgart, 22. September 1920, in: Meditativ erarbeitete Menschenkunde, (TB 730), S. 64
Steiner erklärt das noch genauer: „Die Anlage zum menschlichen Kopf ist auch schon im unbefruchteten Menschenkeim; und die Wirkung auf den Kopf, die eigentlich in dem unbefruchteten Menschenkeim noch eine kosmische ist, kommt dadurch zustande, daß die Befruchtung zunächst auf den übrigen Organismus wirkt, und erst, indem sich der Organismus entwickelt, wirken in der embryonalen Entwicklung die Wirkungen des übrigen Organismus auf den Kopf zurück."

89 vgl. Fünfter Vortrag, Torquay, 16. August 1924, in: Rudolf Steiner, Die Kunst des Erziehens (TB 674), S. 83

90 vgl. Siebenter Vortrag, Torquay, 19. August 1924, in: Rudolf Steiner, Die Kunst des Erziehens (TB 674), S. 113f.

91 vgl. Schad, Erziehung ist Kunst, S. 105

92 Steiner drückt dies auch noch folgendermaßen aus: „Aus den geistigen Welten herein kommt, ich möchte sagen, auf einer Art astralischen Flügeln, die Ichheit des Menschen." - vgl. Vierter Vortrag, Stuttgart, 22. September 1920, in: Steiner, Meditativ erarbeitete Menschenkunde (TB 730), S. 54

Steiner. Und dann wird er komisch: Bei den artigen Kindern ist es meistens so, daß der Körper „schwer“ wird, weil der „Geist“ ihn nicht richtig in „Empfang“ nehmen kann. Demzufolge sind die Kinder still und schreien und toben nicht, dafür sitzen sie viel. Der Geist in ihnen ist untätig, weil der Körper der Kinder solchen „Widerstand“ bietet. Bei den anderen Kindern, die nicht so brav sind, toben und schreien, „regt“ sich der vom Himmel auf die Erde versetzte Geist.

Steiner beinahe entrückt: „Er [der Geist, d. Verf.] braucht den Leib. Man kann tatsächlich das wüste Geschrei eines Kindes zuweilen furchtbar entzückend finden, aus dem einfachen Grunde, weil man dabei erfährt, welches Martyrium zunächst der Geist durchmacht, wenn er in einen kindlichen Körper hineinkommt.“ Dieses „Seelische“, das aus der geistigen Welt heruntergekommen ist, sei so ungeschickt, weil es sich zuerst in das „äußere Naturhafte“ hineinfinden muß, und wird von den „Dämonen“ auf der Welt „geplagt“.[93]

In dem kleinen Kind tobe ein Kampf zwischen den vererbten „Eigenschaften“ des Menschen und seiner „Anpassung“ an die Welt, in der es lebt.[94] In den ersten sieben Lebensjahren lerne das Kind in der Weise „Gehen“, „Sprechen“ und „Denken“, so Steiner, wie man sich verhalten habe, bevor man auf die Erde „heruntergestiegen“ sei. Das kleine Kind sei noch ein „Plumpsack“, auf das man „Eindruck“ machen müsse. Es habe mit Sieben noch keinen Verstand, nur Phantasie. Man müsse ihm „seelische“ Milch geben. Steiner erklärt diesen seltsamen Ausdruck so, daß alles, was dem Kind in der Schule dargeboten wird, eine Einheit sein sollte. Wenn es dann „geschlechtsreif“ ist, brauche es „geistige“ Milch.[95] Der Erzieher des ersten „Jahrsiebts“ wirke durch die Konstitution seines eigenen „Bildekräfteleibes“ auf das Kind ein, nicht durch Belehrung.

> „Sehen wir denn nicht, wie die Seele, die vorstellende Seele in dem Zahnbilden arbeitet?“
> Rudolf Steiner

Johannes Kiersch, Waldorfpädagogik-Dozent, versucht Steiners Behauptung zu erläutern: „Er [der Erzieher, d. Verf.] kommt der ‘naturhaften’ Religiosität, der selbstverständlichen Offenheit und Zutraulich-

---

93 vgl. Erster Vortrag, Torquay, 12. August 1924, in. Rudolf Steiner, Die Kunst des Erziehens (TB 674), S. 16 und S. 19

94 vgl. Vierter Vortrag - Die Erziehung des kleinen Kindes und die Grundstimmung des Erziehers, Oxford, 19. August 1922, in: Rudolf Steiner, Die geistig-seelischen Grundkräfte der Erziehungskunst, (TB 604), S. 60

95 vgl. Erster Vortrag, Torquay, 12. August 1924, in: Rudolf Steiner: Die Kunst der Erziehens (TB 674), S. 21f.

keit, die das kleine Kind allen Dingen und Wesen der Welt gegenüber empfindet, durch die übende Pflege seiner eigenen Gewohnheiten, seines eigenen Temperaments, seiner Charaktereigenschaften im Sinne anthroposophischer Selbsterziehung entgegen, in der Zuversicht, daß solche Bemühungen, die den Bildekräfteleib verändern, dem physischen Leib des 'nachahmenden' Kindes das notwendige 'Vorbild' geben." Die verborgenen „Schicksalsanlagen" werden als die „Frucht" vieler „Erdenleben" angesehen.[96]

Zur Entstehung der Zähne stellt Steiner die Frage, ob nicht das „Vorstellen" gerade mit jenen Kräften etwas zu tun hat, die sich im Zahnentstehen geltend machen? Und ob das Kind nicht gerade in den ersten sieben Jahren bis zum Zahnwechsel, „gewisse" Kräfte körperlich „verwenden", die Seele in den Körper hinein „ergießen" muß, damit die Zähne herauskommen? Wenn das Kind damit fertig ist, wandelt es diese Kräfte, gewissermaßen „metamorphorisch", in „seelische Vorstellungskräfte" um. So fragt Steiner: „Sehen wir denn nicht, wie die Seele, die vorstellende Seele in dem Zahnbilden arbeitet?"[97]

> „Das Kind wird zur Zeit seines Zahnwechsels aus einem Vererbungswesen ein Weltwesen."
> Rudolf Steiner

Dr. Helmut von Kügelgen, der im Vorstand der Deutschen Anthroposophischen Landesgesellschaft, des *Bundes der Freien Waldorfschulen* und der Internationalen Vereinigung der Waldorfkindergärten tätig ist, erklärt über die Muskulatur: „Die Muskeln sind die Beweger der Inkarnation, der 'Fleischwerdung'." Was diese Aussage - wissenschaftlich gesehen - bedeuten soll, bleibt sein Geheimnis.[98]

B. „Vom Vererbungs- zum Weltwesen" - Der Zahnwechsel

Der „Zahnwechsel" ist für die Geisteswissenschaft ein wichtiger Vorgang. In den ersten Zähnen liegt „Vererbtes" vor. Die Form der zweiten Zähne wird dann der Welt „angepaßt". So wird das Kind in der Zeit des „Zahnwechsels" von einem „Vererbungswesen" zu einem „Weltwesen".[99]

---

96 Kiersch, Die Waldorfpädagogik, S. 23f.

97 vgl. Erster Vortrag - Geisteswissenschaft und moderne Pädagogik, Basel, 20. April 1920, in: Rudolf Steiner, Die Erneuerung der pädagogisch-didaktischen Kunst durch Geisteswissenschaft (TB 708), S. 19

98 vgl. Helmut von Kügelgen: Das Recht auf Kindheit, in: Waldorfschule heute, S. 99ff.

99 vgl. Vierter Vortrag - Die Erziehung des kleinen Kindes und die Grundstimmung des Erziehers, Oxford, 19. August 1922, in: Rudolf Steiner, Die geistig-seelischen Grundkräfte der Erziehungskunst, (TB 604), S. 61f.

Mit dem „Zahnwechsel" beginnt für Steiner die selbständige Tätigkeit des Ätherleibes; der Astralleib hingegen ist dann noch „lose".[100] Der Ätherleib ist in den ersten sieben Lebensjahren eines Kindes ein „Plastiker", ein „Bildhauer". Diese bildhauerische Kraft die auf den physischen Leib angewendet wird, kann sich dann mit dem Zahnwechsel betätigen, weil sie frei wird. Die innere „Sehnsucht" des Ätherleibes ist es, plastisch-malerisch tätig zu sein. Und genau daran kann man im Unterricht anknüpfen, wo die Buchstaben so aus den Formen, die das Kind malt oder plastisch bildet, „hervorgeholt" werden.[101] Das Intellektuelle wird mit dem Zahnwechsel „geboren".[102] Vor dem Rubikon des 9. Lebensjahres sei das Kind noch viel zu sehr mit seiner Umwelt „verschmolzen". Erst danach kann man damit beginnen, zum Kind vom „Seelischen" zu sprechen, denn sein Selbstbewußtsein vertieft sich dann.[103]

Ein Kind sollte, so Steiner, nicht in die Schule kommen, bevor der Zahnwechsel beginnt. Alles andere wäre „Unfug". Die Waldorfschule müsse eine frühere Einschulung erlauben, weil sie durch Gesetze dazu „gezwungen" wird, aber „pädagogisch-künstlerisch" sei das nicht.[104] Man müsse damit rechnen, daß „gewisse" Fähigkeiten nur zwischen dem 7. und dem 14. Lebensjahr so entwickelt werden können, daß der Mensch später den „Lebenskampf" bestehen kann.[105] Nach dem 12. Lebensjahr kommen die Bewegungen des Kindes nicht mehr aus dem „Inneren", denn dann treten Kinder „so" auf und versuchen, das Gleichgewicht zu halten, damit sie das „Hebel-Gleichgewicht", das „Maschinelle" des „Skelettsystems" innerlich „fühlen." Das bedeutet, daß sich zwischen dem 11. und 12. Jahr das „Geistig-Seelische" bis in das Knochensystem hinein „ausbreitet" und viel „innerlicher" ist als vorher. Erst nachher, indem er

[100] vgl. Sechster Vortrag, Torquay, 18. August 1924, in: Rudolf Steiner, Die Kunst des Erziehens (TB 674), S. 101

[101] vgl. Sechster Vortrag, Torquay, 18. August 1924, in: Rudolf Steiner, Die Kunst des Erziehens (TB 674), S. 96ff.

[102] vgl. Siebenter Vortrag - Erziehung als Problem der Lehrerbildung, Basel, 29. April 1920, in: Rudolf Steiner, Die Erneuerung der pädagogisch-didaktischen Kunst durch Geisteswissenschaft (TB 708), S. 109

[103] vgl. Siebenter Vortrag, Stuttgart, 28. August 1919, in: Rudolf Steiner, Erziehungskunst (TB 618), S. 106

[104] vgl. Sechster Vortrag, Torquay, 18. August 1924, in: Rudolf Steiner, Die Kunst des Erziehens (TB 674), S. 104

[105] vgl. Erster Vortrag, Stuttgart, 21. August, 1919, in: Rudolf Steiner, Erziehungskunst (TB 618), S. 19

das Knochensystem „erfaßt“, gewinnt der Mensch seine völlige „Anpassung“ an die Außenwelt. Dann ist er ein richtiges „Weltkind“.[106]

Zwischen dem 12. und 13. Jahr „erkraftet“ das „Geistig-Seelenhafte“ und der astralische Leib wird als selbständige Wesenheit erst richtig mit der Geschlechtsreife geboren.[107] Allerdings verliert der Mensch mit der Geschlechtsreife seine „Instinkte“ für die Ernährung.[108] Die Zeit vom zwölften Lebensjahr bis zur Geschlechtsreife stellt, menschenkundlich gesehen, eine gewisse „Einheit“ dar. Der in der Entwicklung begriffene Mensch „verbindet“ sich stärker mit seinem Leib (Skelett).

Für uns als Nichtanthroposophen erscheint es unverständlich, wenn sich die Waldorfpädagogik-Vertreter *heute* noch dieser seltsam anmutenden Diktion bedienen. So schreibt Wenzel M. Götte, Dozent am Stuttgarter Lehrerseminar, in einer Publikation aus dem Jahre 1996: „Das Wachstum betrifft zunächst nur die Gliedmaßen. Interessant ist, daß das Wachstum der Muskulatur, die ja die Herrschaft über die Gliedmaßen sichert, erst in einer zweiten Phase erfolgt. Kein Wunder also, daß das plötzlich größer gewordene Instrument nicht mehr recht beherrscht wird: Die einstige Leichtigkeit und Bewegungssicherheit geht verloren. Während die jüngeren Buben an der Bushaltestelle ganz frei stehen und plaudern, muß man sich nun am Wartehäuschen anlehnen oder auf den Klassenkameraden stützen. Der eigene Körper wird Fremdkörper. Das gilt, in anderer Weise, auch für die Mädchen. Die Folge: Fremdheit im eigenen Gehäuse.“[109]

> „Und wenn die Geschlechtsreife an den Menschen herangerückt ist, dann bedeutet das zugleich auch, daß er seine Instinkte für die Ernährung verloren hat.“
> Rudolf Steiner

C. „Erdenreif und Seelenhaftig“ - Die Geschlechtsreife

Mit der Pubertät wird, nach anthroposophischer Lehre, der Mensch „erdenreif“ und eine neue „Seelenhaftigkeit“ geboren. Der Anthroposoph und Leiter des Instituts für Evolutionsbiologie und Morphologie an der

---

106 vgl. Sechster Vortrag - Die Erziehung der jüngeren Kinder, der Lehrer als Erziehungskünstler (II), Oxford, 22. August 1922, in: Rudolf Steiner, Die geistig-seelischen Grundkräfte der Erziehungskunst (TB 604), S. 114

107 vgl. Achter Vortrag, Stuttgart, 29. August 1919, in: Rudolf Steiner, Erziehungskunst (TB 618), S. 112

108 Steiner drückt es so aus: „...wenn die Geschlechtsreife an den Menschen herangerückt ist...“; vgl. Vierzehnter Vortrag, Stuttgart, 5. September 1919, in: Rudolf Steiner, Erziehungskunst (TB 618), S. 186

109 Wenzel M. Götte: Unterrichten in der Oberstufe, in: Stefan Leber (Hrsg.): Waldorfschule heute, S. 265f.

Universität Witten/Herdecke Wolfgang Schad: „So großartige Erlebnisse dem zu sich selbst erwachenden Jugendlichen zukommen, so erblindet doch nun sein naturhaftes Lebensgefühl für die Tatsache der eigenen geistigen Kontinuität, der Reinkarnation.“[110]

Klar ist für Schad auch, daß zur Zeit der Pubertät im Partner anderen Geschlechts „tief unbewußt“ erfahren wird, was man in einem anderen „Erdenleben“ war oder sein wird. So erlebt das Mädchen im Freund „mehr rückwärtsgewandt die frühere eigene Inkarnation“. Schad: „Gerade beim Verlust des unbewußten Stromes des Reinkarnationserlebens taucht der irdisch erwachenden Seele im anderen Geschlechte das Bild des Verlorenen und des noch Unerreichbaren auf. Darin besteht die menschliche Geschlechtigkeit, daß sie im Partner den Garant für die sich wiederholenden Erdenleben in sinnlicher Realität findet.“[111]

Der Astralleib kommt erst mit der Geschlechtreife zur „vollen“ Tätigkeit, so Steiner.[112] Zu diesem Zeitpunkt „schießt“ der „Wille“ in die „menschliche Wesenheit“.[113] Beim Mädchen hat der „astralische“ Leib eine „größere“ Bedeutung als beim Jungen, denn die weibliche „Organisation“ ist mehr nach dem Kosmos hin ausgerichtet, der Junge mehr nach dem „Irdischen“.[114] Durch die weibliche Natur „offenbaren“ sich „kosmische“ Geheimnisse, denn deren astralischer Leib sei in sich „differenzierter“, wesentlich „reicher“ gegliedert als der des Mannes.[115]

> „Das Mädchen erlebt im Freund mehr rückwärtsgewandt die frühere eigene Inkarnation.“
> Dr. Wolfgang Schad

---

[110] vgl. Schad, Erziehung ist Kunst, S. 153

[111] vgl. Schad, Erziehung ist Kunst, S. 165f.

[112] vgl. Sechster Vortrag, Torquay, 18. August 1924, in: Rudolf Steiner, Die Kunst des Erziehens (TB 674), S. 99

[113] vgl. Siebenter Vortrag - Erziehung als Problem der Lehrerbildung, Basel, 29. April 1920, in: Rudolf Steiner, Die Erneuerung der pädagogisch-didaktischen Kunst (TB 708), S.109

[114] In einem anderen Vortrag drückte sich Steiner so aus: „Man möchte sagen: dem Mädchen wird etwas von dem ganzen Kosmos, von dem Universum eingepflanzt, etwas früher; dem Knaben wird die Umgebung auf der Erde auf dem Umwege durch die Sprache eingepflanzt. (...) Das Mädchen hat aufgenommen etwas Überirdisches in sich. Es gestaltet sich die ganze Menschenwesenheit unbewußt in dem Mädchen.“ (vgl. Neunter Vortrag - Die Erziehung des Menschen im Reifealter und die Lebensbedingungen des Lehrers, in: Rudolf Steiner, Die geistig-seelischen Grundkräfte der Erziehungskunst (TB 604), S. 166 und S. 168

[115] vgl. Fünfter Vortrag, Stuttgart, 16. Juni 1921, in: Rudolf Steiner, Menschenerkenntnis als Grundlage der Pädagogik (TB 657), S. 73-83

Frei nach Steiner mutet es an, wenn Ernst-Michael Kranich im heutigen Waldorf-Jargon versucht, die Pubertät zu erklären: „Durch das gesteigerte Längenwachstum kommt der junge Mensch im sogenannten puberalen Wachstumsschub intensiver als bisher unter den Einfluß der Wirkungen von Schwere und mechanischen Kräften. In der Auseinandersetzung mit ihnen muß er seinen Willen nun stärker aktivieren. Hieraus entspringt das neue Erlebnis der Selbständigkeit.“[116] Man scheint die Dinge sehr ernst zu nehmen. Johannes Kiersch verteidigt Steiners entwicklungspsychologische Stufenlehre in einer Publikation zu Beginn der neunziger Jahre: „Nimmt man Steiners Vorstellungen von ‘Geburten’ der Wesensglieder des jungen Menschen und den damit zusammenhängenden Entwicklungsschritten nicht als einen biologistischen Automatismus, sondern als Orientierungshilfe für eigene Beobachtungen im besonderen Fall, dann erweisen sie sich als *praxisnah* und doch zugleich *voll vereinbar* mit den Forderungen *kritischer Wissenschaftlichkeit*.“[117]

> „Das Mädchen wird blutarm, wie man sagt, im Organismus, bleichsüchtig, anämisch. Das rührt wirklich davon her, daß in diesem 14., 15., 16. Jahre das Geistige herausgesondert wird aus der gesamten menschlichen Organisation; und dieses Geistige, das früher im ganzen Menschen drinnen wirkte, das regulierte das Blut.“
>
> Rudolf Steiner

Das Kind als ein vom Himmel auf die Erde versetzter Geist, verborgene Schicksalsanlagen als „Frucht“ voriger Erdenleben, Zähne, in denen „Vererbtes“ vorliegt, „Erdenreife“ und „Seelenhaftigkeit“ mit der Pubertät, der Astralleib als „lose Wolke“, in der das Kind lebt, Jungen, die eher „Duckmäuser“ werden, weil das „Ich“ weniger „aufgesogen“ wird, Mädchen, die Gefallen haben an der „übersinnlichen Durchsetztheit“ der Welt, die blutarm sind, weil das „Geistige“ herausgesondert wird, und Jungen, die eine Art „Blutüberfüllung“ haben.[118] Steiners Ergüsse lesen sich wie ein schlechter Roman, und doch sind sie die Grundlage jener „Geisteswissenschaft“, auf die die Anthroposophen so stolz sind.

---

116 vgl. Ernst-Michael Kranich: Das Ich in der Entwicklung des Kindes und des jugendlichen Menschen, in: Stefan Leber (Hrsg.), Waldorfschule heute, S. 84

117 Kiersch, Fragen an die Waldorfschule, Flensburg 1991, S. 43; Kursivsetzung durch die Verf.

118 vgl. Achter Vortrag - Über physische und moralische Erziehung, Oxford, 24. August 1922, in: Rudolf Steiner, Die geistig-seelischen Grundkräfte der Erziehungskunst (TB 604), S. 150f.

Steiners Menschenkunde ist als Grundlage der Unterrichtsgestaltung, unserer Meinung nach, nicht tragbar, weil Erzieher und Lehrer dazu neigen, in dem ihnen anvertrauten Kind ein „kosmisch-übersinnliches“ Wesen, einem „dreifachen Menschen“ zu sehen.[119] Das gegenwärtige „Erdenleben“ ist nur ein Teil dessen, was das Kind für den Lehrer darstellt, denn es gehört ja eigentlich einer „geistigen“ Welt an. Man sieht das Kind in den ersten sieben Lebensjahren als etwas an, in dem ein „Geist“ aus einer „geistigen“ Welt tätig ist. Das Kind wird dadurch quasi zu diesem Geist, der nun einen Leib zu tragen hat, den er vor dem Erdenleben nicht hatte.

Was das alles mit „Erziehungswissenschaft“ zu tun hat, sollte von Seiten der Anthroposophen erst einmal „wissenschaftlich“ belegt werden! Da Steiners Menschenkunde, unserer Ansicht nach, jedoch ein Gemisch aus okkulten und kosmischen „Möchte-gern-Wahrheiten“ ist und überhaupt nichts mit empirisch belegbaren wissenschaftlichen Forschungen zu tun hat, entpuppt sie sich als Seifenblase, die an den Anforderungen der Wirklichkeit zerplatzt.

5. Lehrer an der Waldorfschule

5.1. „Ein innerer, geistig-seelischer Verdauungsprozeß“ - Lehrer und die Anthroposophie

Unsere These: Der Waldorflehrer muß sich mit der Anthroposophie beschäftigen und auseinandersetzen. Sie ist die Grundlage der Waldorfpädagogik. In diese Pädagogik geht unbestreitbar ein „übersinnliches“ Element ein, ohne das der Lehrer nicht im Sinne der Waldorfpädagogik unterrichten kann. Ein anthroposophisch-weltanschaulich „beeinflußter“ Lehrer kann, unserer Meinung nach, aber nicht völlig Anthroposophie-neutral erziehen.

Nach Steiner muß der Lehrer einer Waldorfschule in gewisser Weise ein „Prophet“ sein und in ihm muß ein „prophetisch wirkendes“ Zusammengewachsensein, mit der „kommenden Entwicklung“ der Menschheit, leben.[120] Der Lehrer wird ferner „Missionar“, der das überbringt, was erst

---

[119] gemeint ist das „Vorgeburtliche“, das Leben „zwischen Geburt und Tod“ und das „Nachtodliche“

[120] vgl. Ansprache Rudolf Steiners bei der Eröffnung der Freien Waldorfschule, 7. September 1919, in: Rudolf Steiner in der Waldorfschule (TB 671), S. 28f.

aus der „geistigen Welt“ in die Erde „hineingeholt“ werden kann,[121] aber auch ein „Arzt der Kultur“.[122] Ebenso soll er durch die eigene innere Seelenstimmung „übersinnlich“ erziehend auf das Kind wirken[123], eine „selbstverständliche Autorität“ und ein „Vermittler“ zwischen der „göttlichen Weltordnung“ und dem Kind sein,[124] ein Erzieher und „Bildner“ des zukünftigen menschlichen „Seeleninhalts“.[125] Die Lehrer sollen die „geistigen“ Kräfte entwickeln und „heraufholen“.[126]

Die Waldorfschul-Lehrerschaft sei dazu da, die Kinder in „geistiger“, „leiblicher“ und „seelischer“ Beziehung auszubilden,[127] denn in den Kindern habe man die „Nachwirkungen“ der „geistigen“ Welt vor sich.[128] Auch mahnt Steiner seine Lehrer, sie sollten zum „Verteidiger“ des „ganzen Systems“ der Waldorfschule gegen Einwände und Gegner werden.[129] Und er ruft sie dazu auf, nicht zu „verdorren“ und zu „versauern“, sondern eine „frische Seelenstimmung“ zu haben und die „Geistesentwicklung“ zu vertreten.[130]

Der Lehrer habe die Verantwortung zu lenken, was die „Geisteswesenheit“ wolle, indem sie sich in einem „irdischen“ Menschen „verkörperte“, was die „Fortsetzung“ eines „geistigen“ Lebens darstellt. Erst dann wird ihn dieses Gefühl der „Heiligkeit“ überkommen, ohne das man

---

[121] vgl. Ansprache bei der Feier zum Beginn des vierten Schuljahres, 20. Juni 1922, in: Rudolf Steiner in der Waldorfschule (TB 671), S. 150

[122] vgl. Rudolf Steiner, Die Erneuerung der pädagogisch-didaktischen Kunst durch Geisteswissenschaft (TB 708), Vorwort

[123] vgl. Erste Seminarbesprechung, Stuttgart, 21. August 1919, in: Rudolf Steiner, Erziehungskunst (TB 639), S. 16

[124] vgl. Erster Vortrag - Die spirituelle Grundlage der Erziehung (I), Oxford, 16. August 1922, in: Rudolf Steiner, Die geistig-seelischen Grundkräfte der Erziehungskunst (TB 604), S. 20

[125] vgl. Vierter Vortrag - Der Erzieher als Bildner des zukünftigen menschlichen Seeleninhalts, Basel, 23. April 1920, in: Rudolf Steiner, Die Erneuerung der pädagogisch-didaktischen Kunst (TB 708), S. 60

[126] vgl. Siebenter Vortrag - Erziehung als Problem der Lehrerbildung, Basel, 29. April 1920, in: Rudolf Steiner, Die Erneuerung der pädagogisch-didaktischen Kunst (TB 708), S. 113ff.

[127] vgl. Ansprache bei der Feier zum Beginn des dritten Schuljahres, 18. Juni 1921, in: Rudolf Steiner in der Waldorfschule (TB 671), S. 104

[128] vgl. Erster Vortrag, Torquay, 12. August 1924, in: Rudolf Steiner, Erziehungskunst, Seminarbesprechungen und Lehrplanvorträge (TB 639), S. 20

[129] vgl. Sechster Vortrag, Stuttgart, 27. August 1919, in: Rudolf Steiner, Erziehungskunst, Methodisch-Didaktisches (TB 618), S. 80

[130] vgl. Schlußworte, Stuttgart, 6. September 1919, in: Rudolf Steiner, Erziehungskunst, (TB 618), S. 194f.

nicht unterrichten und erziehen kann,[131] referierte Steiner. Und weiter: „Wir werden in unser Bewußtsein die Tatsache aufnehmen müssen, daß der Mensch sich entwickelt eine lange Zeit zwischen dem Tod und einer neuen Geburt ... daß das physische Dasein hier eine Fortsetzung des Geistigen ist, daß wir durch Erziehung fortzusetzen haben dasjenige, was ohne unser Zutun besorgt worden ist von höheren Wesen.“[132]

Dadurch sind sehr hohe Anforderungen an den Lehrer und Erzieher gestellt, muß er sich doch zumindest ein Bewußtsein davon verschaffen, was das Kind vor der Geburt erlebt hat und was es in das jetzige Leben hinein trägt. Das wirft Fragen auf, etwa wo an die Fähigkeiten angeknüpft werden kann, die schon in vergangenen Zeiten ausgebildet wurden, und welche Anlagen noch entwickelt werden müssen.

Rudolf Steiner genügte es deshalb nicht, die „Reinkarnation“ als etwas „Theoretisches“ zu sehen, sondern er fand es wichtig, ein „konkretes“ Verhältnis zum Geist zu finden. Wenn man nur etwas über Karma und wiederholte Erdenleben weiß, so sei dies eine Weltanschauung und mit dem Theoretischen komme man nicht weit. Erst wenn diese theoretische Weltanschauung „Leben“ werde, sei sie das, was die Menschheit für die Zukunft brauche.[133] Manfred Leist, Justitiar beim *Bund der Freien Waldorfschulen* in Stuttgart, spricht in einer 1996 erschienenen Publikation von Schülern gar als „lebendigen Werkstücken“ (!), was wir für eine sehr bedenkliche Diktion halten.[134]

> „Lehrersein ist kein leichter Beruf; vor einem lebendigen ‘Werkstück’ zu stehen und damit immer umzugehen, immer sich zu exponieren, im Entäußern eigener Fähigkeiten sehr weit aus sich herauszugehen, das schafft seelische Verletzlichkeiten bei jedem Erziehenden.“
> Manfred Leist

Die Aufgabe für den Lehrer bestehe aber nicht darin, daß er „dies“ oder „jenes“ in die Kindseele „hineingießt“, sondern daß er Ehrfurcht vor dem „Geist“ des Kindes hat, welcher sich von selbst entwickelt. Der Lehrer soll ihm nur die Hindernisse auf dem Weg dieser Entwicklung weg-

---

131 vgl. Siebenter Vortrag - Erziehung als Problem der Lehrerbildung, Basel, 29. April 1920, in: Rudolf Steiner, Die Erneuerung der pädagogisch-didaktischen Kunst (TB 708), S. 108

132 vgl. Rudolf Steiner: Allgemeine Menschenkunde als Grundlage der Pädagogik, GA 293, 1. Vortrag, zit. nach Linde, Innere Revolution der Seele, S. 10

133 vgl. Rudolf Steiner: Der innere Aspekt des sozialen Rätsels, GA 193, Vortrag v. 12.9.1919, GA 193, S. 117, zit. nach Linde, Innere Revolution der Seele, S. 10

134 vgl. Manfred Leist: Das Zusammenwirken von Eltern und Lehrern in der Schulgemeinschaft. Freie Waldorfschule und soziale Gliederung, in: Stefan Leber (Hrsg.), Waldorfschule heute, S. 216

räumen. Er soll das Kind als ein „göttliches" Rätsel sehen, das er mit seiner Erziehungskunst „lösen" soll.[135]

Die Kinder sind dabei für Steiner letztlich nur mittelbar interessant: „Die Kräfte, die du aus dem Kinde herausholst um das 7. Jahr, die du zum Zeichnen- oder Schreibenlernen verwendest, sie schickt dir im Grunde genommen der Himmel; also die geistige Welt schickt herunter diese Kräfte, das Kind ist der Vermittler, und du arbeitest eigentlich mit den aus der geistigen Welt heruntergesendeten Kräften. Diese Ehrfurcht vor dem Geistig-Göttlichen ist, wenn sie den Unterricht durchströmt, tatsächlich etwas, was Wunder wirkt im Unterricht."[136]

Ausgehend von den Fähigkeiten des Lehrers wird an den Fähigkeiten der Schüler gearbeitet.[137] Wenzel M. Götte fordert im Jahr 1996 eine besondere Fähigkeit des Waldorflehrers: „Wenn man vor schwarz verkleideten Schülern steht, ist eine Fähigkeit des Lehrers notwendig: er muß 'hellsichtig' werden. Damit ist keine okkulte, sondern die Fähigkeit gemeint, durch das Äußere hindurchschauen oder hindurchahnen zu können."[138] Und Christoph Lindenberg spricht sogar davon, daß der Lehrer einen „physiognomischen (!) Blick"[139] haben müsse. Im Lehrer solle eine wirkliche Erkenntnis des Menschen leben und um diese zu erreichen, erfordere dies ein Leben in der Wissenschaftlichkeit des „Seelischen",[140] denn er erzieht aus einer Menschenkenntnis heraus, die nicht auf dem „üblichen" Wege zustande kommt.[141] Was Steiner damit meint, scheint, klar zu sein: Die Anthroposophie!

„Wenn man vor schwarz verkleideten Schülern steht, ist eine Fähigkeit des Lehrers notwendig: er muß 'hellsichtig' werden."
Wenzel M. Götte

Der Waldorf-Pädagoge Christoph Lindenberg führt aus, daß sich die Waldorf-Lehrerschaft mit dem „physischen" und „seelischen" Erschei-

---

[135] vgl. Vierter Vortrag - Die Erziehung des kleinen Kindes und die Grundstimmung des Erziehers, Oxford, 19. August 1922, in: Rudolf Steiner, Die geistig-seelischen Grundkräfte der Erziehungskunst (TB 604), S. 74f.

[136] vgl. Zweiter Vortrag, Stuttgart, 16. September 1920, in: Rudolf Steiner, Meditativ erarbeitete Menschenkunde, (TB 730), S. 27f.

[137] vgl. Leist, Das Zusammenwirken von Eltern und Lehrern, S. 214

[138] Götte, Unterrichten in der Oberstufe, S. 277

[139] vgl. Christoph Lindenberg: Die Lebensbedingungen des Erziehens, Von Waldorfschulen lernen, Reinbek b. Hamburg 1981, S. 146

[140] vgl. Ansprache zum Elternabend, 13. Januar 1921, in: Rudolf Steiner in der Waldorfschule (TB 671), S. 70

[141] vgl. Fragen von Schule und Haus, Ansprache am Elternabend, 22. Juni 1923, in: Rudolf Steiner in der Waldorfschule (TB 671), S. 194

nungsbild der Kinder beschäftigt. Die Begriffe, die dabei verwendet werden, sind die Begriffe der „allgemeinen Menschenkunde“[142], gemeint ist damit die anthroposophische Menschenkunde von Rudolf Steiner, mit der wir uns im vorigen Kapitel beschäftigt haben. Wie soll der Lehrer also diese „Menschenkunde“[143] anwenden, wenn er sie nicht kennt? Die Schlußfolgerung liegt auf der Hand: er muß sich mit ihr, und dadurch auch mit der Anthroposophie, beschäftigen. Demnach sind die „inneren Aufgaben“ des Lehrers in der ersten Stufe das Studium der anthroposophischen Menschenkunde. Diese soll dann in die „Gesinnung“ und in das „unmittelbare“ Leben übergehen. In der zweiten Stufe soll er das, was er durch sein Studium ins Bewußtsein aufgenommen hat, „meditativ“ erarbeiten. Durch den meditativen Umgang mit der Menschenkunde vollzieht sich in ihm ein innerer „geistig-seelischer Verdauungsprozeß“.[144] Das bedeutet, was von außen aufgenommen wird, verbindet sich mit den eigenen Kräften im Menschen. Dadurch wird der Lehrer erst zum Erzieher und Unterrichtenden. Die „Seelenkräfte“ verwandeln sich. Das hat die notwendige Konsequenz, daß der Lehrer nicht so bleiben kann, wie er ist, sondern in einen inneren „Verwandlungsprozeß“ eintritt. Daraus ergibt sich die dritte Stufe seines Schulungsweges, nämlich das „Erinnern der Menschenkunde aus dem Geistigen heraus“. Dies ist zugleich ein „Aufnehmen“ aus der „geistigen“ Welt, was sich gleichsam in die äußere Arbeit überträgt und zur pädagogischen Kunst wird.

Der Waldorflehrer Frank Linde dazu: „Wenn der Lehrer so tätig wird, macht er das, was sich ganz der äußeren Sinnesbeobachtung entzieht und was sich unsichtbar im lebensvollen Zusammenspiel der Kräfte auslebt, die zwischen Lehrer und Kind wirken, zu seiner *esoterischen* Angelegenheit. (...) Indem der Lehrer beginnt, aus diesem Geiste tätig zu werden, erschließen sich die spirituellen Quellen der Waldorfpädagogik.“[145] Dies bedeutet zugleich ein Handeln aus dem „inneren“ Wesen der Geisteswissenschaft heraus. Was auf diesem Weg erreicht wird, hängt allerdings von

---

142 Lindenberg, Die Lebensbedingungen des Erziehens, S. 40

143 Jedes Jahr im Herbst findet die allgemeine pädagogische Tagung für Waldorflehrer statt. Dort wird, auf den „Anregungen“ von Rudolf Steiner „aufbauend“, vor allem an der Menschenkunde „gearbeitet“, weil die anthroposophische Pädagogik auf dem „Verständnis“ der Menschenkunde „beruht“. (vgl. Lindenberg, Die Lebensbedingungen des Erziehens, S. 203)

144 vgl. Rudolf Steiner: Erziehung und Unterricht aus Menschenerkenntnis, Meditativ erarbeitete Menschenkunde, Vortrag vom 21.9.1920, in: GA 302a, S. 51

145 vgl. Linde, Innere Revolution der Seele, S. 11, Kursivsetzung durch die Autoren. Linde sieht in der Menschenerkenntnis ebenfalls eine „esoterische“ Aufgabe des Lehrers.

der „inneren" Aktivität jedes einzelnen Lehrers ab. Johannes Kierschs Fazit über jene „Menschenkunde" liest sich unmißverständlich: „Steiners anthroposophische Menschenkunde zielt ... auf die lebendige pädagogische Situation, die durch allgemein gültige Theorie nur erhellt oder kontrolliert, aber nicht herbeigeführt und geleitet werden kann. Aus der besonderen Situation eines bestimmten Lehrers und seiner Schüler soll Tag für Tag, Stunde für Stunde das notwendige Neue zur Welt gebracht werden. Es versteht sich, dass dieses Ideal auch in der Waldorfschule keineswegs uneingeschränkt erfüllt werden kann. Aber es wird mit aller nur möglichen Konsequenz angestrebt, und schon dadurch wirkt es."[146]

Stefan Leber bringt das anthroposophische „Menschenerkennen" auf eine Formel, wenn er verkündet, daß der Mensch als „geistiges" Wesen sich in der „Inkarnation" eines Leibes „bemächtigt". Dieser Leib wird vom Geist als „Instrument" benutzt und in seinen Handlungen gestaltet sich dann das Geistige als „Entwurf" einer Biographie aus. Der Lehrer sollte versuchen, die „Impulse" und „Ideale", die der Mensch sich aus dem „Vorgeburtlichen" mitgebracht hat, zu „begleiten" und ihnen einen Weg in die Welt zu weisen.[147]

Wenn einer dieser Lehrer „ungeschickt" an die Kinder herantritt, muß ihn die „anthroposophische Weltanschauung" weiterbringen[148] und wenn er die richtigen „Instinkte" hat, „wächst" er in die „spirituelle Behandlung" des Kindes hinein.[149] Steiner Er gibt dann auch zu: „Gewiß, es ruft heute noch eine Art Horror hervor, wenn man sagt: Die Waldorflehrer gehen von der Anthroposophie aus. Die gibt ihnen selber eine Anschauung. Ja, aber vielleicht ist diese Anthroposophie sehr unvollkommen. Das mag ja sein. Dann schaffe man nur die anderen Weltanschauungen, die man geben will! Aber eine Weltanschauung braucht derjenige, der nun wirklich als Künstler Menschen behandeln will. Das ist es, um was es sich dabei handelt."[150] Steiner geht also davon aus, daß Lehrer eine

---

146 Kiersch, Die Waldorfpädagogik, S. 34

147 Klaus-Dieter Neumann: Zusammenklang im Gesamt, Interview mit Stefan Leber über die Waldorfschule in der sozialen Wirklichkeit, in: Waldorfschule und Anthroposophie, Flensburger Hefte 15, S. 27 und S. 30

148 vgl. Vierter Vortrag, Torquay, 15. August 1924, in: Rudolf Steiner, Die Kunst des Erziehens (TB 674), S. 63

149 vgl. Dritter Vortrag - Die spirituelle Grundlage der Erziehung (III), Oxford, 18. August 1922, in: Rudolf Steiner, Die geistig-seelischen Grundkräfte der Erziehungskunst (TB 604), S. 44f.

150 vgl. Neunter Vortrag - Die Erziehung des Menschen im Reifealter und die Lebensbedingungen des Lehrers, in: Rudolf Steiner, Die geistig-seelischen Grundkräfte der Erziehungskunst (TB 604), S. 175f.

Weltanschauung brauchen,[151] zum Beispiel die Anthroposophie. Offensichtlich ist er nicht in der Lage, sich einen „offenen" Unterricht vorzustellen, da er diesen an eine Weltanschauung (in einem sehr statischen Sinne) anbinden will.

Wir möchten folgend weitere Belegstellen angeben, die unsere Auffassung erhärten: „Es ist ja gerade der Lehrerschaft gegenüber darauf aufmerksam zu machen - und wir stehen, indem ich darauf aufmerksam mache, auf dem Boden der anthroposophisch orientierten Geisteswissenschaft und wollen von dieser aus gerade die für die heutige Zeit notwendige Pädagogik formen -, es ist vor allen Dingen darauf aufmerksam zu machen, daß der Lehrer eigentlich so recht ein Gefühl, eine Empfindung dafür haben müßte, was das Wesen des Esoterischen als solches ist."[152] Oder: „Sie stehen eben einfach dem Kinde als Erzieher ganz anders gegenüber, wenn Sie das durchgemacht haben, was eben erst folgt aus einer wirklichen anthroposophischen Menschenkunde."[153] Und: „Wenn Sie aber anthroposophische Menschenkunde treiben, wie die Leitlinien dazu geliefert werden, wie wir es jetzt hier zu betrachten pflegen, dann fährt in Sie selbst das pädagogische Talent."[154]

> „Du mußt von der Anthroposophie ausgehen. Du darfst sie nicht verleugnen, du mußt dir Menschenerkenntnis durch Anthroposophie erwerben."
>
> Rudolf Steiner

Auf die rhetorische Frage hin, wie man ein guter Pädagoge werden könne, antwortete Steiner: „Du mußt von der Anthroposophie ausgehen. Du darfst sie nicht verleugnen, du mußt dir Menschenerkenntnis durch

[151] Ein anderes Zitat: „Die geistige Weltanschauung erfüllt den Erzieher mit einer Fülle von Grundsätzen. Diese Grundsätze helfen dem Lehrer bei der Entwicklung des Menschengeschlechtes. Geisteswissenschaft kann dadurch praktisch eingreifen in die wichtigsten Vorgänge des Menschenlebens und wir sehen sie im richtigen Verhältnis zum täglichen Leben. (...) Am besten können wir durch Geisteswissenschaft der Menschheit dienen und ihr soziale und andere Kräfte zuführen, wenn wir diese herausholen aus dem werdenden Menschen. Der werdende, der sich entwickelnde Mensch ist eines der größten Rätsel des Lebens. Derjenige, der es praktisch löst, erweist sich als der rechte Erzieher, als der wahre Rätsellöser in der Bildung des Menschen."
vgl. Die Erziehung des Kindes vom Standpunkt der Geisteswissenschaft, in: Karl Rittersbacher (Hrsg.): Rudolf Steiner, Elemente der Erziehungskunst, Themen aus dem Gesamtwerk Band 12, Verlag Freies Geistesleben, Stuttgart 1994, S. 28f.

[152] vgl. Erster Vortrag, Stuttgart, 15. September 1920, in: Rudolf Steiner, Meditativ erarbeitete Menschenkunde (TB 730), S. 11

[153] vgl. Dritter Vortrag, Stuttgart, 21. September 1920, in: Rudolf Steiner, Meditativ erarbeitete Menschenkunde (TB 730), S. 51

[154] vgl. Vierter Vortrag, Stuttgart, 22. September 1920, in: Rudolf Steiner, Meditativ erarbeitete Menschenkunde (TB 730), S. 68

Anthroposophie erwerben."[155] Oder: „Versuchen Sie durch Geisteswissenschaft einen Blick zu erlangen für das, was wirklich in den Kindern lebt!"[156] Und: „Wenn Sie meine Geisteswissenschaft ins Auge fassen wollen, so können Sie diese eben nicht bloß aus diesen pädagogischen Vorträgen ins Auge fassen, sondern Sie müssen sie gründlicher studieren. (...) Die Geisteswissenschaft, die ich vertrete, kann man nicht als solche aus diesen pädagogischen Vorträgen bloß ersehen, sondern diese pädagogischen Vorträge sind eben nur eine Konsequenz dieser Geisteswissenschaft."[157] Die „Geisteswissenschaft" könne die pädagogische Kunst bis in die „Haltung" des Lehrers hinein „befruchten".[158] Aus der „Menschenerkenntnis" heraus soll dann „ganz individuell" die pädagogische „Kunst" selbst „erwachen".[159]

> „Wir müssen auch innerlich, dem Gemüte nach, tatsächlich Anthroposophen sein im tiefsten Sinne des Wortes als Waldorflehrer..."
> Rudolf Steiner

Steiner sagt auf einer Konferenz im Jahre 1920 unmißverständlich zu seinen Lehrern: „Wir müssen auch innerlich, dem Gemüte nach, tatsächlich Anthroposophen sein im tiefsten Sinne des Wortes als Waldorflehrer und müssen Ernst machen können mit einer Idee, die auf anthroposophischem Boden wiederholt ausgesprochen worden ist, die für uns wichtig ist: Wir sind zu einer bestimmten Zeit heruntergestiegen aus den geistigen Welten in die physische Welt. Diejenigen, die uns als Kinder entgegentreten, sind später heruntergekommen, sie haben die geistige Welt noch

155 vgl. Erster Vortrag, Torquay, 12. August 1924, in: Rudolf Steiner, Die Kunst des Erziehens (TB 674), S. 12

156 vgl. Aus der Fragenbeantwortung im Anschluß an den vierten Vortrag [gemeint ist der Vortrag: Der Erzieher als Bildner des zukünftigen Seeleninhalts, gehalten am 23. April 1920 in Basel], in: Rudolf Steiner, Die Erneuerung der pädagogisch-didaktischen Kunst (TB 708), S. 237

157 vgl. Aus der Fragenbeantwortung im Anschluß an den sechsten Vortrag [gemeint ist der Vortrag: Eurythmischer, musikalischer, Zeichen- und Sprachunterricht], gehalten am 28. April 1920 in Basel, in: Rudolf Steiner, Die Erneuerung der pädagogisch-didaktischen Kunst (TB 708), S. 243

158 vgl. Siebenter Vortrag - Erziehung als Problem der Lehrerbildung, Basel, 29. April 1920, in: Rudolf Steiner, Die Erneuerung der pädagogisch-didaktischen Kunst (TB 708), S. 113

159 Steiner im O-Ton: „Wenn man dagegen Menschenkunde, die Erkenntnis vom Wesen des Menschen, lernend sich aneignet und so den Menschen verstehen lernt, dann nimmt man dasjenige auf, was dem entspricht, was die Natur als Nahrungsmittel gibt. Und im Handhaben des Unterrichtes erwacht uns dann aus dieser Menschenerkenntnis heraus immer ganz individuell die pädagogische Kunst selber." vgl. Dritter Vortrag, Stuttgart, 21. September 1920, in: Rudolf Steiner, Meditativ erarbeitete Menschenkunde, (TB 730), Dornach 1994, S. 41

eine Zeitlang durchlebt, in der wir schon hier in der psychischen Welt waren. (...) Wir empfangen mit jedem Kinde eine Botschaft aus der geistigen Welt über Dinge, die wir nicht mehr miterlebt haben."[160]

„Ich glaube", schreibt Steiner im Jahre 1920, „die Zukunft der Pädagogik wird darin bestehen, daß nicht mehr gesprochen wird zu den Lehrern, wie das heute geschieht, sondern daß gesprochen wird in lauter Ideen und Vorstellungen, die sich in Gefühle umwandeln können."[161] Auf die rhetorische Frage hin, wie die Lehrerbildung in Zukunft „umgewandelt" werden kann, antwortet Seiner: „Sie kann nicht anders umgewandelt werden als dadurch, daß der Lehrer aufnimmt in sich dasjenige, was aus der Geisteswissenschaft kommen kann an Erkenntnissen über die Natur des Menschen. Der Lehrer muß durchdrungen sein von dem Zusammenhang des Menschen mit den übersinnlichen Welten. Er muß in der Lage sein, in dem heranwachsenden Kinde das Zeugnis dafür zu sehen, daß dieses Kind heruntergestiegen ist aus der übersinnlichen Welt durch Empfängnis oder Geburt und daß das, was heruntergestiegen ist, sich mit dem Leib umkleidet hat, sich etwas aneignet, wozu er zu helfen hat hier in der physischen Welt, weil das Kind sich es nicht aneignen kann in dem Leben zwischen dem Tod und einer neuen Geburt."[162]

> „Wir empfangen mit jedem Kinde eine Botschaft aus der geistigen Welt über Dinge, die wir nicht mehr miterlebt haben."
> Rudolf Steiner

Kiersch gibt zu: „Ein wesentlicher Faktor für das besondere pädagogische Milieu der Waldorfschule ist sicher die Konsequenz, mit der hier, von der anthroposophischen Menschenkunde ausgehend, das Wahrnehmungsvermögen eines jeden am Erziehungsprozess Beteiligten für seine Mitmenschen zu schulen versucht wird."[163] Im Internet können wir auf der anthroposophischen Homepage im Juli 1998 lesen, daß „von den Lehrern erwartet wird, daß sie sich mit Anthroposophie auseinandersetzen".[164]

---

160 Rudolf Steiner: Konferenz vom Samstag, 24. Juli 1920, 18 Uhr, in: Konferenzen mit den Lehrern der Freien Waldorfschule, S. 167

161 vgl. Zweiter Vortrag, Stuttgart, 16. September 1920, in: Rudolf Steiner, Meditativ erarbeitete Menschenkunde (TB 730), S. 32

162 vgl. Vierter Vortrag, Dornach, 15. August 1919, in: Rudolf Steiner, Die Erziehungsfrage als soziale Frage (TB 735), S. 69f.

163 Kiersch, Die Waldorfpädagogik, S. 54

164 Internet, http://www.waldorf.net

In der Waldorfpädagogik wird ein „Mehr an Wirklichkeit“ als des bloß Sinnlichen einbezogen. Es geht also ein „übersinnliches“ Element ein, was man beispielsweise an Steiners Pflanzenkunde ersehen kann. So resümiert Dr. Christoph Gögelein, Mitarbeiter an der Anthroposophischen Akademie für Gegenwartsfragen, „daß ohne die Einbeziehung der Realität von Übersinnlichem der Lehrer Waldorfpädagogik nicht praktizieren kann. Die grundsätzliche Zugänglichkeit der Realität eines Übersinnlichen ist deshalb konstitutiv.“[165] Allerdings scheint es auch unter der Waldorf-Lehrerschaft Probleme mit dem Verständnis anthroposophischer Begriffe zu geben, meint Kiersch.[166] Vermutlich nicht zuletzt deshalb bietet der *Bund der Freien Waldorfschulen* seit 1972 neben dem einjährigen „Ergänzungsstudium“[167] für Personen mit einer abgeschlossenen pädagogischen Ausbildung einen zweijährigen Kurs für Bewerber aus nichtpädagogischen Berufen an. Das Institut für Waldorfpädagogik in

---

165 vgl. Christoph Gögelein: Was sind bestimmte Grundlagen der Waldorfpädagogik und aus welchen Quellen schöpft sie?, in: Stefan Leber (Hrsg.), Waldorfschule heute, S. 320f.

166 Kiersch, Die Waldorfpädagogik, S. 33
Kiersch schreibt beispielsweise, daß die Lehrerschaft der Waldorfschulen „noch längst nicht voll verstanden“ habe, was Steiner etwa mit folgendem Satz gemeint hat: „Ein im Leben webendes Wissen vom Menschen nimmt das Wesen des Kindes auf, wie das Auge die Farbe aufnimmt.“ (siehe Rudolf Steiner: Aspekte der Waldorfpädagogik, Frankfurt 1985, S. 19)

167 Berufsbildende Seminare gibt es in den verschiedensten Teilen Deutschlands.
Beispielsweise am Seminar für Waldorfpädagogik in Berlin. Hier geht es um ein „Vertrautwerden“ mit anthroposophischen Grundlagen und die „Ausbildungsschwerpunkte“ sind: Denkansätze und Übungswege der Anthroposophie - Einführung in das anthroposophische Menschenbild - Erarbeitung der „Allgemeinen Menschenkunde“ von Rudolf Steiner, usw.;
am Seminar für Waldorfpädagogik in Hamburg sollte man sich, wenn man einen zweijährigen Ausbildungskurs belegen möchte, bereits mit der Anthroposophie und den Grundzügen der Waldorfpädagogik „bekannt“ gemacht haben;
am Gymnastik-Seminar Loheland kann man ein Studium der „menschlichen Bewegung im Hinblick auf künstlerische, sozialpädagogische und bewegungstherapeutische Bereiche“ belegen. „Umfassende“ Menschenkunde wird auf der „Grundlage“ der Anthroposophie „erarbeitet“;
das Institut für Waldorf-Pädagogik in Witten-Annen bietet einen Kurs zur „Einführung in die Anthroposophie Rudolf Steiners“ und in die „Praxis der Waldorfschule“ an;
in Mannheim gibt es eine „Freie Hochschule für anthroposophische Pädagogik“.
Im *Handbuch Freie Schulen*, herausgegeben von der Arbeitsgemeinschaft Freier Schulen, o.J., S. 219 lesen wir: „Auf die Besonderheiten der *anthroposophischen* Lehrerbildung kann hier nur mit wenigen Bemerkungen hingewiesen werden. Grundlage bildet ein *ausführliches* Studium der *anthroposophischen* Anthropologie. Was sich der künftige Lehrer hier an Anschauungen und an Steigerung seiner Erkenntniskräfte erwirbt, bildet die Grundlage für die Erarbeitung der *anthroposophischen* Pädagogik mit ihren verschiedenen Teilgebieten.“ (Kursivsetzung durch die Verf.)

Witten/Ruhr hat seit 1973 einen Ausbildungsgang von vierjähriger Dauer mit integrierter Fachausbildung entwickelt. Berufs- und studienbegleitende Abendkurse für Lehrer können ebenfalls belegt werden.[168]

Kiersch fordert aufgrund der „dringenden“ Nachfrage nach qualifizierten Lehrern und der „veränderten“ Verhältnisse an den öffentlichen Hochschulen, die Entwicklung „völlig“ eigenständiger Ausbildungsgänge und deren staatliche Anerkennung als „gleichwertig“ im Sinne des Grundgesetzes. Kiersch: „Die Waldorflehrerschaft ist sich einig darüber, dass Steiners Erkenntnislehre, seine Beiträge zur Wissenschaftstheorie, seine Anregungen und Übungsanleitungen für das meditative Leben des Lehrers und Erziehers grundlegend für jede Ausbildung zum Lehrer an der Waldorfschule sind. (...) Die Lehrerbildungsstätten der Waldorfbewegung befinden sich, wie die anthroposophischen Ausbildungsstätten überhaupt, seit einigen wenigen Jahren in einer starken Expansion. Man darf hoffen, dass es ihnen im Laufe der nächsten Zeit gelingt, Steiners Ideen zur Lehrerbildung in ihrem ganzen Umfang zu realisieren. (...) Darüber hinaus zeigt sich inzwischen, dass Steiners Ideen über die Befreiung des Geisteslebens vom Zwang des Staates und der Wirtschaft in ihrer Gesamtheit ein immer breiteres Echo finden.“[169]

> „Der Lehrer muß durchdrungen sein von dem Zusammenhang des Menschen mit den übersinnlichen Welten.“
>
> Rudolf Steiner

Johannes Kiersch läßt kein gutes Haar an den zukünftigen Lehrer: „So bewerben sich heute für die einjährigen Fortbildungskurse an den Waldorflehrerbildungsstätten hochqualifizierte Pädagogen, die nie in ihrem Leben einen Pinsel oder einen Zeichenstift in der Hand gehabt haben, die kein Musikinstrument spielen und keine Noten lesen, nicht singen, nicht sprechen, ja mitunter vor *lauter Gehemmtheit nicht einmal mehr richtig laufen können.*“[170]

---

168 vgl. Kiersch, Die Waldorfpädagogik, S. 60f.

169 Kiersch, Die Waldorfpädagogik, S. 61f. und S. 72

170 Kiersch, Fragen an die Waldorfschule, S. 86, Kursivsetzung durch die Autoren
Einen hervorragenden Einblick in den „esoterischen Schulungsweg“ des Lehrers, wenn er Anthroposoph ist, und die „Pädagogische Sektion“ der *Freien Hochschule für Geisteswissenschaft* gibt das Interview mit Jörgen Smit, dem ehemaligen Generalsekretär der Anthroposophischen Gesellschaft in Norwegen, Vorstandsmitglied der Allgemeinen Anthroposophischen Gesellschaft und Leiter der Pädagogischen Sektion und der Sektion für das Geistesstreben der Jugend an der Freien Hochschule für Geisteswissenschaft am Goetheanum in Dornach, in den Flensburger Heften 15, Waldorfschule und Anthroposophie, S. 55ff.
Erwähnenswert finden wir auch, daß es überhaupt eine Sektion für das „Geistesstreben der Jugend“ in Dornach gibt. Daraus ergibt sich natürlich die Frage, wenn Anthroposo-

Auf die Frage hin, ob Waldorflehrer Anthroposophen sein *müssen*, antwortet Kiersch: „Sie müssen es nicht, aber *viele von ihnen sind es*. Die Frage unterstellt, daß für die Lehrtätigkeit an einer Waldorfschule ein - wie auch immer geartetes - Glaubensbekenntnis abzulegen sei. Davon kann keine Rede sein. Wer an einer Waldorfschule unterrichten will, wird *gut daran tun*, sich über Rudolf Steiners Philosophie und seine pädagogische Anthropologie möglichst *eingehend* zu informieren, damit er versteht, was seine Kollegen *beschäftigt*. Alles andere ist eine Frage der Zeit, des Ausprobierens, des Mitlebens mit der Schule und ihren *Idealen*."[171] Aber auch an staatlichen Schulen gebe es inzwischen Lehrer, die anthroposophische Methoden „handhaben" und Waldorfpädagogik „betreiben", soweit es ihnen gestattet ist, weiß Kiersch zu berichten.[172]

Welche Auswirkungen haben Steiners pädagogische Anthropologie, seine Anleitungen zur meditativen[173] Schulung und Selbsterziehung der Lehrer und die daraus resultierende Unterrichtsmethodik, was Kiersch den „anthroposophischen Kernbereich"[174] nennt, auf den einzelnen Lehrer? Inwieweit nimmt das anthroposophische Gedankengut Einfluß auf dessen Handlungen?

---

phie doch keinen Einfluß auf den Unterricht hat, warum existiert dann an der „Kaderschule" der Anthroposophen solch eine Abteilung?
Wir möchten uns in dieser Publikation aber nicht mit den Lehrern befassen, die Anthroposophen sind, sondern mit der Frage, inwieweit *alle* Lehrer an Waldorfschulen von der Anthroposophie beeinflußt werden, deshalb gehen wir nicht näher auf das oben Angedeutete ein.

171 vgl. Kiersch, Fragen an die Waldorfschule, S. 87

172 „In der Schweiz arbeitet in der Freien Pädagogischen Vereinigung Bern seit Jahren ein größerer Kreis solcher Lehrer überregional zusammen. In Rumänien wird Waldorfpädagogik bisher ausschließlich in staatlichen Schulen praktiziert, weitgehend auch in Russland." (Kiersch, Die Waldorfpädagogik, S. 69)
vgl. auch Johannes Kiersch, Fragen an die Waldorfschule, S. 38

173 Zur Praxis des Lehrers gehört die tägliche Meditation. Hiermit ist die „innere Anschauung" gemeint, eine Sache oder eine Person so konkret zu „denken", daß man sie als Bild vor sich hat. So versucht der Lehrer an jedem Abend oder an jedem Morgen vor dem Unterricht, sich in „innerer Anschauung" ein Bild seiner Schüler zu machen und stellt sich vor, warum dieser so schweigsam war, jener so blaß. Vielleicht vergißt er auch einen Schüler, was ein Zeichen für die „mangelnde Wahrnehmung" des Lehrers ist. Jedenfalls ergeben sich daraus am nächsten Unterrichtstag viele Fragen.
vgl. Christoph Lindenberg: Individuelles Lernen, in: Stefan Leber (Hrsg.), Waldorfschule heute, S. 149f.

174 Kiersch, Die Waldorfpädagogik, S. 66

5.2. „Vieles in die Kinderseele hineinträufeln" - Lehrer und die „Arbeit" am Kind

Steiners Vorträge und Ansprachen an Lehrer und andere Interessierte kreisten immer wieder um das Thema, wie man mit den Kindern umgeht. Denn man wolle „künstlerisch" an den „Seelen" der Kinder „arbeiten"[175] und fortwährend „Lebensfähiges", „Absterbensfähiges" in das Kind „hineinbringen", so Steiner[176] und weiter: „Gewinne ich, insbesondere bei Kindern, wie wir sie bisher ins Auge gefaßt haben bis zum 9. Lebensjahr hin ungefähr, durch die ganze Art meines Unterrichtes ein entsprechendes Verhältnis zu dem Kinde, so daß ich durch dieses Verhältnis eine Beziehung zu seiner Seele habe, die mehr durch das Kind angeknüpft wird als durch mich, dann wird das Kind sich anregen lassen von mir in moralischer, in religiöser Beziehung."[177]

Als oberster Grundsatz gilt, daß keine „Kräfte" abverlangt oder geweckt werden dürfen, die nicht schon zuvor im Kind entwicklungsgemäß „erwacht" sind.[178] Der Mensch ist nach Steiner ein „Werdender", in dem verborgene Möglichkeiten schlummern, die etwa auf dem Wege der Anthroposophie erweckt werden können.[179] Den Lehrer muß die Einsicht „durchdringen", daß die Kinder schon „viele" Erdenleben hinter sich haben und ihnen noch viele bevorstehen. Selbstverständliches Wissen sind für ihn die „Tatsachen" der Reinkarnation und des von jedem Menschen selbst geschmiedeten Schicksals. Davon soll er zwar nicht zu seinen Schülern sprechen, aber es umgebe ihn dann eine „Atmosphäre", in der sich sein ganzes Wirken abspiele.[180]

Der „dreistufige Weg zur Wesensbegegnung mit dem Kind"[181], um sich ein möglichst „vollkommenes" Bild zu erarbeiten, besteht darin, zunächst alles zusammentragen, was bis zu dem gegenwärtigen Zeitpunkt von der Vergangenheit her aus dem Kind geworden ist. Dies ist dann ein Drittel vom Wesen des Kindes. Anschließend macht man sich ein

175 vgl. Steiners Vortrag am 11.6.1921, in: Rudolf Steiner in der Waldorfschule (TB 671), S. 91

176 vgl. Erster Vortrag, Stuttgart, 12. Juni 1921, in: Rudolf Steiner, Menschenerkenntnis und Unterrichtsgestaltung (TB 657), Dornach, 1996, S. 10

177 vgl. Siebenter Vortrag - Erziehung als Problem der Lehrerbildung, Basel, 29. April 1920, in: Rudolf Steiner, Die Erneuerung der pädagogisch-didaktischen Kunst (TB 708), S. 106

178 vgl. Adolf Baumann: ABC der Anthroposophie, Bern/Stuttgart 1986, S. 201

179 vgl. Wehr, Der pädagogische Impuls, S. 34

180 vgl. Baumann, ABC der Anthroposophie, S. 203

181 Wenn der Lehrer den „esoterischen Schulungsweg" geht.

„werdendes" Bild vom Kind, ein Bild, das nicht fertig vollzogen ist und bei dem in jedem Augenblick etwas Neues entsteht. Und als letztes „erübt" man sich ein Bild von der Zukunft des Kindes.

In jedem Menschen schlummern Keime, die sich erst in der Zukunft entfalten, deshalb ist er kein abgeschlossenes „Ding", sondern vielmehr ein lebendig „werdendes" Wesen. Diese Übung müsse ständig vollzogen werden, ansonsten beginne der Lehrer das Kind psychologisch zu analysieren und glaube dann, er verstehe das Kind. Es kann mitunter Jahre dauern, bis der Lehrer diese drei inneren „Wesensbilder" des Kindes erlangt hat.[182] Ohne die Beschäftigung mit der Anthroposophie jedoch wird er zu so einer Einsicht vermutlich gar nicht kommen. Schon aus diesem Grunde scheint eine Auseinandersetzung mit der Geisteswissenschaft unabdingbar zu sein.

Nach Wolfgang Schad erfährt das Kind in seiner „Leibwerdung" immer „irgendwo" eine „Erkrankung" seines „Daseins" und ist somit immer ein zu „heilendes" Wesen. Erziehung muß deshalb immer „Therapie" sein: „Die Seele ist der gesundende Krankheitsverlauf für den Geist, an dem er mehr gewinnt, als ihm in der geistigen Welt allein möglich ist."[183]

> „Ihr werdet das Wort Geist und übersinnliche Welten immer mehr verstehen lernen, je mehr ihr so aufrückt von der einen Klasse zur anderen."
>
> Rudolf Steiner

Der pädagogische „Künstler" muß in der Weise verstehen, wie ein Bildhauer Ton oder Erz bearbeitet, wie man den „Willen" in den Intellekt des Kindes „hineinarbeitet", wie man „wirkt", um die richtige „Ineinanderfügung", die richtige „künstlerisch-plastische" Gestaltung des Intellekts, durch den Willen vorzunehmen.[184] Denn die Geisteswissenschaft gibt dem Menschen „innerlich" etwas „Durchlebendes" und er sieht sich immer wieder dazu genötigt, dieses zu erneuern, damit es in ihm immer lebendig bleibt. Das ist auch der Grund, warum Geisteswissenschaft dem Schöpferischen im Menschen viel näher steht als das gewöhnliche Wissen. Gerade der heranwachsende Mensch kann dieses „wertvollste" Material als „Künstler" in die Hand nehmen und bearbeiten. Der Mensch muß von drei Gesichtspunkten aus betrachtet werden: vom Leiblichen, Seelischen und

[182] vgl. Wolfgang Weirauch: Lebendige Quellkräfte, Interview mit Jörgen Smit, in: Waldorfschule und Anthroposophie, Flensburger Hefte 15, S. 62f.

[183] vgl. Schad, Erziehung ist Kunst, S. 102

[184] vgl. Erster Vortrag - Geisteswissenschaft und moderne Pädagogik, Basel, 20. April 1920, in: Rudolf Steiner, Die Erneuerung der pädagogisch-didaktischen Kunst (TB 708), S. 25

Geistigen.[185] Nur indem man dem Menschen eine „geistige“ Weltanschauung erschließt, könne man deren Willen „aktivieren“.[186] Das „Innere“, das „Seelische“ hat die „allergrößte“ Bedeutung und so soll das Kind auch von „Seele zu Seele“ erzogen und unterrichtet werden. Es spiele sich sehr viel ab in den „unterirdischen Drähten“, die von Seele zu Seele gehen.[187]

Ein „nützlicher“ und „fruchtbarer“ Unterricht ist für Steiner dann gegeben, wenn man dem Kind im 7. oder 8. Lebensjahr „etwas“ in „Bildern“ gibt, auf das man dann vielleicht im 13. oder 14. Lebensjahr wieder in irgendeiner Form zurückkommen kann. Deshalb sollen die Kinder möglichst lange bei einem Lehrer bleiben.[188] Im Normalfall betreut ein Lehrer die ersten acht Schuljahre.[189] Dadurch wächst man immer mehr mit der Klasse zusammen und der Lehrer kann den feinen „Umschwung“ in der „Physiognomie“ der Kinder bemerken.[190]

Durch das Wiederholen von Sätzen, die das Kind in seiner Altersstufe noch nicht versteht, wirke man auf dessen Willen. Das Kind könne diese zwar noch gar nicht verstehen, doch der Sinn soll sich erst später enthüllen. Steiner gibt den Lehrern eine klare Anweisung, wie mit den Kindern umzugehen ist: „Sie wirken auf seinen Willen, und das sollen Sie auch.“[191]

Vom 7. Lebensjahr an werden in den Kindern, durch bereits vollzogene organische Entwicklung, „gestaltende“ Kräfte frei, mit denen man so „arbeiten“ kann, daß sie die „innere Ausbildung“ des Menschen bewirken. Dies ist eine „Grundanschauung“, wie sie von der „Geisteswissenschaft“ geschenkt worden sei.[192] Denn der Lehrer hat im Kind die

185 vgl. Zweiter Vortrag - Dreigliederung des menschlichen Wesens, Basel, 21. April 1920, in: Rudolf Steiner, Die Erneuerung der pädagogisch-didaktischen Kunst (TB 708), S. 27f.

186 vgl. Vierzehnter Vortrag - Weitere Gesichtspunkte und Fragenbeantwortungen, Basel, 11. Mai 1920, in: Rudolf Steiner, Erneuerung der pädagogisch-didaktischen Kunst (TB 708), S. 226

187 vgl. Erste Seminarbesprechung, Stuttgart, 21. August 1919, in: Rudolf Steiner, Erziehungskunst (TB 639), S. 15

188 vgl. Vierter Vortrag, Torquay, 15. August 1924, in: Rudolf Steiner, Die Kunst des Erziehens (TB 674), S. 63

189 vgl. Sechster Vortrag, Stuttgart, 27. August 1919, in: Rudolf Steiner, Erziehungskunst (TB 618), S. 89

190 vgl. Fünfter Vortrag - Einiges über den Lehrplan, Basel, 26. April 1920, in: Rudolf Steiner, Erneuerung der pädagogisch-didaktischen Kunst (TB 708), S. 87

191 vgl. Sechster Vortrag, Stuttgart, 27. August 1919, in: Rudolf Steiner, Erziehungskunst (TB 618), S. 85

192 vgl. Vortrag vom 11. Juni 1920, in: Rudolf Steiner in der Waldorfschule (TB 671), S. 47f.

„Nachwirkungen" der „geistigen" Welt vor sich.[193] Steiner spricht davon, daß es eine „karmische Zusammengehörigkeit" der Lehrer mit den Waldorfschulkindern gebe: „Und der richtige Lehrer für diese Kinder werden Sie dadurch, daß Sie in früheren Zeiten einmal Antipathien diesen Kindern gegenüber entwickelt haben, und davon befreien Sie sich, indem Sie jetzt den Verstand dieser Kinder erziehen."[194]

Der Unterricht müsse so „gehandhabt" werden, daß das „Tote", „Ersterbende" im Menschen „umgewandelt" wird in ein neues „Lebendiges". Die spirituelle Aufgabe des Erziehers besteht also darin, „fortwährend" Totes zu „beleben". Steiner Vorstellung zielt darauf ab, „dem Tode Entgegengehendes im Menschen vor dem völligen Ersterben zu bewahren, ja, gewissermaßen zu befruchten mit dem, was wir aus dem Willen heraus als belebendes Element entwickeln können. Daher dürfen wir nicht davor zurückschrecken, schon beim Kinde mit einer gewissen künstlerischen Gestaltung des Unterrichts zu beginnen."[195] Der Lehrer müsse versuchen, das „Geistig-Seelische" so zu „lenken" und zu „leiten", daß es sich nicht gegen den gesunden Organismus „entfaltet". Er muß am „Spirituellen" des Kindes „pflegen", was aus dessen physischem Organismus ein möglichst geringes „Hindernis" für das macht, was der „Geist" will.[196]

> „Und der richtige Lehrer für diese Kinder werden Sie dadurch, daß Sie in früheren Zeiten einmal Antipathien diesen Kindern gegenüber entwickelt haben, und davon befreien Sie sich, indem Sie jetzt den Verstand dieser Kinder erziehen."
> Rudolf Steiner

Die Waldorfvertreter geben auf ihrer Internet-Homepage folgenden Tip: „In einer guten Unterrichtsstunde des Hauptunterrichts wird ein Waldorflehrer nicht alles bis zu Ende erklären, sondern darauf achten, wichtige Fragen offen zu lassen. So gehen die Schüler mit der Frage in die Nacht. In einer gesund-durchschlafenen Nacht kann eine Frage im Unterbewußten geistig aufkeimen, so daß sie am nächsten Tag mit einem ganz anderen Tiefgang von den Schülern aus behandelt werden kann. Daran kann wiederum der Lehrer nur aus Geistesgegenwart seinen Un-

---

[193] vgl. Erster Vortrag, Torquay, 12. August 1924, in: Rudolf Steiner, Die Kunst des Erziehens (TB 674), S. 20

[194] vgl. Zweiter Vortrag, Suttgart, 22. August 1919, in: Rudolf Steiner, Erziehungskunst (TB 618), S. 35

[195] vgl. Dritter Vortrag, Stuttgart, 23. August 1919, in: Rudolf Steiner, Erziehungskunst (TB 618), S. 37

[196] vgl. Vierter Vortrag - Die Erziehung des kleinen Kindes und die Grundstimmung des Erziehers, Oxford, 19.August 1922, in: Rudolf Steiner, Die geistig-seelischen Grundkräfte der Erziehungskunst (TB 604), S. 62f.

terricht anknüpfen, wobei er bereit sein muß, seine Vorbereitungen deswegen vollkommen über Bord zu werfen. Dann ist aus der Belehrungsanstalt eine lebendige Lernwerkstatt geworden, die bewußt das Geistige des Menschen aus der Nacht der Lernprozeß mit einbezieht.“[197] Aus der antiquierten, befremdlich erscheinenden und mit esoterischem Jargon durchsetzten Diktion dieses Statements (wohlgemerkt vom Juni 1998!) kann man erkennen, aus welch geistigem Fundus der Verfasser wohl schöpft. Das ist heutige Anthroposophensprache pur.

Steiner gibt den Lehrern auch noch andere „nützliche“ Ratschläge zum Umgang mit Kindern und deren Verhalten. Wenn das Kind „geistig“ nicht mehr richtig „ißt“, weist der Organismus von selbst alles das zurück, was er nicht vertragen kann.[198] Der Lehrer soll auch darauf achten, wie das Kind „läuft“, denn „das, was in der Geste des Laufens liegt - jedes Kind läuft ja anders -, das kommt von der Konfiguration der verschiedenen astralischen Leiber her.“[199] Und über das Lachen sagt Steiner: „Das Lachen ist ja nichts anderes, als daß wir den astralischen Leib des Gesichtes aus unserer Physiognomie heraustreiben. Lachen ist nichts anderes als ein astralisches Ausatmen.“[200]

> „Das, was in der Geste des Laufens liegt - jedes Kind läuft ja anders -, das kommt von der Konfiguration der verschiedenen astralischen Leiber her.“
>
> Rudolf Steiner

Der Dozent am Seminar für Waldorfpädagogik, Walter Riethmüller: „Wie schnell erlebt man das Gefühl innerer Austrocknung, die bis zur Lähmung der Willensimpulse gerade der Kinder führen kann, wenn das Gewohnte zum Trott wird, wie schnell verliert man sich in Affekte und Maßnahmen, wenn sich der Inhalt der Lehrerseele quasi ‘unerzogen’ auf die Kinder entleert!“[201] Die Autorität der Wissenschaft könne niemals das ersetzen, was der Lehrer vor seinen Schülern, als „Ich“ im Sinne der Steinerschen „Freiheitsphilosophie“, darlegt, ergänzt Kiersch. „An diesem

---

197 Internet, http://www.Waldorf.net, „Mit den Keimkräften der Nacht arbeiten“; Zugriff im Juni 1998

198 vgl. Fünfter Vortrag - Die Erziehung der jüngeren Kinder, der Lehrer als Erziehungskünstler (I), Oxford, 21. August 1921, in: Rudolf Steiner, Die geistig-seelischen Grundkräfte der Erziehungskunst (TB 604), S. 109

199 vgl. Vierter Vortrag, Dornach, 15. August 1919, in: Rudolf Steiner, Die Erziehungsfrage als soziale Frage (TB 735), S. 81

200 vgl. Erster Vortrag, Stuttgart, 15. September 1920, in: Rudolf Steiner, Meditativ erarbeitete Menschenkunde (TB 730), S. 23f.

201 Walter Riethmüller: Der Klassenlehrer an einer Waldorfschule, in: Stefan Leber (Hrsg.), Waldorfschule heute, S. 255

Ich erwacht das umfassende Weltinteresse und korrigieren sich die Entwicklungsschwierigkeiten der eben zum Bewusstsein ihrer Eigenheit erwachten jugendlichen Seele."[202]

Nach der Theorie der Waldorfpädagogik kommt die „Institution" des Klassenlehrers in den ersten acht Schuljahren dem „Bedürfnis" der Schüler nach einer „Autorität" entgegen. Diese „Autorität" wird durch folgende Merkmale gestützt:

- der Lehrer „bestimmt" die Sitzordnung;
- der Unterricht ist überwiegend „frontal", auf den Lehrer „gerichtet";
- über die Unterrichts- und Lehrplangestaltung „entscheidet" der Lehrer im Rahmen eines allgemeinen Jahresplanes;
- es werden keine üblichen Lehrbücher verwendet, „alles" Wissen wird durch den Lehrer oder über Originaltexte „vermittelt";
- über die Lehrmethoden, Lehrinhalte und die Schulgestaltung und -verwaltung besteht ein „Konsens" unter den Lehrern;
- enge Zusammenarbeit der Lehrer mit den Eltern.[203]

Auch die heutigen Waldorfpädagogen vertreten ihren anthroposophischen Standpunkt vehement. Freya Jaffke vom Vorstand der Internationalen Vereinigung der Waldorfkindergärten, die auch „rund um die Welt" einer Seminarlehrertätigkeit nachgeht, verkündet im Jahre 1996, wohl ganz im Sinne ihres „Meisters": „Diese Ordnung und Sicherheit hat die Seelen der Kinder umgeben, bevor sie aus der göttlichen Vaterwelt herausgeboren wurden. Hier auf der Erde sollen sie anknüpfen können an ihre vorgeburtlichen Erlebnisse und sollen Vertrautes wiederfinden. So sind wir aufgerufen, vom Licht des vorgeburtlichen Reiches etwas in unseren Taten und in unserer Lebensführung aufleuchten zu lassen, um dadurch den Kindern ein sicheres Geleit in das neue Leben zu geben. (...) Auch gilt es, die Kinder zu schützen vor scharf umrissenen Begriffen und Vorstellungen. Eine Mutter erklärte zum Beispiel ihrem kleinen fragenden Kind - es ist gerade erst fünfjährig - 'naturwissenschaftlich' genau, wie Babys im Mutterleib entstehen. Wenige Andeu-

> „Das Lachen ist ja nichts anderes, als daß wir den astralischen Leib des Gesichtes aus unserer Physiognomie heraustreiben. Lachen ist nichts anderes als ein astralisches Ausatmen."
>
> Rudolf Steiner

[202] Kiersch, Die Waldorfpädagogik, S. 28

[203] vgl. Päd. Forschungsstelle beim Bund der Freien Waldorfschulen e.V. (Hrsg.): Forschungsbericht über Bildungslebensläufe ehemaliger Waldorfschüler, Stuttgart 1981, S. 317

tungen zum Beispiel auf die himmlische Herkunft der Menschenseele und die Mittlerrolle des Schutzengels würden einstweilen vollauf genügen.“[204]

Waldorf-Dozent Christoph Lindenberg beschreibt in seinem, 1981 erschienen Buch *Die Lebensbedingungen des Erziehens - Von Waldorfschulen lernen*, wie bei der „pädagogischen Konferenz“ der Lehrer die „Schülerbesprechungen“ ausfallen: „Man fängt bei der äußeren Gestalt an. Man beginnt vielleicht so: Der Schüler ist blond, sehr dünnhäutig, hat zarte Glieder, wenig muskulös, wirkt leicht überanstrengt, die Hände sind oft feucht und kalt. Dann beschreibt man die Bewegung - wie ist der Gang, neigt er dazu zu trippeln[205], tritt er fest auf ... dann geht man zum Verhalten im Unterricht über...“[206] Angesichts dieser „Analyse“ fragen wir uns ernsthaft: Von Waldorfschulen lernen?

Fassen wir zusammen: Der irdische Mensch verkörpert die Fortsetzung des geistigen Lebens. Der Lehrer muß sich mit der Anthroposophie beschäftigen, „übersinnlich erziehend“ wirken und ein „Verteidiger“ des „Systems“ sein. Er soll ebenso der „Vermittler“ zwischen der „göttlichen Weltordnung“ und dem Kind sein, ein „Bildner“ des zukünftigen „Seeleninhalts“, der mit den aus der geistigen Welt „heruntergesandten“ Kräften arbeitet. Wenn der Lehrer das Zusammenspiel der Kräfte, die zwischen ihm und dem Kind wirken, auslebt, macht er das, was sich der äußeren „Sinnesbeobachtung“ entzieht, zu einer „esoterischen“ Angelegenheit und es erschließen sich für ihn die „spirituellen“ Quellen der Waldorfpädagogik. Durch das „Betreiben“ der anthroposophischen Menschenkunde erhält er das pädagogische „Talent“. Ein „guter“ Pädagoge muß demnach von der Anthroposophie ausgehen. Er darf sie nicht verleugnen, sondern soll sich Menschenerkenntnis aus der Geisteswissenschaft erwerben. Demzufolge forderte auch Steiner, daß der Waldorflehrer innerlich ein Anthroposoph sein müsse. Der Lehrer, der die richtigen „Instinkte“ hat und vom

> „Diese Ordnung und Sicherheit hat die Seelen der Kinder umgeben, bevor sie aus der göttlichen Vaterwelt herausgeboren wurden. Hier auf der Erde sollen sie anknüpfen können an ihre vorgeburtlichen Erlebnisse und sollen Vertrautes wiederfinden.“
>
> Freya Jaffke

[204] vgl. Freya Jaffke: Wie wird die Kindergartenarbeit zur 'Hülle' für die Lebenskräfte des Kindes?, in: Stefan Leber (Hrsg), Waldorfschule heute, S. 113
[205] Steiner läßt grüßen... (d. Verf.)
[206] Lindenberg, Die Lebensbedingungen des Erziehens, S. 38f.

Zusammenhang zwischen dem Menschen und den übersinnlichen Welten durchdrungen ist, wächst in die „spirituelle" Behandlung des Kindes hinein, das er als „göttliches Rätsel" sehen soll.

Für uns haftet an all dem etwas Sektiererisches. Die Zitate von Rudolf Steiner und die der gegenwärtigen Waldorfvertreter erhärten unsere zu Beginn des Kapitels vorangestellte These, daß der Lehrer in der Waldorfschule nicht Anthroposophie-neutral unterrichten kann, was wiederum ein gewichtiges Indiz für eine Weltanschauungsschule ist.

6. „Aneinander abschleifen" - Steiners Temperamentenlehre im Waldorfunterricht

Unsere These: Steiners Temperamentenlehre ist veraltet, defizitär und entzieht sich jeglicher analytischen Klarheit. Das Kind wird einer statischen Typologie untergeordnet und sein Verhalten einem Typus zugeordnet, was keine spezielle Individualität mehr zuläßt.

Durch die Temperamente kommt etwas zum Vorschein, was man als „Folge" der Erlebnisse von früheren „Erdendasein" bezeichnen kann, meinen die Anthroposophen. Geisteswissenschaftlich reiht sich also das „Temperament" in das „Karma" ein.[207] So betrachtet die anthroposophische Menschenkunde mit den Temperamenten die „Differenzierungen" des „Lebensleibes" im einzelnen. Der Mensch ist nämlich durch seine vier „Wesensglieder" der „reale" Mensch.[208] Durch die Maßnahmen, die Steiner empfohlen hat, kann dem noch „bildsamen" Menschen geholfen werden, sich „besser" ins Zentrum der Windrose der Temperamentenkräfte zu stellen, die gleichsam in alle vier Weltrichtungen auseinanderstreben.[209]

Zur Methodik des Erziehens und des Unterrichtes gehört es, so Steiner, die Kinder ihren Temperamenten[210] nach zu behandeln. Voraus-

[207] vgl. Fünfte Seminarbesprechung, Stuttgart, 26. August 1919, in: Rudolf Steiner, Erziehungskunst (TB 639), S. 52

[208] vgl. Schad, Erziehung ist Kunst, S. 84f.

[209] vgl. Baumann, ABC der Anthroposophie, S. 201

[210] Nach Steiner ist das melancholische Temperament dann gegeben, wenn das „Ich" beim Kind schon sehr stark entwickelt ist; das „Ich" herrscht also in den ersten Jahren vor; das „cholerische" Temperament ist dann gegeben, wenn der „Astralleib" vorwaltet; das „sanguinische" Temperament dann, wenn der „Ätherleib" vorwaltet und das „phlegmatische" Temperament, wenn der „physische Leib" vorherrscht, vgl. Erste Seminarbesprechung, Stuttgart, 21. August 1919, in: Rudolf Steiner, Erziehungkunst (TB 639), S. 10

setzung dafür ist allerdings, daß sich der Lehrer von einem „tieferen anthroposophischen Standpunkt“ aus die Fähigkeit aneignet, die verschiedenen Typen zu unterscheiden, was wiederum einer eingehenden Auseinandersetzung mit der Anthroposophie bedarf.

Im „geisteswissenschaftlichen“ Sinne wird die „Menschenwesenheit“ in „Astralleib“, „Ätherleib“, „Ich“ und „physischen Leib“ gegliedert. Bei einem Idealmenschen würde zwischen diesen vier Gliedern die von der „kosmischen Ordnung“ vorgezeichnete Harmonie walten, was in der Realität aber bei keinem der Fall ist. Dies zeige, daß der Mensch unvollständig ist und die Erziehung und der Unterricht dazu dienen sollen, den Menschen vollständig zu machen. Bei jedem Menschen herrsche eines der vier Glieder vor und der Unterricht und die Erziehung sollen eine Harmonisierung zwischen jenen einleiten.[211]

Sofern Steiner in der „Zuordnung“ von Äther- und Astralleib das Temperament begründet sieht, legt er seine Temperamentenlehre in einem „Vermittlungsgeschehen“ zwischen irdischer Existenz und kosmischem Ursprung des Menschen an. Das Temperament soll also die Verbindung zwischen „rassisch-allgemeinem“ und „kosmisch-individuellem“ sein, meint Wolfgang Schneider. So sei Steiners Lehre keine „Charakterisierung“ des Individums, sondern eine „Klassifizierung“ von Typen, die sich aus den Beziehungen zwischen Astralleib, Ich, physischem Leib und Ätherleib ergeben.[212]

Steiner unterscheidet Choleriker[213], Sanguiniker[214], Phlegmatiker[215] und Melancholiker[216]. Gleichzeitig stellt er fest, daß aus dem melancholi-

---

211 vgl. Erste Seminarbesprechung, Stuttgart, 21. August 1919, in: Rudolf Steiner, Erziehungskunst (TB 639), S. 9f.

212 vgl. Wolfgang Schneider, Das Menschenbild in der Waldorfpädagogik, S. 139

213 cholerisch = jähzornig, aufbrausend; Steiner zufolge ist das cholerische Kind immer ein „Stück“ hinter der „normalen“ Menschenentwicklung „zurückgeblieben“: „Die Säuglinge mit ihrem Zappeln - gerade wenn sie gesund sind, so zappeln sie viel - sind alle cholerisch. Das cholerische Kind aber behält etwas zurück vom Toben und Wüten des ganz kleinen Kindes. Dadurch lebt in dem cholerischen Kinde, dem acht-, neunjährigen Knaben oder Mädchen, drinnen noch der kleine Säugling weiter. Dadurch ist dieses Kind cholerisch, und man muß versuchen, dieses cholerische Kind dadurch zu behandeln, daß man das ‘kleine Kind’, das darinnen ist, allmählich zur Ablähmung bringt.“
vgl. Sechster Vortrag - Die Erziehung der jüngeren Kinder, der Lehrer als Erziehungskünstler (II), Oxford, 22. August 1922, in: Rudolf Steiner, Die geistig-seelischen Grundkräfte der Erziehungskunst (TB 604), S. 121

214 sanguinisch = lebhaft, temperamentvoll

215 phlegmatisch = schwerfällig, träge; nach Steiner wird das phlegmatische Kind nicht mit „offenem Munde“ dasitzen, sondern mit „zugemachtem Munde“, aber mit „hängenden“ Lippen. Er gibt den Lehrern einen Hinweis, wie man sich gegenüber solchen phlegmatischen Kinder verhalten kann: „Wenn die Gruppe dasitzt ... und Sie vorbeigehen ... könn-

schen Temperament der „Wahnsinn“ entsteht, wenn es zu sehr ausartet und nicht innerhalb der „seelischen“ Grenzen bleibt, sondern ins „Körperliche“ übergeht. Die „Ausartung“ des phlegmatischen Temperamentes hingegen sei der „Schwachsinn“ oder „Blödsinn“, die des Sanguinischen die „Narrheit“ und die des Cholerischen die „Tobsucht“.[217]

Folgt man Steiner, sind die melancholischen Kinder „in der Regel“ schlank und dünn, die sanguinischen die „normalsten“. Die phlegmatischen Kinder haben die Schultern „mehr heraus“ und können den Kopf wenig „gebrauchen“.[218] Die cholerischen haben einen „untersetzten“ Körperbau, so daß der Kopf beinahe im Körper „untersinkt“.[219]

---

ten Sie so etwas machen (Dr. Steiner schlägt mit dem Schlüsselbund auf den Tisch), wodurch Sie einen Schock hervorrufen, um die Kinder aufzuwecken, wodurch die Kinder dann übergehen von dem zugemachten zu dem offenen Mund. In diesem Moment, wo Sie sie schockiert haben, versuchen Sie, sie während fünf Minuten zu beschäftigen. Man muß sie durch eine äußere Veranlassung aus ihrer Lethargie herausbringen, aufstampern. Man muß dadurch, daß man auf das Unbewußte wirkt, dieses unregelmäßige Verbundensein des Ätherleibes mit dem physischen Körper bekämpfen. Man wird immer wieder ein anderes Mittel finden müssen, das sie schockiert und sie dadurch von ihren hängenden Lippen zum offenen Munde bringt...“
vgl. Zweite Seminarbesprechung, Stuttgart, 22. August 1919, in: Rudolf Steiner, Erziehungskunst (TB 639), S. 26f.

216 melancholisch = trübsinnig, schwermütig; auch über melancholische Kinder äußerte sich Steiner: „Die melancholische Anlage beruht auf einem nicht ganz vollständigen Unterkriegen des Stoffwechsels durch den geistig-seelischen Menschen. Der Nerven-Sinnesmensch ist der ungeistigste Teil des Menschen, ist der physischste Mensch. Am wenigsten physisch ist der Stoffwechselmensch. Der geistige Mensch steckt am meisten im Stoffwechselorganismus, ist dort aber am wenigsten zur Realisierung gekommen. Der Stoffwechselorganismus muß am meisten bearbeitet werden. Wenn der Stoffwechsel zuviel Beschwerde macht, dann offenbart sich in dem Brüten das innerliche Streben nach dem Geiste.“ (vgl. Fragenbeantwortung, in: Rudolf Steiner, Erziehungskunst, TB 639, S. 20) Oder: „Erst wenn wir wissen, wie die Seele, die hinauf will, der Geist, der in die Weite will, beschwert werden bei einem melancholischen Kinde durch die körperlichen Einlagerungen, die fortwährend aus den Drüsen heraus, den Körper beschwerend, in das übrige Körpergewebe hineinleben, erst wenn wir dieses Schwerwerden und dadurch Gefangennehmen der Aufmerksamkeit von seiten des Körperlichen richtig verstehen, dann erst kommen wir dem melancholischen Kinde bei.“ (vgl. Sechster Vortrag - Die Erziehung der jüngeren Kinder, der Lehrer als Erziehungskünstler II, Oxford, 22. August 1922, in: Rudolf Steiner, Die geistig-seelischen Grundkräfte der Erziehungskunst, TB 604, S. 118)

217 vgl. Vierte Seminarbesprechung, Stuttgart, 25. August 1919, in: Rudolf Steiner, Erziehungskunst (TB 639), S. 47

218 vgl. Sechster Vortrag - Die Erziehung der jüngeren Kinder, der Lehrer als Erziehungskünstler (II), Oxford, 22. August 1922, in: Rudolf Steiner, Die geistig-seelischen Grundkräfte der Erziehungskunst (TB 604), S. 120

219 vgl. Zweite Seminarbesprechung, Stuttgart, 22. August 1919, in: Rudolf Steiner, Erziehungskunst (TB 639), S. 28

Johannes Kiersch beweist in einer anthroposophischen Publikation aus dem Jahre 1991, wie ernst die Waldorfpädgogen Steiners „Lehre“ auch heute noch nehmen; es mag die Leser vielleicht erschrecken, wenn er in einer an Steiner anknüpfenden Diktion erklärt: „Melancholiker hören gern zu, wenn ihnen vom Leid anderer Menschen erzählt wird. Sie finden Trost darin, mit ihren oft tiefsinnigen Problemen und Erkenntnisschmerzen nicht ganz allein auf der Welt zu sein. Choleriker lieben Spannung und Dramatik, Sanguiniker ein möglichst vielseitiges, bewegtes Interesse für alles und jedes. Phlegmatiker sind mit Gesichtspunkten der Zweckmäßigkeit und Nützlichkeit zu überzeugen, mit Geldsachen oder auch mit Hinweisen auf schmackhaftes Essen.“[220]

Auch der Waldorfpädagoge Christoph Lindenberg bedient sich dieser Kategorien. Seiner Meinung nach müssen die sanguinischen und „flatterhaften“ Schüler durch das „Gleichmaß“ an „beständigen“ Übungen zu „Sicherheit“ und „Stetigkeit“ gebracht werden. Über Choleriker sagt er, wohlgemerkt in einer Publikation aus dem Jahre 1981: „Den Kämpfern, den Cholerikern wird der Lehrer bei ihren Kämpfen und Raufereien so wenig Aufmerksamkeit wie nur irgend möglich schenken, ihnen aber bei Gelegenheit das Bild ihres Verhaltens zeigen - etwa indem er zunächst mit aller Begeisterung, derer er fähig, einen Vulkanausbruch in seiner ganzen Macht und Schönheit beschreibt, um dann den Blick auf die Verheerungen der rohen Gewalt zu lenken und Interesse und Mitleid zu erzeugen.“[221] So gibt Lindenberg Lehrern den ernstgemeinten Rat, sich prügelnden Kindern „wenig Aufmerksamkeit“ zu schenken! Sollten aufmerksame Pädagogen nicht gerade das Gegenteil tun: die Kinder auseinander bringen, bevor es zu größeren Blessuren kommt, und mit ihnen sprechen. Gefangen in Steiners Temperamentenlehre vertritt Lindenberg hier recht zweifelhafte Vorstellungen, wie auf handgreifliche Auseinandersetzungen unter Jugendlichen zu reagieren sei.

> „Die melancholischen Kinder sind in der Regel schlank und dünn; die sanguinischen sind die normalsten; die, welche die Schultern mehr heraus haben, sind die phlegmatischen Kinder; die den untersetzten Bau haben, so daß der Kopf beinah untersinkt im Körper, sind die cholerischen Kinder.“
> Rudolf Steiner

220 Kiersch, Fragen an die Waldorfschule, S. 57

221 Christoph Lindenberg: Die Lebensbedingungen des Erziehens, Von Waldorfschulen lernen, Reinbek b. Hamburg 1981, S. 34f.

Kinder mit dem gleichen Temperament soll man zusammensetzen (die Jungen und Mädchen aber jeweils in ihren Gruppen voneinander getrennt), was für den Lehrer übersichtlicher ist. Steiner empfiehlt, als „Gegenpol" zur phlegmatischen Gruppe die cholerische zu haben und dazwischen die melancholische und sanguinische.[222] Er hält es auch für sinnvoll, das sanguinische Kind „straff" vor sich zu setzen und „dauernd" in Blickrichtung zu „halten", während für die melancholischen Schüler möglichst eine „gemütliche" Stimmung herrschen soll.[223] Durch die Bildung von „Temperamenten-Gruppen" üben die einzelnen Schüler angeblich „Selbstkorrektur". Phlegmatiker werden sich mit der Zeit so langweilig, daß sie eine „Antipathie" gegen das Phlegma bekommen und Choleriker prügeln sich so lange, bis sie sich dessen „überdrüssig" werden und wenn sie dann blaue Flecken haben, wirkt dies „ungeheuer kalmierend".[224] So würden sich die einzelnen Temperamente aneinander „abschleifen". Durch die richtige soziale „Behandlung" könne man das „Geheimnisvolle", das von Mensch zu Mensch wirkt, in ein „heilsames" Fahrwasser bringen.[225] Der Lehrer soll nun die „instinktive Gabe" entwickeln, die Kinder nach ihren Temperamenten zu behandeln, meint Steiner: „Einem cholerischen Kinde versuche man, möglichst in stößiger Weise, so daß man selber ins Cholerische hineinkommt, die Dinge beizubringen, und Sie werden sehen, wie es nach und nach sich abstößt von seiner Cholerik an der dargestellten Cholerik des Erziehers. Gleiches muß mit Gleichem behandelt werden."[226]

Ein vernünftiger Dialog sei kaum noch möglich, stellt Johannes Kiersch fest, wenn die Waldorfpädagogen darauf hinweisen, welche „Hilfe" für den zukünftigen Lebensweg des Kindes eine rechtzeitige Korrektur der „Temperamenteneigenschaften" bedeuten könne, und Kritiker dann behaupteten, die Waldorfschule wolle dadurch Schicksal „manipulieren" und „Karma-Lenkung" betreiben.[227] Die Kritik geht jedoch in

[222] vgl. Erste Seminarbesprechung, Stuttgart, 21. August 1919, in: Rudolf Steiner, Erziehungskunst (TB 639), S. 15

[223] vgl. Dritte Seminarbesprechung, Stuttgart, 23. August 1919, in: Rudolf Steiner, Erziehungskunst (TB 639), S. 33

[224] vgl. Sechster Vortrag - Die Erziehung der jüngeren Kinder, der Lehrer als Erziehungskünstler (II), Oxford, 22. August 1922, in: Rudolf Steiner, Die geistig-seelischen Grundkräfte der Erziehungskunst (TB 604), S. 123

[225] vgl. Sechster Vortrag - Die Erziehung der jüngeren Kinder, der Lehrer als Erziehungskünstler (II), Oxford, 22. August 1922, in: Rudolf Steiner, Die geistig-seelischen Grundkräfte der Erziehungskunst (TB 604), S. 123

[226] vgl. Vierter Vortrag, Torquay, 15. August 1924, in: Rudolf Steiner, Die Kunst des Erziehens (TB 674), S. 70

[227] vgl. Kiersch, Fragen an die Waldorfschule, S. 56

eine ganz andere Richtung. Dr. Heiner Ullrich vom Pädagogischen Institut der Universität Mainz beispielsweise, erlangt in Hinblick auf Steiners „Temperamentenlehre" die Schlußfolgerung, daß diese gegenüber dem heutigen Forschungsstand als „defizitär" und „anachronistisch" eingeschätzt werden muß: „Steiner entwickelt seine Lehre als wahrhaftiger Dogmatiker, indem er von jeder Auseinandersetzung mit den Theorien und Resultaten der zeitgenössischen Persönlichkeitsforschung absieht. Indem Steiner eklektizistisch[228] in beträchtlichem Ausmaß auf vorwissenschaftlich-spekulative Formen der Seelenkunde zurückgreift, entzieht er sich der für die neuzeitlichen Wissenschaften charakteristischen Forderung nach analytischer Klarheit und empirischer Bewährung."[229]

Wolfgang Schneider resümiert ähnlich: „So wird der Mensch zum Spezialfall eines Allgemeinen und zwar um so mehr, als diese Typologie statisch ist. Damit ist der einzelne nicht nur in seiner Individualität vor aller selbständigen Entwicklung festgelegt, sondern gleichermaßen das Verhalten zu ihm als einem solchen Typus, und wird menschliche Begegnung - dies hat vor allem seine Auswirkungen im Bereich des Pädagogischen - zum standardisierten Ritual werden müssen. Eine freie Begegnung zwischen Menschen um der Gestaltung solcher Freiheit willen ist unmöglich."[230]

Selbst der Anthroposoph Johannes Kiersch muß zugeben: „Dabei zeigt sich nur allzu klar, wie kümmerlich unsere Temperamentenlehre dasteht, wenn wir sie als einen Beitrag zur empirisch-deskriptiven Psychologie verstehen, und wie wenig überzeugend die bisherigen Versuche von anthroposophischer Seite sind, sie im Sinne einer solchen Psychologie aufzufassen und auszubauen." Deshalb macht er auch schnell die Kehrtwendung und schränkt plötzlich, da sie wissenschaftlich nicht zu halten ist, ein, daß Steiners Temperamenteneinteilung nicht ein Mittel der wissenschaftlichen Beschreibung sei, sondern eine „Provokation" zur „Erweckung" lebendiger Erziehungskunst.[231] Unserer Ansicht nach ist es mehr als bedenklich, wenn nach dieser Temperamentenlehre heutzutage in der Waldorfschule erzogen wird.

---

228 Eklektiker = jemand, der aus verschiedenen philos. Systemen das ihm Passende „auswählt".

229 Ullrich, Waldorfpädagogik und okkulte Weltanschauung, S. 180

230 vgl. Wolfgang Schneider, Das Menschenbild in der Waldorfpädagogik, S. 141f.

231 Johannes Kiersch: Fruchtbare Kritik, sowie: Weirauch, „Kritik, wo ist dein Stachel?, Interview mit Johannes Kiersch, in: Waldorfschule und Anthroposophie, Flensburger Hefte 15, S. 99 und S. 114

7. „In eine höhere Sphäre seines Seelenlebens entrücken“ - Waldorfunterricht, Anthroposophie und Rudolf Steiner

Unsere These: Der Lehrer an einer Waldorfschule vermittelt anthroposophisches Gedankengut, weil er selbst, will er überhaupt Waldorfpädagoge sein, sich mit Steiners Geisteswissenschaft beschäftigen muß.

Zwar bedeutet dies nicht, daß die Lehrkräfte immer zugleich auch Anthroposophen sind. Doch über ihre „Gesinnung“ und anthroposophischen Kenntnisse, die sie zweifellos besitzen müssen, fließt die Anthroposophie durch die Hintertür in den Unterricht mit ein, auch wenn es kein Unterrichtsfach „Anthroposophie“ gibt. Dies wird besonders deutlich am Eurythmie- und Pflanzenkundeunterricht. Aber auch in anderen Fächern wird, unserer Meinung nach, auf die Grundlagen der Geisteswissenschaft zurückgegriffen und den Kindern ein Weltbild vermittelt, das auf anthroposophischen Ansichten basiert.

Die Leser mögen vor allem die „anthroposophie-geschwängerte“ Diktion und das anthroposophische Gedankengut beachten, die hinter den Ansichten über Kinder, dem Lehrplan und den einzelnen Unterrichtsfächern stehen.

7.1. Anthroposophische Ansichten über das Kind

7.1.1. „Wer nur mit dem Kopf denkt, bekommt später Gicht“

Um unsere obige These zu erhärten, möchten wir zu Beginn dieser Betrachtung die anthroposophischen und waldorfpädagogischen Ansichten über das Kind und den Unterricht darstellen. Die anthroposophische Sprache wird dabei ebenso deutlich erkennbar wie das anthroposophische Gedankengut, aus dem heraus es erst möglich wird, überhaupt so zu formulieren.

Ein Kind, das mit den Fersen „fest“ auf dem Boden „auftritt“, zeige, daß es sich im vorhergehenden „Erdenleben“ für „alles“ interessierte und „fest“ im Leben „drinnen steckte“, verkündet Steiner. Gerade aus diesen Kindern, die fest mit der Ferse auftreten, müsse man die „Dinge“ herausholen. Die anderen, die „trippeln“, haben das vorige Erdenleben nur in „flüchtiger Weise“ vollbracht, aus ihnen könne man nicht viel herausholen.[232] Und weiter: Wer nur mit dem „Kopf" denkt und nicht mit den „Gliedern" und dem „übrigen" Organismus, warnt Steiner, der könne sich später „nicht behaupten" und kriege die „Gicht".[233]

Über „kranke" Kinder wurde schon in den Lehrerkonferenzen im Jahre 1919 gesprochen. Wir zitieren die Passagen, um den Lesern zu zeigen, inwieweit die anthroposophische Diktion von Steiner in Gegenwart der ersten Waldorflehrer benutzt wurde. „Dr. Steiner: Die A.S. ist schwachsinnig, ein wenig: sie kann nicht aufmerksam sein. Der E.E. der Bolschewist, hat sich sehr gebessert. Bei ihm liegt eine Abnormität der Gehirnhaut vor, eine abnorme Kopf- und Hirnhautbildung. Er hat zuckende Krämpfe; vielleicht ist es eine Schädigung, durch eine Zangengeburt, es kann aber auch vererbt sein. Da handelt es sich um eine Ausschaltung des Ätherleibes. (...) Bei dem G.R. ist, weil ihm ein Bein fehlt, eine andere Einstellung der übersinnlichen Glieder vorhanden. Das Seelenleben eines solchen Krüppelkindes indes ist zu geistig. Man müßte ihm Interesse erwecken für spirituell schwieriges Seelisches, ihn dorthinlenken und ihn ins Seelische zurückführen."[234]; oder: „Der O.R. in der 8. Klasse ist schläfrig, ein seelischer Regenwurm."[235] Sind diese unglaublichen Worte etwa der Grund dafür, wieso zu Beginn jenes Buches, aus dem wir zitiert haben, darauf hingewiesen wird, daß die „Wortlaute" der Konferenzen „nicht zur Veröffentlichung" gedacht waren?

> „Wenn man nur mit dem Kopfe denkt, nicht mit den Gliedern und dem übrigen Organismus denkt, dann können sie sich später auch nicht behaupten, und man kriegt die Gicht."
>
> Rudolf Steiner

Ebenfalls erläutert Steiner, wenn jemand „liegende" Haare hat, wird er sich die Schrift des Lehrers „aneignen", was ein Kind mit „struppigen" Haaren nicht tun würde.[236] Oder wenn ein Kind den „Titel" zu seinem Namen schreibt und das Ich „unterstreicht": „Das ist ein Verbrechertypus, der kann ein Schriftfälscher werden. Ausgesprochene Anlage zum Ver-

---

232 vgl. Zweiter Vortrag, Torquay, 13. August 1924, in: Rudolf Steiner, Die Kunst des Erziehens (TB 674), S. 29

233 vgl. Fünfter Vortrag, Torquay, 16. August 1924, in: Rudolf Steiner, Die Kunst des Erziehens (TB 674), S. 90

234 Rudolf Steiner: Konferenz vom Montag, 22. Dezember 1919, 9. Uhr, in: Konferenzen mit den Lehrern der Freien Waldorfschule, S. 113

235 Rudolf Steiner: Konferenz vom Donnerstag, 1. Januar 1920, 14.30 Uhr, in: Konferenzen mit den Lehrern der Freien Waldorfschule, S. 117

236 Rudolf Steiner: Konferenz vom Mittwoch, 9. Juni 1920, 16-19 Uhr, in: Konferenzen mit Lehrer der Freien Waldorfschule, S. 128

brechertypus. Er kann viel besser schreiben. Ein ausgesprochener Verbrechertypus. Bei ihm müßte man eine Art seelischen Korrektionsunterricht einrichten. (...) Der Vater ist infantil."[237]

Für Stefan Leber vom *Bund der Freien Waldorfschulen* sind die Kinder heute anders als früher, etwa kann das Interesse „weniger lang" aufrechterhalten werden; sie sind „häufiger" unruhig, „durchaus" beweglich, aber „weniger" ausdauernd. Ihm fällt eine „größere" Ungeschicklichkeit bezüglich der „Körperbewegung" wie „Körperbeherrschung" auf und eine etwas „reduzierte" Geschicklichkeit der Hände, der „mangelnde" sichere Zugriff bei „elementarsten" Tätigkeiten. Den Kindern heutzutage falle das „Durchhalten" schwer. Dies gilt zunächst für den Beginn der Schulzeit, später treten andere „Züge" hinzu. So verwandelt sich die „höhere" Sensibilität der „Sinneswahrnehmung", besonders im „Sehbereich" in eine „nach innen", meint Leber.[238] Eine wahrhaft „kühne" Behauptung und somit wahrscheinlich auch nur von einem Anthroposophen für Anthroposophen zu deuten.

7.1.2. Die „Überlastung" des Gedächtnisses und das zu frühe „Urteilüben"

Was im Leben eigentlich selbstverständlich ist, soll nicht als Anschauungsunterricht[239] gegeben werden, so Steiner. Den Anschauungsunterricht sollte man durchaus in eine höhere „Sphäre" heben, denn durch ihn soll das Kind zu gleicher Zeit ebenfalls in eine höhere „Sphäre" seines „Seelenlebens" entrückt werden. Manches im Unterricht soll unausgesprochen bleiben, damit sich das Kind mit seinen „Seelenkräften" weiterhin damit befaßt. Es sei nicht gut, wenn man alles bis zum allerletzten erklärt.[240]

Das Denken soll nie von dem „Anschaulichen" gelöst werden, weil dann der Intellektualismus zu früh an das Kind „herankommt" und es dadurch „verdorben" wird. Man „züchtet" in ihm die „Austrocknung" des

---

237 Rudolf Steiner: Konferenz vom Mittwoch, 14. Juni 1920, 15-17.30 Uhr und 21.30 - 0.45 Uhr, in: Konferenzen mit den Lehrern der Freien Waldorfschule, S. 151f.

238 vgl. Leber, Waldorfschule heute, S. 56f.

239 Was Steiner unter „Anschauungsunterricht" versteht, schreibt er in *Erziehungskunst - Methodisch-Didaktisches* (TB 618), S. 184: „Unterrichtspraxis wird sie nur, wenn man dasjenige vermeidet, was heute vielfach in den Beispielen gegeben wird, die in den Büchern stehen, die von Didaktik handeln. Da wird von Anschauungsunterricht gesprochen."

240 vgl. Zehnter Vortrag, Stuttgart, 1. September 1919, in: Rudolf Steiner, Erziehungskunst (TB 618), S. 146, sowie: Vierzehnter Vortrag, Stuttgart, 5. September 1919, ebd., S. 185

physischen Leibes, die Sklerose.[241] Steiner beschreibt, was geschieht, wenn ein Mensch „viel gedacht“ hat: „dann ist im Inneren sein Gehirn ein recht merkwürdiges Gebilde geworden. Dann ist es überall durchsetzt mit Ablagerungen, namentlich mit Phosphorverbindungen, die so herumliegen im Gehirn. Das hat sich abgesondert während des Denkens. Gerade wenn man aus sich selber nachdenkt und selber die Ideen bildet, dann ist das Gehirn - verzeihen Sie das harte Wort - voller Unrat, voller Absonderungsprodukte, namentlich Phosphorsäureverbindungen; die schmieren sich dann so durch das Gehirn. Diese Schmierprodukte, diese Absonderungsprodukte, die müssen nun erst durch Schlaf, dasjenige, was der Mensch an Ruhe hat, wiederum weggeführt werden aus dem Organismus. Das Denken hat nämlich als einen Parallelprozeß im Gehirn nicht einen Wachstumsprozeß, nicht einen Verdauungsprozeß, sondern einen Absonderungsprozeß. Und wenn ich mit jemanden einen Urteilgedanken erst bilde, wenn er so reif geworden ist, daß er das 14., 15., 16. Lebensjahr hat, dann bilde ich mit ihm zusammen diesen Absonderungsprozeß. Es kommt bis zu der Absonderung. Dann fühlt er seinen Menschen drinnen in diesem Absondern.“[242]

> „Gerade wenn man aus sich selber nachdenkt und selber Ideen bildet, dann ist das Gehirn ... voller Unrat, voller Absonderungsprodukte, namentlich Phosphorsäureverbindungen; die schmieren sich dann so durch das Gehirn.“
>
> Rudolf Steiner

Steiner hat auch eine Erklärung, warum ein Kind, das mit etwas „rosigem“ Gesicht in die Schule gekommen, „blaß“[243] geworden ist: der Lehrer hat ihm zuviel „Gedächtnismaterial“ gegeben. Wenn es fünfzig ist, wird es dadurch, daß man es mit acht, neun Jahren „überladen“ hat, wahrscheinlich unter „furchtbarer Sklerose“ leiden oder „Arterienverkalkung“ haben.[244] Die Folgen der „Überlastung“ des Gedächtnisses bedeute für

[241] vgl. Fünfter Vortrag, Torquay, 16. August 1924, in: Rudolf Steiner, Die Kunst des Erziehens (TB 674), S. 89

[242] vgl. Neunter Vortrag - Die Erziehung des Menschen im Reifealter und die Lebensbedingungen des Lehrers, in: Rudolf Steiner, Die geistig-seelischen Grundkräfte der Erziehungskunst (TB 604), S. 172, 173

[243] An anderer Stelle geht Steiner wiederum darauf ein: „Beobachten Sie einmal, wie unterschiedlich im Erinnern Kinder sind, die blaß sind, gegenüber solchen Kindern, die rotes, gutes Inkarnat haben; oder wie unterschiedlich in bezug auf das Erinnerungsvermögen die verschiedenen Menschenrassen voneinander sind.“ (vgl. Dritter Vortrag, Stuttgart, 21. September 1920, in: Rudolf Steiner, Meditativ erarbeitete Menschenkunde, TB 730, S. 44)

[244] vgl. Erster Vortrag, Torquay, 12. August 1924, in: Rudolf Steiner, Die Kunst des Erziehens, S. 13f.

den Menschen, daß man ihn im „späteren" Leben mit „Rheutmatismus" und „Gicht" beobachten könne.[245] Zwischen dem 7. und 12. Jahr werde in den anderen Schulen der Fehler gemacht, daß man zu sehr „intellektuell" unterrichte, sagt Steiner. Es werde zuviel nach dem Intellekt „hingearbeitet", so daß man in die Waldorfschule Kinder „hereinbekommen" würde, welche schon einen stark „greisenhaften" Zug in sich haben, wegen dieses „quergegangenen" Unterrichts und der Erziehung.[246] Der „intellektuellische" Verstand sei „leer" geworden und die Geisteswissenschaft gebe ihm etwas, wodurch er aus sich selbst heraus diese Leerheit „erfüllen" kann. Der „passiv" gewordene Verstand des intellektuellistischen Zeitalters müsse „aktiv" werden. Dies erreiche man, wenn man sich mit einer Vorstellungswelt beschäftigt, denn Geisteswissenschaft ist „innerliches Tun". Diese „innerliche Selbsterziehung" überwinde die „abstrakte Geistigkeit" und die „Geistes- und Seelenverfassung" des Menschen werde eine „andere".[247] Wenn die „Ohnmacht" des Intellektuellen empfunden wird, komme man in das Spirituelle hinein.[248]

> „Wenn ich dem Kinde dynamische, mechanische Vorstellungen beibringe vor dem 11. Jahre, da stocken diese Vorstellungen im Gehirn, da sammeln sie sich an, da machen sie das Gehirn hart, so daß es später in jugendlichen Jahren zur Migräne wird und noch später sich verhärtet."
>
> Rudolf Steiner

Wenn den Kindern vor dem 11. Lebensjahr „dynamische" und „mechanische" Vorstellungen beigebracht werden, „stocken" diese Vorstellungen im Gehirn, „sammeln" sich dort an und machen es „hart", so daß es später zur „Migräne" wird. Werden in diesem Alter abgeschlossene „Geschichtsbilder" und Bilder aus der „Pflanzenwelt" gelehrt, gehen die Vorstellungen in das Gehirn, durch das Nervensystem in den

245 vgl. Fünfter Vortrag - Die Erziehung der jüngeren Kinder, der Lehrer als Erziehungskünstler (I), Oxford, 21. August 1922, in: Rudolf Steiner, Die geistig-seelischen Grundkräfte der Erziehungskunst (TB 604), S. 108

246 vgl. Dreizehnter Vortrag, Stuttgart, 4. September 1919, in: Rudolf Steiner, Erziehungskunst (TB 618), S. 173

247 vgl. Vierter Vortrag - Der Erzieher als Bildner des zukünftigen menschlichen Seeleninhalts, Basel, 23. April 1920, in: Rudolf Steiner, Die Erneuerung der pädagogisch-didaktischen Kunst (TB 708), S. 62f.

248 vgl. Zweiter Vortrag - Die spirituelle Grundlage der Erziehung (II), Oxford, 17. August 1922, in: Rudolf Steiner, Die geistig-seelischen Grundkräfte der Erziehungskunst (TB 604), S. 38

„ganzen“ Leib hinein, wo sie sich mit dem „weichen“ Muskelsystem „verbinden“. So „baut“ man sich das auf, was „im“ Kind „geschieht“.[249]

Die Ergebnisse der experimentellen Psychologie sind als naturwissenschaftliche Erkenntnisse sehr „wertvoll“, meint Steiner. Für den Unterricht soll man sie aber erst verwenden, wenn man sie im „Lichte“ einer „Anschauung“ über die „spirituelle“ Menschenwesenheit erkennt.[250] Nach Steiner sollte am Vormittag ein Unterricht erteilt werden, der sich an „Geist“ und „Seele“ wendet, nachmittags dann das „Eurythmisch-Künstlerische“.[251] Steiner ist davon überzeugt, wenn dem Kind Musikalisches und Zeichnerisches beigebracht wird, unterrichtet man den „Seelengeist“ oder die „Geistseele“. Auf dem Gebiet des „Allerphysischsten“ wird Lesen und Schreiben gelehrt, weniger „physisch“ hingegen ist das Rechnen. Die drei Impulse des „Überphysischen“ im Künstlerischen, des „Halbphysischen“ im Rechnen und „Ganzphysischen“ im Lesen und Schreiben kann man miteinander verbinden, um eine „Harmonisierung“ des Menschen hervorzurufen.[252]

Steiner drückt es noch anders aus: Man müsse „Kunst“ lehren im Zeichnen, „Seelisches“ lehren im Rechnen und auf „künstlerische Art Konventionelles“ lehren im Lesen und Schreiben. Der ganze Unterricht soll mit einem künstlerischen Element durchdrungen werden. Was mit dem Konventionellen zusammenhängt, hat nur etwas mit dem „Kopfmenschen“ zu tun, während das Künstlerische auf die „Willensnatur“ des Menschen wirke.[253] Die Urteilsfähigkeit des Menschen wird am wenigsten ausgebildet, wenn man ihm logische Aufgaben gibt, dann wird er nämlich ein Mensch, der im „späteren“ Leben immer nur nach einem Schema urteilen kann. Das „Urteilüben“ hat zur Folge, daß zu viel Salz abgelagert, der Mensch gleichsam „durchsalzt“ wird. Steiner: „Er neigt dann allzuleicht zu Schweißbildung, die wir allzugut bemerken können, wenn wir Kinder zu stark urteilsfähig anstrengen. Dann schwitzen sie in

249 vgl. Sechster Vortrag - Die Erziehung der jüngeren Kinder, der Lehrer als Erziehungskünstler (II), Oxford, 22. August 1922, in: Rudolf Steiner, Die geistig-seelischen Grundkräfte der Erziehungskunst (TB 604), S. 116

250 vgl. Vierter Vortrag - Die Erziehung und die Grundstimmung des Erziehers, Oxford, 19. August 1922, in: Rudolf Steiner, Die geistig-seelischen Grundkräfte der Erziehungskunst (TB 604), S. 67

251 vgl. Aus der Aussprache am Elternabend vom 9. Mai 1922, in: Rudolf Steiner in der Waldorfschule (TB 671), S. 141

252 vgl. Erster Vortrag, Stuttgart 21. August 1919, in: Rudolf Steiner, Erziehungskunst (TB 618), S. 9

253 vgl. Erster Vortrag, Stuttgart, 21. August 1919, in: Rudolf Steiner, Erziehungskunst (TB 618) S. 10f.

der Nacht viel."[254] Steiner meinte weiter, daß man durch all das, was man sich ohne geisteswissenschaftliche (anthroposophische) Schulung an Urteilskraft, Gefühlsleben und Charakter erwirbt, nicht imstande sein werde, die „Wahrnehmung" der eigenen Wesenheit in ihrer „wahren" Gestalt ohne weiteres zu ertragen: „Man würde durch diese Wahrnehmung alles Selbstgefühl, Selbstvertrauen und Selbstbewußtsein verlieren."[255]

Steiner scheint kein gutes Verhältnis zu jenen Schülern gehabt zu haben, die überdurchschnittlich intelligent waren. In einer Seminarbesprechung rät er den Lehrern, von solchen „Strebern" so übergroße Leistungen zu verlangen, die sie nicht erfüllen können; man solle darauf achten, daß nicht die „größere Begabung" in „ehrgeizigen Egoismus" übergehe. O-Ton Steiner: „Man stellt ihm Aufgaben, die ihm zu groß sind, und versucht, ihm klarzumachen, wenn er diese übergroßen Aufgaben lösen muß, so ist es deshalb, weil er sich hervortun will. Es ist schwerer für ihn, diese Eigenschaften zu bekämpfen, als übergroße Aufgaben zu lösen. Aber unangenehmer ist es für ihn, diese Aufgaben zu machen. Deshalb wird er sich bemühen. Wir müssen ihm sagen, daß er solche Aufgaben deshalb bekommt, weil er sich hervordrängt. Aber wenn er diese Eigenschaften bekämpft, wird er keine anderen Aufgaben machen müssen als die übrige Klasse. (...) Sie werden sehen, daß Sie den Schüler nach einiger Zeit kuriert haben werden, wenn Sie diese Methode anwenden."[256]

Das hat Steiner vor vielen Jahrzehnten geschrieben. Aber auch heute klingt das, was die Anthroposophen von sich geben, nicht viel anders. Ernst-Michael Kranich, der Leiter des Seminars für Waldorfpädagogik zum Beispiel, schreibt im Jahre 1996 (!): „Heute ist die Grundlage menschlichen Handelns und menschlicher Entwicklung gefährdet. Die Zahl der hyperaktiven und aufmerksamkeitsgestörten Kinder hat im vergangenen Jahrzehnt erschreckend zugenommen. Sie fallen 'durch ihre motorische Unruhe, ihre instabile Körperhaltung, ihr Unvermögen, lange in der gleichen Körperstellung zu verbleiben, sodann aber auch in der Plumpheit, fehlenden Koordination und Präzision der Bewegungsabläufe' auf. Das alles weist darauf hin, daß die Entwicklung zur aufrechten Haltung gestört ist. Das Kind kommt nicht dazu, durch Überwindung der Schwere in sich zu ruhen, d.h, mit seinem Ich den Leib richtig zu durch-

254 vgl. Dritter Vortrag, Stuttgart, 14. Juni 1921, in: Rudolf Steiner, Menschenerkenntnis als Grundlage der Pädagogik (TB 657), S. 50

255 vgl. Rudolf Steiner: Die Geheimwissenschaft im Umriß, GA 13, Dornach 1967, S. 377ff. sowie Rudolf Steiner: Ausgewählte Werke, Frankfurt 1985, Band 5

256 vgl. Sechste Seminarbesprechung, Stuttgart, 27. August 1919, in: Rudolf Steiner, Erziehungskunst (TB 639), S. 69f.

dringen. (...) Der Einbruch von Hektik in unser Leben durch die Technik, die Flut erregender Eindrücke, nicht zuletzt vom Bildschirm und aus der Schallkulisse von Radio und Kassettenrekorder wirken auf das Kind ein, während es gerade seine Willenskräfte im Bemühen um aufrechte Haltung und freies Gehen entwickelt. Sie vibrieren in die Willensorganisation hinein und werden zu Erregungen, die die menschliche Entwicklung beeinträchtigen."[257]

Auch die Schulärztin Dr. Michaela Glöckler berichtet 1996 davon, daß bereits Steiner darauf aufmerksam gemacht hat, wenn der Unterricht langweilig sei, habe dies Auswirkungen auf die „Sekretion" der Magenschleimhaut: „Sie verdauen in diesem Falle ihr Frühstück nicht recht. Es muß prickeln im Unterricht, damit das Frühstück richtig verarbeitet wird. Der Lehrer muß Pepsin- und Magensäurebildung mit im Auge haben, wenn er unterrichtet. (...) Daß dies keine kleine Anforderung an den Lehrer ist, weiß ich aus den Unterrichtsepochen, die ich als Schulärztin zu geben hatte, selbst sehr gut."[258] Dies muß wohl nicht weiter kommentiert werden.

> „Wenn zu früh wissenschaftlicher Unterricht einsetzt, so ist sogar das leibliche Wachstum in einer feinen Weise gestört. Nicht umsonst beobachtet man oft, daß Kinder gerade in den Schulferien einen Wachstumsschub durchmachen."
> Dr. Wolfgang Schad

Dr. Wolfgang Schad, der Leiter des Instituts für Evolutionsbiologie und Morphologie an der Universität Witten/Herdecke[259], greift Steiners abstruse These in seinem Buch *Erziehung ist Kunst* aus dem Jahre 1994 wieder auf: „Je früher ich ein Kind zum gezielten und angestrengten Denken anrege, desto eher entziehe ich seinem leiblichen Organismus Kräfte. Wenn zu früh wissenschaftlicher Unterricht einsetzt, so ist sogar das leibliche Wachstum in einer feinen Weise gestört. Nicht umsonst beobachtet man oft, daß Kinder gerade in den Schulferien einen Wachstumsschub durchmachen."[260] Schad spricht weiter davon, daß die Menschen später gegen das Denken „allergisch" werden, wenn man sie zu früh zum „abstrahierenden" Denken zwingt. Diese „unverdauten" Gedanken, verfrüht „eingeträufelte" Gedanken-

257 Ernst-Michael Kranich: Das Ich in der Entwicklung des Kindes und des jugendlichen Menschen, in Stefan Leber (Hrsg.), Waldorfschule heute, S. 71f.
258 Glöckler, Erziehung als therapeutische Aufgabe, S. 192
259 sowie ehemaliger Waldorflehrer und Leiter der Pädagogischen Forschungsstelle des *Bundes der Freien Waldorfschulen* in Stuttgart
260 vgl. Wolfgang Schad: Erziehung ist Kunst, Pädagogik aus Anthroposophie, Verlag Freies Geistesleben, Stuttgart 1994, S. 47

formen rufen eine psychische „Abwehrreaktion“ hervor und man hat keine Lust mehr, „sinnvoll“ zu denken, weil es dann auch „eher“ schwer fällt.[261]

Wir können nur mit dem Kopf schütteln, wenn Michaela Glöckler, eine promovierte Medizinerin, noch im Jahre 1996 über das „Urteilen“ von sich gibt: „Denn in der Zeit bis zum 16. Lebensjahr, in der Herz und Atmung ihre Grundreifung vollenden, werden die Schüler urteilsbegabt. Man kann spüren, wie ihr Aufschnaufen und Sich-Luft-Machen mit der Atmung zusammenhängt. Was ist Urteilen anderes als ein geistiges Ein- und Ausatmen: ein Aufnehmen und Vor-sich-Hinstellen, ein Hören und Abwägen, ein Erinnern und Beurteilen, ein Sich-Öffnen und Sich-Distanzieren.“[262] Aber damit nicht genug, sie „lobt“ Steiners „Erkenntnisse“ und begibt sich dabei auf die gleiche Stufe mit ihm: „Rudolf Steiner hat die Identität um Wachstums-, Regenerations- und Gedankentätigkeit erkannt und damit ein neues Paradigma geschaffen zum Verständnis psychosomatischer Phänomene und Zusammenhänge. Wird auf dieser Grundlage pädagogisch gearbeitet, so kann einem aufgehen, wie man mit der Pflege des Denkens zugleich auch in den Bereich der leiblichen Aufbauvorgänge hineinwirkt. Irrtum, verschwommenes, verworrenes Denken wirkt kränkend. Eine geistige Hygiene, ein klarer gedanklicher Aufbau des Unterrichts mit guten Wiederholungen und sorgfältig geführten Gesprächen - damit pflegen wir zugleich die Lebenskräfte der uns anvertrauten Kinder.“ Auf diese Weise werden die Kinder, so Glöckler weiter, „geistig klarer“ und „seelisch harmonischer“. Was ein Lehrer und Erzieher im ersten Lebensdrittel am heranwachsenden Kind tut, hat seine gesundheitliche Folgen „insbesondere“ im letzten Lebensdrittel. So folgert sie weiter, wenn man die Urteilskraft durch „unrichtige Bestätigung“ des Denkens zu früh in Anspruch nimmt, durch unharmonische „seelische“ Einwirkung die „Lebenskräfte“ der Kinder schwächt und „stört“, so hat man die „Krankheitsdisposition“ für das „spätere“ Leben „veranlagt“.[263]

Der Lehrer habe auch die Aufgabe, die „Grundlage“ des „Urteilens“ durch Darstellung der Tatsachen zu schaffen. Den Einwand, daß der Lehrer alleine durch die Auswahl der Tatsachen ein Urteil „vorformen“ könnte, läßt der Waldorf-Dozent Wenzel M. Götte nicht gelten. Für ihn ist das Üben des selbständigen freien Urteilens die Grundlage dafür, bei

261 vgl. Schad, Erziehung ist Kunst, S. 47
262 Glöckler, Erziehung als therapeutische Aufgabe, S. 193
263 Glöckler, Erziehung als therapeutische Aufgabe, S. 195

den Schülern die Fähigkeit zu entwickeln, was „bloße" Meinung ist, in eine wirklich eigenständige Anschauung „aufzulösen". Dies ist, nach Götte, das beste Argument gegen den Einwand, in Waldorfschulen werde durch die Auswahl des Stoffes „verdeckt" Anthroposophie betrieben. So sieht die Waldorfpädagogik in der vorzeitigen „Mündigsprechung" der Schüler eine Gefahr, urteilt Heinz Kloss, denn sie weiß, daß ein zu frühes „Anrufen" der selbständigen Urteilskräfte, den Kindern andere Kräfte „entzieht", die sie noch zum weiteren geistigen und seelischen Wachstum brauchen.[264] Noch in neuester Zeit wird verkündet, daß das Kind erst in der 8. Klasse, mit der die Unterstufe endet, seine „Erdenreife" (!) erreicht und nun seine „intellektuellen" Kräfte stärker zur Geltung bringen will.[265]

Es bleibt von uns aus festzustellen, daß die anthroposophischen „Weisheiten" weit vom Stand der Wissenschaft entfernt, oft völlig irrational und esoterisch sind und unserer Meinung nach nicht viel mit „Wissensvermittlung" zu tun haben.

7.2. „Keine vorschriftsmäßige Übermittlung von Lehrstoffen" - Der Lehrplan

Die Schulzeit muß, nach Steiner, in drei „Epochen" eingeteilt werden. In den ersten Jahren soll die „Nachahmung" vom Autoritätsprinzip „durchwirkt" sein. Vom 9. bis 12. Lebensjahr soll das „Autoritätsprinzip" immer mehr „übergreifen" und die Nachahmung zurücktreten, im 9. Lebensjahr löst sich das „Ich" im eigenen „inneren" Erleben vom Kind ab und im 12. Lebensjahr erwacht dann die Urteilskraft.[266]

Das „Lebenselement" der Waldorfschule sind die Künste. Der Lehrplan umfaßt deshalb ausgedehnte gemeinsame „Rezitationen" vor dem Hauptunterricht. Hinzu kommen regelmäßige Ausstellungen, Theateraufführungen und „Monatsfeiern".[267] Die „Grundpfeiler" des Unterrichts sind „Phantasie" und „Bildhaftigkeit". Der Lehrer sollte in den Kindern Bilder entwickeln, die „verwandlungsfähig" sind und mit der kindlichen Seele „mitwachsen" können. Dieser künstlerisch „verwandelte" Unterrichtsstoff kann nicht in Büchern wiedergefunden werden. Jede Klasse legt deshalb ihre „Bücher" an, die Epochenhefte. Die Texte darin werden

---

264 vgl. Heinz Kloss: Waldorfpädagogik und Staatsschulwesen, Stuttgart 1955, S. 40
265 vgl. Baumann, ABC der Anthroposophie, S. 198
266 vgl. Fünfter Vortrag - Einiges über den Lehrplan, Basel, 26. April 1920, in: Rudolf Steiner, Die Erneuerung der pädagogisch-didaktischen Kunst (TB 708), S. 83
267 Kiersch, Die Waldorfpädagogik, S. 46

vom Lehrer oder in den höheren Klassen durch Schülerarbeit angefertigt. Der „Charakter“ des Lehrplans, „Bild“ und „Phantasie“ sind so individuell mit dem einzelnen Lehrer verbunden, daß derselbe Unterrichtsgegenstand nie in derselben Weise von einem Kollegen unterrichtet werden kann. Durch dieses „Freiheitselement“ kann der Waldorf-Lehrer seine eigene „Methode“ entwickeln, welche er dann mit den „Bedingungen“, die sich aus der Kenntnis der Entwicklung des Schülers ergeben, in Einklang zu bringen versucht.[268]

In den Waldorfschulen besteht „Zurückhaltung“ gegenüber „lektionierten“ Lehrbüchern, weil sie das Wissen aus dem unmittelbaren Erleben und Erfahren „künstlich“ herauslösen und es für den didaktisch-methodischen Zweck „verfremden“.[269] Michaela Glöckler sieht als „leitenden“ Gesichtspunkt, daß Erziehung eine „therapeutische Aufgabe“ werden sollte, etwa: paßt der Unterrichtsinhalt in die jeweilige leibliche, seelische und geistige Entwicklungssituation? Sie ist sich sicher: „Und so ist dieser Lehrplan auch das fesselndste Studienobjekt für Schulärzte an Waldorfschulen.“[270] Johannes Kiersch: „Für einen genaueren Einblick in die Gesichtspunkte, die zur Zeit für die Ausgestaltung von Lehrplänen an Waldorfschulen angeboten werden, wird man sich an spezielle Werke zu den einzelnen Unterrichtsgebieten halten müssen.“ Für einige „besonders ergiebige“ Untersuchungen hält der Anthroposoph Kiersch noch im Jahr 1991, beispielsweise im Biologieunterricht die „Goetheanistische Naturwissenschaft“ (!), oder, um wieder auf die anthroposophischen „Einfärbungen“ im Unterricht zurückzukommen, das Buch „Zur ersten Tier- und Pflanzenkunde in der Pädagogik Rudolf Steiners“ und das Werk des Waldörflers Ernst Michael Kranich mit dem passenden Titel *Die Formensprache der Pflanze. Beiträge zu einer kosmologischen Botanik.*[271]

„Selbstverständlich“ geschieht das unter „Einbeziehung“ der Ergebnisse neuerer empirischer Forschung, aber es gibt „besondere“ philosophische Grundlagen des Naturkundeunterrichts an Waldorfschulen, beispielsweise in den erkenntnistheoretischen und den Goethe-Schriften Rudolf Steiners, sowie bei den Vertretern einer goetheanistischen Naturforschung. Steiners „Idol“ Goethe ist nämlich allgegenwärtig.[272] Will man seinen Kindern, in der heutigen Zeit, wirklich noch im Biologieunterricht die naturwissenschaftlichen Erkenntnisse von Goethe (1749-

[268] vgl. Riethmüller, Der Klassenlehrer an einer Waldorfschule, S. 260
[269] vgl. Kiersch, Fragen an die Waldorfschule, S. 45
[270] vgl. Glöckler, Erziehung als therapeutische Aufgabe, S. 189
[271] vgl. Kiersch, Fragen an die Waldorfschule, S. 41f.
[272] vgl. auch Farbenlehre, Deutsch, etc.

1832) und Steiners krude „Tier- und Pflanzenkunde“ zumuten, anstatt die Ergebnisse der neuesten naturwissenschaftlichen Forschungen darzulegen? Wer unsere Frage bejaht, scheint jedenfalls in der Waldorfschule besser aufgehoben zu sein als an einer öffentlichen Schule.

Kiersch geht auch auf das Fehlen systematischer und verbindlicher Lehrpläne ein: „Wer den ‘Lehrplan’ einer Waldorfschule beschreiben will, befindet sich in der Situation eines Kunsthistorikers, der das Gewordene darstellt oder beurteilt, ohne dabei nach bindenden Anweisungen für künftige Produktionen zu suchen. (...) Erst in den letzten Jahren hat eine grundsätzliche didaktische Besinnung auf die Möglichkeiten, Bedingungen und Grenzen von ‘Lehrplänen’ für Waldorfschulen begonnen.“[273] Die „Instinktsicherheit“ und die „produktive“ Kraft für das Schulleben kann man mit den Methoden des Waldorf-Lehrplans „neu gewinnen“, meint Johannes Kiersch. Das daraus „Gewonnene“ darf nicht durch Vorschriften „irgendwelcher Art“ „eingeengt“ oder „gelähmt“ werden. Der Stoffplan einer Waldorfschule kann demnach nur eine Art „Sammlung“ von „Beispielen“ sein, ein „Mittel“ zur Anregung der pädagogischen „Phantasie“. Eine „vorschriftsmäßige“ Übermittlung von Lehrstoffen gibt es also nicht. In diesem Bereich befindet sich Steiners Pädagogik in großem Gegensatz zur üblichen Auffassung.[274]

> „Der epochale Unterricht regt den Schüler an, geistige Arbeit nach den Gesetzen geistiger Arbeit zu tun. (...) Er ermöglicht, daß der Schüler die Unterrichtsinhalte tiefer in seine Organisation als nur ins Tagesbewußtsein aufnimmt, nämlich bis in den Lebensleib.“
> Dr. Wolfgang Schad

Der Lehrplan der Waldorfschulen überläßt, unserer Meinung nach, dem einzelnen Lehrer zu viele Möglichkeiten, den Unterrichtsablauf selbst zu bestimmen; kein Unterricht wird wie der andere sein. So scheint es für die Selbstkorrektur des Lehrers wenig Möglichkeiten zu geben. Der Lehrplan ist nur ein Mittel zur Anregung der pädagogischen Phantasie und läßt dem einzelnen Lehrer viel Freiheit. Je nach Veranlagung, „Gesinnung“ und Vorlieben kann er den Unterricht nach seinen Vorstellungen bestimmen. Indem ein Schüler acht Jahre vom selben Lehrer unterrichtet wird, erfährt er eine starke Fixierung aus der eine bedenkliche Abhängigkeit entstehen könnte. So entsteht die Gefahr, daß der Unterricht vielleicht doch zu einer Vermittlung anthroposophischer Weltanschauung

273 Kiersch, Die Waldorfpädagogik, S. 90f.
274 vgl. Kiersch, Die Waldorfpädagogik, S. 38

wird, je nachdem, wie stark der einzelne Lehrer die anthroposophischen Grundlagen einfließen läßt und selbst verinnerlicht hat.

7.3. „Bis in den Lebensleib aufnehmen“ - Der Epochenunterricht

Steiners Intention bei der Entwicklung des Epochenunterrichts war es, Fächer, die eine intensive geistige Beschäftigung verlangen, nicht über das ganze Jahr hin zu verteilen, sondern auf mehrere Wochen konzentriert durchzuführen. Für ihn war der Epochenunterricht sinnvoll, weil es für das Kind innerlich ungeheuer störend sei, wenn es jede Stunde etwas anderes auf seine „Seele wirken“ lassen muß.[275] Die Gestaltung der zwei Stunden des Hauptunterrichtes liegt in den Händen des Klassenlehrers. Mit der Handhabung des Epochenunterrichtes ist ihm ein wichtiges Mittel pädagogischer „Einwirkung“ gegeben. Er kann Einfluß nehmen auf die Ausdehnung und Intensität einer Unterrichtsepoche. Die Epoche kehrt etwa zwei- bis dreimal jährlich wieder. Das Epochenheft ersetzt dabei das Lehrbuch.

Heute werden die Fächer Deutsch, Kunstbetrachtung, Geschichte und Sozialkunde, Biologie, Chemie, Physik, Astronomie, Mathematik und Geometrie in Epochen von drei bis vier Wochen unterrichtet, die musischen Fächer und Sprachen in Fachstunden mit festem Wochenstundenplan (wobei in den letzten Jahren zunehmend Versuche unternommen werden, auch die Fremdsprachen in Epochen zu unterrichten), die bildnerischen und handwerklich-praktischen Fächer normalerweise wieder in Epochen.[276] Die Waldorfvertreter sehen diese Art von Unterricht durchweg positiv, etwa Gerhard Wehr: „Das Gelernte wird zwar nicht noch nach Monaten abrufbar sein. Entscheidend ist, daß in dem rythmischen Auf und Ab von bewußter Aufnahme und Vergessen eine Art Metamorphose, ein Gestaltwandel vor sich geht, so daß Einsicht und Verstehen wachsen können, auch die Bereitschaft, in einem neuen Anlauf tiefer in das Sachgebiet einzudringen.“[277] Wolfgang Schad stimmt ihm zu: „Der epochale Unterricht regt den Schüler an, geistige Arbeit nach den Gesetzen geistiger Arbeit zu tun. (...) Er ermöglicht, daß der Schüler die Unterrichtsinhalte tiefer in seine Organisation als nur ins Tagesbewußtsein aufnimmt, nämlich bis in den Lebensleib.“[278] Stefan Leber, Vor-

---

275 vgl. Vierter Vortrag, Torquay, 15. August 1924, in: Rudolf Steiner, Die Kunst des Erziehens (TB 674), S. 77
276 vgl. Kiersch, Die Waldorfpädagogik, S. 50
277 Wehr, Der pädagogische Impuls, S. 56
278 vgl. Schad, Erziehung ist Kunst, S. 106 und S. 108

standsmitglied des *Bundes der Freien Waldorfschulen*, zum Epochenunterricht: „Jeden Morgen wird durch etwa zwei Zeitstunden hindurch über zwei bis vier Wochen hin ein und derselbe Unterrichtsgegenstand behandelt, so daß die jeweiligen Inhalte genügend vertieft werden können. Die sehr lange Zeitdauer dieses Hauptunterrichts macht eine starke Gliederung zwischen einstimmendem rythmischen Teil, Wiederholungs-, dann folgendem Darstellungsteil und Eigen- bzw. Gruppenarbeit sowie abschließender Erzählung notwendig.“[279]

Wehr nennt aber auch einen Nachteil dieses Epochenunterrichtes. Wenn nämlich ein Schüler längere Zeit fehlt, kann die daraus entstehende „Lücke“ nicht durch den bloßen Nachtrag im Epochenheft wieder gefüllt werden.[280] Bereits bei der Aussprache am Elternabend vom 13. Januar 1921 beklagte man sich darüber, daß die Kinder durch den epochenweisen Unterricht immer wieder den Zusammenhang mit dem Durchgenommenen verlieren, also genau das, was Steiner verhindern wollte![281]

7.4. „Den Menschen zurück zur Welt führen“ - Rechnen, Schreiben und Lesen

Das Addieren soll den Schülern „umgekehrt“ beigebracht werden. Von der Summe ausgehend, soll man zu den Addenden übergehen. Dann wird das Kind den Begriff des „Zusammens“ besser verstehen.[282] Das Rechnen soll dem Kind in der richtigen „Weise“ beigebracht werden; so habe es im späteren Alter ein ganz anderes „moralisches“ Verantwortungsgefühl, denn die „Art“ wie ein Kind rechnen lernt, „bildet“ das Gehirn des Erwachsenen. Ob es später „zusammenschauend“ oder „atomistisch“ denkt, hänge vom ersten Rechenunterricht ab.[283]

Deshalb ist für Steiner auch klar, daß es zu seiner Zeit keinen „Bolschewismus“ in Europa gegeben hätte, wenn man in der Vergangenheit die menschliche „Seele“ in der richtigen Weise in den Rechenunterricht hätte „tauchen“ lassen.[284] Beim Rechnen sei es wichtig, daß man

---

279 vgl. Leber, Waldorfschule heute, S. 30f.

280 Wehr, Der pädagogische Impuls, S. 56

281 vgl. Rudolf Steiner in der Waldorfschule (TB 671), S. 83

282 vgl. Erster Vortrag, Stuttgart, 21. August 1919, in: Rudolf Steiner, Erziehungskunst (TB 618), S. 11 und S. 13f.

283 vgl. Caroline von Heydebrand: Vom Lehrplan der Freien Waldorfschule, Verlag Freies Geistesleben, Stuttgart, Neuauflage 1978, S. 17

284 vgl. Fünfter Vortrag - Die Erziehung der jüngeren Kinder, der Lehrer als Erziehungskünstler (I), Oxford, 21. August 1922, in: Rudolf Steiner, Die geistig-seelischen Grundkräfte der Erziehungskunst (TB 604), S.109f.

das Kind mit den Fingern und den Zehen zählen läßt, weil man berücksichtigen muß, daß der Körper rechnet. Was Steiner mit dieser seltsamen Ansicht meint, drückt er selbst so aus: „Aber geschickt macht es zum Beispiel, wenn man den Menschen einen Griffel zwischen der großen und der nächsten Zehe halten läßt und ihn schreiben lernen läßt mit dem Fuß, Ziffern schreiben läßt mit dem Fuß. Das ist etwas, was durchaus Bedeutung haben kann, weil in Wahrheit der Mensch mit seinem ganzen Körper seelendurchdrungen, geistesdurchdrungen ist."[285]

Die Waldorfpädagogik geht vom Schreiben aus, um dem Kind das Lesen beizubringen. Steiner begründet dies so: „Denn je mehr man ausgeht von dem, was im ganzen Menschen begründet ist, desto besser ist es für die Entwicklung des Kindes." Steiner zufolge findet man im Leben oftmals Menschen, die an nichts mehr Freude haben und leicht ermüden, die „innerlich seelisch" altern. Dies rühre daher, daß nicht „in der richtigen Weise das Kind im sechsten, siebenten, achten Jahr im Schreiben und Lesen unterrichtet worden ist."[286] Bringt man dem ganz jungen Kind Buchstaben bei, so fügt man ihm etwas „Fremdes" zu, was nicht seiner Natur entspricht, meint Steiner. Erst zwischen dem 9. und 10. Jahr soll sich das Kind, soweit es „heilsam" ist für dieses Alter, schreibend ausdrücken und lesen können.[287] Deshalb soll man nicht zuerst das Lesen lernen, sondern zuerst vom „zeichnenden Malen", „malenden Zeichnen" ausgehen und daraus die Buchstaben entstehen lassen. Man arbeitet also aus dem Anschauen, aus der Phantasie heraus, denn das Kind empfindet in den Buchstaben etwas „Dämonisches". Beim Malen seien die Finger daran beteiligt, die „Lage" des Körpers, der ganze Mensch; beim Lesen nur der Kopf.[288] Wenn ein Kind schon mit neun Jahren „schön" schreiben und lesen kann, wird es später ein „Automat",

> „Wenn wir nämlich verstanden hätten als Menschen, in den verflossenen Jahrzehnten die menschliche Seele in der richtigen Weise in den Rechenunterricht tauchen zu lassen, hätten wir heute keinen Bolschewismus im Osten von Europa."
>
> Rudolf Steiner

285 vgl. Fünfter Vortrag, Torquay, 16. August 1924, in: Rudolf Steiner, Die Kunst des Erziehens (TB 674), S. 82f.

286 vgl. Ansprache am Elternabend, 13. Januar 1921, in: Rudolf Steiner in der Waldorfschule (TB 671), S. 73

287 vgl. Fünfter Vortrag - Die Erziehung der jüngeren Kinder, der Lehrer als Erziehungskünstler (I), Oxford, 21. August 1922, in: Rudolf Steiner, Die geistig-seelischen Grundkräfte der Erziehungskunst (TB 604), S. 97 und S. 104

288 vgl. Zweiter Vortrag, Torquay, 13. August 1924, in: Rudolf Steiner, Die Kunst des Erziehens (TB 674), S. 31ff.

sagt Steiner, weil ihm etwas „Fremdes" „eingeimpft" wurde. Die anderen jedoch, die in ihrer Kindheit dem Lesen und Schreiben noch etwas „entgegengestellt" haben, werden „Vollmenschen".[289] Das Schreiben ist für Steiner noch etwas „Lebendigeres" als das Lesen, weil das Lesen Menschen „vereinsamt" und von der Welt „abzieht".[290] An anderer Stelle nennt Steiner Buchstaben auch „kleine Gespenster" auf dem Papier.[291]

Später wiederholt er, wie „schädlich" es ist, wenn Kinder früh lesen und schreiben lernen: „Lesen und Schreiben, so wie wir es heute haben, ist eigentlich erst etwas für den Menschen im späteren Lebensjahre, so im 11., 12. Lebensjahre. Und je mehr man damit begnadigt ist, kein Lesen und Schreiben vorher fertig zu können, desto besser ist es für die späteren Lebensjahre. Derjenige, der noch nicht ordentlich schreiben konnte mit dem 14., 15. Lebensjahre - ich kann da aus eigener Erfahrung sprechen, weil ich es nicht konnte mit 14, 15 Jahren -, der verlegt sich nicht so viel für die spätere spirituelle Entwicklung als derjenige, der früh, mit 7, 8 Jahren schon fertig lesen und schreiben konnte."[292]

Wenn der Lehrer allerdings bemerkt, daß ein Kind von Anfang an für Lesen und Schreiben unbegabt ist, soll er sich mit dessen Eltern in Verbindung setzen und diese bitten, ihrem Kind zunächst einmal möglichst wenig „Eier- und Mehlspeisen" zu geben. Durch eine gewisse Diät kann sich eine „Erhöhung" der „Fähigkeit" zeigen. Steiner gibt uns aber auch noch andere Ernährungstips. So „macht" Tee die Gedanken so, daß sie nicht beieinander bleiben wollen, daß sie sich „fliehen" und sei daher ganz gut für Diplomaten, die immer „schwätzen" wollen. Man sollte vermeiden, Kindern Tee zu geben, um diese „Gedankenflucht" zu verhindern. Kaffee ist ebenfalls nicht gut für Kinder, weil sie dadurch die „Anlage" in sich aufnehmen, zu „pedantisch" zu werden. Kaffee ist eher ein „gewohntes" Mittel der Journalisten, weil sie durch ihn einen Gedanken aus dem

> „...denn wenn er mit 9 Jahren wunderschön schreiben und lesen kann, dann wird er später ein Automat, weil dem Menschen etwas Fremdes eingeimpft worden ist."
> Rudolf Steiner

289 vgl. Achter Vortrag, Stuttgart, 19. Juni 1921, in: Rudolf Steiner, Menschenerkenntnis als Grundlage der Pädagogik (TB 657), S. 130f.

290 vgl. Zehnter Vortrag, Stuttgart, 1. September 1919, in: Rudolf Steiner, Erziehungskunst (TB 618), S. 136

291 vgl. Aussprache am Elternabend vom 13. Januar 1921, in: Rudolf Steiner in der Waldorfschule (TB 671), S. 83

292 vgl. Zweiter Vortrag, Torquay, 13. August 1924, in: Rudolf Steiner, Die Kunst des Erziehens (TB 674), S. 34

anderen „heraussaugen" können. Wenn dem Lehrer also etwas an der „Befähigung" des Kindes auffällt, soll er sich, möglichst taktvoll, bei den Eltern erkundigen, ob es einen ordentlichen „Verdauungsprozeß" hat und darauf „hinwirken", daß er „reguliert" wird.[293]

Welche seltsamen Auswüchse Steiners bereits dargestellte Temperamentenlehre hat und wie sie den Waldorfunterricht beeinflußt, zeigt sich, wenn er behauptet, das „Additive" sei mit dem Phlegmatischen, das „Subtrahieren" mit dem Melancholischen, das „Multiplizieren" mit dem Sanguinischen und das „Dividieren" mit dem Cholerischen „verwandt".[294] Bei der Aussprache auf einem Elternabend wurde von den Eltern darüber geklagt, daß die Schüler in der zweiten Klasse noch nicht so gut lesen können wie in der Volksschule,[295] auch in einer späteren Ansprache geht er darauf ein. Er stellt die Gegenfrage, ob es überhaupt „berechtigt" sei, zu „verlangen", daß ein Schüler schon mit acht Jahren mit einer „gewissen" Fertigkeit lesen oder schreiben können soll. Es seien doch gerade diejenigen Kinder, die mit acht perfekt lesen und schreiben können, die hinsichtlich gewisser innerer seelischer „Gesundheitsimpulse" verkümmern. Das beginne doch schon im Kindergarten, ereifert sich Steiner. Die Kinder lernten dort zwar viel, das tauge in Wirklichkeit aber nichts. Die ganze „Seele" des Kindes werde dadurch „verdorben", bis in den Leib und die Gesundheit hinein. „Schwächlinge" für Leib und Seele werden im späteren Leben durch solche Kindergartenarbeiten „erzeugt".[296] Es sei ein „großes Glück", für die „leibliche" und „seeli-

> „Sehen Sie, da ist es so, daß gerade diejenigen Kinder, die mit acht Jahren perfekt lesen und schreiben, daß die mit Bezug auf gewisse innere seelische Gesundheitsimpulse verkümmern. Ja, richtig verkümmern."
> Rudolf Steiner

[293] vgl. Achte Seminarbesprechung, Stuttgart, 29. August 1919, in: Rudolf Steiner, Erziehungskunst (TB 639), S. 90f., S. 93 und S. 97f.

[294] vgl. Vierte Seminarbesprechung, Stuttgart, 25. August 1919, in: Rudolf Steiner, Erziehungskunst (TB 639), S. 43

[295] gemeint ist der Elternabend vom 13. Januar 1921, vgl. Rudolf Steiner in der Waldorfschule (TB 671), S. 83f.; gut ein halbes Jahr später wird er in einem Vortrag an die Lehrerschaft sagen, daß sie es noch „lernen" müßten, wie sie sich zu solchen Eltern „verhalten" sollen; vgl. Achter Vortrag, Stuttgart, 19. Juni 1921, in: Rudolf Steiner, Menschenerkenntnis als Grundlage der Pädagogik (TB 657), S. 130

[296] vgl. Zweiter Vortrag, Torquay, 13. August 1924, in: Rudolf Steiner, Die Kunst des Erziehens (TB 674), S. 26

sche“ Gesundheit, wenn man mit acht Jahren noch nicht lesen und schreiben könne, wie es verlangt werde.[297]

Auch beim Erlernen von Rechnen, Lesen und Schreiben erkennen wir den Einfluß der Anthroposophie. Gerade in der „Spiritualisierung“ und „Mystifizierung“ dieser elementarsten pädagogischen Grundlagen sehen wir eine große Gefahr für die Rationalität des Kindes. Das Schreiben beispielsweise, wird als etwas sehr „Weltfremdes“ angesehen. Schon in den zwanziger Jahren scheint es in der Waldorfschule demzufolge Defizite gegeben zu haben, weil die Schüler nicht so gut lesen und schreiben konnten wie in der Volksschule. Auch heute gibt es Stimmen, die behaupten, die Leistungsanforderungen an den Waldorfschulen seien nicht hoch genug. Doch dazu später mehr.

7.5. „Sichtbar gewordene Seelenwelt der Erde“ - Die Pflanzenkunde

In der Waldorfschule beruft man sich im naturwissenschaftlichen Unterricht gern auf Goethe und auf die Naturphilosophie der deutschen Romantik. „Die Pflanzenwelt ist die sichtbar gewordene Seelenwelt der Erde“[298], formuliert Steiner. Steiner zufolge gibt es gewisse „Ähnlichkeiten“ zwischen Mensch und Pflanzen. Die Pflanzenwelt sei in gewissem Sinne eine Art „Negativ“ und „Ergänzung“ für den Menschen. Mit Steiners Worten ausgedrückt: „Wohl aber können Sie die Pflanzenwelt vergleichen mit der Seele selbst, die hinaus- und hereingeht. Und Sie können ganz gut, wenn Sie über die Felder und Wiesen gehen und sehen die durch ihre Blüten leuchtende Pflanze, sich fragen: Was ist das für ein Temperament, das da herauskommt? Das ist feurig! - Mit seelischen Eigenschaften können Sie diese strotzenden Kräfte, die Ihnen aus den Blüten entgegenkommen, vergleichen. - Oder Sie gehen durch den Wald und sehen Schwämme, Pilze, und fragen sich: Was ist das für ein Temperament, das da herauskommt? Warum ist das nicht an der Sonne? Das sind Phlegmatiker, die Pilze.“[299]

> „Wohl aber können Sie die Pflanzenwelt vergleichen mit der Seele selbst, die hinaus- und hereingeht.“
> Rudolf Steiner

[297] gemeint ist die Ansprache am Elternabend vom 9. Mai 1922, nachzulesen in: Rudolf Steiner in der Waldorfschule (TB 671), S. 129f.

[298] vgl. Zehnte Seminarbesprechung, Stuttgart, 1. September 1919, in: Rudolf Steiner, Erziehungskunst (TB 639), S. 113

[299] vgl. Neunte Seminarbesprechung, Stuttgart, 30. August 1919, in: Rudolf Steiner, Erziehungskunst (TB 639), S. 109

Man könne die „seelischen Eigenschaften“ bis zur Geschlechtreife mit dem Pflanzenreich vergleichen. Steiner nimmt folgende Einteilung vor:

„Säuglings-Seelenfreuden	Pilze, Schwämme
Erste kindliche Seelenfreuden, Seelenschmerzen und Affekte	Algen, Moose
Erlebnisse im späteren Zeitalter bis zur Schule, mit vier bis fünf Jahren	Gymnospermen, Nadelhölzer
Erste Schulerlebnisse, siebentes, achtes, neuntes Jahr bis zum elften Jahr hin:	Streifennervige Pflanzen, Monokotyledonen; Pflanzen mit einfacher Blütenhülle
Erlebnisse der Elfjährigen	Einfache Dikotyledonen
Schulerlebnisse vom zwölften bis fünfzehnten Jahr:	Netznervige Pflanzen, Dikotyledonen; Pflanzen, die einen grünen Kelch und farbige Blumenblätter haben“[300]

Danach „entwickelt“ das Kind den „Astralleib“, den die Pflanze nicht mehr hat. Der Mensch muß also zum „Seelischen“ übergehen, dann findet er überall „Vergleichsmomente“ mit den Pflanzen. Die Pflanzenwelt „ergänzt“ den Menschen, so wie seine Seele ihn ergänzt und würde man die Formen „ausstopfen“, so würde man die Pflanzenformen bekommen. Der Lehrer soll dem Kind beibringen, wie die Wurzeln mehr „verwandt“ sind mit den menschlichen Gedanken, die Blüten mit den menschlichen Gefühlen, Affekten und Emotionen.[301]

Das natürliche Gefühl des Menschen sei so veranlagt, daß es „seelische“ Eigenschaften in den Pflanzen suche, sagt Steiner. Er meint dabei nicht die äußere Gestalt, sondern seelische Beziehungen zwischen der menschlichen Seele und der Pflanzenwelt.[302] „Was wir an der Seele unsichtbar haben, verborgene Eigenschaften der Menschen, sagen wir Koketterie, wird sichtbar in den Pflanzen. Beim wachenden Menschen sehen wir das nicht, am schlafenden Menschen aber könnte es hellseherisch beobachtet werden. Koketterie: sie sieht aus, wie eine Nelke. Eine

300 vgl. Elfte Seminarbesprechung, Stuttgart, 2. September 1919, in: Rudolf Steiner, Erziehungskunst (TB 639), S. 128f.

301 vgl. Neunte Seminarbesprechung, Stuttgart, 30. August 1919, in: Rudolf Steiner, Erziehungskunst (TB 639), S. 110

302 vgl. Vierzehnter Vortrag, Stuttgart, 5. September 1919, in: Rudolf Steiner, Erziehungskunst (TB 618), S. 190ff.

kokette Dame, die würde aus ihrer Nase fortwährend Nelken hervortreiben. Da würde ein langweiliger Mensch riesige Blätter aus seinem ganzen Leibe hervortreiben, wenn Sie ihn sehen könnten."[303] Steiners Texte zur Beziehung der Pflanzenwelt zum Menschen sollen vom Lehrer nicht einfach als „Lehrinhalt" für die Kinder angesehen werden, sondern als eine Anregung und Aufgabenstellung für sich selbst.

Anthroposophen-Guru Steiner gibt uns auch eine Erklärung dafür, wieso Weihnachten nicht im Sommer, sondern im Winter liegt. Das hat etwas mit der Erde zu tun: „Wo ist eigentlich die Kraft, die im Sommer da außen in den Bäumen kreist - nur klein sich zeigt in dem Veilchen, groß in den Bäumen -, im Winter? Die ist da drunten in der Erde im Winter. Und was tun denn die Bäume, die Korbblütler und dies alles, wenn es tief Winter ist? Da entfalten sie sich dann ja ganz unter der Erde, da sind sie da drinnen in der Erde, da entfalten sie das Seelenleben der Erde. Das haben die alten Leute gewußt. Deshalb haben sie Weihnachten, wo man das Seelenleben sucht, nicht auf den Sommer gesetzt, sondern auf den Winter."[304]

> „Das sind Phlegmatiker, die Pilze."
> Rudolf Steiner

Auch mit „naturgeschichtlichen Betrachtungen" sollte man nicht zu früh beginnen. Steiner hat die Auswirkungen studiert, wenn dies doch getan wird: „Verfrühte naturgeschichtliche Betrachtungen machen in der Tat das Kind später trocken, trocken bis dahinein, daß ein guter Beobachter es, ich möchte sagen, an der Anlage zur Vergilbtheit der Haut beim Menschen bemerken kann, wenn er zu früh naturgeschichtliche Begriffe an das Kind herangebracht hat."[305] Eltern hingegen müssen die Methoden und Lehrinhalte, mit denen die Schüler in der Waldorfschule an die Natur, Pflanzen, Steine, Tiere, Erde und Kosmos herangeführt werden sollen, tatsächlich wie eine „liebenswürdige Gefühlsduselei" oder gar als „dilettantischer Unsinn" erscheinen.[306]

---

303 vgl. Zehnte Seminarbesprechung, Stuttgart, 1. September 1919, in: Rudolf Steiner, Erziehungskunst (TB 639), S. 114

304 vgl. Zehnte Seminarbesprechung, Stuttgart, 1. September 1919, in: Rudolf Steiner, Erziehungskunst (TB 639), S. 116

305 vgl. Achter Vortrag - Zoologie- und Botanikunterricht vom 9. bis 12. Jahr, Basel, 3. Mai 1920, in: Rudolf Steiner, Die Erneuerung der pädagogisch-didaktischen Kunst (TB 708), S. 125

306 Das meint immerhin der Waldorf-Dozent Johannes Kiersch. (vgl. Kiersch, Fragen an die Waldorfschule, S. 52)

7.6. „Wahrbilder menschlichen Seelenlebens“ - Märchen und Legenden im Unterricht

Märchen und Legenden sollen so erzählt werden, daß die Schüler das Erzählte im ganzen Leib nachfühlen können. Dann wendet man sich an den „astralischen“ Leib des Kindes. Von diesem „strahlt“ etwas herauf in den Kopf, was das Kind dort „erfühlen“ soll. Aus den Gefühlen und Affekten, die man damit erregt, soll das Verständnis für das Erzählte kommen, der ganze Mensch, nicht bloß Herz und Kopf, soll ergriffen werden. Wenn dem Kind Legenden und Märchen erzählt werden, oder ihm Malerisches und Zeichnerisches beigebracht wird, soll man nicht „begriffsmäßig“ wirken, sondern den „ganzen“ Menschen ergreifen lassen, daß das Kind erst später, von sich selbst aus, zum Verstehen dieser Dinge kommt. Man müsse so erzählen, daß im ganzen Menschen „Lüste“ oder „Unlüste“ hervorgerufen werden, die noch „nachklingen“, wenn das Kind weggegangen ist. Zu den Kindern soll so eine „innere“ Verbindung hergestellt werden, damit das Interesse aus der eigenen Wesenheit des Kindes entsteht.[307]

> „Verfrühte naturgeschichtliche Betrachtungen machen in der Tat das Kind später trocken.“
> Rudolf Steiner

Es sei von einem großen „Vorteil“ für die „Entwicklung“ des Kindes, wenn man ihm durch „äußere“ Bilder Vorstellungen näherbringt: „Ich will, und es ist das gut, dem Kinde schon möglichst früh eine Empfindung von der Unsterblichkeit der Seele beibringen. Ich versuche das, indem ich mit allen Mitteln, die sich mir dafür ergeben, darauf hinarbeite; ich versuche das, indem ich das Kind darauf aufmerksam mache, wie aus der Schmetterlingspuppe der Schmetterling ausfliegt und indem ich es darauf hinweise: so fliegt die unsterbliche Seele aus dem Leibe aus.“[308] Ferner weist Steiner darauf hin, daß die Waldorfschule „versucht“ ist, alles dasjenige, was sich auf die menschliche Umgebung bezieht, in den ersten Schuljahren den Kindern durch „Phantasie“ beizubringen: „Wie gesagt, der Lehrer, der nicht selber ein Phantast ist, macht auch die Kinder nicht

---

307 vgl. Erster Vortrag, Stuttgart, 21. August 1919, in: Rudolf Steiner, Erziehungskunst (TB 618), S. 21

308 vgl. Fünfter Vortrag - Einiges über den Lehrplan, Basel, 26. April 1920, in: Rudolf Steiner, Die Erneuerung der pädagogisch-didaktischen Kunst (TB 708), S. 85; dies gilt auch für das nachfolgende Zitat

zu Phantasten, mag er noch so phantasievoll über Käfer und über Pflanzen und über Elefanten und über Nilpferde erzählen."

Ein Kind bis zum 9. oder 10. Lebensjahr unterscheide sich noch nicht von der „äußeren" Natur und fordert deren „Belebung". Daher müsse man ihm Märchen, Mythen und Legenden erzählen, alles müsse in die „beseelte" Erzählung „gegossen" sein. Das Kind empfange somit für sein „instinktives Seelisch-Phantasievolles" die allerbeste „Seelenlage". Steiner bringt diesen Gedankengang dann mit der Anthroposophie in Verbindung und zeigt uns damit wiederum, wie eng diese mit seiner Pädagogik verbunden ist: „Da ist es ja so, daß wir durch die Anthroposophie wieder lernen, an die Legenden, an die Märchen, an die Mythen selber zu glauben, weil sie in der Imagination die höhere Wahrheit ausdrücken. Wir finden uns wieder hinein in die seelische Behandlung des Mythischen, des Legendenhaften, des Märchenhaften."[309]

Steiner referierte außerdem, daß sich Magensäure im Kind sammelt, wenn man ihm eine ganze Stunde erzählt hat, ohne seine Phantasie anzuregen, und es dann zuviel „Pepsin" im Magen habe. Dieses Pepsin hat nicht nur die Aufgabe, die Nahrungsmittel zu „säuern", sondern auch eine „geistige" Aufgabe, denn alles „Stoffliche" ist zugleich „Geistliches". Das Pepsin soll, wenn das Kind zum Gesangslehrer kommt, jenes „innere Prickeln" hervorzurufen, das das Kind während des Gesanges „erleben" soll. Das Pepsin kann das Prickeln nicht hervorrufen, wenn es in den „Falten" des Magens bleibt. Dort bleibt es, wenn man „bloß" erzählt, ohne auf die Phantasie zu „wirken". Ermahnend fügte Steiner hinzu, daß man an diesem Beispiel sehen könne, wie „ungeheuer" wichtig es sei, das „Ganze" des „Unterrichtsorganismus" zu überdenken und alles, was in der Schule „lebt", als „Einheit" zu erkennen: „Dazu ist allerdings notwendig, daß man das lebendige Interesse entwickelt für das Wesen des Menschen. Dazu aber gibt die richtig erfaßte Anthroposophie wirklich genügend Anregungen", fügt er bei seinem Vortrag an die Lehrer an. „Kinder, denen wir Geschichten erzählen, entwickeln organisch dieselbe Tätigkeit, die der Mensch im Schlaf entwickelt, wo ihm auch die Stoffwechselprodukte ins

„Das ist es ja so, daß wir durch die Anthroposophie wieder lernen, an die Legenden, an die Märchen, an die Mythen selber zu glauben, weil sie in der Imagination die höhere Wahrheit ausdrücken."
Rudolf Steiner

309 vgl. Zweiter Vortrag, Torquay, 13. August 1924; ebenso: Dritter Vortrag, Torquay, 14. August 1924, in: Rudolf Steiner, Die Kunst des Erziehens (TB 674), S. 39f. und S. 56

Gehirn steigen. Wenn wir die Kinder sitzen lassen und sie so beschäftigen, daß sie betrachten müssen, ist es so, wie wenn wir in ihnen eine leise Schlaftätigkeit des Organismus hervorrufen."[310]

Michaela Glöckler zufolge haben die Erzählungen von Mythologie und Götterwelt im Waldorfunterricht folgenden Sinn: „Und im Bilde der untergehenden Götter wird erlebt: Deine ganze strahlende, herrliche Kinderwelt, alles, was so sicher gefügt war, geht unter. Das mußt du neu erobern. Wie der verheißene Gott der germanischen Sage nur wiederkommt, wenn die Menschen sich vorbereiten, so mußt du selber etwas für deine Zukunft, deine Entwicklung tun. Dann erringst du dir das Verlorene wieder. (...) In jeder der Göttergestalten ist ein Gefühl, ein Gedanke, ein Willensimpuls verkörpert. Eine ganz differenzierte Seelenkunde tritt im Bilde dieser Götterwelt vor uns hin. Alles, was sich in diesem Alter vor der Pubertät an seelischem Reichtum regt, findet Anschluß an mythische Bilder, in denen es sich objektiviert."[311] Die „innerlich" zu erlebenden „geistigen" Bilder sind ein „wichtiges" Mittel, sich in „Vorgänge" anderer „Wesen" und „Erscheinungen" einzuleben, bestätigt Stefan Leber.[312]

Den Autoren Georg Rist und Peter Schneider nach sollen die Kinder durch das Märchenerzählen auf das ganze Menschenleben „vorbereitet" werden. Der Lehrer soll durch die Erzählung zur „Märchengestalt" werden, die erlöst wird und erlöst. Seine „Lebenssicherheit" bürgt den Kindern für die „Wirklichkeit" der Märchen als eine Form ihnen noch unbewußter „Seelenkräfte". So kann der Lehrer im Laufe der Jahre „häufig" beobachten, daß sich die Bilder „tief" einprägen und eine „bestimmte" innere Haltung „begründen". In den vermittelnden Bildern wird der Weg aus dem kindlichen, träumenden Bewußtsein in das „Wachbewußtsein" mit seiner „inneren" Logik für die Kinder verständlich. Rist und Schneider geben zu, daß es für den Erwachsenen heute nicht „leicht" ist, die Märchengestalten als „Wahrbilder menschlichen Seelenlebens" zu verstehen.[313]

---

310 vgl. den ganzen Abschnitt mit: Erster Vortrag, Stuttgart, 12. Juni 1921, in: Rudolf Steiner, Menschenerkenntnis als Grundlage der Pädagogik (TB 657), S. 16 und S. 24f.

311 Glöckler, Erziehung als therapeutische Aufgabe, S. 191

312 vgl. Leber, Waldorfschule heute, S. 58

313 vgl. Georg Rist/Peter Schneider: Die Hiberniaschule, Reinbek 1977, S. 60ff. Die Autoren geben gleichzeitig noch Beispiele aus der „reichen Bildersprache", die sich dem Lehrer „erschließt": „Tiere treten häufig als Boten aus einer unsichtbaren Welt auf. Sie wandern über die Schwelle, die Sichtbares vom Unsichtbaren scheidet - Wachen und Schlafen, Geburt und Tod -, die dem heutigen Bewußtsein verwehrt ist. Weise Ordnung waltet in den Gaben der Feen, die in der kosmischen Zwölferzahl vom König geladen werden - aber die Erdenwelt, die Seelenwelt ist nicht 'heil'. Schon an der Wiege

Mit den „geistigen Urbildern“ erhalten die Kinder ein „Rüstzeug“ für das Leben. Fehlen sie den Kindern, so ist eine „seelische Verarmung“ und „Austrocknung“ zu beobachten, die sich dann infolge der „psycho-physischen Wechselwirkung“ als „Störung“ auswirkt. So geht die Waldorfpädagogik, nach Rist und Schneider, von der Überzeugung aus, daß die „Volksmärchen“ in der orignalen Fassung, „seelen- und leibbildende Kräfte“ wecken, weil sie im kindlichen Unterbewußtsein Bilder vom „Sinn“ und „Ziel“ des Menschenlebens „veranlagen“.[314]

Wenn der Lehrer aber den „Sinn“ und das „Ziel“ des „Menschenlebens“ aus Steiners Anthroposophie schöpft, was leider zu befürchten ist, handelt es sich hierbei um die subtile Indoktrination des ahnungslosen Kindes, indem ein anthroposophisches Weltbildes im Unterbewußtsein verankert wird.

7.7. „Des nach außen sich Offenbarenden“ - Die Bedeutung der Farben im Waldorfunterricht

Steiner bezieht sich in seinen Ausführungen auf den didaktischen Teil von Goethes Farbenlehre[315]. Goethe ordnete jede einzelne Farbe einer „Empfindungsnuance“ zu. Beispielsweise betonte er das „Herausfordernde“ der Farbe Rot; aber nicht nur das, was das Auge wahrnimmt, sondern auch das, was die „Seele“ am Rot „empfindet“; ebenso das in sich Versunkene, Stille, das die Seele bei Blau[316] empfindet. Steiner, der sich

---

wird es dem Menschen gesungen, daß er einst die Gärten der Kindheit verlassen muß, daß Erdenschicksal etwas ist, in das er sich selbst verstrickt und in das der Tod hineingehört. Das phantasieerfüllte, träumende Bewußtsein der behüteten Kinderzeit muß ersterben, damit eine neue Seelenkraft sich entwickeln, gelernt und eingeübt werden kann: *die Fähigkeit des begrifflichen Denkens*.“

314 vgl. Rist/Schneider, Die Hiberniaschule, S. 62f.

315 Goethe schrieb über die „physiologischen“ Farben und über die „sinnlich-sittliche“ Wirkung der Farben; vgl. Dritter Vortrag - Menschenerkenntnis als Grundlage der Pädagogik, Basel, 22. April 1920, in: Rudolf Steiner, Die Erneuerung der pädagogisch-didaktischen Kunst (TB 708), S. 51

316 Steiner: „Ein Kind, das zu Ernst und Stille neigt, sollte dunklere, bläuliche, grünliche Farben in seiner Umgebung sehen, ein lebhaftes, lebendiges Kind gelbliche, rötliche Farben. Dies scheint ein Widerspruch zu sein. Allein es verhält sich so, daß durch die Fähigkeit der Sinne die Erweckung der Gegenfarbe wachgerufen wird. Das Bläuliche wirkt belebend, während für lebhafte Kinder die ins gelblich-rötliche spielende Töne die Gegenfärbung aufrufen.“
vgl. Die Erziehung des Kindes vom Standpunkt der Geisteswissenschaft, in: Karl Rittersbacher (Hrsg.): Rudolf Steiner, Elemente der Erziehungskunst, Themen aus dem Gesamtwerk Band 12, Verlag Freies Geistesleben, Stuttgart 1994, S. 23

dieser goetheanischen[317] Erkenntnisse bediente, wollte das Kind so in die Farbenwelt einführen, daß die Empfindungsnuancen „lebendig“ hervorgehen. Dazu sollte man möglichst früh damit beginnen, das Kind mit Farben zusammenzubringen. Rudolf Steiner: „...wobei es gut wäre, auf der farbigen Fläche andere Farben aufzutragen, als auf der bloß weißen Fläche, und man versuche, solche Empfindungen im Kinde hervorzurufen, wie sie erst aus einer geisteswissenschaftlichen Auffassung der Farbenwelt entstehen können.“[318] Dadurch erhält man ein „lebendiges“ Verhältnis zur Farbe. Blau beispielsweise, charakterisiert für Steiner „Innerlichkeit“. Die gelb-rötliche Farbe hingegen ruft die Empfindung des „Scheinens“, des nach außen sich „Offenbarenden“, in der Seele hervor.[319]

Anläßlich eines Seminars für Lehrer wurden verschiedene Zeichnungen angefertigt. Sie bestanden aus einer Elipse, in der ein zur Seite gefallenes „S“ gezeichnet war. Der Untergrund und das „S“ hatten jeweils andere Farben. Steiner nahm das blau-gelbe Motiv für ein melancholisches Kind und empfahl, dem Kind zu sagen, daß es das Blau-Gelbe am besten am Abend anschaue, wenn es dunkel werde, vor dem Einschlafen. Das nehme man dann herein in den Schlaf und es sei die Farbe, womit man vor Gott „erscheinen“ könne. Das Grün-Rote (für ein sanguinisches Kind) solle man morgens beim Erwachen ansehen, denn damit könne man nach dem Erwachen „leben“ und sich den ganzen Tag darüber freuen.[320]

Die Farbe des Schulgebäudes mit „harmonisch“ auf die Kinder wirkender Farbgebung kann von außen auf das „Aggressionspotential“ mil-

---

317 Goethe war für Steiner einer der „Väter“ der Anthroposophie, meint der Anthroposoph van der Meulen. Daher vertiefte sich Steiner auch in Goethes wissenschaftliches Werk und schrieb selbst ein Buch *Goethes Weltanschauung*. Darin analysierte er Goethe als Wissenschaftler, der durch „sinnliche“ Erscheinungen hindurch, „geistige“ Urbilder wahrnehmen konnte. Goethe verwarf, ähnlich wie später Steiner, den Materialismus und suchte in der Phantasie und Vorstellungswelt des Menschen Verbindungen zu einer spirituellen Weltanschauung.
Van der Meulen: „Wenn man die Arbeitsweise Goethes einmal verstanden hat und dann logisch weiterdenkt, landet man von selbst bei der Anthroposophie.“ (Van der Meulen, Mittendrin, S. 189f.)

318 vgl. Dritter Vortrag, Stuttgart, 23. August 1919, in: Rudolf Steiner, Erziehungskunst (TB 618), S. 40; Kursivsetzung durch die Verf.

319 vgl. Dritter Vortrag, Stuttgart , 23. August 1919, in: Rudolf Steiner, Erziehungskunst (TB 618), S. 40

320 vgl. Dritte Seminarbesprechung, Stuttgart, 23. August 1919, in: Rudolf Steiner, Erziehungskunst (TB 639), S. 34f.
Die Zeichnungen sind als seitenzahlloses Beiblatt zwischen Seite 32 und 33 geheftet.

dernd wirken[321], ist sich der Waldorfpädagoge Stefan Leber sicher. Einen empirischen Beleg dafür bleibt er schuldig.

7.8. „Tu das, tu jenes“ - Der Sprachunterricht

In Französisch und Englisch sollen die Kinder gleich unterrichet werden, wenn sie in die Schule kommen, also von der ersten Klasse an.[322] Alle Schüler in den Waldorfschulen lernen deshalb in der ersten Klasse zwei Fremdsprachen: Englisch, Französisch oder Russisch.

Steiner gibt den Lehrern für den fremdsprachigen Unterricht den Tip, besonders das „Reflexbewegungsartige“ der Sprache zu pflegen, was da heißt, den Kindern möglichst „Befehle“ zu erteilen. O-Ton Steiner: „Tu das, tu jenes - und dann sie es ausführen lassen, so daß bei solchen Übungen in der Klasse auf das vom Lehrer Gesprochene weniger das Nachdenken des vom Lehrer Gesprochenen oder die Antwort durch die Sprache langsam folgt, sondern das Tun.“[323] Wenn das Kind griechisch spricht, so spricht es nur mit dem „Kehlkopf“ und der „Brust“, während es beim Lateinischen immer etwas vom ganzen Menschen „tönt“. Spricht es englisch, „spuckt“ es die Buchstaben fast aus, da die Brust weniger daran beteiligt ist, als beim Französischen.[324]

> „Wenn es englisch spricht, spuckt es die Buchstaben fast aus; da ist die Brust weniger daran beteiligt als beim Französischsprechen, da wird viel, viel abgeworfen.“
> Rudolf Steiner

Christoph Lindenberg, Dozent am Seminar für Waldorfpädagogik in Stuttgart, ergänzt: „Physiologisch gesehen bedeutet der Sprachunterricht nach der Anspannung des Aufnehmens und Durchdenkens, die sich vor allem auf die Muskulatur der Gliedmaßen stützt und das Nerven-Sinnes-System beansprucht, eine Befreiung und Lockerung. Nun kann man in geübten, motorisch-rhythmischen Sprechabläufen leben. Aufnehmen und Äußern halten sich die Waage.“[325]

---

321 vgl. Leber, Waldorfschule heute, S. 58

322 vgl. Sechster Vortrag - Eurythmischer, musikalischer, Zeichen- und Sprachunterricht, Basel, 28. April 1920, in: Rudolf Steiner, Die Erneuerung der pädagogisch-didaktischen Kunst (TB 708), S. 93

323 vgl. Zehnter Vortrag, Stuttgart, 1. September 1919, in: Rudolf Steiner, Erziehungskunst (TB 618), S. 145

324 vgl. Dreizehnter Vortrag, Stuttgart, 4. September 1919, in: Rudolf Steiner, Erziehungskunst (TB 618), S. 182

325 vgl. Christoph Lichtenberg: Die leiblichen Grundlagen des Lernens, in: Stefan Leber (Hrsg.), Waldorfschule heute, S. 181f.

7.9. „Vor dem Ersterben bewahren“ - Künstlerischer Unterricht

Warum legt die Waldorfpädagogik so viel Wert auf künstlerischen Unterricht? Steiner gibt uns darauf die Antwort: Das „Ersterbende“ im Menschen soll durch Phantasie „plastisch-bildnerisch“ belebt und so vor dem endgültigen „Ersterben“ bewahrt werden.[326] Das „Wollen“, „Fühlen“ und „Denken“ müsse immer „zusammenwirken“. Durch künstlerische Mittel soll die Stärkung des „Wollens“ richtig zum Ausdruck kommen. Dazu dient der malerische, künstlerische und musikalische Unterricht. Man soll mit dem „Musikalischen“, „Zeichnerischen“ oder „Zeichnerisch-Malerischen“ in „einfachster Weise“ beginnen, damit das künstlerische Gefühl des Kindes „belebt“ wird. Das Kind soll in frühere Kulturepochen „zurückversetzt“ werden. So beispielsweise im Zeichnen, wenn man ihm „ursprüngliche“ Formen beibringt, wie etwa Winkel, Kreis oder Spirale.[327]

„Metamorphosenlehre“ und „Phänomenologie“, wie sie von Goethe und Steiner begründet wurden, sollen in allen Arbeitsbereichen angewendet werden. Dadurch wird das vorstellungsorientierte („tote“) Denken zu einem „lebendigen“ Denken. Praktische Übungen im Zeichnen, Malen und plastischen Gestalten sollen die „Formenlehre“, „Farbenlehre“, „Licht- und Finsternislehre“ beinhalten und ihre „wesensgemäße“ Ausdrucksweise ins Bewußtsein bringen.[328]

Ebenso wird die „körperliche“ Grundlage des Lernens in Verbindung mit dem Künstlerischen besonders gepflegt. Rudolf Steiner faßt in einem seiner Lehrervorträge kurz vor der Eröffnung der ersten Waldorfschule dieses „Ineinanderspielen“ von Geist und Leib so zusammen: „Körperliche Arbeit ist geistig, geistige Arbeit ist leiblich, am und im Menschen.“[329] Das bedeutet für den Waldorfunterricht konkret, daß neben Eurythmie- und Sportunterricht im Schnitzen, Tischlern, Plastizieren Metallarbeiten, Schmieden, Stricken, Schneidern, Flechten, Spinnen, Flöten, Zeichnen, Buchbinden usw. die „unterschiedlichsten Bewegungsintelligenzen“ ausgebildet werden, so meinen die Anthroposophen, denn

---

326 vgl. Dritter Vortrag, Stuttgart, 23. August 1919, in: Rudolf Steiner, Erziehungskunst (TB 618) S. 38

327 vgl. Erster Vortrag, Stuttgart, 21. August 1919, in: Steiner, Erziehungskunst (TB 618), S. 11 und S. 15f.

328 vgl. Publikation der Goetheanistischen Studienstätte, Wien/Archiv Grandt

329 Rudolf Steiner: Dreizehnter Vortrag am 4.9.1919 der Allgemeinen Menschenkunde als Grundlage der Pädagogik, zitiert nach Internet, http://www.Waldorf.net, „Geistige Beweglichkeit gründet in körperlicher Beweglichkeit“

die „Förderung der künsterlischen Beweglichkeit des Körpers bildet die beste Grundlage für die Entwicklung geistiger Beweglichkeit“.[330]

Obwohl immer wieder propagiert wird, daß das Fach „Anthroposophie“ ja offiziell nicht gelehrt werde, meinen wir, daß mit solche Übungen der Unterricht schleichend mit anthroposophischem Gedankengut durchsetzt wird.

7.9.1. „Den Weg der Götter bewußt fortführen“ - Eurythmie, Turnen und Musikalisches

Unsere These: In keinem anderen Unterrichtsfach in der Waldorfschule ist die Indoktrination mit der anthroposophischen Lehre so eindeutig wie im Eurythmie-Unterricht.

Alle Weltengeheimnisse und alle Gesetzmäßigkeiten des Kosmos sind im Menschen, glauben die Anthroposophen. Durch das „künstlerische Werkzeug“ der Eurythmie könne man diese Geheimnisse und Gesetzmäßigkeiten aus dem Menschen holen. Dieser Anspruch ist nicht nur weltanschaulich geprägt, sondern fast schon „sektiererisch“ und verrät uns, was die Anthroposophen mit der Waldorfpädagogik unserer Meinung nach im Sinn haben: den Weg der Götter fortzuführen und den Menschen selbst zu vergöttlichen. Diese Intention kennen wir auch von Sekten.[331]

Eurythmie[332] ist eine von Rudolf Steiner entwickelte Bewegungskunst. In ihr vertieft man sich im „Werden“, „Sein“ und „Vergehen“ der einzelnen Laute und entwickelt daraus die „Lautgebärden“. Dabei entdeckt man, daß die Bildungskräfte der Sprache und des Wortes die gleichen sind wie die schaffenden Kräfte in der Natur.

An dieser Stelle berühren sich Kunst und Naturbetrachtung im goetheanistischen Sinne. Das ist auch der Grund, warum die Eurythmie eine „entscheidende“ Stellung in der Waldorfpädagogik hat.[333] Steiner hat für jeden sprachlichen Laut eine Figur in drei verschiedenen Farben entworfen: für das Gewand, den Schleier und das Charakter- oder Willenselement. So ist Eurythmie eine „Kunst“, die das „Wollen“, „Fühlen“ und

---

330 vgl. Internet, http://www.Waldorf.net, „Geistige Beweglichkeit gründet in körperlicher Beweglichkeit“

331 vgl. unsere Publikationen: Erlöser, Aschaffenburg 1998; Fiat Lux - Uriellas Orden, München 1992; Schwarzbuch Satanismus, Augsburg 1995 bzw. München 1996

332 Eurythmie: von Steiner gebrauchte Schreibung für Eurhythmie (griech. = Ebenmaß, Gleichmaß von Bewegungen); wer sich ausführlich mit der Eurythmie beschäftigen möchte, dem empfehlen wir Rudolf Steiners Werk: Eurythmie - Die neue Bewegungskunst der Gegenwart (TB 642), Rudolf Steiner Verlag, Dornach/Schweiz 1991

333 vgl. Publikation der Goetheanistischen Studienstätte Wien/Archiv Grandt

„Denken“ zusammenfaßt, eine „sichtbare“ Sprache. Der Mensch offenbart sich dabei, alleine oder in der Gruppe, durch Bewegungen so, wie er es sonst nur durch die Sprache tut. Sie hat eine „Mittelstellung“ zwischen den Künsten: Musik und Sprache auf der einen, plastische und malerische Gestaltung auf der anderen Seite. Eurythmie und Turnen dienen zur „Hygiene“[334] der Seele. Eurythmie übt ebenso das Zuhören, so daß die Menschen durch die Eurythmie lernen werden, richtig zuzuhören.[335]

In Steinerscher Diktion klingt das so: „Das innere und äußere Erleben in so gesetzmäßigen Bewegungen überführen in das Bild, wie die Sprache das innere Erleben in den Laut überführt, das ist eben Eurythmie; und das Kind will Eurythmie lernen. (...) Eurythmie ist also die Offenbarung des Inneren. In der Eurythmie wird dasjenige, was der Mensch erleben kann beim Atmen, bei der Blutzirkulation, insofern diese seelisch werden, zum Ausdruck gebracht. (...) Eurythmie läßt das seelische Leben nach außen fließen und wird dadurch zu einer wirklichen Äußerung des Menschen, wie die Sprache; sie ist eine sichtbare Sprache.“[336] Denn alle „Weltengeheimnisse“, alle „Gesetzmäßigkeiten“ des Kosmos seien im Menschen, und diese könne man durch das „künstlerische Werkzeug“ Eurythmie aus dem Menschen holen.[337]

> „Und alle Weltengeheimnisse, alle Gesetzmäßigkeiten des Kosmos sind im Menschen enthalten. Wenn man daher eine sichtbare Sprache aus dem ganzen Menschen herausholt, holt man zu gleicher Zeit etwas aus ihm heraus, was von der ganzen Summe der Weltengeheimnisse und der Weltengesetzmäßigkeit spricht.“
>
> Rudolf Steiner

Ein Kind ist durch die Verrichtung des Musikalisch-Eurythmischen zu „vergeistigen“.[338] Das „Hinuntertragen“ des Übersinnlichen in das Sinn-

334 beispielsweise auch in der sog. „Heileurythmie“, die als besondere „therapeutische Form“ ausgebildet wurde; vgl. Ansprache zu einer Eurythmie-Aufführung, Oxford, 18. August 1922, in: Rudolf Steiner, Die geistig-seelischen Grundkräfte der Erziehungskunst (TB 604), S. 248

335 vgl. Vierter Vortrag, Stuttgart, 25. August 1919, in: Rudolf Steiner, Erziehungskunst (TB 618), S. 61

336 vgl. Sechster Vortrag, Torquay, 18. August 1924, in: Rudolf Steiner, Die Kunst des Erziehens (TB 674), S. 109-112

337 vgl. Ansprache zu einer Eurythmie-Aufführung, Oxford, 18. August 1922, in: Rudolf Steiner, Die geistig-seelischen Grundkräfte der Erziehungskunst (TB 604), S. 249

338 Steiner spricht auch davon, daß die Eurythmie das unmittelbar „Geistig-Seelische“ zum Vorschein bringt, das ganze „Bewegliche“ des Menschen „durchseelt“ und „durchgeistigt“; vgl. Zweiter Vortrag, Stuttgart, 13. Juni 1921, in: Rudolf Steiner, Menschenerkenntnis als Grundlage der Pädagogik (TB 657), S. 35 und S. 40

liche muß man bewußt in die „Hand“ nehmen, so Steiner. „Wir müssen den Körper des Menschen, diesen sinnlichen Körper, so in die sichtbare Beweglichkeit bewußt versetzen, wie es bisher nur im Unsichtbaren, unbewußt für uns, geschehen ist. Damit setzen wir dann den Weg der Götter bewußt fort, indem wir die Arbeit der Götter noch übernommen haben: die Einprägung des Denkens in das Gehirn, indem wir aus dem Übersinnlichen der Eurythmie, aus der übersinnlichen Eurythmie die sinnliche machen. Würden wir das nicht machen, so würde die Menschheit allmählich in ein seelisches Träumen verfallen; sie würde schlafend werden.“[339]

Vom pädagogisch-didaktischen Standpunkt aus ist Eurythmie ein „beseeltes Turnen“, das sich vom eigentlichen Turnen[340] dadurch unterscheidet, daß jede Bewegung des Kindes „beseelt“ ist. Jede Bewegung ist also genauso Ausdruck eines „Seelischen“, wie es der „Sprachlaut“ ist. Eurythmie ist dadurch entstanden, daß die „Bewegungstendenzen“ des Kehlkopfes, des Gaumens, der Lippen studiert wurden und gemäß dem Goetheschen „Metamorphosenprinzip“[341] die Bewegung eines Organs auf den ganzen Menschen übertragen wurde. Dies geschah durch „sinnlich-übersinnliches Schauen“.[342] Rudolf Steiner: „Alles das, was der

---

339 vgl. Dritter Vortrag, Stuttgart, 21. September 1920, in: Rudolf Steiner, Meditativ erarbeitete Menschenkunde (TB 730), S. 49f.

340 Zum „Turnen“ meint Steiner in einem Vortrag an Lehrer und Erzieher: „Ebenso werden Sie, wenn Sie, sagen wir, einen Knaben oder ein Mädchen haben, das die Vorstellung stocken hat im Kopfe, das sie nicht hinunterbringt, mit diesem Knaben oder mit diesem Mädchen mit anderen Absichten in die Turnhalle gehen, als mit einem Kinde, das den Kopf wie ein Sieb hat, wo alles hinuntergeht in den übrigen Körper und in die Zirkulation des übrigen Körpers hinein. Sie gehen mit den beiden Kindergruppen in die Turnhalle. Die einen Kinder, bei denen alles wie ein Sieb ist, alles hinuntergeht, die lassen Sie so turnen, daß sie abwechselnd die Turnbewegungen machen und dann etwas rezitieren oder singen. Die andere Turngruppe, wo alles im Kopfe stockt, die lassen sie möglichst so die Bewegungen machen, daß die Kinder schweigen müssen dabei. Und so können Sie ganz aus der Natur des Kindes heraus den Übergang bilden zwischen der körperlichen Erziehung und der seelischen Eigentümlichkeit. Sie müssen in anderer Weise turnen lassen ein Kind, das stockende Vorstellungen hat und in anderer Weise ein Kind, das Vorstellungen hat, die wie ein Sieb durch den Kopf durchgehen.“
vgl. Sechster Vortrag - Die Erziehung der jüngeren Kinder, der Lehrer als Erziehungskünstler (II), Oxford, 22. August 1922, in: Rudolf Steiner, Die geistig-seelischen Grundkräfte der Erziehungskunst (TB 604), S. 126f.

341 vgl. Johann Wolfgang von Goethe: Zur Morphologie I: Die Methamorphose der Pflanzen (1817), in: Rudolf Steiner (Hrsg.): Goethes Naturwissenschaftliche Schriften, Dornach 1975 (GA 1a), S. 17ff.

342 Der Ausdruck „sinnlich-übersinnliches Schauen“ wurde von Goethe geprägt. Steiner dazu: „...aus allen Tiefen seiner Weltanschauung und seiner künstlerischen Gesinnung heraus. Der ganzen Gestaltung unserer eurythmischen Kunst liegt dieses Sinnlich-Übersinnliche zugrunde.“

Mensch an Bewegungen nach seinem Willen vollziehen kann, ist ein Nachbilden dessen, was nicht die wirklichen Bewegungen, aber die Bewegungstendenzen sind in den Sprachorganen, so daß immer der ganze Mensch zu einem lebendig bewegten Kehlkopfe wird. Das ist etwas, was ungeheuer selbstverständlich auf die kindliche Natur wirkt; denn man muß bedenken, daß das Sprechen in Lauten ein Lokalisieren der menschlichen Gesamttätigkeit ist.“[343]

Bei der Eurythmie werde der Wille in „Anspruch“ genommen, der Mensch sei stärker „aufgewacht“, als er dies im „gewöhnlichen“ Leben ist, und führe das aus, was im Traum „unterschlagen“ wird.[344] Der „Schleier“, der bei der Eurythmie getragen werden wird, soll den Gefühlen folgen und die Farbe des Schleiers die „Gefühlsnuance“ für die Bewegung darstellen. Steiner hat für jeden einzelnen Laut Form, Schleier und Farbenzusammenstellung dargestellt. Die Grundnote wird durch die Schleierfarbe gezeigt. Diese braucht nicht gewechselt zu werden, sondern kann durch ein ganzes Gedicht „hindurch“ gleich sein. Durch Eurythmie kann man auch Freude, Trauer, Sympathie und Antipathie darstellen.[345]

> Es ist ein irdisches Kind gerade durch die Verrichtung zu vergeistigen, die den Körper in Anspruch nimmt beim Musikalisch-Eurythmischen.“
>
> Rudolf Steiner

Das Kind verdankt dem Gesangs- oder Eurythmieunterricht[346] das gesunde „Aufsteigen“ der „Säfte“[347], das ist ein Teil jener oben angedeuteten „Hygiene“. So sollen „phantasiearme“[348] Kinder eurythmische Übungen mehr im „Stehen“ machen, bevorzugt mit den Armen, während

vgl. Einleitende Worte zur Eurythmie-Aufführung, Dornach, 16. Mai 1920, in: Rudolf Steiner, Die Erneuerung der pädagogisch-didaktischen Kunst (TB 708), S. 256 und S. 258; vgl. ebenso: Goethes Naturwissenschaftliche Schriften, Band V, Sprüche in Prosa (11. Abteilung Kunst), S. 494

343 vgl. Sechster Vortrag - Eurythmischer, musikalischer, Zeichen- und Sprachunterricht, Basel, 28. April 1920, in: Rudolf Steiner, Die Erneuerung der pädagogisch-didaktischen Kunst (TB 708), S. 94

344 vgl. Sechster Vortrag - Eurythmischer, musikalischer, Zeichen- und Sprachunterricht, Basel, 28. April 1920, in: Rudolf Steiner, Die Erneuerung der pädagogisch-didaktischen Kunst (TB 708), S. 94f.

345 vgl. Achter Vortrag - Über physische und moralische Erziehung, Oxford, 24. August 1922, in: Rudolf Steiner, Die geistig-seelischen Grundkräfte der Erziehungskunst (TB 604), S. 159ff.

346 vgl. Erster Vortrag, Stuttgart, 12. Juni 1921, in: Rudolf Steiner, Menschenerkenntnis als Grundlage der Pädagogik (TB 657), S. 17

347 Steiner meint hiermit die „Körpersäfte“.

348 Steiner spricht von Kindern, die „ihre Bilder nicht so leicht heraufbringen“; Rudolf Steiner, Menschenerkenntnis als Grundlage der Pädagogik (TB 657), S. 64

die „phantasiereicheren“[349] den ganzen Körper in Bewegung bringen sollten, durch „Laufen“, „Schreiten“ und „Gehen“.[350]

Rudolf Steiner bekennt: „Die Eurythmie kann man nicht ohne Anthroposophie machen. Man muß sich bemühen, möglichst ohne daß man theoretisch Anthroposophie lehrt, sie so hineinzubringen, daß sie eben darinnensteckt. Ja, ich denke mir, viel Anthroposophie ist darinnen, wenn Sie versuchen - das ist ein Ideal -, dasjenige, was man Rythmus nennt, in die Arbeit hineinzubringen: wenn Sie versuchen, den musikalisch-gesanglich-eurythmischen Unterricht mit dem Handfertigkeitsunterricht in Zusammenhang zu bringen.“[351]

> „Damit setzen wir dann den Weg der Götter bewußt fort, indem wir die Arbeit der Götter noch übernommen haben...“
>
> Rudolf Steiner

In der vierten Klasse führen manche Eurythmielehrer beispielsweise den „Planetentanz“[352] von Rudolf Steiner oder den „Energie- und Friedenstanz“ auf.[353] Wenn man das Musikalische für die Erziehung verwendet, soll das „Ertötende“ durch Plastisch-Bildnerisches belebt werden. Das „Lebendige“ im Musikalischen müsse „herabgelähmt“ und diese Empfindung an die Kinder herangebracht werden.[354] Steiner resümiert, daß man im Plastisch-Bildnerischen die Schönheit „anschaut“, sie „lebt“; im Musikalischen hingegen werde man selbst zur Schönheit. Im Musikalischen ist der Mensch selbst „schaffend“. Dabei erschafft er nicht etwas, was schon vorhanden war, sondern legt den Grundstein dafür, was in Zukunft erst entstehen wird.[355] Steiner stellt fest: „Würden wir nicht Musik haben, dann würden eigentlich furchtbare Kräfte im Menschen aufsteigen.“[356]

---

[349] Steiner spielt auf jene Kinder an, die „geplagt werden von ihren Vorstellungen“; Rudolf Steiner, Menschenerkenntnis als Grundlage der Pädagogik (TB 657), S. 64

[350] vgl. Vierter Vortrag, Stuttgart, 15. Juni 1921, in: Rudolf Steiner, Menschenerkenntnis als Grundlage der Pädagogik (TB 657), S. 64

[351] Rudolf Steiner: Konferenz vom Mittwoch, 23. Juni 1920, 14.45 - 17 Uhr, in: Konferenzen mit den Lehrern der Freien Waldorfschule, S. 156f.

[352] Dabei werden die „apollinischen“ Formen im Raume geschritten, wie auch die Kreisbewegungen der Planeten selbst. (vgl. Heydebrand, Vom Lehrplan der Freien Waldorfschule, S. 50)

[353] vgl. von Heydebrand, Vom Lehrplan der Freien Waldorfschule, S. 25

[354] vgl. Dritter Vortrag, Stuttgart, 23. August 1919, in: Rudolf Steiner, Erziehungskunst (TB 618), S. 44

[355] vgl. Dritter Vortrag, Stuttgart, 23. August 1919, in: Rudolf Steiner, Erziehungkunst (TB 618), S. 49

[356] vgl. Zweiter Vortrag, Stuttgart, 16. September 1920, in: Rudolf Steiner, Meditativ erarbeitete Menschenkunde (TB 730), S. 35

Gesangs-, Turn- und Eurythmieunterricht sollten im „Einklang“ gehalten und deshalb vom selben Lehrer unterrichtet werden. Durch das „Eurythmisch-Turnerische“ wird das Verhältnis zur Außenwelt, auf das, was vom Willen ausgeht, „gestärkt“, während vom Musikalischen die „gemüthafte Verinnerlichung“ ausgeht.[357] So haben die Kinder all das, was sie für eine normale „geistig-seelisch-körperliche“ Entwicklung brauchen.[358] Eurythmie „kultiviert“ das Empfindungs- und Vorstellungsvermögen, meint Kiersch, und was Schüler dabei lernen, kommt besonders den theoretischen Fächern zugute: Ausdrucksfähigkeit und Beobachtungskraft, präzises Gedächtnis, Beweglichkeit und Phantasie.[359] Christoph Lindenberg stellt fest, daß durch Eurythmie der „Bewegungsapparat“ des Menschen, der in der „inneren“ Aufmerksamkeit gedanklichen Operationen dient, „geschmeidig“ gehalten und „entkrampft“ wird.[360]

> „Die Eurythmie kann man nicht ohne Anthroposophie machen. Man muß sich bemühen, möglichst ohne daß man theoretisch Anthroposophie lehrt, sie so hineinzubringen, daß sie eben darinnensteckt.“
>
> Rudolf Steiner

Michaela Glöckler, Leiterin der Medizinischen Sektion am Goetheanum, Freie Hochschule für Geisteswissenschaften in Dornach: „Die Bewegung will vom Gefühl getragen und durchwärmt sein. Dies bei den Schülern schon von der ersten Klasse an zu erreichen, ist für den Eurythmielehrer keine leichte Aufgabe. Aber wenn es gelingt, so wird am Leib gebildet. (...) So schließen sich im Vollziehen der eurythmischen Bewegung, wenn sie klar geformt, innerlich durchlebt und zielvoll gestaltet ist, das Erkenntnisleben, das Gefühlsleben und das Willensleben zu einer höheren Ordnung zusammen. Die Gesamtkomposition Mensch steht da und wird geübt.“[361]

Die Eurythmie, so scheint es, ist also die „Offenbarung“ des Inneren, ein künstlerisches Werkzeug, um das Kind im Sinne der Anthroposophie zu „vergeistigen“. Der Wille des Kindes wird dabei in Anspruch genom-

---

357 vgl. Sechster Vortrag - Eurythmischer, musikalischer, Zeichen- und Sprachunterricht, Basel, 28. April 1920, in: Rudolf Steiner, Die Erneuerung der pädagogisch-didaktischen Kunst (TB 708), S. 96f.

358 vgl. Einleitende Worte zur Eurythmie-Aufführung, Dornach, 15. Mai 1920, in: Rudolf Steiner, Die Erneuerung der pädagogisch-didaktischen Kunst (TB 708), S. 253

359 vgl. Kiersch, Fragen an die Waldorfschule, S. 45

360 vgl. Lindenberg, Die leiblichen Grundlagen des Lernens, in: Stefan Leber (Hrsg), Waldorfschule heute, S. 184

361 vgl. Glöckler, Erziehung als therapeutische Aufgabe, S. 200f.

men, die Einprägung des Denkens in das Gehirn. Aber welchen Denkens? Das der anthroposophischen Geisteswissenschaft? Diese Interpretation läßt Steiner zu, indem er erklärt, Eurythmie könne man nicht ohne Anthroposophie machen, und gleichzeitig verrät, daß man diese Anthroposophie „nicht theoretisch“ lehren, sondern so hineinbringen soll, daß sie „eben darinnensteckt“. Unseres Erachtens gibt er damit zu, daß die Waldorfschule eine anthroposophische Weltanschauungsschule ist!

7.10. „Helfende und beratende Gutachten“ - Zeugnisse an der Waldorfschule

Steiner war kein Freund von Noten-Zeugnissen, was er unmißverständlich klar machte: „Solange die Kinder in derselben Schule sind, wozu soll man da Zeugnisse geben?“[362] In den Zeugnissen der Waldorfschule, so Steiner, wird jeder Lehrer das Kind „beschreiben“. Er beschreibt in eigenen Worten, was es in seinen Fähigkeiten leistet, und seinen Fortschritt, ohne „stereotype“ Buchstaben oder Zahlen. Die Eltern erhalten dadurch eine Vorstellung von dem, wie sich ihr Kind in der Schule verhält.[363] So sind diese Zeugnisse zunächst „Briefe“ an die Eltern. Stellt man die Zeugnisse aus 12 Schuljahren zusammen, erhalten die Eltern und Schüler selbst eine Biographie des Lernens und Lebens in der Schule. Der Lehrer wird die Zeugnisse des Vorjahres als Kontrolle nehmen und so immer besser in die „individuelle Menschenkunde“ eindringen.[364]

„Wir kennen das Kind, wissen, ob es in der Willenstätigkeit, im Gefühlsleben, in der Denkaktivität fehlt, wissen, ob die oder jene Emotionen prädominieren,“ referierte Steiner. „Darnach formen wir für jede einzelne Kindesindividualität in der Waldorfschule einen Kernspruch. Den schreiben wir ins Zeugnis hinein. Der soll eine Richtschnur für das ganze nächste Schuljahr sein. Das Kind nimmt diesen Kernspruch so auf, daß es immer daran denken muß. Und dieser Kernspruch hat dann die Eigenschaft, auf den Willen oder auf die Affekte oder Gemütseigenschaften in entsprechender Weise ausgleichend, kontrollierend einzuwirken.“[365]

---

362 vgl. Fünfzehnte Seminarbesprechung und Dritter Lehrplanvortrag, Stuttgart, 6. September 1919, in: Rudolf Steiner, Erziehungskunst (TB 639), S. 183

363 vgl. Siebenter Vortrag, Torquay, 19. August 1924, in: Rudolf Steiner, Die Kunst des Erziehens (TB 674), S. 127

364 vgl. Lindenberg, Die Lebensbedingungen des Erziehens, S. 41

365 vgl. Achter Vortrag - Über physische und moralische Erziehung, Oxford, 24. August 1922, in: Rudolf Steiner, Die geistig-seelischen Grundkräfte der Erziehungskunst (TB 604), S. 153

Zeugnisse erhalten die Schüler einmal jährlich zum Schuljahresende. Bis zur 8. Klasse in Form von Gesamtbeurteilungen durch den Klassenlehrer, die durch Fachzeugnisse ergänzt werden und von der 9. Klasse ab durch Einzelbeurteilungen der Fachlehrer. Dabei soll das Zeugnis nicht nur den erreichten Leistungsstand belegen, sondern auch die Ursachen für die Leistung charakterisieren und Hinweise für die zukünftige Arbeit geben. Es soll ein „helfendes" und „beratendes" Gutachten sein.[366]

Den Schluß eines jeden Zeugnisses bildet ein, vom Klassenlehrer verfaßter, „Zeugnisspruch". Beispielsweise:

„Nicht dem Rasten und Ruhn, sondern tätigem Tun
sei mein Denken und Wollen geweiht;
und das Haupt und die Hand müssen werden gewandt,
zu rastlosem Wirken bereit."[367]

Diese individuellen Zeugnissprüche sollen die Kinder im folgenden Schuljahr zu Beginn des Hauptunterrichts, nach der Begrüßung des Lehrers per Handschlag, nach dem gemeinsamen Morgenspruch und nach einem kurzen musikalischen Teil, jeweils an jenem Wochentag, an welchem sie geboren wurden, mit „Nachdruck" aufsagen. Dadurch soll es „bewußt" etwas über sich lernen und „Impulse" zur Entwicklung daraus „gewinnen". Der Spruch soll durch seine „künstlerische" Gestaltung „homöopathisch heilend"[368] auf das Kind wirken.[369] Notenzeugnisse werden nur auf besonderen Wunsch für abgehende Schüler erteilt. Johannes Kiersch zufolge ist der „prognostische Wert" der Notenzeugnisse „äußerst zweifelhaft" und „pädagogisch" seien sie „überflüssig".[370] Kurt Zeidler, einer der Protagonisten der Hamburger Schulreform, sah bereits im Jahre 1926 in der Art von Zeugnissen, wie sie auch von der Waldorfschule ausgestellt werden, die Gefahr, der „Stigmatisierbarkeit" des Schülers und den „psychologischen Dilettantismus" des Lehrers.[371]

---

366 vgl. Kiersch, Die Waldorfpädagogik, S. 51

367 vgl. Ullrich, Waldorfpädagogik und okkulte Weltanschauung, S. 70

368 Ullrich zitiert hier den Waldorflehrer Heinz Müller *Von der heilenden Kraft der Worte*, Stuttgart 1977, der in seiner Publikation Zeugnissprüche zusammengestellt hat, die er selbst verfaßt hat. Ullrich: „In seinen Erläuterungen wird eine Vielzahl sprachgestalterischer Grundsätze deutlich, die auf Rudolf Steiners okkult-spekulative Lehre von der Sprachgestaltung und dramatischen Kunst zurückgehen." (vgl. Ullrich, Waldorfpädagogik und okkulte Weltanschauung, S. 70)

369 Ullrich, Waldorfpädagogik und okkulte Weltanschauung, S. 70

370 vgl. Kiersch, Fragen an die Waldorfschule, S. 62

371 vgl. Kurt Zeidler: Das Schulzeugnis und seine künftige Gestaltung, in: Hamburger Lehrerzeitung 5, 1926, S. 876ff., zit. nach Ullrich, Waldorfpädagogik und okkulte Weltanschauung, S. 61

Heiner Ullrich, der seit 1974 Akademischer Rat mit Lehrauftrag für Schulpädagogik am Pädagogischen Institut der Universität Mainz ist, dazu: „Die Charakteristik mißt den Schüler nicht an einer allgemeinen sozialen oder sachlichen Leistungsnorm, sie will vielmehr sein individuelles 'Wesensbild' zur Darstellung bringen, seinen besonderen 'Entwicklungstypus' ... erkennen. Die Charakteristik erfolgt gedanklich auf der Grundlage von Steiners anthroposophischer Menschenkunde, d.h. u.a. auf der 'ganzheitlichen' Lehre von der Dreiheit und Wechselwirkung der psychischen Funktionen Denken, Fühlen, Wollen, auf der Lehre von den vier Temperamentstypen des Phlegmatikers, des Cholerikers, des Sanguinikers und des Melancholikers und auf der Einteilung der ontogenetischen Entwicklung in Siebenjahresphasen.“[372] Den „Hauptfehler“ dieses Zeugnistypes sieht Ullrich darin, daß der Lehrer von der Aufgabe „entlastet“ wird, Rechenschaft über das Gelingen, bzw. Scheitern seiner unterrichtlichen und erzieherischen Zielsetzungen zu geben. So versteht sich das Waldorfzeugnis als eine Art „schulinterne Berichtsform“ für die am Unterricht Beteiligten und weniger als amtliche Urkunde für externe Dritte.[373] Dem ist nichts hinzuzufügen.

8. „Nicht leicht, Kritik zu ertragen“ - Lehrer und Eltern an der Waldorfschule

Unsere These: Den Eltern, die ihre Kinder in die Waldorfschule einschulen, werden die anthroposophischen Grundlagen der Waldorfpädagogik und die anthroposophisch-menschenkundliche Motivation, aus der die Lehrer schöpfen, nicht mit der nötigen Sorgfalt dargelegt.

Steiner legte großen Wert darauf, daß die Waldorfpädagogen mit dem Elternhaus in Kontakt treten. Von der Schule aus soll man durch das Kind auf das Elternhaus „hinaussehen“.[374] Zu den Pflichten des Klassenlehrers[375] gehört es, die Elternhäuser zu besuchen. Das gelingt vielleicht vier- bis fünfmal in diesen acht Schuljahren. Sprechstunden, Elternabende, Arbeitsgemeinschaften und Elternsprechtage sind weitere Kontaktmöglichkeiten. Daneben gibt es Feste, Schulküche, Reinigung und Raumpflege, Schulgarten, Spendensammlungen, Basare und eine Reihe

[372] Ullrich, Waldorfpädagogik und okkulte Weltanschauung, S. 66
[373] vgl. Ullrich, Waldorfpädagogik und okkulte Weltanschauung, S. 72
[374] vgl. Siebenter Vortrag, Torquay, 19. August 1924, in: Rudolf Steiner, Die Kunst des Erziehens (TB 674), S. 127
[375] der Klassen 1 bis 8, d. Verf.

von Ausschüssen als „übliche" Betätigungsfelder für die „Elterngemeinschaft".[376] Jedenfalls sollte der Lehrer der 1. Klasse versuchen, alle Elternhäuser im ersten Schuljahr zu besuchen, um zu sehen, wie und wo seine Schüler zu Hause sind. Christoph Lindenberg, Dozent am Seminar für Waldorfpädagogik in Stuttgart: „Will man also den Schüler sehen lernen, so muß man zunächst sehen, wie und unter welchen Bedingungen er den größeren Teil des Tages lebt. Vielleicht fällt dabei der Blick auf Tatsachen, die der Lehrer üblicherweise kaum bemerkt: die Ernährung im Elternhaus, wann ein Schüler zu Bett geht, ob da ständig ein Fernsehgerät im Betrieb ist,[377] wie der Umgangston im Hause ist, wie der Schüler sich zu seinen Geschwistern verhält und ähnliches mehr."[378] Kiersch sieht es ähnlich, denn seiner Meinung nach ist es nicht zu „bestreiten", daß Aufklärung im Einzelfall, auch „persönliche" Beratung in Ernährungs- und Kleiderfragen für eine moderne Schule wichtig sind.[379]

Allerdings scheint der Umgang zwischen Eltern und Lehrern nicht immer leicht. Der Waldorfpädagoge Manfred Leist weist darauf hin, daß es manchmal zu einer gewissen „Hautbildung" der Lehrer gegenüber den Eltern kommt. Dies führt er auf die intensive Zusammenarbeit im Lehrerkollegium zurück, so daß die Lehrer auf einmal als „unangreifbarer Block" gegenüber der Elternschaft dastehen. Es scheint noch andere Probleme mit den Eltern zu geben. So berichtet Leist weiter, daß die Eltern gelegentlich zu einer „erheblichen" Naivität neigen, wenn sie beispielsweise nicht richtig einschätzen, wie sie selbst ihren pädagogischen Pflichten gegenüber ihren Kindern genügen. Dann würde man etwas vom Waldorflehrer erwarten, was man selbst kaum erbringt und „erdrückt" ihn mit „unrealistischen" Forderungen. Bereits kleine Fehler und Mängel würden dann oft als „große Enttäuschungen" erlebt und in Vorwürfe „umgemünzt". Deshalb sollten die Eltern dem Lehrer einen „Vertrauensvorschuß" geben, der ihm genug „Raum" beläßt, so zu sein, wie er einmal ist, fordert Leist.[380]

---

[376] vgl. Freie Pädagogische Vereinigung im Kuratorium für künstlerische und heilende Pädagogik (Hrsg.): Waldorfpädagogik - Ein Weg zur Persönlichkeitsbildung, Eine Einführung für Lehrer, Erzieher und Eltern, Wien/München o.J., S. 54; Internet, http://www.WaldorfschuleWitten-Anne, Eltern und Lehrer machen Schule"

[377] Durch die „Reizüberflutung" in der sogenannten „Mediengesellschaft" werden die Kinder „medial zerrissen" (!), verkünden die Waldorfpädagogen (vgl. Waldorfpädagogik - Ein Weg zur Persönlichkeitsbildung, S. 163)

[378] vgl. Christoph Lindenberg: Individuelles Lernen, in: Stefan Leber (Hrsg.), Waldorfschule heute, S. 144f.

[379] vgl. Kiersch, Fragen an die Waldorfschule, S. 63

[380] vgl. Leist, Das Zusammenwirken von Eltern und Lehrern, S. 221ff.

Heinz Kloss fällte in einem Buch über die Waldorfpädagogik bereits im Jahr 1955 das Urteil, daß das Erziehen als ein „schöpferisches Tun“ empfunden wird, das nicht ohne weiteres die Anwesenheit noch so „freundgesinnter“ Beobachter verträgt. So seien die Waldorflehrer, anders als an anderen Schulen, ein von der Elternschaft sich absetzender „Sonderstand“ geworden.[381] Auch für Hartwig Schiller vom Waldorflehrerseminar in Stuttgart gibt es lehrer- bzw. elternspezifische „Grunddispositionen“, die „krisenfähig“ zueinander stehen. Offen gibt er zu: „Durch einen bestimmten Umstand ist es für einen Waldorflehrer nicht leicht, Kritik zu ertragen. (...) Eltern können ungeheuer viel dazu beitragen, seine Kritikfähigkeit zu verbessern.“[382]

Dies scheint aber aus der Sicht der Eltern nicht ganz einfach zu sein. Denn von Insidern wird ironisch selbstkritisch angemerkt, daß die Eltern in einer Waldorfschule für die „drei B“ zuständig seien: „Backen, Basteln, Blechen“.[383] Viele engagierte Eltern hätten nicht das Gefühl, „wirklich ernsthaft“ an der Waldorfschule „gehört“ zu werden, meint Doris Kleinau-Metzler, und ein sozialer Aspekt würde immer wieder herausragen: Angst. „Angst, sich zu äußern, Angst aus der Reihe zu fallen, Angst vor Ablehnung, ergänzt durch ‘Harmoniezwang’ und ‘Sprachlosigkeit’. (...) Dem stehen auf Lehrerseite auch Ängste gegenüber - vor Einmischung und Infragestellung pädagogischer Grundlagen, vor Machtverlust, vor immer schwieriger erscheinenden Kindern in großen Klassen“, so Kleinau-Metzler weiter. Eltern werden auch in „verschiedener Art und Weise“ mit der Anthroposophie „konfrontiert“. Kleinau-Metzler kommt zu folgendem Fazit: „Anthroposophie wird aufgrund von persönlichen Eindrücken an den Schulen und trotz (oder wegen) der Lektüre von Texten Rudolf Steiners sicher auch von einigen Eltern als Glaubensbekenntnis, als esoterische Lehre empfunden.“ Daraus könne resultieren, daß es auch unter den Eltern zu Konflikten komme. Gerade von jenen, die sich stark mit der Schule identifizieren, ginge manchmal ein „Druck auf Mit-Eltern aus, sich ebenfalls zu engagieren (sei es bei Basteleien für den Herbstmarkt, bei verschiedenen aktuellen Schulthemen, klasseninternen pädago-

„Durch einen bestimmten Umstand ist es für einen Waldorflehrer nicht leicht, Kritik zu ertragen.“
Hartwig Schiller

[381] vgl. Kloss, Waldorfpädagogik und Staatsschulwesen, S. 39
[382] Hartwig Schiller: Eltern und Lehrer im Dialog, in: Stefan Leber (Hrsg.), Waldorfschule heute, S. 237
[383] vgl. Barbara Dannehl: Also schweige ich lieber, in Info3 11/1997, S. 6

gischen Lesekreisen oder sozialen Übungen). Unterschwellige Konflikte zwischen 'alten' und 'neuen unerfahrenen' Eltern, Aktivisten und passiven Eltern sind die Folge, so daß eine Konflikt- oder Schweigelinie auch innerhalb der Elternschaft verläuft."[384]

Im Zusammenhang mit dem Elterndasein an Waldorf-Schulen ist immer wieder die Rede von einem „Eingeschüchtert-Sein" aufgrund sprachspezifischer Besonderheiten der Waldorfpädagogik und jenem „Rudolf-Steiner-hat-gesagt". Karl-Martin Dietz faßt diese Erfahrung anhand eines Beispiels zusammen: „Eine Lehrerin, gefragt, warum sie eine bestimmte Epoche mit ihrer Klasse mache ... antwortete: Weil das von Rudolf Steiner so ausgegeben worden ist und somit zu den Grundlagen der Waldorfpädagogik gehört. (...) Die Antwort bewegt sich in einem Horizont ideologischer Abhängigkeit, tritt das Informationsbedürfnis der Eltern mit Füßen und verlangt von allen Beteiligten, den gesunden Menschenverstand am Eingang abzugeben."[385]

Auch die Waldorfmutter Gabriele Karbe gibt zu, daß die Überheblichkeit „Uneingeweihten" gegenüber sie am Anfang stark verunsichert hat: „Wehe dem Neuling, der unbefangen, nach längerer nutzloser Diskussion, das strittige Thema zur Abstimmung stellen möchte: eisiges Schweigen oder allenfalls genervtes Lächeln werden ihm begegnen und eine Atmosphäre der Ablehnung, die geradezu wehtut. Der 'Unbedarfte' wird so schnell nicht wieder fragen. Manchmal kommt er gar nicht mehr. (...) Zusätzliche Gesprächsabende und gemeinsame menschenkundliche Arbeit an einem Text (früher selbstverständliches Heilmittel zur Vorbeugung und als Therapie bei Auseinandersetzungen) fallen immer stärker dem Zeitdruck oder Desinteresse zum Opfer. (Natürlich sind Anthroposophen nach wie vor die besseren Menschen, wir würden das nie zu bezweifeln wagen. Deshalb lassen wir uns auch heute noch gelegentlich 'abbügeln', wenn wir Fragen haben, die etwas schwieriger zu beantworten wären. Und wenn wir feststellen sollten, daß es auch Lehrer gibt, die so was nicht vermitteln können, reicht ein Steiner-Zitat, um jede Diskussion zu beenden.)"[386]

Jutta Görg-Herm, die zwölf Jahre Waldorfmutter und sogar neun Jahre lang Klassenlehrerin gewesen ist, empfindet das so ähnlich: „Ich erlebte

---

384 Doris Kleinau-Metzler: Zwischen Engagement und Harmoniezwang, in: Info3, 11/1997, S. 7ff.

385 Karl-Martin Dietz: Was heißt „Freiheit" in der Schulgemeinschaft?, in: Erziehungskunst 10/1997, S. 981f.

386 Gabriele Karbe: Zwischen Mit-Eltern und Ober-Lehrern, in: Info3, 11/1997, S. 6ff.

auch, daß kritisches Denken und Nachfragen an der Waldorfschule unerwünscht sind." Auch sie kommt auf die „Angst" im Zusammenhang mit der von den Waldorfschulen so vollmundig propagierten Zusammenarbeit zu sprechen: „Wie oft habe ich mich nach einer Lehrerkonferenz oder einer Eltern-Lehrer-Konferenz gefragt: Warum hast du die Frage nicht gestellt, die dir so wichtig war? (...) Es war die Angst vor der Ablehnung und der Ausgrenzung, die Gewißheit, abgestempelt zu sein durch eine unerwünschte Äußerung. (...) Die Angst vor dem Verlust der Macht, die Angst vor ... dem Aufstand der Ohnmächtigen, vor persönlichen Nachteilen oder Benachteiligungen des Kindes, vor Existenzproblemen."[387]

Was also bringt die Zusammenarbeit von Eltern und Lehrern, wenn das Gesprächsklima von der Angst beherrscht wird, etwas Kritisches zu sagen? Besonders bedenklich erscheint uns dabei, wenn sogar die Lehrer *untereinander* Angst haben, etwas Falsches zu sagen. Denn zur Zusammenarbeit unter den Lehrern berichtet Jutta Görg-Herm: „Ich habe über Jahre erlebt, wie Harmoniezwang ausgeübt wurde. Ein Zwang, der durch moralisierende Stimmungen, über schlechtes Gewissen erzeugen und Verunsicherungen arbeitet. Wie können Lehrer und Lehrerinnen Kinder zur Freiheit erziehen, wenn die selbst diese Freiheit nicht erleben?"[388]

Auch sie kommt zu keinem positiven Fazit ihrer Erlebnisse als Waldorflehrerin und Waldorfmutter: „Wer an der Waldorfschule aus der Menge und der Meinung der Mächtigen heraustritt, hat nichts zu lachen. Vielleicht wird nochmals geprüft, ob es ein Ausrutscher war, doch wehe dem, der es immer noch wagt, eine eigene Meinung oder sogar Überzeugung zu haben. Er wird geächtet. Wer überleben will, hat nur die Wahl, seinen Hut zu nehmen oder sich ruhig zu verhalten. Es geht nicht um Recht-haben-wollen oder Intoleranz, sondern um menschliche Würde und um die Freiheit des Denkens ... zu der Realität, wie ich sie erfahren habe, kann ich nur meine Enttäuschung und mein Entsetzen nennen."[389]

Schon Steiner machte unmißverständlich klar, was er von den Eltern erwartete: „In erster Linie ist darauf zu rechnen, daß diejenigen, die uns ihre Kinder anvertrauen, die also eine gewisse Liebe zur Waldorfschule haben, auch eindringen können in die Gedanken, Empfindungen, Willensimpulse, die uns selbst tragen." Steiner betont, daß es „vor allen Dingen" auf die „Gesinnung" ankomme, wenn Lehrer und Eltern sich gegenüber-

---

387 Görg-Herm, Idealismus und Ohnmacht, in: Info3, 4/1997, S. 8ff.
388 Görg-Herm, Idealismus und Ohnmacht, in: Info3, 4/1997, S. 8ff.
389 Görg-Herm, Idealismus und Ohnmacht, in: Info3, 4/1997, S. 8ff.

stehen.[390] An anderer Stelle sagt Steiner: „Es sind wahrhaftig nicht theoretisch-pädagogische Erwägungen, es sind nicht abstrakte, prinzipielle Grundsätze, welche den Weg vorzeichnen sollen für den Geist der Waldorfschul-Pädagogik zu den Eltern der Kinder hin, sondern es ist etwas Lebendiges...“[391]

Die Frage ist, ob es nicht notwendig wäre, den Eltern reinen Wein einzuschenken und mit ihnen Anthroposophie zu erarbeiten, wenn der Lehrer seine Motivation oder die Pädagogik darlegen möchte, aus der er handelt, oder wenn Fragen der Eltern nach der Grundlage der Pädagogik gestellt werden? Stefan Leber meint dazu: „Ja, insofern die Methode[392] verdeutlicht wird. Falls dann eine Rückfrage kommt, wo die Quelle ist, kommt man eben in die anthroposophischen Erkenntnisauffassung, ihre Erkenntnislehre hinein. Und wenn da Fragen vorliegen, kann man den Eltern auch das systematische Erarbeiten anbieten. Aber das muß im Interessenshorizont der Eltern liegen. Ich sehe es auch als notwendig an, daß die Schule Stellung bezieht, welche Methode hier gehandhabt wird, und auch Zugänge eröffnet. Aber ich finde es verheerend, jemanden, der sich nicht dafür interessiert, da reinzuzwingen.“[393]

Soll etwa nur dann, wenn eine „Rückfrage“ von den Eltern kommt, erklärt werden, welche anthroposophischen Grundlagen die Pädagogik hat? Die Waldorfschule wird als reformpädagogisches Angebot angepriesen und von den Menschen auch so wahrgenommen. Ist es nicht eine „Mogelpackung“, wenn die Eltern nicht rückhaltlos darüber aufgeklärt werden, daß hinter der Waldorfpädagogik in Wirklichkeit eben kein modernes pädagogisches Konzept, sondern eine rund achtzig Jahre alte, reichlich seltsame Weltanschauung steht? Mit dem Argument, man solle niemanden „da reinzwingen“, kann kaum gerechtfertigt werden, daß die Eltern nicht von vorneherein über den Zusammenhang von Waldorfpädagogik und Anthroposophie unterrichtet. Wir meinen, dies ist eindeutig eine „Bringschuld“ der Waldorfschulen, die Eltern sachgemäß aufzuklären, was eigentlich die Hintergründe ihrer Pädagogik sind! So em-

---

390 vgl. Fragen von Schule und Haus, Ansprache am Elternabend, 22. Juni 1923, in: Rudolf Steiner in der Waldorfschule (TB 671), S. 188; Kursivsetzung durch die Verf.

391 vgl. Der Verkehr des Lehrers mit dem Elternhause im Geiste der Waldorfschul-Pädagogik, Vortrag, gehalten an der vierten ordentlichen Mitgliederversammlung des Vereins „Freie Waldorfschule“, 1. Juni 1924, in: Rudolf Steiner in der Waldorfschule (TB 671), S. 210

392 Auf die Frage der „Methodik“ und ihrer Abgrenzung zum Dogmatismus kommen wir im Kapitel „Ist die Waldorfschule eine Weltanschauungsschule?“ zurück.

393 vgl. K. D. Neumann, Interview mit Stefan Leber, in: Flensburger Hefte 15, Waldorfschule und Anthroposophie, S. 50f.

pfiehlt sogar Hartwig Schiller, auf den Informationsabenden die Anthroposophie als „Befähigungsquell" des Waldorflehrers „faßbar" zu machen und Besorgnisse der Eltern über weltanschauliche „Färbung" des Unterrichts „sachgerecht" auszuräumen.[394]

Hier stimmen wir ihm zu: Die Anthroposophie als Geisteswissenschaft, die von Steiner begründet wurde, sollte ohne zu zögern, so klar dargelegt werden, daß die Eltern sich ein Urteil darüber bilden können, auf welchen weltanschaulichen Grundlagen die Pädagogik basiert, nach der ihr Kind in der Waldorfschule erzogen werden soll. Geschieht dies nicht, kann es zu Orientierungsschwierigkeiten und Konflikten kommen. Warum stehen die Anthroposophen und Waldorfpädagogen, die doch sonst so stolz auf die Errungenschaften und Erkenntnisse von Steiners Geisteswissenschaft sind, in dieser Beziehung nicht mit der nötigen Konsequenz zu ihrer geistigen Herkunft? Hat es etwa damit zu tun, daß man dadurch „kaschieren" möchte, eine Weltanschauungsschule zu sein? Oder hat man Angst davor, zahlende Eltern zu verlieren, die ihre Kinder dann in eine „guru-lose" Schule bringen würden? Eine klare Stellungnahme der Waldorfverantwortlichen und Anthroposophen auf diese Fragen wäre also dringend von Nöten. Die Zeit des „Versteck-Spielens" ist vorbei.

9. „Pädagogische Arbeit als Heilsauftrag" - Der Unterschied zu anderen Schulen

Unsere These: Die Waldorfschule stellt eine geschlossene, der eigenen Tradition verpflichtete, mit anthroposophisch gefärbten Unterrichtseinheiten durchzogene Schule dar.

Was die Waldorfschule von herkömmlichen Schulen abhebt, sei nicht auf eine verstandesmäßig „erklügelte" Anschauung zurückzuführen, sondern auf die Kräfte, die sich auf die „Werdekräfte" der jungen Menschen und des „Volkes" beziehen, stellte Steiner nicht ohne Stolz fest.[395] Denn, so fragt Johannes Kiersch, Dozent am Institut für Waldorfpädagogik, ist es so sicher, daß gute „Examensnaturen" sich im späteren Leben bewähren? „Liegt nicht die besondere Ökonomie einer modernen Schulbildung darin, Wissensvermittlung nicht als isolierten Prozess und als Anhäufung

---

394 vgl. Schiller, Eltern und Lehrer im Dialog, S. 234

395 vgl. Die Schulgewohnheiten der niedergehenden Zeit und die Schulpraxis des kommenden Tages, Vortrag, gehalten am Elternabend 11. Juni 1920, in: Rudolf Steiner in der Waldorfschule (TB 671), S. 55

reproduzierbarer Aussagen, sondern im lebendigen, anfeuernden Zusammenspiel aller, auch träumenden und schlafenden Kräfte der Schüler als Anleitung zum 'Lernen des Lernens' zu betreiben?"[396] Die Lehrer hätten, so Rudolf Steiner, in der Waldorfschule eine ganz bestimmte „Erkenntnis" von dem, wie ein Kind heranwächst und welche „seelischen" und „körperlichen" Kräfte in ihm liegen und wie diese entwickelt werden müssen. Die wirklich erzieherischen und unterrichtenden Kräfte der Lehrer könnten sich nur in der freien Schule (sprich: Waldorfschule) entwickeln.[397]

Keine so übertrieben positive Referenz ergibt die Auskunft der „Freien Hochschule für anthroposophische Pädagogik", Arbeitsbereich Bildungsökonomie, Heidelberg: „Im Jahre 1982 haben im Durchschnitt der westdeutschen Waldorfschulen 33,7% der nicht ausgelesenen Schülerschaft eines Jahrgangs, bezogen auf die Schülerzahl der 5. Klasse, das Abitur bestanden, im Jahre 1992 immerhin 44,2%."[398]

Heiner Ullrich[399] erkennt folgende Unterschiede zu den staatlichen Schulen:

„- der Frontalunterricht wird als herkömmliche Sozialrefom des Unterrichts bewußt beibehalten,
- die soziale Lerneinheit ist primär die nach vier Temperamenten binnendifferenzierte Jahrgangsklasse mit großer Schülerzahl, nicht etwa die kleine altersheterogene Neigungsgruppe,
- es gibt einen verbindlichen, wenngleich weitmaschigen Lehrplan, der nach gegenwartsübergreifenden, systematischen Gesichtspunkten zusammengestellt ist,
- viele Unterrichtsstoffe in der Unterstufe werden nicht selbständig vom Schüler, bzw. von der Schülergruppe erarbeitet, sondern gedächtnismäßig 'auf Vorrat' gelernt."[400]

Ingeborg Maschmann hat im Jahre 1958 eine Woche lang an der Kasseler Waldorfschule hospitiert. Obwohl dies schon eine ganze Zeit her ist, ist ihr Fazit auch heute von Interesse: „Die Waldorfschule stellt sich als eine

---

396 Kiersch, Die Waldorfpädagogik, S. 45f.

397 vgl. Ansprache am Elternabend, 9. Mai 1922, in: Rudolf Steiner in der Waldorfschule (TB 671), S. 126

398 vgl. Kiersch, Die Waldorfpädagogik, S. 110

399 Ullrich, Waldorfpädagogik und okkulte Weltanschauung, S. 73

400 Ingeborg Maschmann: Die Pädagogik der Waldorfschulen, Versuch einer Analyse, in: Die Deutsche Schule 51 (1959), S. 473ff., zit. nach Ullrich, Waldorfpädagogik und okkulte Weltanschauung, S. 216f.

durch Einheitlichkeit, Geschlossenheit[401] und eigene Tradition 'geordnete' Schule dar;

- um dieser 'Ordnung' willen opfert sie die Bemühung, sich reflexiv mit dem Wesen unserer geschichtlichen Situation auseinanderzusetzen;
- gemeinsam mit der reformpädgogischen Bewegung lehnt sie intellektuelle Bildung als einseitig ab und zielt mit ihren Anstrengungen auf den 'ganzen', 'heilen' Menschen;
- so versteht der Waldorflehrer seine pädagogische Arbeit letztlich als einen Heilsauftrag, sein Handeln hat Verkündigungscharakter, selbst seine unterrichtlichen Maßnahmen betrachtet er als therapeutisch."

Eine gewisse „Abschottung" der Schule nach außen hin scheint es bereits im Gründungsjahr gegeben zu haben. Auf der ersten Mitgliederversammlung des Vereins „Freie Waldorfschule" am 17. Juni 1921 wurde der Wunsch ausgesprochen, die Waldorfschule zu besichtigen. Steiner stand diesem Wunsch sehr skeptisch gegenüber: „Ich glaube, daß man nicht außerordentlich viel haben wird von einer Besichtigung in der Waldorfschule selbst."[402] Er räumte ein, daß man vielleicht „höchstens" die Schulräume sehen lassen könnte. Allerdings sah er dann die Gefahr, daß die Besucher sagen könnten, sie hätten nichts gesehen, daß sie enttäuscht wären, da die Lehrmittel „durchaus nicht reichlich" seien, und schließlich fordern könnten: „gebt uns unser Geld zurück!"[403] Steiner kam zu dem Schluß: „Das geht nicht..., daß der Geist der Waldorfschule vor Besucher hineingetragen wird", und forderte, „scharf darüber [zu] wachen, daß nicht neugierige Leute kommen." Andererseits meint er: „Wir werden auch in der Zukunft niemanden, *der eine Berechtigung hat*, die Schule kennenzulernen, abweisen."[404]

---

401 Die Entscheidung in Personalfragen kann nicht von „außen" geschehen. Wenn man sich z.B., aus irgendwelchen Gründen, von einem Lehrer trennen möchte, entscheidet dies das Lehrerkollegium. Es kann sich nicht von außen (etwa von Eltern) dazu nötigen lassen, weil die Zusammensetzung eines Kollegiums „letztlich" nur von diesem „selbst" bestimmt werden kann. (vgl. Leist, Das Zusammenwirken von Eltern und Lehrern, S. 219) Wie das zahlenmäßige Verhältnis von Eltern- und Lehrervertretern im Schulträgervorstand geregelt wird, bleibt der einzelnen Schulgemeinschaft überlassen; jedenfalls muß die „Stimme" des Lehrerkollegiums im Vorstand „deutlich" vertreten sein. (vgl. ebd., S. 229)

402 vgl. Aus der Aussprache bei der Mitgliederversammlung vom 17. Juni 1921, in: Rudolf Steiner in der Waldorfschule (TB 671), S. 98

403 vgl. Aussprache am 17. Juni 1921, in: Rudolf Steiner in der Waldorfschule (TB 671), S. 100

404 vgl. Ansprache vom 17. Juni 1921, in: Rudolf Steiner in der Waldorfschule (TB 671), S. 101; Hervorhebung durch die Verf.

Aber die Mitglieder des Vereins „Freie Waldorfschule“ wollten offenbar an dem Wunsch, die Waldorfschule zu besichtigen, festhalten. Steiner setzte dann deutlich seine Autorität durch und gab den Anwesenden klar zu verstehen, welchen Stellenwert sie als „Vereinsmitglieder“ eigentlich haben: „Mir scheint es unmöglich zu sein, daß die Leitung der Schule irgendwelche Weisung erhalten würde von einem Verein. Hier handelt es sich darum, daß auch bezüglich dieser Sache nur das sachgemäße Urteil des Lehrerkollegiums in Betracht käme, so daß es mir gar nicht nötig schien, im Schoß des Waldorfschul-Vereins irgendwie darüber abzustimmen, ob man es gestatten soll oder nicht.“[405] Steiner erhob dadurch das Handlungsrecht der Schulleitung und des Lehrerkollegiums über das des Waldorfschul-Vereins.

Die Unterschiede jedenfalls zwischen den Waldorfschulen und einer öffentlichen Schule lassen sich am besten durch die Eltern analysieren, die vergleichen, prüfen und vor allem kritisch hinterfragen sollten.

10. „Mut haben, unsolide Geschäfte zu machen“ - Rudolf Steiner und die Finanzen

Bei der Ansprache zur zweiten Mitgliederversammlung des Vereins im Jahre 1922 läßt Steiner die Katze aus dem Sack und verrät: „Man kann recht weit kommen, wenn man nur einmal sich darauf besinnt, worauf es ankommt: daß es darauf ankommt, daß wir wirklich die öffentliche Meinung durch unseren Willen dahin bringen, wo sie sein soll. (...) Die öffentliche Meinung zu gewinnen, ist unser einziger praktischer Weg.“[406]

Steiner wußte, worauf es ansonsten noch ankam: auf die Finanzierung der Schule und auf Geld! Bei der Ansprache zum Elternabend am 9. Mai 1922 verkündet er beschwörend: „Wenn wir weiterkommen wollen, brauchen wir Geld! Ja, Geld brauchen wir!“[407] Natürlich war ihm klar, daß er zur Finanzierung der Waldorfschule die nötigen Einnahmen brauchte. Er sah voraus, daß sich die Waldorfschul-Idee nur dann erfolg-

[405] vgl. Aussprache vom 17. Juni 1921, in: Rudolf Steiner in der Waldorfschule (TB 671), S. 100f.

[406] vgl. Ansprache an der zweiten ordentlichen Mitgliederversammlung des Vereins „Freie Waldorfschule“, 20. Juni 1922, in: Rudolf Steiner in der Waldorfschule (TB 671), S. 161 und S. 163

[407] vgl. Rudolf Steiner in der Waldorfschule (TB 671), S. 136

reich ausbreiten und die erste Freie Waldorfschule eine Nachfolge finden konnte, wenn es gelingen würde, das öffentliche Interesse zu wecken.[408]

In einer Konferenz mit Lehrern, bei der es um einen Zusatzbau für die erste Waldorfschule ging, und um die Frage, was mit dem Geld, das bereits einbezahlt worden war, geschehen solle, erklärt Steiner: „Die geistigen Werte werden ohnehin aus der Schule hervorgehen und nicht aus dem übrigen. Infolgedessen müssen wir den Mut haben, unsolide Geschäfte zu machen. Wir dürfen aber nicht mehr unsolide machen als solche, die wir durch die soliden ausgleichen können.“[409]

„Wenn wir weiterkommen wollen, brauchen wir Geld! Ja, Geld brauchen wir!“ Rudolf Steiner

Steiner wollte durch die Unterscheidung der Bereiche des sozialen Organismus - des Geistes-, Rechts- und Wirtschaftslebens - einsichtig machen, daß die Institutionen des Bildungswesens durch „Schenkgelder“[410] zu finanzieren sind. Damit hatte er gar nicht mal so unrecht. Johannes Kiersch meint dazu: „Gegenwärtig erhebt die staatliche Verwaltung Zwangsschenkungen in Form von Steuern[411], die in anonymer Form an die Empfänger verteilt werden. Dieses Verfahren ist gesamtwirtschaftlich teurer als die freie Finanzierung. Es lassen sich Formen des Schenkens denken, die den unnötigen, teuren und sozial schädlichen Umweg über Zentralkassen des Staates vermeiden. Das können freie Schenkungen sein oder auch ‘institutionalisierte’.“[412] Kiersch erklärt auch, wie zu den Geldern des Staates noch weitere hinzukommen: durch freie Spenden der Fördervereinsmitglieder und durch Förderbeiträge oder auch durch „Bauspenden“ der Eltern.[413] Die Waldorfschulen geben zu,

---

408 vgl. Ansprache an der ersten Mitgliederversammlung des Vereins „Freie Waldorfschule“, 17. Juni 1921, in: Rudolf Steiner in der Waldorfschule (TB 671), S. 97

409 Rudolf Steiner: Konferenz vom Samstag, 24. Juli 1920, 18 Uhr, in: Konferenzen mit den Lehrern der Freien Waldorfschule, S. 176f.

410 vgl. Rudolf Steiner: Die Kernpunkte der sozialen Frage in den Lebensnotwendigkeiten der Gegenwart und Zukunft, GA 23. 6. Auflage, Dornach 1976 und Stefan Leber: Selbstverwirklichung - Mündigkeit - Sozialität, Stuttgart 1978, zit. nach Kiersch, Die Waldorfpädagogik, S. 57

411 „Dank höchstrichterlicher Entscheidung werden, um die Errichtungsgarantie privater Schulen nach Art. 7 GG, zu sichern, gegenwärtig in der BRD bis zu 85 Prozent der Kosten von den Ländern übernommen, teils nach Schülerzahl, teils nach dem Defizitdeckungsverfahren.“ (vgl. Stefan Leber: Die Sozialgestalt der Waldorfschule, Stuttgart 1974, S. 100; Benediktus Hardorp: Die Kostenrechnung freier Schulen und ihre gesellschaftliche Bedeutung. Das Beispiel der Waldorfschulen, in: Recht der Jugend und des Bildungswesens, 1983, S. 208-220, und Friedrich Müller: Zukunftsperspektiven der Freien Schulen, Berlin 1988, zit. nach Kiersch, Die Waldorfpädagogik, S. 111)

412 Kiersch, Die Waldorfpädagogik, S. 57

413 vgl. Kiersch, Die Waldorfpädagogik, S. 57

daß die „Sachkosten, Gebäudekosten und investive Kosten immer noch voll auf die Eltern abgewälzt werden".[414]

Inzwischen erhalten die Waldorfschulen allerdings in fast allen westlichen Ländern „namhafte" Beträge aus öffentlichen Kassen. Ein weiterer Grund, warum es in Europa so viele Waldorfschulen gibt, ist die Steuerfreiheit von Spenden, die außer privaten, auch Industriegelder für die kulturellen und sozialen Initiativen locker macht.[415] Im Dezember 1997 wurde im Landtag von Baden-Württemberg im Zuge des Haushaltsstrukturgesetzes eine Kürzung des Zuschusses pro Schüler für Privatschulen verabschiedet. Davon betroffen sind auch die Waldorfschulen. Bei einer Protestkundgebung der Waldorfschulen am 15.12.1997 gingen 4.000 Teilnehmer in Stuttgart auf die Straße.[416]

> „Infolgedessen müssen wir den Mut haben, unsolide Geschäfte zu machen."
>
> Rudolf Steiner

Nach unserem *Schwarzbuch Anthroposophie* ist uns von seiten der Anthroposophen und Waldörflern oft der Vorwurf gemacht worden, wir hätten in dem Buch das „Verbot" der Waldorfschulen gefordert und zu einem „Boykott" der Schulen aufgerufen. Das ist, wie viele Anschuldigungen gegen uns, nicht richtig. Allerdings haben wir die Politik aufgefordert zu prüfen, ob eine solche Schulform durch unsere Steuergelder finanziert werden muß. Und unsere Meinung hierzu hat sich nicht geändert: Wir sind *gegen* die staatliche Bezuschussung dieser Schulen, weil sie auf Rudolf Steiners kruden, veralteten und wissenschaftsfeindlichen Grundlagen basieren und nach unserem Dafürhalten die „geisteswissenschaftliche" Ideologie in die Köpfe der Kinder transportieren.

11. „Auch Selbsterfundenes..." - Der „Freie Religionsunterricht" an der Waldorfschule

Der Schüler ist für den Lehrer ein bereits „beschriebenes Blatt" durch die wiederholten Erdenleben. Steiner: „Daß der Mensch ... als geistiges Wesen aus einer geistigen Welt heruntersteigt in diese irdische Welt, das kann bei einer lebensvollen Menschenkenntnis in der Erziehungskunst praktisch werden. (...) Man fühlt in der Praxis: Die Götter haben den

414 Internet, http://www.Waldorf.net, „Elternbeiträge"
415 vgl. Waldorfpädagogik - Ein Weg zur Persönlichkeitsbildung, S. 55
416 vgl. Zollern-Alb-Kurier vom 12.12.1997 und Schwarzwälder Bote vom 15.12.1997

Menschen heruntergeschickt in dieses irdische Dasein, haben ihn uns als Erzieher anvertraut. Was die Götter uns mit dem Kinde übergeben, das sind Rätsel, die den schönsten Gottesdienst ergeben."[417]

Wie also kann das „religiöse" Element in die Waldorfschule eingegliedert werden?, fragte sich Steiner, denn er fühlte sich dazu „genötigt", einen „freien" Religionsunterricht für diejenigen zu geben, die konfessionslos waren und ihre Kinder nicht zum evangelischen, katholischen oder jüdischen Religionslehrer schicken wollten. So wurde einige Wochen später der „Freie anthroposophische Religionsunterricht" eingerichtet.[418]

Dieser „anthroposophische" Religionsunterricht wird natürlich niemandem aufgedrängt und wird nicht aus dem Grund gegeben, weil die Waldorfschule eine Weltanschauungsschule ist,[419] sondern weil das „pädagogische Gewissen"[420] dazu gedrängt habe, bekundet Steiner weiter. In Steiners „freiem" Religionsunterricht wird zunächst die Dankbarkeit beim Betrachten aller Dinge der Natur gelehrt. Der kindliche Blick soll auf das „Empfinden" des „Göttlichen" in allen Dingen hingelenkt werden. Man beginnt also mit einer Art „religiösem Naturalismus" in kindlicher Form.[421] Steiner will den Kindern zunächst eine „Naturreligion" beibringen, durch die das Kind allmählich „hinaufgehoben" wird zum Begreifen des „Christus-Geheimnisses" in den höheren Klassen. Für den anthroposophischen Religionsunterricht hat man jeden Sonntag eine Art „Kultus". Steiner: „Ein besonderer Kultus ist vorhanden für alle, ein besonderer Kultus ist für diejenigen vorhanden, die dann die Schule mit dem 14. Jahr verlassen. Dasjenige, was da an Kultus gemacht wird, hat sich wirklich praktisch ergeben im Laufe der

„Was die Götter uns mit dem Kinde übergeben, das sind Rätsel, die den schönsten Gottesdienst ergeben."

Rudolf Steiner

417 vgl. Rudolf Steiner: Anthroposophische Menschenkunde und Pädagogik, GA 304a, S. 121, zit. nach Zum Verhältnis des christlichen Glaubens zu Anthroposophie und Waldorfpädagogik, S. 43

418 vgl. Rudolf Steiner: Erziehungskunst, Seminarbesprechungen und Lehrplanvorträge, Menschenkunde und Erziehungskunst, Dritter Teil (TB 639), S. 196

419 vgl. Elfter Vortrag - Das rythmische Element in der Erziehung, Basel, 6. Mai 1920, in: Rudolf Steiner, Die Erneuerung der pädagogisch-didaktischen Kunst (TB 708), S. 182

420 vgl. Fragenbeantwortung, Torquay, 20. August 1924, in: Rudolf Steiner, Die Kunst des Erziehens (TB 674), S. 142

421 Nach Steiner versteht das Kind vor dem 9. und 10. Lebensjahr nichts von den Evangelien. Erst danach könne man auf sie eingehen und später dann auf das Alte Testament; Rudolf Steiner, Die Kunst des Erziehens (TB 674), S. 141f.

Jahre; er dient außerordentlich gut zur Vertiefung des religiösen Gefühls, wird von den Kindern außerordentlich weihevoll empfunden.“[422]

Doch selbst im „anthroposophischen Religionsunterricht“ werde keine Anthroposophie gelehrt, schränkt Steiner ein, sondern es wird lediglich versucht, in der Natur diejenigen Symbole und Gleichnisse zu finden, die in das Religiöse „hineinleiten“: „Wir versuchen das Evangelium in der Weise, wie man es verstehen muß aus einer spirituellen Erfassung der Religion, dem Kinde beizubringen.“[423]

Aber auch im Religionsunterricht scheint es gewisse „Kompromisse“ zu geben, denn Steiner bekennt: „Wir werden ja in Bezug auf die Unterweisung im Religionsunterricht Kompromisse schließen müssen, das wissen Sie. Dadurch wird in unseren übrigen Unterricht dasjenige nicht hereinfließen können, was einmal den Unterricht als religiöses Element wird durchseelen können. Daß wir solche Kompromisse schließen müssen, rührt ja davon her, daß eben die Religionsgesellschaften sich heute in einer kulturfeindlichen Weise zur Welt stellen.“[424] Auf die Frage eines Lehrers, ob man im Religionsunterricht auch „alte“ Dokumente heranziehen könne, antwortet Steiner: „Natürlich. Auch Selbsterfundenes...“[425]

Alle Waldorfschüler sprechen am Anfang des Schultages einen Morgenspruch. Dieser hat die Wunder der Schöpfung zum Inhalt und mündet in eine Bitte an Gott ein. Lehrern und Schülern steht frei, den Morgenspruch als „Gebet“ aufzufassen. Rudolf Steiner sagte in Bezug auf den Morgenspruch zu seinen Lehrern: „Nennen Sie den Spruch niemals ‘Gebet’, sondern ‘Eröffnungsspruch der Schule’. Vermeiden Sie es, daß man aus Lehrermund den Ausdruck ‘Gebet’ hört. Dann haben Sie das Vorurteil, daß es eine anthroposophische Sache sei, schon für ein gut Stück überwunden.“[426]

Der Erzählstoff des Hauptunterrichtes im 2. Schuljahr sind Legenden der großen Heiligen. Im 3. Schuljahr werden dann die Geschichten des Alten Testaments behandelt. Kiersch: „Gemäß der Naturphilosophie Goethes und Rudolf Steiners gilt der Waldorflehrerschaft jeder Unter-

---

[422] vgl. Fragenbeantwortung, Torquay, 20. August 1924, in: Rudolf Steiner, Die Kunst des Erziehens (TB 674), S. 141f.

[423] vgl. Achter Vortrag - Über physische und moralische Erziehung, Oxford, 24. August 1922, in: Rudolf Steiner, Die geistig-seelischen Grundkräfte der Erziehungskunst (TB 604), S. 156

[424] vgl. Zwölfter Vortrag, Stuttgart, 3. September 1919, in: Rudolf Steiner, Erziehungskunst (TB 618), S. 168

[425] Rudolf Steiner, Konferenz vom Montag, 22. November 1920, 16-18.30 Uhr, in: Konferenzen mit den Lehrern der Freien Waldorfschule, S. 251

[426] Rudolf Steiner, Konferenzen mit den Lehrern der Freien Waldorfschule, S. 81

richt, insbesondere auch der naturwissenschaftliche, als Gottesdienst im Sinne einer Hinleitung zum Staunen über die Schönheit und Weisheit der Schöpfungsordnung, oder anders gesagt: zu einer zeitgemäßen Form ökologischer Vernunft."[427] Für uns stellt der „Freie anthroposophische Religionsunterricht" dennoch einen anthroposophischen Weltanschauungsunterricht dar.

12. „Subtile, hintergründige Indoktrination?" - Ist die Waldorfschule eine Weltanschauungsschule?

Unsere These: Waldorfschulen sind Weltanschauungsschulen, die auf anthroposophischem Gedankengut basieren und diese Inhalte „versteckt" vermitteln.

Um dies klären zu können, sollte zunächst einmal festgestellt werden, daß die Anthroposophen eine andere Auffassung über den Begriff „Weltanschauung" haben, als allgemein üblich. In ihrer Diktion, und von Goethe so konzipiert, bedeutet „Weltanschauung" schlicht: „Wie man die Welt anschaut."[428] Diese Begriffsdefinition steht im Gegensatz zu der gebräuchlichen Definition des Begriffes „Weltanschauung" im Sinne von „Ideologie". Mit diesem rhetorischen Trick versuchen sich die Anthroposophen, unserer Meinung nach, immer wieder herauszureden. Da wir nicht zu Goethes Zeiten leben und seine Ansichten nicht teilen, fassen wir in diesem Buch den Begriff „Weltanschauung" also im Sinne einer Ideologie und Politisierung auf.

Weiterhin berufen sich die Waldorfpädagogen darauf, daß Steiners Vorstellung ja gerade war, daß sich der Mensch durch die verschiedenen Weltanschauungen hindurch bewegt und es für ihn dadurch nicht möglich sei, sich auf *eine* Weltanschauung festzulegen. Die Schüler also nach „einem Bilde" auszurichten, laufe dem Selbstverständnis der Schulen und ihrem Erziehungsauftrag zuwider.[429] Steiner habe immer verneint, daß die Waldorfschule eine „Weltanschauungsschule" sei. Aber seine Argumentation läßt, unserer Meinung nach, auch eine andere Interpretation zu.

Für unsere Kritiker möchten wir eine Bemerkung vorabschicken: Wenn ihr „Meister" Steiner so mißverständlich formuliert, kann dies

---

427 Kiersch, Fragen an die Waldorfschulen, S. 27

428 vgl. dazu ebenfalls: Stefan Leber: Weltanschauung, Ideologie und Schulwesen, Verlag Freies Geistesleben, Stuttgart 1989

429 vgl. Leber, Weltanschauung, Ideologie und Schulwesen, S. 75

kaum jenen zur Last gelegt werden, die darauf hinweisen. Steiner hätte sich klarer ausdrücken können (sofern dies in seinem Interesse gelegen hätte). Doch so verkündet er einerseits, die Waldorfschule sei keine Weltanschauungsschule, setzt aber gleichzeitig die Anthroposophie als Grundlage der dort angewandten Pädagogik ein. Ein Widerspruch par excellence! Eine Vernebelungsaktion? Soll hier etwas für die Öffentlichkeit kaschiert werden?

Offensichtlich hatte Steiner dies im Sinn, denn in einem Vortrag vor den ersten Lehrern der Waldorfschule gibt er zu, daß man in Bezug auf den Lehrplan wohl „Kompromisse“ schließen müsse, da die äußere „Gesetzlichkeit“ für die Schule bestehe. Aber man könne den Lehrplan ja gewissermaßen „unter der Hand“ (!) korrigieren. Steiner wußte, daß die Kinder am Ende des ersten Schuljahres der neuen Waldorfschule vor einer Kommission der „Außenwelt“ zeigen mußten, was sie können. Der „Ideallehrplan“ der Waldorfschule jedoch sollte eigentlich auf „anderes“ hinarbeiten, als von dieser Kommission verlangt. Was von der Außenwelt „diktiert“ wird, mache den Idealplan zum Teil zunichte. Man müsse soviel als möglich tun, um diesem Ideallehrplan, der offensichtlich von dem, was die staatliche Kommission verlangte, abweicht, gerecht zu werden. Dennoch müsse man dem Kind beibringen, was ein „Selbstlaut“ und was ein „Mitlaut“ ist, obwohl dies am besten doch im allerersten Schuljahr „wegbliebe“. Denn ansonsten könnte am Ende des ersten Schuljahres ein Inspektor kommen und das Kind wüßte nicht, was ein „i“ oder ein „l“ ist und man würde sagen: „Nun ja, dies Nichtwissen ist das Ergebnis der Anthroposophie.“[430] Auch die Schlußprüfung sei ein „Kompromiß“ mit der Behörde. Am besten wäre die „Abschaffung“ aller Prüfungen, dann wären die Kinder viel „schlagfertiger“. Prüfungsangst vor der Geschlechtsreife, so Steiner, sei sehr gefährlich für die ganze „physiologische Struktur“ des Menschen.[431]

> „... es muß geschaffen werden aus echter Menschenerkenntnis Lehrplan, Lehrziel; alles aus echter Menschenerkenntnis, wie sie sich nur auf dem Boden der Anthroposophie ergibt.“
>
> Rudolf Steiner

[430] Achter Vortrag, Stuttgart, 29. August 1919, sowie: Dreizehnter Vortrag, Stuttgart, 4. September 1919, in: Rudolf Steiner, Erziehungskunst, Methodisch-Didaktisches, Menschenkunde und Erziehungskunst, Zweiter Teil (TB 618), Dornach 1986, S. 111 und S. 173ff.

[431] Steiner: „Sie wirkt so, daß sie die physiologisch-psychologische Konstitution des Menschen treibt“; vgl. Fragenbeantwortung, in: Rudolf Steiner, Erziehungskunst (TB 639), S. 21

Steiner betont, die Waldorfschule sei keine Weltanschauungschule oder „Sektenschule“, sondern „wirklich“ eine allgemein „menschliche“ Schule.[432] Man wolle es vermeiden, „Weltanschauung“ und „Anthroposophie“ in die Schule hineinzutragen, aber zugleich jene pädagogische „Geschicklichkeit“ anstreben, die nur aus „anthroposophischer Durchbildung“ in der „Handhabung“ des Unterrrichts und der „Behandlung“ des Kindes kommen könne.[433] Ein Widerspruch? Genau hier scheint die Crux zu liegen.

> „Die anthroposophische Bewegung, sie ist dasjenige, auf das die Waldorfschul-Bewegung gebaut ist.“
> Rudolf Steiner

Wie soll man das nun verstehen, wenn man folgende Aussage von Steiner betrachtet? „Der andere Punkt ist der, daß wir gerade aus unserer Weltanschauung heraus eine tiefere Beziehung zur Schicksalsidee gebildet haben. Wir arbeiten künstlerisch an den Seelen der Kinder ... wenn wir ihnen dasjenige einzuverleiben, einzuseelen, einzugeistigen versuchen, was als rechte Einsicht im Hintergrund dasteht.“[434] Wenn dasjenige, was im „Hintergrund“ steht und was in die Kinder „einzugeistigen“ versucht wird, die „Anthroposophie“ ist, und davon kann man ausgehen, dann hat Steiner damit selbst zugegeben, daß die Waldorfschule eine Schule auf der Grundlage einer Weltanschauung ist, obwohl er dies doch immer verneinte!

Steiner wendet in diesem Fall eine geschickte Taktik an, indem er erklärt: „Wir wollen vielmehr gerade aus dem, was uns Anthroposophie ist, eine pädagogische Kunst entwickeln. Das ‘Wie’ im Unterricht, das ist es, was wir gewinnen wollen aus unserer geistigen Erkenntnis. (...) Aber das

---

432 vgl. Ansprache an der dritten ordentlichen Mitgliederversammlung des Vereins „Freie Waldorfschule“, 25. Mai 1923; sowie Ansprache Rudolf Steiners bei der Eröffnung der Freien Waldorfschule, 7. September 1919, in: Rudolf Steiner in der Waldorfschule (TB 671), S. 183

433 vgl. Ansprache am Elternabend, 9. Mai 1922, in: Rudolf Steiner in der Waldorfschule (TB 671), S. 128

434 Das Zitat lautet in voller Länge: „Der andere Punkt ist der, daß wir gerade aus unserer Weltanschauung heraus eine tiefere Beziehung zur Schicksalsidee gebildet haben. Wir arbeiten künstlerisch an den Seelen der Kinder. Das, woran wir künstlerisch arbeiten, ist nicht so wie das äußere Kunstwerk in Marmor oder Holz, es ist etwas, was sich schicksalsmäßig mit uns verbindet. Wenn wir so am Tage vor unseren Kindern stehen, wenn wir ihnen dasjenige einzuverleiben, einzuseelen, einzugeistigen versuchen, was als rechte Einsicht im Hintergrund dasteht, verbinden wir uns für eine Ewigkeit an dem, was wir gebildet haben in den verschiedenen Metamorphosen, die Art, wie wir es gemacht haben, entgegentreten wird. Aus dem Freiheits- und Schickalsgefühl quillt in einer Weltauffassung, wie wir sie hier haben, die wahre Lehrerverantwortlichkeit.“
vgl. Ansprache bei der Feier zum Abschluß des zweiten Schuljahres, 11. Juni 1921, in: Rudolf Steiner in der Waldorfschule (TB 671), S. 91

'Wie', wie den Kindern etwas beizubringen ist, das ergibt sich nur aus einer gründlichen, tiefen und liebevollen Menschenerkenntnis. Die soll walten und wirken in unserer Waldorfschule."[435] In der Schule soll Anthroposophie nicht als Weltanschauung „agitiert" werden, was Steiner oftmals bekundet, sondern die anthroposophische Geisteswissenschaft soll für die pädagogische Kunst „fruchtbar" gemacht werden.[436] Aber wo ist die Grenze?

Wie wir bereits in anderen Kapiteln dargestellt haben, gibt es durchaus Gründe für die Annahme, es könnte sich bei den Waldorfschulen um anthroposophisch ausgerichtete Schulen handeln. Dafür gibt es mehrere Belege.[437] Zunächst ist die Waldorfschule aus dem „Anthroposophischen" heraus entstanden. Lehrplan und Lehrziel wurden von Steiner aus „echter Meschenerkenntnis", wie sie sich nur auf dem „Boden" der Anthroposophie ergibt, geschaffen. Schließlich gibt Steiner auch unumwunden zu, daß die Anthroposophie die „Grundlage" seiner Pädagogik ist, und und behauptet, daß durch die Anthroposophie die beste Lehrmethode zu finden sei. Als Waldorflehrer sollte man „innerlich", dem „Gemüte" nach tatsächlich Anthroposoph sein, nur dadurch könne das „eigentliche Geistleben" in die Schule hereinkommen. Ein „guter" Pädagoge könne man werden, wenn man von der Anthroposophie „ausgeht", sie nicht verleugnet, sondern gerade durch sie Menschenerkenntnis erwirbt, die man im Unterricht anwenden kann.

> „Geisteswissenschaft darf nicht Theorie bleiben, sondern muß Gesinnung werden."
>
> Frank Linde

An anderen Stellen verkündet Steiner, daß nur die Anthroposophie den Menschen zur „Menschenerkenntnis" verhelfen könne und wenn man diese Menschenerkenntnis haben möchte, müsse man eben Anthroposophie in sich „aufnehmen"; möchte man aus der Menschenerkenntnis unterrichten, müsse man sich diese „erwerben". Daß Steiners Ansicht auch heute noch geteilt wird, bestätigen einige Waldorfvertreter.

Für den norwegischen Anthroposophen Jörgen Smit beispielsweise ist die Waldorfpädagogik eine „Konsequenz" der Anthroposophie. Allerdings sei es nicht so, daß aus der Anthroposophie heraus bestimmte

---

435 vgl. Ansprache am Elternabend, 13. Januar 1921, in: Rudolf Steiner in der Waldorfschule (TB 671), S. 81f.

436 vgl. Elfter Vortrag - Das rythmische Element in der Erziehung, Basel, 6. Mai 1920, in: Rudolf Steiner, Die Erneuerung der pädagogisch-didaktischen Kunst (TB 708), S. 182

437 Die Steiner-Zitate samt den entsprechenden Quellenangaben können in den vorigen Kapiteln nachgelesen werden.

„Regeln“ hergeleitet werden, sondern die Anthroposophie könne nur das „befruchten“, was sich der Lehrer durch seine „Erkenntnistätigkeit“ erarbeite. Insofern könne die Geisteswissenschaft als „Quelle“ wirken.[438] Der Anthroposoph und Journalist Jelle van der Meulen, dessen vier Kinder alle die Amsterdamer Waldorfschule besuchten, gibt zu, daß sie dort „etwas“ Anthroposophie „schnupperten“[439] und daß die Freien Waldorfschulen für ihn zur „institutionalisierten“ Anthroposophie, sogar zum „realisierten Teil“ der Anthroposophie gehören.[440] Der Waldorflehrer Frank Linde fordert gar: „Geisteswissenschaft darf nicht Theorie bleiben, sondern muß Gesinnung werden.“[441]

Der Lehrer also als anthroposophisch Gesinnter, der aber trotzdem keine Anthroposophie vermittelt? Genauso wie Waldorfschulen keine Weltanschauungsschulen sind, obwohl die Anthroposophie die Grundlage der Waldorfpädagogik ist? Widersprüche über Widersprüche! Linde meint dazu: „Die Begegnung mit der Anthroposophie eröffnet sich auf diesem Wege erst im Nachhinein, und der Zusammenhang mit der anthroposophischen Bewegung an sich muß erst gefunden werden. (...) Die Spannbreite der Intensität des Vertrautseins mit der Anthroposophie und der Gestaltung des eigenen Lebens aus den Kräften der Anthroposophie ist an den Waldorfschulen heute durchaus groß geworden.“[442]

So sind die Waldorfschulen ein „Dienstleistungsbetrieb“ auf der „Basis“ der Anthroposophie, aber keine „Missionsstation“, erklärt Johannes Kiersch. Ältere Schüler wissen, daß ihre Lehrer „Anthroposophen“ sind und gelegentlich kommt es vor, daß anthroposophische „Ansichten“ oder „Hinweise“ auf Rudolf Steiner und seine Lehre „zwischen den Zeilen des Unterrichts“ mit „auftauchen“, dies geschehe jedenfalls „ohne

[438] vgl. Weirauch, Lebendige Quellkräfte, Interview mit Jörgen Smit, S. 65f.
[439] Van der Meulen, Mittendrin, S. 215f.
[440] Van der Meulen, Mittendrin, S. 222
[441] vgl. Linde, Innere Revolution der Seele, S. 8; damit geht er mit Steiner konform, der ebenfalls forderte, daß der „Erzieher aus dem vollen Quell der Geisteswissenschaft heraus schöpft und daß sein Wort und alles, was von ihm ausgeht, Empfindung, Wärme und Gefühlsfarbe erhält durch die echte geisteswissenschaftliche Gesinnung.“ (vgl. Rudolf Steiner: Die Erziehung des Kindes vom Gesichtspunkte der Geisteswissenschaft, in: GA 34, S. 333)
[442] vgl. Linde, Innere Revolution der Seele, S. 20; Steiner meinte dazu, „daß man vor allen Dingen wirklich Anthroposoph bleiben muß, daß man dieses Zentrum nicht verleugnen darf, ... daß man niemals auch nur im Entferntesten auf die Gesinnung kommen soll zu sagen: Ich habe für die allgemeinen anthroposophischen Angelegenheiten keine Zeit.“ (vgl. Rudolf Steiner: Anthroposophische Gemeinschaftsbildung, Vortrag vom 13.2.1923, in: GA 257, S. 84, siehe auch: Vortrag vom 23.1.1923)

Absicht“ der Indoktrination.[443] Für Heinz Kloss hingegen ist es „nicht denkbar“, daß Waldorflehrer „tagaus“ und „tagein“ den Lehrstoff so darbieten, als ob sie keine Anthroposophen wären.[444]

Demgegenüber meint Wolfgang Schad, der Mitbegründer des Freien Hochschulkollegs Stuttgart: „Anthroposophische Menschenerkenntnis wird nicht das Ich des anderen Menschen erziehen wollen. Dieses ist unantastbar. Erziehung kann nur heißen, dem Ich zum freien Gebrauch seiner Instrumente zu verhelfen. Leib und Seele darf erzogen werden, nicht der Geist. Darum wird Waldorfpädagogik nicht offen oder kryptisch für eine Art Konfessionalisierung sein, sonst wäre sie keine Erziehung aus Anthroposophie. Wer ihr Erziehung zur Anthroposophie unterstellt, tut dies aus Unkenntnis. Rudolf Steiner hat selbst im Interesse Unmündiger drastisch davor gewarnt, ihnen das inhaltlich angedeihen zu lassen, was in die freie Suche mündiger Menschen gehört: die Anthroposophie.“[445]

Auf die Frage des *Flensburger-Hefte*-Redakteurs Wolfgang Weirauchs hin, ob die Dogmatik das „Hilfsmittel“ mancher Waldorflehrer sei, um ihr „Manko“ an Wissen, vor allem in der eigenen „Herleitung“ und „Verständniserringung“ anthroposophischer Erkenntnisse, zu „kaschieren“ und deswegen anthroposophische „Erklärungsschemata“ oder waldorfpädagogische „Methoden“ formelhaft weitergeben, antwortet Johannes Kiersch: „Ich würde es sogar noch weiter fassen und dahinter vor allem eine existentielle Unsicherheit vermuten, die uns heute überall durch die Zeitverhältnisse aufgedrängt wird.“[446] Er fügt an, daß ein „praktischer“ Dogmatismus, heute überall in den Waldorfschulen anzutreffen sei. Dieser sei jedoch nicht auf Rudolf Steiner zurückzuführen, sondern auf „unsere Lebensbedingungen“.[447] Auch im Jahre 1997 sieht er es noch als „Kompromiß“ im Hinblick auf die Anforderungen des staatlichen Berechtigungswesens, daß an den meisten deutschen Schulen eine zusätzliche Klasse zur Vorbereitung auf die Abiturprüfung eingerichtet worden ist.[448]

Stefan Leber stellt den Standpunkt aus der Sicht der Waldorfpädagogen noch einmal dar: „Keine Pädagogik kommt ohne weltanschauliche Sicht aus. Mit jeder Erziehung ist eine Einflußnahme im Sinne ethischer

---

443 vgl. Kiersch, Fragen an die Waldorfschule, S. 34f.
444 vgl. Kloss, Waldorfpädagogik und Staatsschulwesen, S. 98
445 vgl. Schad, Erziehung ist Kunst, S. 185
446 vgl. Weirauch, Kritik, wo ist dein Stachel?, S. 115f.
447 Weirauch, Kritik, wo ist dein Stachel?, S. 117
448 In einigen Schulen kann man auch Vorbereitungskurse für die Prüfung der Mittleren Reife oder Fachhochschulreife belegen; Kiersch, Die Waldorfpädagogik, S. 49

Orientierung verbunden, und eine 'neutrale Schule' schließt 'eine erfolgreiche intentionale Sozialisation der Schüler überhaupt' aus. Eine solche werthafte Orientierung der Pädagogik ist aber nicht gleichbedeutend mit einer gezielten (gleichviel ob offenen oder versteckten) Erziehung zu einer Weltanschauung hin. Der 'weltanschauliche' Impuls des Waldorflehrers, nämlich seine unbedingte Achtung vor der Würde und Freiheit des Menschen, verlangt von ihm, daß er sich jeder dogmatischen Beeinflussung enthält. Nach seiner pädagogischen Überzeugung hat sich der Schüler seine 'Weltanschauung' (im Sinne Goethes) selbst zu erarbeiten; der Lehrer hat ihn von möglichst vielen Seiten her an die Welt - auch an die geschichtlichen und gegenwärtigen Weltanschauungen - heranzuführen."[449]

Leber argumentiert weiter, daß die Waldorf-Lehrer nicht beherrschend und zwingend in das Wesen und die Gesinnung des Kindes einwirken wollen, sondern auf das Bewußtsein gestaltend wirken möchten. Dabei wollen die Lehrer nicht „das" oder „jenes" aus dem Kind machen, sondern die erzieherischen Inhalte so vermitteln, daß sich das Kind selbst an ihnen „erwecken" kann.[450] Leber zitiert in diesem Zusammenhang Steiner, der verkündete: „Wahrhaftige Anthropologie soll die Grundlage der Erziehung und des Unterrichts sein."[451] Leber folgert daraus, daß dies auch die Grundlage der anthroposophischen Anschauung sei. Dazu gehört für ihn auch die „grundlegende" Einsicht, daß nicht jede „gerade gewonnene" Erkenntnis oder „unabgesicherte" neue Sichtweise, die als „letzter Schrei auf dem Markt der Eitelkeiten gehandelt wird", gleich in pädagogische Praxis umgesetzt wird. So sollte nur dasjenige in den Unterricht aufgenommen werden, was „reif verarbeitet ist".[452]

Johannes Kiersch antwortet auf die Frage, ob die Waldorfschule eine Weltanschauungsschule ist, daß sich die Waldorflehrerschaft aus den Ideen der Anthroposophie „selbst heraus" gegen die Vorstellung verteidigen muß, sie wolle den Schülern ein „fertiges" Weltbild mitgeben. „Die Anthroposophie liefert die Methoden, das pädagogische Werkzeug, mit dem in der Waldorfschule gearbeitet wird, nicht eine Weltanschauung im Sinne einer dogmatischen Ideologie." Gleichzeitig schränkt er jedoch, ähnlich wie in Steiners Argumentation, wieder ein: „Nun ist es eine weit verbreitete Torheit, einen Unterricht für möglich zu halten, der nicht welt-

---

[449] Leber, Weltanschauung, S. 114
[450] Leber, Weltanschauung, S. 116
[451] Rudolf Steiner, GA 24, S. 37f.
[452] Rudolf Steiner, GA 192, 11.5.1919, S. 97; vgl. Leber, Weltanschauung, S.116

anschauungsbildend wirkt. (...) Demgegenüber ist es in der Tat die bewusste Absicht der Waldorfschule, ihren Schülern eine 'Weltanschauung' zu vermitteln. Ihre Lehrer sehen sich vor die Aufgabe gestellt, den Kindern Begriffe mitzugeben, die gleichsam mitwachsen und die freie Geistesentwicklung der späteren Jahre nicht einschnüren. (...) Die Ehrfurcht und die Erkenntnisbegeisterung, die der Lehrer, von seiner eigenen Weltanschauung geleitet, diesen Rätseln [gemeint sind die Rätsel der Welt, d. Verf.] entgegenbringt, wecken und spornen an. Das Kind erfährt darin ein lebendiges, aktives, menschlich erfülltes 'Verhältnis zur Welt'. Es übernimmt dieses Verhältnis zur Welt und verfügt damit über eine Begabung, deren sich der Erwachsene später in Freiheit bedienen kann."[453]

> „Die Anthroposophie liefert die Methoden, das pädagogische Werkzeug."
> Johannes Kiersch

Kiersch bedient sich, wie Steiner, des Begriffs der „Methodenschule". Steiner wollte mit diesem „Vermittlungsbegriff" scheinbar einerseits die Vermutung, Waldorfschulen seien Weltanschauungsschulen, abwehren, andererseits aber den Zusammenhang zwischen Anthroposophie und Waldorfpädagogik sichern. Der konstruierte Unterschied zwischen einer Methodenschule auf der Grundlage einer Weltanschauung und einer Weltanschauungsschule vernebelt jedoch das Problem, weil jede Methode zunächst gewonnen und dann abgeleitet werden muß, will sie nicht willkürlich oder beliebig sein.[454]

Die Methode bei den Waldorfschulen muß aus einem übergreifenden, systematischen Zusammenhang gebildet sein: der Anthroposophie[455]. Wer also eine Methode in Hinsicht auf ihre Zielvorstellung neutral

---

[453] Kiersch, Die Waldorfpädagogik, S. 39f. und S. 44

[454] Steiner widerspricht sich selbst, wenn er den Begriff „Weltanschauungsschule" für die Waldorfschulen ablehnt, gleich danach aber den Grundsatz aufstellt, „Lehrplan, Lehrziele von dem abzulesen, was als Menschenerkenntnis vorhanden ist." Damit bestätigt er eben das, was er zuvor ablehnte! (vgl. Rudolf Steiner: Die gesunde Entwicklung des Menschenwesens, Dornach 1985, S. 147, zit. nach Schneider, Das Menschenbild der Waldorfpädagogik, S. 266)

[455] Wolfgang Schneider: „Der Hinweis, daß an Waldorfschulen keine Anthroposophie gelehrt wird, kann dagegen nicht als Argument dienen. Dieser Umstand legt im Gegenteil die Vermutung nahe, daß sich diese Schule der weltanschaulichen Theoriediskussion entzieht, um nur die Praxis, nicht aber die begründende Theorie offenzulegen. Und so ist es auch kein Zufall, daß Steiner in einem Vortrag 1913 davor warnt, 'ganz bestimmte Wahrheiten', für die Nichtanthroposophen noch nicht reif sind, an diese heranzutragen, und nach außen einen behutsameren Umgang mit anthroposophischer Terminologie, in dem genannten Zusammenhang den Begriff des Ahrimanischen, fordert." (Das Menschenbild der Waldorfpädagogik, S. 268)

erklären will, andererseits sie aber von ihrem Begründungszusammenhang lösen will, handelt „methodologisch“ naiv. Es kann keine naturwissenschaftliche Methode des Erkennens geben ohne einen Begriff der Natur. Genausowenig kann es eine anthroposophische Methode pädagogischer Praxis geben ohne einen Begriff von Anthroposophie und damit des Menschen. Weder Steiner noch seine Waldorfpädagogen können den Zusammenhang zwischen Anthroposophie als Weltanschauung und dem pädagogischen Ansatz der Waldorfschulen grundsätzlich leugnen.[456] Wolfgang Schneider fällt darüber ein hartes Urteil: „Dies vorzugeben durch den Begriff einer Methodenschule ist entweder ... naiv oder sogar eine bewußte Täuschung von Eltern und Kindern. Erkenntnisinteresse und Erziehungsziel sind insofern notwendig anthroposophisch bestimmt.“[457]

Denn Steiner hat neben methodischen auch inhaltliche Aussagen getroffen, wenn er beispielsweise von früheren Erdverkörperungen und über Schicksalszusammenhänge spricht. So kann die Gefahr entstehen, daß Anthroposophie eben doch inhaltlich und nicht methodisch genommen wird und sich daraus eine Indoktrination ergibt. Daß solche „Ausrutscher“ Lehrern gelegentlich unterlaufen, hat sogar Stefan Leber zugegeben.[458]

Methodenschulen, wie Anthroposophen sie auffassen, sind unserer Meinung nach Weltanschauungschulen.. Wir möchten dies auch begründen: Der Begriff „Erziehung“ kann nur verstanden werden als Erziehung „zu“. Ist die Pädagogik und ihre daraus resultierende Praxis an den Waldorfschulen hinsichtlich ihrer Methode durch Anthroposophie bestimmt, dann ist das anthroposophische Welt- und Menschenbild notwendig das „Ziel“ von Unterricht und Erziehung in den Waldorfschulen, auch wenn Anthroposophie nicht explizit zum Unterrichtsgegenstand wird.[459] Die Schlußfolgerung daraus liegt auf der Hand: Als Methodenschulen solcher Art sind Waldorfschulen Weltanschauungsschulen.[460]

---

456 vgl. Schneider, Das Menschenbild der Waldorfpädagogik, S. 264f.

457 vgl. Schneider, Das Menschenbild der Waldorfpädagogik, S. 265

458 vgl. Neumann, Interview mit Stefan Leber, in: Flensburger Hefte 15, S. 49

459 Dazu Wolfgang Schneider: „Wer wie Steiner behauptet, daß er aufgrund von Menschenerkenntnis, d.h. aufgrund eines Menschenbildes erziehen will, muß gleichfalls zugeben, zu dem durch Menschenkenntnis vorgestellten Menschenbild erziehen zu wollen. Alles andere wäre in sich widersprüchlich. Und die leitenden Grundgedanken, von denen Steiner zu Beginn seiner Vorträge spricht, sind Erziehungsgrundsätze, die gewonnen sind aufgrund seiner Weltanschauung und die den zu Erziehenden zu einer solchen Weltanschauung hinleiten sollen. Grund und Ziel erzieherischer Praxis sind untrennbar verbunden.“ (Das Menschenbild der Waldorfpädagogik, S. 268)

460 vgl. Schneider, Das Menschenbild der Waldorfpädagogik, S. 265

Anthroposophische Weltanschauung und anthroposophische Praxis durch den Methodenbegriff zu trennen, scheint uns deshalb weder in der Theorie noch in der Praxis möglich zu sein. Klaus Prange faßt das in der *Zeitschrift für Pädagogik*[461] nochmals zusammen: „Einerseits kann Anthroposophie gar nicht schulisch vermittelt werden, sie ist ja keine Lehre; aber andererseits wird sie doch 'gehandhabt', und dann muß sie schon bekannt und als Lehre gewußt sein, wie anders könnte sie sonst ausgeübt werden? In der ersten Hinsicht können die Waldorfpädagogen sagen, ihre Schule sei keine Weltanschauungsschule; in der zweiten Hinsicht (und für den eigenen Hausgebrauch) ist sie es eben doch: die Handhabung ist die Botschaft. Diese Zweideutigkeit gilt für die Waldorfpädagogik und für die Anthroposophie allgemein. Sie liegt darin, daß beides zugleich richtig sein soll: Bestimmtheit und Unbestimmtheit; Offenheit in der Sache und doch methodisch strenge Ausübung, die faktisch keine andere Sache erlaubt als eben die anthroposophische. Dem Interpreten wird bei dieser Konstellation zugemutet, mit der Optik und Verfahrensweise der anthroposophischen Einübung zugleich auch die Inhalte zu übernehmen und über diese Lehrinhalte auch nur befinden zu dürfen, wenn er diese Optik anerkennt. Eine Kritik, die diese Spielregel nicht beherzigt, gerät zum Tabubruch."

Der Anthroposoph Johannes Kiersch erwidert: „Nun kommt man aber bei der von Prange bezeichneten Problematik in eine Schwierigkeit, und zwar deswegen, weil sowohl im Inhalt als auch im Erkenntnisverfahren vieles, was wir in der Waldorfschule mit den Schülern behandeln, dem ähnlich sieht, was wir zum Beispiel im anthroposophischen Zweig im Umgang mit dem esoterischen Werk Rudolf Steiners erarbeiten. (...) Aber wie ist es dagegen mit der Behandlung des Schmetterlings im Grundschulalter und der Tatsche, daß Rudolf Steiner festellt, wenn man nur in der rechten Weise vom Schmetterling rede, habe man dem Kind einen Ausblick auf das Problem der Unsterblichkeit der Seele gegeben, mit dem es später im Leben eine Hilfe hat? Prange würde sagen: Subtile hintergründige Indoktrination, tückisch wird über das Bild eine Botschaft vermittelt, die dann später vom Kind scheinbar als freier Gedanke entdeckt wird."[462] Um dieses zu umgehen, rät Kiersch, im Unterricht „Stoffinhalte" zu „vermeiden", die nicht historisch zu belegen sind, weil man ansonsten auf die anthroposophischen „Forschungsergebnisse" zurück-

[461] Zeitschrift für Pädagogik 1986, S. 551

[462] vgl. Weirauch, Kritik, wo ist dein Stachel?, Interview mit Johannes Kiersch, in: Flensburger Hefte 15, Waldorfschule und Anthroposphie, S. 112f.

greifen müßte.[463] Gleichzeitig räumt er damit ein, daß die anthroposophischen „Forschungsergebnisse“ historisch nicht zu belegen sind. Diese Aussage ist für Anthroposophie-Kritiker ebenfalls sehr interessant.

Noch geben sich die Anthroposophen sicher, denn sie verschanzen sich hinter einem Urteil des Bundesverwaltungsgerichtes, in dem festgestellt wurde, daß eine Schule nur dann unter dem Begriff „Weltanschauungsschule“ im Sinne des Art. 7 Abs. 5 GG fällt, wenn zum einen der „gesamte“ Unterricht von einer „einheitlichen“ Weltanschauung bestimmt wird und zum anderen Eltern, Schüler und Lehrer eine „gemeinsame“ Weltanschauung haben oder anstreben. Hans-Jürgen Bader, der seit 1978 Rechtsanwalt und juristischer Berater des *Bundes der Freien Waldorfschulen* ist, gab sich in einem Interview aus dem Jahre 1994 optimistisch: „Als Weltanschauungsschule wäre eine Schule also bereits dann schon nicht mehr zu bezeichnen, wenn ein nicht unerheblicher Teil der Eltern diese Weltanschauung nicht teilen würde. Das sind Kriterien, die die Waldorfschulen eindeutig nicht erfüllen. Der Anteil der anthroposophisch gebundenen Elternhäuser an den Waldorfschulen ist, wie auch Untersuchungen belegt haben, sehr gering. (...) Die Waldorfschule ist dagegen eine Methodenschule. Die Vermittlung der anthroposophischen Weltsicht ist gerade nicht das Ziel der Waldorfpädagogik. (...) Sie ist vielmehr nur methodisches Hilfsmittel für die Pädagogik. Der Lehrer muß damit umgehen können, etwa durch die phänomenologische Art in der Behandlung des Stoffes.“[464]

Aber sogar Johannes Kiersch muß in seiner Publikation zugestehen, daß sich eine Reihe von Erziehungswissenschaftlern zu Wort gemeldet haben, die von „Erziehung zur Anthroposophie“ reden oder von „okkulter Weltanschauung.“[465] Heiner Ullrich, dem von Anthroposophen bescheinigt wird, er sei gegenwärtig einer der „besten nichtanthroposophischen Kenner“[466] der Waldorfpädagogik, sieht die Voraussetzungen für die „praktische Wirksamkeit“ der Waldorfschulen darin, daß der „Charakter“ der Schule als ein „geordneter Kosmos“ mit einheitlicher „Prägekraft“ erscheint, mit einer weltanschaulichen „Gemeinschaftlichkeit“ der Waldorflehrerschaft und der daraus manchmal entspringenden „gläubigen“

---

463 vgl. Weirauch, Kritik, wo ist dein Stachel?, Interview mit Johannes Kiersch, in: Flensburger Hefte 15, Waldorfschule und Anthroposphie, S. 113

464 vgl. Klaus-Dieter Neumann: Die unendliche Geschichte, Interview mit Hans-Jürgen Bader, in: Waldorfschulen in Not, Flensburger Hefte, Sonderheft 13, Flensburg 1994, S. 27f.

465 vgl. Kiersch, Die Waldorfpädagogik, S. 68

466 vgl. Johannes Kiersch, Fruchtbare Kritik, in: Flensburger Hefte 15/1989, S. 93

Begeisterung und Hingabe.[467] Ullrich weiterhin: „Die Waldorfschulen begreifen sich also, obwohl sie Anthroposophie nicht als einzelnes Fach oder als universale Weltanschauung, sondern nur als methodisches Prinzip lehren wollen, bewußt als Bildungs- und Lebensstätten aus einem einheitlichen Geist in der Nachfolge Rudolf Steiners. Dies belegt z.B. die Tatsache, daß die meisten Waldorflehrer - besonders die Klassenlehrer der Unterstufe - eine zusätzliche Lehrerbildung auf anthroposophischer Grundlage erhalten. (...) Die Waldorfschule muß man auch betrachten als das am weitesten in den Aufmerksamkeitshorizont der Öffentlichkeit vorgedrungene Aktionsfeld einer viel weiter ausgreifenden, einheitlich anthroposophisch-orientierten Glaubensgemeinschaft, die in ihren vielseitigen Initiativen den Versuch einer totalen Lebenreform repräsentiert."[468]

Die meisten Menschen verbinden mit Waldorfschulen eine alternative Pädagogik. Die Waldorfpädagogik ist jedoch aus der Anthroposophie und die Waldorfschule aus dem anthroposophischen Sozialimpuls heraus entstanden. So fragt Klaus-Dieter Neumann in einem Interview mit Stefan Leber, ob man sagen könne, daß ohne die Anthroposophie die Waldorfschule nicht existieren würde und daraus folgern, daß die „Schulbewegung" nicht einem einmaligen Akt ihr Dasein verdankt, sondern einer fortwährenden „Belebung" durch die Anthroposophie? Stefan Lebers Antwort: „Ganz schlicht: Ja!"[469]

Die Geisteswissenschaft arbeitet darauf hin, allen Unterrichtsstoff zur gleichen Zeit als Erziehungsmittel zu „verwenden". Diese werden ihrer wissenschaftlichen Form „entkleidet" und dann so an das Kind „herangebracht". Die anthroposophische Menschenkunde ist die maßgebliche Grundlage für die Einschätzung des Menschen und die Unterrichtsgestaltung[470] . Sie wird zudem noch heute im praktischen Unterricht angewendet. Im Pflanzenkundeunterricht, in der Eurythmie, in den Märchen und Erzählungen, im Rechnen usw. wird, nach unserer Ansicht, nach anthroposophischen Grundsätzen gelehrt und Anthroposophie fließt dadurch „versteckt" in den Unterricht ein. So stellt sich die Frage, ob die Lehrer wirklich Anthroposophie „verinnerlichen" können, ohne sie zu lehren? Und warum müssen sie anthroposophische Kurse absolvieren, wenn Anthroposophie an der Waldorfschule keine Rolle spielt?

---

467 Ullrich, Waldorfpädagogik und okkulte Weltanschauung, S. 226
468 vgl. Ullrich, Waldorfpädagogik und okkulte Weltanschauung, S. 226f.
469 vgl. Neumann, Interview mit Stefan Leber, in: Flensburger Hefte 15/1989, S. 48
470 vgl. Wehr, Der pädagogische Impuls, S. 53

Allein schon die ganze Begrifflichkeit, beispielsweise, daß mit dem Zahnwechsel das Kind von einem „Vererbungswesen" zu einem „Weltwesen" wird, daß es mit der Pubertät „erdenreif" ist, daß man ein „Vollmensch" werden muß, klingt für uns so sektiererisch, daß die Behauptung, die Waldorfschulen seien keine Weltanschauungsschulen, nicht nachvollziehbar ist! Heiner Ullrich vom Pädagogischen Institut der Universität Mainz sieht in der Anthroposophie sogar den Versuch einer „wissenschaftlichen Weltanschauung" auf der Grundlage „okkulter Schauung".[471]

Unsere Auffassung ist weiterhin, daß die Anthroposophie „indirekt" und zum Teil auch „direkt" in den Unterricht gelangt. Zunächst geschieht das über die Lehrer. Sollten sie auch keine Anthroposophen sein, so sind sie doch zumindest der „Geisteswissenschaft" Steiners „verpflichtet". So wird die anthroposophische „Sicht" im Unterricht immer wieder eine direkte oder indirekte Rolle spielen. Aus der Anthroposophie heraus wird das Welt- und Menschenbild, die Methodik des Unterrichts, der Aufbau des Lehrplans, der Umgang mit den Schülern (Temperamentenlehre) und Eltern geleitet.[472]

So weit wir diese Thematik übersehen können, wurde die Frage nach dem weltanschaulichen Hintergrund der Waldorfschulen bisher eher „verunmöglicht"[473], was zu dem Schluß führen könnte, daß sich die Waldorfpädagogik dieser Diskussion gar nicht stellen möchte.

Wie schmal der Grat zwischen dieser Lehre auf anthroposophischen Grundsätzen, der Indoktrination anthroposophischer Weltanschauung und die Überlappung zwischen anthroposophischer Grundlage und gerade der anthroposophischen Weltanschauung in den Waldorfschulen wirklich ist, davon können sich alle Eltern überzeugen, die die Epochenhefte ihrer Kinder, die Unterrichtsinhalte und die Gesinnung der Lehrer kritisch prüfen! Einserseits will man keine Weltanschauungsschule sein, die Anthroposophie lehrt, andererseits soll aber nach anthroposophischen Grundsätzen gelehrt werden. Wie paßt das zusammen? Für uns ist das ein Widerspruch, an dem das ganze Konzept Waldorfschule scheitern könnte.

---

[471] vgl. Ullrich, Waldorfpädagogik und okkulte Weltanschauung, S. 204

[472] vgl. Zum Verhältnis des christlichen Glaubens zu Anthroposophie und Waldorfpädagogik, S. 41f. und S. 46

[473] Außer vielleicht einigen Artikeln in den *Flensburger Heften*.

13. „Das Bewußtsein zu spirituellen Ebenen behalten" - Eine Kontroverse im Internet

Eine interessante und aktuelle Diskussion von Waldorfschülern im Internet scheint viele unserer vorangegangenen Thesen zu bestätigen, weswegen wir hier darauf eingehen wollen. So schreibt etwa Sergio Terelle, der die Frankfurter Waldorfschule besucht hat, daß er sich immer wieder gerne in „Anthro-Kreisen"[474] bewegt und auch an „Unterschiede" zwischen Waldorf- und Staatsschülern glaubt. Er fragt zudem, was „dran" ist an den Behauptungen, daß Waldorfschüler „weltfremd" erzogen würden. Der ehemalige Waldorfschüler, der zur Zeit die anthroposophische Kunsthochschule Ottersberg besucht, meint, ihm fehlen oft die notwendigen „Begriffe": „Das erzeugt Unsicherheit. (...) Dadurch, daß Medien an Waldorfschulen weitgehend außen vor gelassen werden, ist man im Unterricht auch mit wenig wissenschaftlichen Begriffen konfrontiert. Da Wissensvermittlung von Mensch zu Mensch stattfinden sollte, wird selbst der Gebrauch von Schulbüchern möglichst vermieden. Es ist mir die Frage, ob nicht auch an Waldorfschulen wissenschaftlicher gearbeitet werden sollte."

Für Terelle steht außerdem fest, „daß der Waldorfpädagogik eine Weltanschauung zugrunde liegt. (...) Die Anthroposophie hat konkrete Vorstellungen von der seelisch-geistigen Welt. Diese Vorstellungen fließen in die Pädagogik ein." Er beschreibt sehr anschaulich, wie Anthroposophie fast unmerklich in den Unterricht gelangt: „Ich habe mich an der Waldorfschule unbewußt mit Esoterik befaßt. Begriffe wie 'Geist', 'Seele', 'Kosmos' sind mir nicht nur durch [den] ... Morgenspruch nahegebracht worden. Künstlerische Betätigung spielt an den Waldorfschulen eine große Rolle. Auch sie hat sicher ihren Teil dazu beigetragen, mich mit seelisch-geistigen Inhalten zu konfrontieren. Kunst grenzt an das 'Übersinnliche'." Die Eurythmie versucht für Sergio Terelle, „Seelengesten sichtbar" zu machen: „Seelengesten, die entstehen, wenn ich spreche, bzw. Musik ausgesetzt bin. Diese Kunst setzt meines Erachtens stark eine seelisch-geistige Realität voraus. Ich habe mich in meiner Waldorfschulzeit mit dieser Realität mehr oder weniger bewußt aus-

[474] Sergio Terelle: „Ich frage in letzter Zeit viel nach den Unterschieden", Internet, diewaldorfs.waldorf.net; diese Quelle gilt auch für alle nachfolgenden Zitate von Terelle, so daß diese nicht mehr gesondert angegeben werden. Von sämtlichen hier zitierten Texten befinden sich Ausdrucke in unserem Archiv.

einandergesetzt und jetzt läßt sie sich für mein Leben nicht mehr wegdenken. (...) Ich erlebe mich in einer Welt, in der jene seelisch-geistige Realität unentwegt präsent ist. Meine Erlebnisse beziehen sich darauf, und wenn ich mich verstanden fühlen möchte, bin ich vielmals auf 'Anthro-Kreise' angewiesen."

Stefanie Wagner, die selbst 12 Jahre lang auf einer Waldorfschule verbracht hat, nahm Stellung zu Terelle: „Viele Beobachtungen, die Sergio in seinem Beitrag anspricht, habe ich auch gemacht."[475] Auch sie beschreibt die Begegnung mit spirituellen Ebenen, „vor allem in der Kinderzeit". Ihr Fazit setzt diese „erlernte" Spiritualität als Realität voraus: „Sind sie [gemeint sind Kinder, d. Verf.] diesem Alter entwachsen, können sie ganz natürlich mit Realitäten umgehen und dabei, wenn sie wollen, den Kontakt zu und das Bewußtsein von spirituellen Ebenen behalten." Die Frage, ob also die Waldorfschule eine Weltanschauungsschule ist, wird von den Waldorfschülern im Internet ebenso konträr diskutiert wie anderswo auch.

Manfred Hoß stellt sich die Frage, nach der „Prägung der Schüler der Waldorfschulen im speziellen durch die Lehrer."[476] Seiner Ansicht nach werden die Waldorfschüler „stärker durch die Lehrer geprägt", als es an staatlichen Schulen der Fall ist. Er ist davon überzeugt, daß ein Lehrer, der an einer Waldorfschule arbeitet, dies aus „Überzeugung" tut. Seine Argumentation ist so logisch wie einfach: Für Eurythmie-Lehrer gibt es beispielsweise keine Gelder, so Hoß, „da den Beamten der Ministerien für Bildung der Sinn des Eurythmie-Unterrichts nicht klar ist. (...) Die übrigen Lehrer an der Waldorfschule verzichten nun - wie freiwillig auch immer - auf einen Teil ihres Gehalts, damit die Eurythmie-Lehrer auch bezahlt werden können." Hinzu kommt, daß die Waldorflehrer zuvor eine „Zusatzausbildung" machen müssen, die ihnen das anthroposophisch-pädagogische Konzept näherbringt. Hoß untermauert seine Argumentation: „Somit unterrichten also alle Lehrer (Religionslehrer, die von der Kirche geschickt werden, nicht) mit dem Wissen um den anthroposophischen Hintergrund, ob sie selbst daran glauben oder nicht. Anthroposophische Lehrer unterrichten sicherlich aus Überzeugung heraus, den 'Wiederverkörperten' geistig zu helfen. Steiner selbst sah im Unterricht einen Gottesdienst."

---

475 Internet, diewaldorfs.waldorf.net

476 vgl. Manfred Hoß: „Prägung", Internet, diewaldorfs.waldorf.net; diese Quelle gilt für alle folgende Zitate von Hoß.

So steht für Hoß außer Zweifel, daß die Schüler, wenn ein Lehrer Anthroposoph ist, „möglicherweise noch mit anthroposophischem Gedankengut konfrontiert [werden], was ihnen nicht bewußt ist und gegen das sie sich auch nicht wehren können.“ Und zum Unterschied an staatlichen Schulen: „Von Anbeginn der Schulzeit [hat man] verschiedene Lehrer. Diese sind selbstverständlich nicht frei von Weltanschauungen, doch werden sich die Weltanschauungen verschiedener Lehrer seltener entsprechen, als es an Waldorfschulen der Fall ist.“ Zu dem „Allround-Argument“ der Waldorfvertreter, daß an Waldorfschulen keine Anthroposophie unterrichtet wird, meint Hoß, daß „aber durchaus anthroposophische Ansichten des Lehrers in den Unterricht einfließen.“ Eltern hätten es schwer, diesen Einflüssen zu begegnen, „da es keine Bücher gibt aus denen unterrichtet wird und in denen man nachlesen kann, was gelehrt wird. (...) Die Lehrer einer Waldorfschule können sagen, daß an der Schule keine anthroposophische Weltanschauung gelehrt wird, denn es steht nicht auf dem Lehrplan, ausschließen können sie es aber auch nicht mit letzter Sicherheit. (...) Anthroposophie steht nicht (!) auf dem Lehrplan und wird wirklich nicht gelehrt, doch können durchaus Aspekte, die gerade von Anthroposophen geglaubt werden, in den Unterricht einfließen und hierbei die Kinder beeinflußen.“ Manfred Hoß hat es auf den Punkt gebracht: er bestätigt unsere These, daß Anthroposophie zwar nicht gelehrt wird, aber „unterschwellig“ in den Unterricht miteingebracht werden kann und daß die Waldorflehrer es nicht ausschließen können, daß doch Anthroposophie in den Unterricht miteinfließt.

Dies veranlaßt uns zur konkreten Frage an *alle* Waldorfvertreter: wie können sie es *ausschließen*, daß Anthroposophie in den Unterricht miteinfließt? Angesichts der Tatsache, wie der Unterricht gelehrt wird[477] (man denke nur an den Eurythmieunterricht, der für uns „Anthroposophie pur“ darstellt) und auf welchem anthroposophischen Menschenbild die Ausbildung der Lehrer basiert, wird diese Frage von den Waldorfpädagogen wohl nicht so leicht zu beantworten sein.

Felix Hau, der 13 Jahre in der Waldorfschule Mannheim verbrachte, nimmt im Internet ebenfalls öffentlich dazu Stellung, ob die Waldorfschule eine Weltanschauungsschule ist oder nicht:[478] „Die anthroposophische Pädagogik legt nicht eben viel Wert auf ‘eigene Köpfe’, auf in-

---

[477] Wir verweisen auf das Kapitel „Der Waldorfunterricht, die Anthroposophie und Rudolf Steiner“.

[478] vgl. Felix Hau: Waldorfschule - Weltanschauungsschule?, Internet, diewaldorfs.waldorf.net

dividuelle Weltanschauung, auf Kreativität. Das berühmte 'Wahrnehmen des Individuums' verkommt in der Praxis zu einem subtilen Versuch, junge Menschen in eine bestimmte Denkbahn zu führen, auf der sie dann ihren 'individuellen' Weg finden sollen." Und zur anthroposophischen Anschauung: „Ich kann mich wehren, mich kritisch mit dieser Einflußnahme auseinandersetzen. Jetzt. Konnte ich das auch in der Unterstufe? Können Kinder sich wehren gegen die Erziehung *aus* einer bestimmten Geisteshaltung? Haben sie eine andere Wahl, als das vorgelebte Leben tief zu verinnerlichen?"

Natürlich blieb die Antwort der Anthroposophen im Internet nicht aus. Interessant ist, daß es der „bildungspolitische Sprecher der Landesarbeitsgemeinschaft der Waldorfschulen Berlin und Brandenburg", Dr. Detlef Hardorp, war, der auf den Beitrag des Waldorfschülers reagierte. Wir sehen also, wie ernst die Anthroposophen diese Diskussion nehmen.

Detlef Hardorp meint, es liege ein „Denkfehler" vor, wenn man meine, daß Waldorferziehung eine „Erziehung aus einer bestimmten Geisteshaltung" wäre, während dies in der Regelschule *nicht* der Fall wäre: „Es gibt keine 'neutrale' Erziehungsmethode."[479] Wir haben bereits erläutert, worin der Unterschied liegt: an staatlichen Schulen fließen zwar auch Weltanschauungen in den Unterricht ein, diese sind aber von Lehrer zu Lehrer verschieden, während an Waldorfschulen überall die Geisteswissenschaft (sprich Anthroposophie) von Steiner „umhergeistert".

Felix Hau reagierte seinerseits auf Hardorps Antwort: „Inwieweit reflektieren die Schulen den Hintergrund, vor dem sich ihre jeweilige Pädagogik ausbreitet? Und - genau so wichtig - wie ehrlich präsentieren sie diesen Hintergrund als Grundlage der gewählten Pädagogik?"[480] Hau verweist darauf, daß die staatlichen Schulen keinen Anspruch auf ganzheitliche Erziehung erheben, so wie es die Waldorfschulen tun. Sie präsentieren sich eben als Bildungsstätten, deren Aufgabe es ist, jungen Menschen ein bestimmtes Maß an Wissen mitzuteilen. „Das ist bei den Waldorfschulen anders", meint Hau. „Ich fürchte, daß ein außerordentlich geringer Anteil von Waldorfeltern die Grundlagen des anthroposophischen Weltbildes kennt. (...) Ist es tatsächlich wünschenswert, daß Schule ihre Aufgabe darin sieht, Kindern nicht nur 'Wissen' (was auch immer

479 vgl. Detlef Hardorp: „Es gibt keine 'neutrale' Erziehungsmethode", Internet diewaldorfs.waldorf.net

480 vgl. Felix Hau: Die zentrale Frage...: WAS ist eine der Erziehung angemessene Geisteshaltung?, Internet, diewaldorfs.waldorf.net; dies gilt auch für die folgenden Zitate von Felix Hau, soweit nicht anders angegeben.

man darunter versteht) zu vermitteln, sondern einen ganz gewaltigen Einfluß auf die Gesamtpersönlichkeit der ihr anvertrauten Menschen auszuüben? Ist ein 'Beurteilungszeugnis', das den Anspruch erhebt, den Charakter des Kindes und dessen Entwicklung zu beurteilen, das Maß aller Dinge? Können Kinder und Jugendliche so nicht auf eine sehr viel tiefer gehende Art gedemütigt werden, als ein nüchternes, leistungsbezogenes Notenzeugnis (und sei es noch so ungerecht) jemals vermag? Ist eine Geisteshaltung pädagogisch angebracht, die Kindern vor Beginn des dritten Jahrsiebts nicht nur jedes Recht, sondern auch jede Fähigkeit zu eigener Willensäußerung abspricht?"

Felix Hau rechnet kompromißlos mit seiner 13jährigen Waldorfschulzeit ab und bestätigt damit die meisten Thesen, die wir in diesem Buch aufgestellt haben: „Kann es wirklich wahr sein, daß ehrfürchtiges 'Schauen in die Welt' von kleinen Kindern kommentarlos eingefordert wird? Was daraus resultiert, ist eine Scheinwelt, eine Inthronisierung der Erwachsenen - im Speziellen der Lehrer, an der so mancher Waldorfschüler sein Leben lang zu knabbern haben dürfte. Durch die Unerreichbarkeit der schulischen Bezugspersonen, durch die - oft verkrampft wirkende - Aufrechterhaltung der Hierarchie der Lehrer - Schüler und durch die in der Unterstufe ständig präsente Figur des Jesus Christus wird den 'Waldorfkindern' eine Welt vermittelt, die zwar Rettung verspricht, aber nur unter der Bedingung von Gehorsam und Anpassung. Nonkonformismus im Hinblick auf die von Rudolf Steiner 'gesehene' und postulierte rechte Kindheitsentwicklung ist ausgeschlossen und wird mit Heileurythmie (sic!) oder - im Wiederholungsfalle - mit der Empfehlung zum Schulwechsel geahndet."

Natürlich antwortete Detlef Hardorp auf diese „Anklage". Für ihn führt „reine Wissensvermittlung" in die „bodenlose seelische Verödung"[481]. Menschenkunde könne man, Hardorp zufolge, nur am „lebendigen Menschen" ablesen: „Das ist allerdings schlecht möglich, wenn man die Begrifflichkeiten, mit denen man zu Werk geht, nicht verlebendigt." Für ihn ist Anthroposophie nichts anderes, als „geschärftes Bewußtsein für tiefere Schichten des Menschseins. Alle Begriffe, die man bei Rudolf Steiner in seinen Büchern oder Vortragsschriften lesen

---

481 vgl. Detlef Hardorp: Anthroposophie ist geschärftes Bewußtsein, Internet, diewaldorfs. waldorf.net; dies gilt auch für die folgenden Zitate.

kann[482], werden erst in der Pädagogik fruchtbar, wenn durch sie der Blick auf die Realität des Menschseins geschärft wird."

Dann läßt auch der bildungspolitische Sprecher der Waldorfschulen die Katze aus dem Sack: „Der Kern der Waldorfpädagogik besteht darin, *so mit der Anthroposophie zu arbeiten*,[483] daß man im Hier und Jetzt mit den Kindern derart erfinderisch wird, daß dadurch den aufwachsenden Menschen die Steine aus dem Weg geräumt werden, die sie ansonsten davon abhalten, sich zu sich selbst zu entwickeln."

Der ehemalige Waldorfschüler Felix Hau kann das so nicht stehen lassen:[484] „Beispiele für in meiner Sicht recht deutliche Verfehlungen gegenüber einer menschenerkennenden Pädagogik gab es während meiner Schulzeit in reicher Zahl. (...) All diese pädagogischen Übertritte zielten darauf ab, Schamgefühl zu erzeugen. Die Frage ist nun trotzdem, ob solcherlei Verfehlungen nur bei einzelnen Lehrern, bei einer einzelnen Schule, bei mehreren einzelnen Schulen oder aber in der Waldorfpädagogik an sich (sic!) begründet liegen. Das Problem dabei ist: Alle berufen sich auf diese Pädagogik. Heißt nun dasjenige 'Waldorfpädagogik', was in der täglichen Praxis in Schulen geschieht oder ist die Praxis ein nicht ganz ideal laufender Versuch, Steiners Postulate über die rechte Kindheitsenwicklung umzusetzen? (...) Ich bin nicht nur ehemaliger Schüler, sondern auch zahlendes Mitglied des Waldorfschulvereins. Dr. Hardorp fragt, ob Anthroposophie ein Weltbild sei. Die Antwort ist eindeutig: Ja. (...) Die Waldorfpädagogik fußt sehr wohl auf einem Menschenbild."

So stellt er Detlef Hardorp folgende Fragen, auf die er allerdings bisher über das Internet keine Antwort erhielt[485]:

„1. Ist die Anthroposophie die bestmögliche, um eine menschengerechte Pädagogik zu begründen?

2. Wenn ja - gibt es vielleicht Bedarf, einige Korrekturen zu unternehmen? Schließlich ist Steiner seit über 70 Jahren tot - die Menschheit hat sich aber weiterentwickelt.

---

[482] Grauenhafte Beispiele von Steiners Auffassungen haben wir in diesem Buch reihenweise zitiert, die Leser mögen sich selbst ein Urteil darüber bilden, d. Verf.

[483] Hervorhebung durch die Verf.

[484] vgl. Felix Hau: Das Hauptanliegen: die Diskussion herauszuholen aus den internen Konferenzen in die (Schul)öffentlichkeit, Internet, diewaldorfs.waldorf.net; dies gilt auch für die folgenden Zitate, sofern nicht anders angegeben.

[485] Bis zur Fertigstellung des Manuskriptes war über die Homepage keine Erwiderung von Hardorp abzurufen.

3. Ist ausreichend bekannt, daß Waldorfschulen ihre Pädagogik auf einer anthroposophischen Grundlage betreiben?"

Diese Kontroverse hat uns einmal mehr gezeigt, daß nicht nur wir, als Anthroposophie- und Waldorfkritiker, den Einfluß von Anthroposophie auf den Waldorfunterricht sehen, sondern auch Waldorfschüler selbst! Jedenfalls ist jetzt schon eine Trendwende bei den Waldorfschulen zu beobachten. „Heute stehen etliche Waldorfschulen vor dem Rätsel einer rapiden Abnahme der Schülerzahlen". Als Gründe dafür werden „Negative Schlagzeilen und finanzielle Einschränkungen" angegeben, nicht zuletzt auch unser *Schwarzbuch Anthroposophie*.[486] Wir sind also mit unserer Arbeit auf dem besten Wege dazu, etwas „Licht" in das „Dunkel" der weltanschaulichen Hintergründe der Waldorfschulen zu bringen und Eltern aufzuklären.[487]

14. „Therapeutischer Okkultismus", „Betrug an vielen Eltern", „großer erzieherischer Universal-Entwurf" - Stimmen zur Waldorfschule

Johannes Kiersch ist der Ansicht, daß sich Steiners Pädagogik in die Reihe der „großen erzieherischen Universal-Entwürfe älterer Zeiten" stellt. Die Waldorfpädagogik habe die „Kraft", die „Sachkompetenz" und den „Fortschrittsoptimismus" solcher Denker wie Goethe oder Novalis in die „zweifelhaften" Schul- und Kulturverhältnisse unserer Gegenwart „neu" hineingetragen. Als Instrument dient ihr dabei eine aus „anthroposophischer Esoterik" angeregte, aber gleichzeitig auch eine in der empirischen „Spezialforschung" begründete „Philosophie des Menschen".[488]

Gerhard Wehr ist davon überzeugt, daß die Waldorfpädagogik mit ihrer seit mehr als fünf Jahrzehnten geleisteten Bildungsarbeit die „Bewährungsprobe" längst bestanden hat.[489] Andere Waldorf-Befürworter sprechen davon, daß die Schulen anschaulich demonstriert hätten, daß sie den „humanen" und „gesellschaftlichen" Zielen besser entsprechen als die üblichen Institutionen. Die Schulen würden eine „sehr viel reichhalti-

---

486 vgl. Info3, 9/97, S. 6ff.

487 Bitte teilen Sie uns Ihre Erfahrungen mit Waldorfschulen mit: Guido und Michael Grandt, Postfach 100 305, D-72303 Balingen.

488 vgl. Kiersch, Fragen an die Waldorfschule, S. 85

489 vgl. Wehr, Der pädagogische Impuls, S. 10

gere" Allgemeinbildung pflegen und das Bildungsangebot den Entwicklungsphasen „sehr viel differenzierter" anpassen, als sonst üblich.[490]

Jörgen Smit, ehemaliger Leiter der Pädagogischen Sektion und der Sektion für das Geistesstreben der Jugend an der Freien Hochschule für Geisteswissenschaft in Dornach, setzt auf die Zusammenarbeit der Waldorfschulen mit allen anderen Menschen in der anthroposophischen Bewegung, „vorzüglich" mit der Anthroposophischen Gesellschaft.[491]

> „Die Aufgabe ist daher ganz schlicht, besser zu werden: mehr Anthroposophie und die anthroposophische Methode zu praktizieren."
>
> Stefan Leber

Aber man rechnet auch mit Angriffen auf anthroposophische Einrichtungen. Stefan Leber meint selbstkritisch: „Wir erleben Jahr um Jahr Publikationen aus dem Bereich der Erziehungswissenschaft und dem der Kirchen. (...) Die Aufgabe ist daher ganz schlicht, besser zu werden: mehr Anthroposophie und die anthroposophische Methode zu praktizieren, sich immer neu auf die Quelle rückzubesinnen und das Innere einströmen zu lassen."[492] Leber bezieht diese Forderung ausdrücklich auch auf die Waldorfschulen.

In der Politik genießt die Waldorfpädagogik derzeit hohes Ansehen. Der Regierende Bürgermeister von Berlin ließ im Februar 1997 von seiner Senatskanzlei verkünden: „Unseres Wissens versteht sich die Waldorfschule nicht als Bekenntnisschule oder Weltanschauungsschule, sondern als reformpädagogisches Angebot."[493] Elmar Wiesmann vom österreichischen Unterrichtsministerium bescheinigt, daß „es keinen Grund zum Eingreifen" gebe.[494] Wir hoffen, daß wir mit diesem Buch ein wenig Aufklärung betreiben können, um solche „ungeprüften positiven Vorurteile" (Biermann) gegenüber den Waldorfschulen zu relativieren.

Professor Jan Derk Imelmann, der ein Buch über die Waldorfschulen geschrieben hat, fühlte sich mit seinen kritischen Fragen von Vertretern der Schulen „abgewiesen". Seiner Aussage nach hat es kein einziges „vernünftiges" Gespräch gegeben und zum Schluß hat man ihm sogar den Zutritt zu den Waldorfschulen verboten. Imelmann nannte diese abweisende Haltung schlichtweg „arrogant" und fühlte sich in seiner „philoso-

---

[490] vgl. F. Edding/C. Mattern/P. Schneider (Hrsg.): Praktisches Lernen in der Hibernia Pädagogik, Stuttgart 1985, S. 9

[491] vgl. Weirauch: Lebendige Quellkräfte, Interview mit Jörgen Smit, S. 70

[492] vgl. Neumann, Interview mit Stefan Leber, S. 54

[493] vgl. Schreiben des Regierenden Bürgermeisters von Berlin vom 10.2.1997 an die IzAK/Archiv Grandt

[494] vgl. Wiener Kurier vom 12.2.1997, S. 23

phisch-inhaltlichen" Argumentation bestärkt, die Anthroposophie stelle ein „geschlossenes" Weltbild dar.

Van der Meulen veröffentlichte Imelmanns Gespräch im *Jonas* und bekam von verschiedenen anthroposophischen Seiten den Vorwurf, er hätte den „Feind zu Worte kommen lassen" und es sei „naiv, mit Gegnern zu sprechen". So kommt auch van der Meulen zum Schluß: „Frühere Erfahrungen als Journalist in der anthroposophischen Bewegung hatten mich gelehrt, dass die Bereitschaft zu einem offenen Dialog erstaunlich gering ist."[495] Das haben wir ebenfalls am eigenen Leibe zu spüren bekommen, wie wir im ersten Teil dieses Buches bereits geschildert haben.

> „...auch frühere Erfahrungen als Journalist in der anthroposophischen Bewegung hatten mich gelehrt, dass die Bereitschaft zu einem offenen Dialog erstaunlich gering ist."
>
> Jelle van der Meulen

Helmut W. Biller, der Leiter des *Distelbundes*, eines Vereins, der seine Aufgabe darin sieht, Schülern, Eltern und Lehrern, die sich an Waldorfschulen in Schwierigkeiten befinden, zu helfen und die Öffentlichkeit über die tatsächlichen Vorzüge und Nachteile dieses Schulsystems aufzuklären über seine Erfahrungen: „Ich habe nicht 'Freiheit' erlebt, sondern eine ideologische Enge vieler Waldorf-Lehrer, die man sich in einer Demokratie überhaupt nicht vorzustellen vermag. In Waldorf-Schulen erlebt man 'Dogmatismus', vor allem die 'Gebote und Verbote' sind es, die vielen Schülern und Eltern das Leben schwermachen können."[496]

Ähnlicher Meinung ist auch Reinhard Wiechoczek, der Leiter der *Initiative zur Anthroposophie-Kritik* (IzAK): „So sind es besonders die Waldorfschulen und -Kindergärten, die zunehmenden Einfluß im Bildungswesen erlangen. Der Begriff 'gefährlich' umschreibt den Vorgang, daß Menschen kritiklos ein wahnwitziges Weltbild annehmen und dadurch zu unmündigen, keineswegs demokratiefähigen Bürgern verkümmern. (...) Nun war Steiner schon zu Lebzeiten heftigst umstritten, und heute gar stellt sich seine Lehre schlicht als menschenfeindlich dar. (...) Die unbewiesenen und unbeweisbaren Behauptungen in der Anthroposophie zusammen mit zahlreichen anderen assoziativen, mystischen Ideen

---

495 Van der Meulen, Mittendrin, S. 230f.

496 vgl. Leserbrief zu Klaus Pranges Artikel im *Elternforum*, Zeitschrift der katholischen Elternschaft Deutschlands, Heft 4-5, 1976, zit. nach den Flensburger Heften 15/1989, S. 74

verschmelzen Therapie und Aberglauben zu einem therapeutischen Okkultismus.“[497]

Wiechoczek hat uns ein Statement gegeben, das wir auszugsweise wiedergeben möchten: „Zunächst waren mir die sogenannten Waldorfschulen von meiner Lehrerausbildung her bekannt als Modell einer alternativen, ganzheitlichen Pädagogik. Seit jeher wird der eigentliche anthroposophische Hintergrund in den Lehrerseminaren ausgespart, wohl aber eine vordergründige allgemeine Wertschätzung der Waldorfpädagogik vermittelt. Erst im ganz anderen Zusammenhang der Aufklärung über astrologische und okkult-esoterische Lebensauffassungen stieß ich auf einen Wust von okkult-vergeistigtem Unsinn: die Anthroposophie des Rudolf Steiner, des Gründers der Waldorfschulen. Bald wurden mir Klagen durch Schüler und Eltern über diese Schulen zugetragen, so daß ich mich für weitere konkrete Einzelheiten interessierte. (...) Die entworfenen anthroposophischen Zerrbilder der menschlichen Entwicklung wie der kosmischen Gegebenheiten spiegeln sich nachweisbar in der Waldorfpädagogik kontinuierlich wider. Führungs- und Mitbestimmungsstrukturen der so bezeichneten ‘freien Waldorfschulen’ widersprechen den demokratischen Gepflogenheiten; ein geschlossenes Sektiererwesen suggeriert Freiheit, wo unreflektiertes sich Einordnen herrscht.“[498]

Norbert Biermann, ein ehemaliger Waldorflehrer, zu Steiners Pädagogik: „Es wird den Kindern weniger ein Experimentierraum zur Verfügung gestellt, als vielmehr stereotype Erwartungen, die die Kinder dann im

---

497 Reinhard Wiechoczek: Anthroposophie - menschenfreundliche Fassade einer ungeistigen Verführung, in: MIZ 4/96, S. 1f.
Wiechoczek weiter: „Nun wird immer wieder behauptet, die tatsächlichen Unterrichtsinhalte beträfen gar nicht solche Absonderlichkeiten. Beispiele aus Schülerheften ... belegen wiederum exemplarisch das Gegenteil. In der sogenannten ‘Chemie-Epoche’ der 8. Klasse erscheinen für jeden Tag die antiken Planeten mit der jeweiligen mystischen Zuordnung eines Metalls, eines Getreides und eines Baumes. Bereits im 7. Schuljahr liest man in der ‘Menschenepoche’ unter Reis - Mond - Montag: ‘Über das Wasser hat der Reis eine innige Beziehung zum Mond, der alles Flüssige mit seinem Rythmus beeinflußt. (...) Der Reisgenuß regt weniger das wache Denken und Beobachten an, als daß er den Menschen ruhig und beschaulich werden läßt und ihn mehr nach innen kehrt.’ In der ‘Himmelskunde-Epoche’ wird ausnahmslos auf den astrologischen Tierkreis und nicht auf die astronomische Ekliptik Bezug genommen. Natürlich wird das eigene astrologische Zeichen gemalt, über Menschen- und Erdensphären gelangt man auch zu den Jahreszeiten: ‘Nach Weihnachten beginnt die Erde die Sonnensphäre wieder auszuatmen, ihre Lebens- und Lichtwirksamkeit wird schwächer. (...) Dann kommt der Augenblick, wo die Sonne im Frühlingspunkt steht, wo die Sonnenbahn also den Himmelsäquator der Erde berührt. Erdenkräfte und Sonnenkräfte stehen im Gleichgewicht, sie berühren sich, ohne sich zu durchdringen.“
Wiechoczek nennt in dem betreffenden Artikel übrigens die Schule.

498 Schreiben von Reinhard Wiechoczek an die Autoren vom 10.12.1997/Archiv Grandt

Künstlerischen zu erfüllen haben. Ergebnis sind ästhetisch ansprechende Arbeiten, aber eben Stereotypen. Waldorfbilder sehen überall gleich aus. (...) Es gibt aber viel mehr Kinder, die aus der Waldorfpädagogik herausfallen, weil sie dem subtilen Leistungsdruck und den pädagogischen Maßnahmen - die ich einmal in einem anderen Zusammenhang als 'schwarze Pädagogik' bezeichnet habe - nicht gewachsen sind. (...) Die Waldorfpädagogik begründet sich aus dem esoterischen Zusammenhang der Anthroposophie heraus. (...) So gesehen wird die Pädagogik auch als religiöser Akt bezeichnet, eine Art Gottesdienst; so daß die Lehrerschaft eher eine Priesterschaft bedeutet. Eine weitergehende esoterische Begründung läuft darauf hinaus, daß Lehrer und Schüler in einer 'karmischen Gemeinschaft' vereinigt sind, weil sie unter dem Gesichtspunkt der Anthroposophie zu den 'Auserwählten' gehören und es ist nicht möglich, Einzelne herauszulösen. 'Karmische Gemeinschaft' bedeutet, es ist vom Schicksal festgelegt, daß diese Gruppe von Menschen zusammenbleibt. (...) Die Waldorfpädagogik ist Anthroposophie und insofern ein Betrug an den vielen Eltern, die ihre Kinder dort hinschicken und nicht wissen, daß sie einer ideologischen Erziehung ausgesetzt sind. (...) Das Ziel kann man kurz und knapp beschreiben: Rekrutierung des anthroposophischen Nachwuchses. (...) Das Ansehen der Waldorfpädagogik bezeichne ich mal als ein 'ungeprüftes positives Vorurteil'. (...) Waldorfpädagogik hat es bisher vermieden, daß man kritisch Einblick gewinnen konnte und hat natürlich auch versucht, kritische Darstellungen zu unterdrücken, z.B. dadurch, daß kritische Schriften aufgekauft wurden, um eine Weiterverbreitung zu verhindern, oder daß, wie im Falle des Waldorffilms *Ich lobe das Wort* versucht wurde, Einfluß auf die Landesbildstellen zu nehmen."[499]

> „Die Waldorfpädagogik ist Anthroposophie und insofern ein Betrug an den vielen Eltern, die ihre Kinder dort hinschicken und nicht wissen, daß sie einer ideologischen Erziehung ausgesetzt sind."
>
> Norbert Biermann

Ernst Vonderheide meint, die Waldorfschulen seine „anti-christlich": „Ich war Lehrer an einer Waldorfschule und kann nur alle christlichen Eltern warnen, ihr Kind in eine solche Schule zu schicken. Es wird immer behauptet, die Waldorfschulen seien keine Weltanschauungsschulen. Aber das stimmt nicht. Lehrer und Schüler erleben täglich, daß die anthroposophische Irrlehre Rudolf Steiners den ganzen Unterricht durch-

499 Warten auf die Reinkarnation von Jesus und Steiner in einer Person, Interview mit Norbert Biermann, in: MIZ 4/96, S. 4ff.

zieht. (...) In den Elternseminaren wird ganz bewußt auf anthroposophische Vokabeln verzichtet. Das ist eine Täuschung der Eltern, die besser vor Einschulung ihrer Kinder über die wahren Hintergründe dieser Schule aufgeklärt würden. (...) Es sind fast immer besonders verantwortungsbewußte Eltern, die ihre Kinder in die Waldorfschulen schicken. Wenn sie sich doch vorher kundig gemacht hätten! Ein Umstieg in eine staatliche Schule ist nämlich sehr schwierig wegen der ganz anderen Unterrichtspraxis."[500]

Gerhard Kern, ebenfalls ein Anthroposophie-Kritiker: „An einigen, aber wesentlichen Stellen sind sie (die Institutionen) sogar viel schlechter als herkömmliche Schulen, und zwar insofern, als sie eine rückwärtsgewandte esoterisch-okkulte Weltanschauung und eine anti-aufklärerische Weltsicht in die heranwachsenden Menschen 'pflanzen'."[501]

Prof. Dr. F.-J. Wehnes: „Nachweislich haben die meisten Nichtanthroposophen - dazu rechne ich auch die nichtanthroposophischen Waldorfeltern, die ihre Kinder in diese Schule schicken - wenig Kenntnis von dem Zusammenhang Anthroposophie und Waldorfschule. Diese Unkenntnis geht sehr oft bis zur völligen Ahnungslosigkeit über das, was sich wirklich in dieser Schule tut, in der - ich darf das einmal so formulieren - eine anthroposophische Bekenntnisschule vorliegt, die einen absoluten Wahrheitsanspruch vertritt, deren Theorie und Praxis ganz auf den übersinnlichen Erkenntnissen eines einzigen Mannes, Rudolf Steiner, beruhen, die bis heute wie ein Dogma im Unterricht praktiziert werden. In den Waldorfschulen stehen nicht Lehrer wie sonst in irgendeiner Schule - nur kinderfreundlicher und mit weniger Leistungsdruck - sondern diese sehen sich im Auftrage überirdisch-geistiger Mächte und Kräfte. Hier blickt der Lehrer nicht auf den Schüler wie sonst in einer Schule, sondern nach seinem anthroposophischen Welt- und Menschenbild sieht er ein Menschenwesen, das kraft Seelenwanderung schon viele Erdenleben durchlaufen und weitere Inkarnationen vor sich hat. Erziehungswissenschaftliche Kategorien sind

> „Es wird immer behauptet, die Waldorfschulen seinen keine Weltanschauungsschulen. Aber das stimmt nicht. Lehrer und Schüler erleben täglich, daß die anthroposophische Irrlehre Rudolf Steiners den ganzen Unterricht durchzieht."
>
> Ernst Vonderheide

[500] Archiv Grandt
[501] Gerhard Kern: Anthroposophie und kein Ende, in: MIZ 4/96, S. 9ff.

in den Waldorfschulen nicht maßgeblich, sondern kosmisch-übersinnliche Gesetze bestimmen die Behandlungsweise des Schülers."[502]

In den *Freiburger theologischen Studien* kommt Wolfgang Schneider zu folgendem Ergebnis über die Waldorfpädagogik: „Unterrichtsinhalte sind häufig willkürlich gewonnen, ihr wissenschaftlicher Wert ist dementsprechend fragwürdig. Dies betrachten wir als eine Konsequenz von Steiners Erkenntnistheorie, die keiner vernünftigen Überprüfung standhält. Didaktik und Methodik des Unterrichts werden in Folge zu einem beliebigen Spielball von Steiners individuellen Assoziationen, bzw. denjenigen der autorisierten Lehrer. (...) Die Erziehung an Waldorfschulen muß deswegen zumindest aufgrund ihrer Theorie zum Gegenteil dessen werden, was sie - nach ihrer Theorie - vorgibt zu sein: Manipulation und Determination der Person des Schülers gemäß den vermeintlich geschauten kosmischen Ordnungen, in deren apersonale Gesetzmäßigkeiten und mit christlichem Gedankengut unvereinbare, wenngleich in Anspruch genommene Vorstellungen der Schüler hineinverzweckt werden soll. Erziehung ist, bar jeder personalen Substanz, in einem anthroposophischen Verständnis die Erziehung zum apersonalen Menschen. Diesem Ziel haben Didaktik und Methodik zu dienen. Sie sind der anthroposophischen Erziehungsabsicht zugeordnet und bekommen nur von hierher ihren Sinn. Waldorfpädagogik kann insofern für uns kein Beitrag zu einer personal verstandenen Erziehungs- und Bildungsidee sein."[503]

> „Erziehungswissenschaftliche Kategorien sind in den Waldorfschulen nicht maßgeblich, sondern kosmisch-übersinnliche Gesetze bestimmen die Behandlungsweise des Schülers."
> Prof. Dr. F.-J. Wehnes

Thorsten Kratt schreibt in einem Leserbrief an die *Badische Zeitung*: „Was ich jedoch heute beobachte, ist, daß das, was ich als 'realexistierende Anthroposophie' in Form der Waldorfschule bezeichne, ein seltsam okkulter Verein ist, bei dem offen und subtil viel mit Angst und Druck gearbeitet wird, und der Menschen in eine erschreckende Abhängigkeit treiben kann. Diese sogenannten Anthroposophen werden dann unfähig, mit Andersdenkenden angemessen logisch und offen zu kommunizieren. Ein hoher Preis für die 'Freiheit'."[504]

502 F.-J. Wehnes: Okkultismus und Esoterik, Lippstadt o.J./Archiv Grandt
503 vgl. Schneider, Das Menschenbild der Waldorfpädagogik, S. 306f.
504 Badische Zeitung vom 4.3.1996

Zum Schluß dieses Kapitels wollen wir noch einige Elternstimmen zitieren. Der Vater eines Ex-Waldorfschülers teilte dem *Wiener Kurier* folgendes mit: „Die Enttäuschung über die Schule war gewaltig und hat uns nicht nur große finanzielle Belastungen ... verursacht. Die Kinder wurden esoterisch manipuliert, alleingelassen und willkürlich bestraft."[505]

> „Unser Entschluß, unser Kind in die Waldorfschule zu schicken, war ein Fehler."
> Elisabeth Wörner

„Enttäuscht und verärgert" sind I. u. P. Bach: „Wir selbst waren einmal längere Zeit Eltern von Schülern einer Waldorfschule. Zuerst waren wir voll des Lobes, aber nach und nach kam die große Enttäuschung. Nach vielem Ärger haben wir unsere Kinder dann aus dieser Schule herausnehmen können. Der Anschluß an eine Staatsschule gestaltete sich schwierig, aber die Kinder haben ihn dann doch gepackt. Wir können vor den Waldorfschulen aus leidvoller Erfahrung nur warnen."[506]

Ein tief enttäuschter Vater eines ehemaligen Waldorfschülers schreibt in seinem Brief: „Die Waldorfschule ist eine Selbsterfahrungsgruppe von Erwachsenen unter Geiselnahme ihrer Kinder."[507] Und Elisabeth Wörner resümiert öffentlich: „Unser Entschluß, unser Kind in die Waldorfschule zu schicken, war ein Fehler."[508]

15. Fazit

Anthroposophie ist, unserer Meinung nach, eine okkult-esoterische Lehre, die als Ziel die Spiritualisierung des Denkens und die Vergöttlichung des Menschen anstrebt. Demnach ist die anthroposophische Bewegung für uns eine übersinnlich-orientierte Weltanschauungsgemeinschaft.

Die daraus entstandene und von Steiner entwickelte Waldorfpädagogik folgt diesen esoterischen Grundsätzen, indem sie aus den „unvollendeten" Menschen, „vollendete" machen, aus dem „Toten" das „Lebendige" erwecken will und das „Göttlich-Geistige" im Kind „herausbilden" möchte. Steiners Erziehungswissenschaft soll den „Geist" wieder in die Menschenseelen „einführen", was notwendig für die Zukunft der

505 vgl. Wiener Kurier vom 12.2.97, S. 23; Name des Vaters ist der Redaktion des *Kurier* bekannt
506 Archiv Grandt
507 vgl. Badische Zeitung vom 13.2.1996
508 Zollern-Alb-Kurier vom 23.9.1997

Menschheit sei. Der werdende Mensch gilt als „Fortsetzung" dessen, was sich im Übersinnlichen abspielte, bevor er geboren wurde. So trägt das Kind eine karmische „Schuld" oder „Unschuld" mit sich und ist dementsprechend „vorbelastet".

Die Waldorfpädagogik ist unseres Erachtens von anthroposophischen Grundsätzen dermaßen „durchsetzt" und „verfärbt", daß eine Trennung zwischen weltanschaulich neutraler Erziehung und Anthroposophie als externer Lehre nicht möglich erscheint. Die Grundlage zur Einschätzung des Menschen und zur Unterrichtsgestaltung ist die anthroposophische Menschenkunde, die das Kind zu einem „kosmisch-übersinnlichen" Wesen macht. Das gegenwärtige Erdenleben ist nur ein Teil dessen, was ein Kind für den Waldorflehrer darstellt und eigentlich gehört es einer „geistigen" Welt an. Die verborgenen „Schicksalsanlagen" werden als „Frucht" vieler Erdenleben angesehen. Für die Anthroposophen und Waldorfpädagogen wird aus dem Kind mit dem Zahnwechsel ein „Weltwesen", das mit der Pubertät erst „erdenreif" wird.

Da Steiners Anthroposophie die Grundlage der Pädagogik ist, erscheint es sehr unwahrscheinlich, daß ein Waldorflehrer weltanschaulich neutral sein kann. Ohne die „übersinnlichen" Elemente kann der Lehrer die Waldorfpädagogik nicht praktizieren. Ein so weltanschaulich „gefärbter" Lehrer kann aber unserer Meinung nach, nicht „Anthroposophie-neutral" erziehen. Der Waldorflehrer wird als „Prophet" gesehen, als „Vermittler" zwischen der „göttlichen Weltordnung" und dem Kind, als „Bildner" des zukünftigen menschlichen „Seeleninhalts", der „übersinnlich" erziehend auf das Kind einwirken soll. Selbst Rudolf Steiner gibt zu, daß man nur ein guter Waldorfpädagoge werden könne, wenn man von der Anthroposophie ausgehe. Nicht umsonst bietet der *Bund der Freien Waldorfschulen* viele Kurse und „Ergänzungsstudien" in Anthroposophie an.

Die anthroposophische Temperamentenlehre als eine „Klassifizierung" von Typen ist nach dem heutigen Forschungsstand defizitär und anachronistisch. Unserer Ansicht nach ist dies kein Schritt in einen vorurteilsfreien Unterricht.

In der Mystifizierung und Spiritualisierung grundlegender Unterrichtserkenntnisse, wie Rechnen, Lesen oder Schreiben, sehen wir eine große Gefahr. In anderen Fächern wie der Pflanzenkunde, in der die Pflanzenwelt als sichtbar gewordene „Seelenwelt" der Erde angesehen wird, im Farbenunterricht oder etwa in der Eurythmie, die den „Weg" der

„Götter“ fortführen möchte, kann man ebenfalls die schleichende Indoktrination durch die Anthroposophie erkennen.

Die Zeugnisse der Waldorfschule sind eher ein Gutachten über das Kind, aber sie sagen nicht viel über die tatsächlichen Leistungen des Schülers oder der Schülerin aus. Die Charakteristisierung erfolgt gedanklich auf der Grundlage von Rudolf Steiners anthroposophischer Menschenkunde und kann zu einer „Stigmatisierbarkeit“ des Schülers beitragen. Der „Hauptfehler“ dieses Zeugnistypes liegt darin, daß der Lehrer dadurch von seiner Aufgabe entlastet wird, Rechenschaft über das Gelingen oder Scheitern seiner unterrichtlichen und erzieherischen Zielsetzungen zu geben.

Unserer Ansicht nach wird den Eltern die anthroposophische Grundlage der Waldorfpädagogik und die anthroposophisch-menschenkundliche Motivation, aus der der Lehrer schöpft, nicht mit der nötigen Sorgfalt und Offenheit dargelegt. Die Eltern werden zwar in vielseitigen „Diensten“, wie Sprechstunden, Elternabende, Feste, Schulküche, Reinigung und Raumpflege, Schulgarten, Spendensammlungen, Basare und Lehrerbesuche in die Waldorfschule mit eingebunden, aber der wahre Hintergrund der Pädagogik scheint, zumindest für die Eltern, weitgehend im Dunkeln zu bleiben, obwohl sich heute manche Schulen um mehr Aufklärung bemühen.

> „Allmählich wird der Kopf durch die Geisteswissenschaft ganz außer Gebrauch gesetzt.“
>
> Rudolf Steiner

Die Waldorfschule stellt sich demnach als eine durch Geschlossenheit und Einheitlichkeit und eigene Tradition geordnete Schule dar, die intellektuelle Bildung als einseitig ablehnt und auf den ganzen „heilen“ Menschen abzielt; Unterricht als Therapie sozusagen. Die Waldorfschule ist selbst für die Anthroposophen eine „Konsequenz“ der Anthroposophie. Erkenntnisinteresse und Erziehungsziel sind, nach dem, was wir dargestellt haben, notwendig anthroposophisch bestimmt. Die Anthroposophie gelangt „direkt“ oder „indirekt“ in den Unterricht. Zunächst geschieht dies über die Lehrer, sollten sie keine Anthroposophen sein, so sind sie doch der „Geisteswissenschaft“ Steiners „verpflichtet“. So wird die anthroposophische Sicht im Unterricht immer wieder eine direkte oder indirekte Rolle spielen. Aus der Anthroposophie heraus wird das Welt- und Menschenbild, die Methodik des Unterrichts, der Aufbau des Lehrplans und der Umgang mit den Schülern (vgl. Temperamentenlehre und Menschenkunde) geleitet.

Die Waldorfschule ist also, unseren Erkenntnissen nach eine Weltanschauungsschule. Wir schließen uns, nach unseren bisherigen Rechercheergebnissen jenen an, die der Meinung sind, die Leistungsanforderungen an den Waldorfschulen sind nicht hoch genug, die Waldorfpädagogik ist weltfremd, die Waldorfschüler scheinen den Anforderungen unserer Gesellschaft weniger gewachsen, viele Lehrer arbeiten in einer „ideologischen Enge", die Unterrichtsinhalte sind häufig willkürlich gewonnen und ihr wissenschaftlicher Wert ist dementsprechend fragwürdig.

An all dem haftet für uns etwas Sektiererisches, das man auch nicht verwissenschaftlichen kann. Könnten Irritationen und Anachronismen in der Waldorfpädagogik vielleicht daraus erklärbar sein, daß die Aussagen Steiners auch heute noch, allen Dementis zum Trotz, als Dogmen verstanden werden? Das Ansehen der Waldorfschulen, dieses „ungeprüfte positive Vorurteil" über jenes Schulsystem, sollte hinterfragt werden, eine Diskussion über Waldorfpädagogik und Steinersche Anthroposophie als deren Grundlage ist dringend notwendig. Die Vorstellungen Steiners sind seltsam genug. Kann man von einer guten Pädagogik und einer schlechten Ideologie sprechen? So sei die Politik ein weiteres mal dazu aufgerufen zu prüfen, welche weltanschaulich neutralen pädagogischen Alternativen es zur Waldorfschule gibt.

Als Schlußwort soll uns ein Zitat von Rudolf Steiner, dem Begründer der Anthroposophie und Waldorfschulen dienen: „Allmählich wird der Kopf durch die Geisteswissenschaft ganz außer Gebrauch gesetzt."[509]

---

[509] vgl. Zweiter Vortrag, Stuttgart, 13. Juni 1921, in: Rudolf Steiner, Menschenerkenntnis als Grundlage der Pädagogik (TB 657), S. 28

Bibliographie

Die Steiners Werke, die wir zu unseren Recherchen angeführt haben, werden auch als „GA" aufgeführt. Dies sind die Gesamtausgaben, alle in Dornach in verschiedenen Auflagen erschienen. Der Hinweis „TB" bezieht sich auf die Rudolf Steiner Taschenbücher aus dem Gesamtwerk, ebenfalls alle im Rudolf Steiner Verlag Dornach erschienen.

Die Quellenangaben für Zitate aus weiteren Zeitschriften und Zeitungen sind im Text angegeben.

Adler, G./Aichelin, H.: Reinkarnation - Seelenwanderung - Wiedergeburt, in: Informationen der EZW Nr. 76II/79, Stuttgart 1979

Adreßverzeichnis Anthroposophie, Frankfurt 1996

Alisch, R.: Auf dem Weg zur Neuen Rechten?, in: taz vom 11.3.1995

Anthroposophische Gesellschaft Deutschland e.V. (Hrsg.): Verzeichnis anthroposophischer Ausbildungs- und Studienstätten 1996/1997

Arbeitsgemeinschaft Freier Schulen (Hrsg.): Handbuch Freie Schulen, o.O., o.J.

Archiati, P.: Die Überwidnung des Rassismus durch die Geisteswissenschaft Rudolf Steiners, Dornach 1997

Badewien, J.: Die Anthroposophie Rudolf Steiners, München 1994

Badewien, J.: Anthroposophie, Eine kritische Darstellung, Konstanz 1990

Baeumler, A.: Gutachten über die Waldorfschulen, Berlin 1942

Bauer, W./Dümotz, I./Golowin, S.: Lexikon der Symbole, München 1995

Baumann, A.: ABC der Anthroposophie, Bern/Stuttgart 1986

Baumann, A.: Wörterbuch der Anthroposophie, München 1991

Beckmannshagen, F.: Rudolf Steiner und die Waldorfschulen, Wuppertal 1987

Benesch, F.: spiritus rector der Priesterausbildungsstätte, in: Natur- und Geisteserkenntnis als Elemente der Priesterausbildung, Materialdienst der EZW, Sonderdruck aus MD 11/12/1982, Stuttgart

Benesch, F. (Hrsg.): Grundlagen der Psychologie, Weinheim 1992

Blavatsky, H.P.: Schlüssel zur Theosophie, o.O. 1889

Blavatsky, H.P.: Die Geheimlehre, Calw 1987

Bloch, E.: Erbschaft dieser Zeit, Frankfurt 1962

Bock, E.: Rudolf Steiner, Studien zu seinem Lebensgang und Lebenswerk, Dornach o.J.

Bohnke, B.A.: Esoterik, Die Welt des Geheimen, Düsseldorf 1991

Bondarew, G.: Anthroposophie auf der Kreuzung der okkult-politischen Bewegungen der Gegenwart, Basel 1996

Boos, R. (Hrsg.): Rudolf Steiner während des Weltkrieges, Dornach 1933

Brügge, P.: Die Anthroposophen, Hamburg 1984

Carlgren, F.: Der Anthroposophische Erkenntnisweg, Eine Einführung, Stuttgart 1995

Dannehl, B.: Also schweige ich lieber, in: Info3, 11/1997

Diet, I.: Anthroposophische Gesellschaft und Freimaurerei, in: Info3, 1995

Diet, I.: Auf den Spuren der Opfer, in: Goetheanum vom 17.5.1998

Dietz, K.-M.: Was heißt „Freiheit" in der Schulgemeinschaft?, in: Erziehungskunst 10/1997

Dvorak, J.: Satanismus. Schwarze Rituale, Teufelswahn und Exorzismus, München 1991

Eberhardt, A.P.: Von den Winkellogen Deutschlands (Freimaurerlogen neueren Datums) im letzten Vierteljahrhundert, Leipzig 1914

Edding, F./Mattern, C./Schneider, P. (Hrsg.): Praktisches Lernen in der Hibernia-Pädagogik, Stuttgart 1985

Eschner, M.-D.: Die geheimen sexualmagischen Unterweisungen des Tieres 666, Berlin 1985

Etzold, S.: Schule mit schiefen Ecken, in: ZEIT-Punkte 2/96

Flowers, S.: Feuer und Eis, Wien 1993

Freie Pädagogische Vereinigung im Kuratorium für künstlerische und heilende Pädagogik (Hrsg.): Waldorfpädagogik, Ein Weg zur Persönlichkeitsbildung, eine Einführung für Lehrer, Erzieher und Eltern, Wien/München o.J.

Freund, R.: Braune Magie?, Wien 1995

Fromm, E.: Der moderne Mensch und seine Zukunft, Frankfurt 1967

Gasper, H./Müller, J./Valentin, F.: Lexikon der Sekten, Sondergruppen und Weltanschauungen, Freiburg/Br. 1990

Gassmann, L.: Rudolf Steiner und die Anthroposophie, Erkenntnisweg in den Abgrund, Berneck 1994

Glöckler, M.: Erziehung als therapeutische Aufgabe, in: Leber (Hrsg.): Waldorfschule heute, Stuttgart 1996

Gögelein, C.: Was sind bestimmte Grundlagen der Waldorfpädagogik und aus welchen Quellen schöpft sie?, in: Leber (Hrsg.): Waldorfschule heute, Stuttgart 1996

Görg-Herm, J.: Idealismus und Ohnmacht, in: Info3, 4/1997

Goethe, W.v.: Zur Morphologie I: Die Metamorphosen der Pflanzen, o.O. 1817

Götte, W.M.: Unterrichten in der Oberstufe, in: Leber (Hrsg.): Waldorfschule heute, Stuttgart 1996

Goldner, C.: Psycho, Therapien zwischen Seriosität und Scharlatanerie, Augsburg 1997

Grandt, G. u. M.: Schwarzbuch Anthroposophie, Wien 1997

Grandt, G. u. M.: Schwarzbuch Satanismus, Augsburg 1995

Grandt, G. u. M.: Jugendokkultismus, Faszination des Verborgenen, Niedernhausen 1997

Grandt, G. u. M.: Erlöser, Aschaffenburg 1998

Grandt, G. u. M.: Fiat Lux - Uriellas Orden, München 1992

Haack, F.-W.: Geheimreligion der Wissenden, München 1989

Hamilton, T.: Freie Erziehung oder Weltanschauung?, in: taz vom 11.3.1995

Hardrop, B.: Die Kostenrechnung freier Schulen und ihre gesellschaftliche Bedeutung. Das Beispiel Waldorfschulen, in: Recht der Jugend und des Bildungswesens, 1983

Haverbeck, W.G.: Rudolf Steiner, Anwalt für Deutschland, München 1989

Haverbeck, W.G. und K.: Der Weltkampf um den Menschen, Tübingen 1995

Haverbeck, W.G. und K.: Der Weltkampf um die Gemeinschaft, Tübingen 1996

Heisterkamp, J.: Schande für Steiner, in: Info3, 6/1997

Heisterkamp, J.: Zum Buch von Bernhard Schaub Adler und Rose, in: Info3, 12/1992

Heydebrand, C. v.: Vom Lehrplan der Freien Waldorfschule, Stuttgart 1978

Höfer, T.: Der Hammer kreist, in: Flensburger Hefte 41, 1993

Höfer, T.: Noahs Fluch, in: Anthroposophie und Rassismus, Flensburg 1993

Höfer, T.: Seht doch die Größe!, in: Anthroposophie und Rassismus, Flensburg 1993

Horkheimer, M./Adorno, T.W.: Dialektik der Aufklärung, Frankfurt/M. 1971

Introvigne, M./Türk, E.: Satanismus, Zwischen Schein und Wirklichkeit, Freiburg/Br. 1995

Jaffke, F.: Wie wird die Kindergartenarbeit zur „Hülle“ für die Lebenskraft des Kindes?, in: Leber (Hrsg.): Waldorfschule heute, Stuttgart 1996

Karbe, G.: Zwischen Eltern und Oberlehrern, in: Info3, 11/1997

Kayser, M./Wagemann, P.-A.: Wie frei ist die Waldorfschule, München 1996

Kern, G./Traynor, L. (Hrsg.): Die esoterische Verführung, Aschaffenburg 1995

Kern, G.: Anthroposophie und kein Ende, in: MIZ 4/1996

Kern, G.: Der (esoterische) Rassismus aus der besseren Gesellschaft, in: G. Kern/L. Traynor (Hrsg.): Die esoterische Verführung, Aschaffenburg 1995

Kiersch, J.: Die Waldorfpädagogik, Stuttgart 1997

Kiersch, J.: Fragen an die Waldorfschule, Flensburg 1991

Kiersch, J.: Fruchtbare Kritik, in: Waldorfschule und Anthroposophie, Flensburger Hefte 15, 1989

Kleinau-Metzler, D.: Zwischen Engagement und Harmoniezwang, in: Info3, 11/1997

Kloss, H.: Waldorfpädagogik und Staatsschulwesen, Stuttgart 1955

König, P.-R.: Das OTO-Phänomen, München 1994

König, P.-R. (Hrsg.): Der kleine Theodor Reuss Reader, o.O. o.J.

Krämer, F.J./Scherer, G./Wehnes, F.-J.: Anthroposophie und Waldorfpädagogik, Annweile 1987

Kranich, M.: Das Ich in der Entwicklung des Kindes und des jugendlichen Menschen, in: Leber (Hrsg.): Waldorfschule heute, Stuttgart 1996

Kügelgen, H. v.: Das Recht auf Kindheit, in: Leber (Hrsg.): Waldorfschule heute, Stuttgart 1996

Leber, S. (Hrsg.): Waldorfschule heute, Stuttgart 1996

Leber, S.: Die Waldorfschulen in der Bildungslandschandschaft der Bundesrepublik seit 1945, in: Leber (Hrsg.): Waldorfschule heute, Stuttgart 1996

Leber, S.: Die Sozialgestalt der Waldorfschule, Stuttgart 1974

Leber, S.: Selbstverwirklichung - Mündigkeit - Sozialität, Stuttgart 1978

Leber, S.: Weltanschauung, Ideologie und Schulwesen, Stuttgart 1989

Leisegang, H.: Die Geheimwissenschaften, Stuttgart 1924

Leist, M.: Das Zusammenwirken von Eltern und Lehrern in der Schulgemeinschaft, in: Leber (Hrsg.): Waldorfschule heute, Stuttgart 1996

Leschinsky, A.: Notwendige Bemerkungen, aber falsche Gewißheiten. Eine kleine Replik zum Thema Waldorfschulen im Nationalsozialismus, in: Neue Sammlung 24, 1984

Leuenberger, H.-D.: Das ist Esoterik, Freiburg/Br. 1994

Levi, E.: Das große Mysterium, o.O. 1986

Lievegoed, B.: Über die Rettung der Seele, Stuttgart 1993

Linde, F.: Innere Revolution der Seele, in: Waldorfschule und Anthroposophie, Flensburger Hefte 15, 1989

Lindenberg, C.: Individuelles Lernen, in: Leber (Hrsg.): Waldorfschule heute, Stuttgart 1996

Lindenberg, C.: Die Lebensbedingungen des Erziehens - Von Waldorfschulen lernen, Reinbek b. Hamburg 1981

Lindenberg, C.: Die leiblichen Grundlagen des Lernens, in: Leber (Hrsg.): Waldorfschule heute, Stuttgart 1996

Maschmann, I.: Die Pädagogik der Waldorfschulen, Versuch einer Analyse, in: Die Deutsche Schule 51, 1959

Meulen, J. v.: Mittendrin - Anthroposophie hier und jetzt, Stuttgart 1997

Meyer, R.: Wer war Rudolf Steiner? Sein Leben und sein Wirken, Stuttgart 1962

Miers, H.E.: Lexikon des Geheimwissens, Freiburg/Br. 1986

Möller, H./Howe, E.: Merlin Pelegrinus. Vom Untergang des Abendlandes, Würzburg 1986

Moll, A.: Abhandlungen aus dem Gebiete der Psychotherapie und medizinischen Psychologie, Stuttgart 1929

Mühlmann, W.E.: Rassen, Ethnien, Kulturen, Darmstadt 1964

Müller, F.: Zukunftsperspektiven der Freien Schulen, Berlin 1988

Müller, H.: Von der heilenden Kraft der Worte, Stuttgart 1977

Nardini, B.: Das Handbuch der Mysterien und Geheimlehren, München 1994

Neumann, K.-D.: Zusammenklang im Gesamt, in: Waldorfschule und Anthroposophie, Flensburger Hefte 15, 1989

Neumann, K.-D.: Die unendliche Geschichte, in: Waldorfschule in Not, Flensburger Hefte, Sonderheft 13, 1994

Neve, Monika: New Age als Ablenkung?, Raisdorf/Kiel 1989

Oehms, H.: Über Erfahrungen auf dem anthroposophischen Schulungsweg, in: Jahrbuch für anthroposophische Kritik 1996, München 1996

Pädagogische Forschungsstelle beim Bund der Freien Waldorfschulen e.v. (Hrsg.): Forschungsbericht über Bildungslebensläufe ehemaliger Waldorfschüler, Stuttgart 1981

Prokofieff, S.O.: Rudolf Steiner und die Grundlegung der neuen Mysterien, Stuttgart 1986

Przybyszewski, S.: Die Gnosis des Bösen, Berlin 1995

Reimer, H.-D.: Die Priesterausbildung in der Christengemeinschaft, in: Sonderdruck aus Materialdienst 11/12 1982 der EZW, Stuttgart 1982

Reuveni, A.: Im Namen der Neuen Weltordnung, Dornach 1994

Riethmüller, W.: Der Klassenlehrer an einer Waldorfschule, in: Leber (Hrsg.): Waldorfschule heute, Stuttgart 1996

Rist, G./ Schneider, P.: Die Hiberniaschule, Reinbek b. Hamburg 1977

Rittelmeyer, F.: Meine Lebensbegegnung mit Rudolf Steiner, Stuttgart 1983

Röschert, G.: Anthroposophische Urteilsbildung über den Islam, in: Jahrbuch für anthroposophische Kritik, München 1993

Röschert, G.: Einschlägig vorbelastet, in: Info3, 7/1998

Ruppert, H.-J.: Anthroposophie und ihre Praxis heute, Sonderdruck aus Materialdienst 11/12 1982 der EZW, Stuttgart 1982

Ruppert, H.-J.: Okkultismus - Geisterwelt oder neuer Weltgeist?, Wiesbaden/ Wuppertal 1990

Schad, W.: Erziehung ist Kunst, Pädagogik aus Anthroposophie, Stuttgart 1994

Scheuerle-Prange, J.: Fanatischer Judaismus, in: Info3, 7/1998

Schiller, H.: Eltern und Lehrer im Dialog, in: Leber (Hrsg.): Waldorfschule heute, Stuttgart 1996

Schilling, H.: Im Zeichen von Rose und Kreuz, in: Informationen der EZW 71 XI/77, Stuttgart 1977

Schlothauer, A.: Die Diktatur der freien Sexualität, Wien 1992
Schmidt, J.: Satanismus, Mythos und Wirklichkeit, Marburg 1992
Schmitz, T.: Die andere Seite der Waldorfmedaille, in: taz vom 11.3.1995
Schneider, W.: Das Menschenbild der Waldorfpädagogik, Freiburg 1991
Schweer, T.: Die Heilsversprecher, München 1996
Steffen, A.: In memoriam Rudolf Steiner, Engelberg 1927
Steiner, M.: Erinnerungen - Aufsätze und Gedichte I, Dornach 1949
Steiner, R.: Allgemeine Menschenkunde als Grundlage der Pädagogik (GA 293)
Steiner, R.: Ansprache bei der Eröffnung der freien Waldorfschule, in: TB 671
Steiner, R.: Anthroposophische Menschenkunde und Pädagogik (GA 304a)
Steiner, R.: Anthroposophische Gemeinschaftsbildung, in: GA 257
Steiner, R.: Anweisungen für eine esoterische Schulung/Aus den Inhalten der Esoterischen Schule, Dornach 1993
Steiner, R.: Aspekte der Waldorfpädagogik, Frankfurt/M. 1985
Steiner, R.: Ätherisation des Blutes. Das Eingreifen des ätherischen Christus in die Erdenentwicklung, Dornach 1987
Steiner, R.: Die Aufgabe der Anthroposophie, Stuttgart 1995
Steiner, R.: Aus der Akasha-Chronik (TB 616)
Steiner, R.: Ausgewählte Werke, Frankfurt 1985
Steiner, R.: Christus und die geistige Welt. Von der Suche nach dem heiligen Gral, Dornach 1977
Steiner, R.: Dreigliederung des menschlichen Wesens, in: TB 708
Steiner, R.: Eine okkulte Physiologie, Dornach 1996
Steiner, R.: Einiges über den Lehrplan, in: TB 708
Steiner, R.: Einleitende Worte zur Eurythmie-Aufführung, in: TB 708
Steiner, R.: Einleitungen zu Goethes Naturwissenschaftlichen Schriften (TB 649)
Steiner, R.: Elemente der Erziehungskunst, Stuttgart 1994
Steiner, R.: Die Erneuerung der pädagogisch-didaktischen Kunst durch Geisteswissenschaft (TB 708)
Steiner, R.: Der Erzieher als Bildner des zukünftigen menschlichen Seeleninhalts, in: TB 708
Steiner, R.: Erziehung als Problem der Lehrerbildung, in: TB 708
Steiner, R.: Erziehung des Kindes/Methodik des Lehrens, TB 658
Steiner, R.: Die Erziehung der jüngeren Kinder, der Lehrer als Erziehungskünstler (II), in: TB 604
Steiner, R.: Die Erziehung des Kindes vom Gesichtspunkte der Geisteswissenschaft, in: GA 34
Steiner, R.: Die Erziehung des kleinen Kindes und die Grundstimmung des Erziehers, in: TB 604

Steiner, R.: Die Erziehung des Menschen im Reifealter und die Lebensbedingungen des Lehrers, in: TB 604
Steiner, R.: Die Erziehungsfrage als soziale Frage, Die spirituellen, kulturgeschichtlichen und sozialen Hintergründe der Waldorfschul-Pädagogik (TB 735)
Steiner, R.: Erziehungskunst - Methodisch - Didaktisches, Menschenkunde und Erziehungskunst, Zweiter Teil (TB 618)
Steiner, R.: Erziehungskunst I: Allgemeine Menschenkunde als Grundlage der Pädagogik (TB 617)
Steiner, R.: Erziehungskunst, Seminarbesprechungen und Lehrplanvorträge, Menschenkunde und Erziehungskunst, Dritter Teil (TB 639)
Steiner, R.: Esoterische Betrachtungen karmischer Zusammenhänge, Band I, Dornach 1995
Steiner, R.: Esoterische Betrachtungen karmischer Zusammenhänge, Band II, Dornach 1995
Steiner, R.: Esoterische Betrachtungen karmischer Zusammenhänge, Band III, Dornach 1995
Steiner, R.: Esoterische Betrachtungen karmischer Zusammenhänge, Band IV, Dornach 1996
Steiner, R.: Esoterische Betrachtungen karmischer Zusammenhänge, Band V, Dornach 1996
Steiner, R.: Esoterische Betrachtungen karmischer Zusammenhänge, Band VI, Dornach 1996
Steiner, R.: Das esoterische Christentum und die geistige Führung der Menschheit, Dornach 1987
Steiner, R.: Die Europäischen Völker im Verhältnis zu ihren Volksgeistern, Dornach 1968
Steiner, R.: Eurythmie, Die neue Bewegungskunst der Gegenwart (TB 642)
Steiner, R.: Eurythmischer, musikalischer, Zeichen- und Sprachunterricht, in: TB 708
Steiner, R.: Fragen von Schule und Haus, in: TB 671
Steiner, R.: Das fünfte Evangelium, o.O. o.J.
Steiner, R.: Geheimwissenschaft im Umriß (GA 13)
Steiner, R.: Geist und Stoff. Leben und Tod, Dornach 1989
Steiner, R.: Geisteswissenschaft und moderne Pädagogik, in: TB 708
Steiner, R.: Die geistig-seelischen Grundkräfte der Erziehungskunst (TB 604)
Steiner, R.: Die geistige Vereinigung der Menschheit durch den Christus-Impuls (GA 165)
Steiner, R.: Gesammelte Aufsätze zur Literatur (GA 32)
Steiner, R.: Die Geschichte und Überwindung des Imperialismus, Zürich 1946
Steiner, R.: Die Gesunde Entwicklung des Menschenwesens (TB 648)

Steiner, R.: Der Goetheanumgedanke inmitten der Kulturkrisis der Gegenwart (TB 635)

Steiner, R.: Goethes Geistesart (TB 670)

Steiner, R.: Goethes Weltanschauung (TB 625)

Steiner, R.: Grundlinien einer Erkenntnistheorie der Goetheschen Weltanschauung (TB 629)

Steiner, R.: Heilpädagogischer Kurs, in: GA 317

Steiner, R.: Der innere Aspekt des sozialen Rätsels, in: GA 193

Steiner, R.: Die Kernpunkte der sozialen Frage (TB 606)

Steiner, R.: Konferenzen mit den Lehrern der Freien Waldorfschule in Stuttgart 1919 bis 1924, 1. Band, Dornach 1975

Steiner, R.: Die Kunst des Erziehens aus dem Erfassen der Menschenwesenheit (TB 674)

Steiner, R.: Das Lukas-Evangelium, Dornach 1987

Steiner, R.: Meditativ erarbeitete Menschenkunde (TB 730)

Steiner, R.: Mein Lebensgang, Stuttgart 1925 (Neuauflage Dornach 1995)

Steiner, R.: Menschenerkenntnis als Grundlage der Pädagogik, in: TB 708

Steiner, R.: Menschenerkenntnis und Unterrichtsgestaltung (TB 657)

Steiner, R.: Die Mission einzelner Volksseelen (TB 613)

Steiner, R.: Mysteriendramen, Band II, o.O. o.J.

Steiner, R.: Das Mysterium des Bösen, Stuttgart 1993

Steiner, R.: Natur und Mensch in geisteswissenschaftlicher Betrachtung, Dornach 1981

Steiner, R.: Die pädagogische Praxis (TB 702)

Steiner, R.: Rudolf Steiner in der Waldorfschule (TB 671)

Steiner, R.: Das rythmische Element in der Erziehung, in: TB 708

Steiner, R.: Die Schöpfung der Welt und des Menschen (GA 354)

Steiner, R.: Die Schulgewohnheiten der niedergehenden Zeit und die Schulpraxis des kommendes Tages, in: TB 671

Steiner, R.: Die spirituelle Grundlage der Erziehung (I), in: TB 604

Steiner, R.: Synthese und Analyse im Menschenwesen und in der Entwicklung, in: TB 708

Steiner, R.: Über Gesundheit und Krankheit, Grundlagen einer geisteswissenschaftlichen Sinneslehre, Dornach 1983

Steiner, R.: Über physische und moralische Erziehung, in: TB 604

Steiner, R.: Unsere atlantischen Vorfahren, in: Luzifer-Gnosis, o.O. 1904

Steiner, R.: Der Verkehr des Lehrers mit dem Elternhause im Geiste der Waldorfschul-Pädagogik, in: TB 671

Steiner, R.: Von den Seelenrätseln (GA 21)

Steiner, R.: Die Waldorfschule als Organisation, in: TB 604

Steiner, R.: Wie erlangt man Erkenntnisse der höheren Welten? (GA 10)
Steiner, R.: Die Wirklichkeit der höheren Welten, Dornach 1988
Steiner, R.: Zeitgeschichtliche Betrachtungen. Das Karma der Unwahrhaftigkeit (GA 174)
Steiner, R.: Zur Geschichte und aus den Inhalten der erkenntniskultischen Abteilung der Esoterischen Schule von 1904-1914, 1906-1914 sowie 1921-1924 (GA 265)
Steiner, R.: Zoologie- und Botanikunterricht vom 9. bis 12. Schuljahr, in: TB 708
Steiner, R./v.Sivers, M.: Briefwechsel und Dokumente 1901-1925, GA 262
Steiner, R./Stein, W.J.: Dokumentation eines wegweisenden Zusammenwirkens, Dornach o.J.
Symonds, J.: Aleister Crowley - Das Tier 666, Leben und Magick, Basel 1983
Treher, W.: Hitler, Steiner, Schreber, Emmendingen 1966
Ullrich, H.: Waldorfpädagogik und okkulte Weltanschauung, Weinheim 1991
Wachsmuth, G.: Rudolf Steiners Erdenleben und Wirken, Dornach 1951
Wagner, A.: Anthroposophen und Nationalsozialismus, in: Flensburger Hefte 32, 1991
Wehr, G.: Der pädagogische Impuls Rudolf Steiners, München 1977
Wehr, G.: Bewußtseinserweiterung in der Anthroposophie, in: Psychologie des 20. Jahrhunderts, Band XV, hrsg. v. G. Condrau, Zürich 1980
Wehr, G.: Kontrapunkt Anthroposophie, München 1993
Wehr, G.: Rudolf Steiner, Leben - Erkenntnis - Kulturimpuls, Zürich 1993
Weirauch, W.: Lebendige Quellkräfte, Interview mit Jörgen Smit, in: Waldorfschule und Anthroposophie, Flensburger Hefte 15, 1989
Weirauch, W.: Kritik, wo ist dein Stachel?, in: Waldorfschule und Anthroposophie, Flensburger Hefte 15, 1989
Weirauch, W.: Über die Menschenrassen in der Darstellung Rudolf Steiners, in: Anthroposophie und Rassismus, Flensburger Hefte 41, 1993
Weirauch, W.: Die zerstörerischen Kräfte des Nationalsozialismus, Flensburg 1993
Wiebus, H.O.: Lexkion Jugendkulte, München 1997
Wiechoczek, R.: Anthroposophie - menschenfreundliche Fassage einer ungeistigen Verführung, in: MIZ 4/1996
Woelk, V.: Natur und Mythos, Duisburg 1992
Zeidler, K.: Das Schulzeugnis und seine künftige Gestaltung, in: Hamburger-Lehrerzeitung 5, 1926
Zimbardo, P.G.: Jeder kann von einer Sekte verführt werden, in: Psychologie heute, 11/97

Nachwort zur zweiten Auflage

Nur ein halbes Jahr nach Erscheinen von *Waldorf Connection* liegt nun eine zweite, korrigierte Auflage vor. Gezwungen hat uns dazu ein Urteil des Landgerichts München, das einer Unterlassungsklage in vollem Umfang stattgegeben hat. Die Klage richtete sich gegen einige Stellen in der ersten Auflage (sowie Passagen im Buch *Erlöser*), die sich mit einem gewissen Josef Dvorak auseinandersetzten, der zuletzt mehrfach als „Experte“ für die Anthroposophen aufgetreten war, um Rudolf Steiner weißzuwaschen und vor allem um die Kritiker zu diffamieren.

Daß sich jener „Experte“ vor Gericht durchsetzen konnte, liegt durchaus im Trend der Rechtsprechung. Denn kritische Publikationen werden in steigendem Maße erfolgreich mittels Zivilklagen belangt. Für Autoren und Verleger bringt diese Entwicklung zweierlei Risiken mit sich: die Anwalts- und Gerichtskosten sind in der Regel deutlich höher als bei Strafverfahren und das öffentliche Interesse ist bei Zivilprozessen, wo es scheinbar um Privatfehden und nicht um politische Auseinandersetzungen geht, deutlich geringer. Darauf dürften auch die Anthroposophen spekuliert haben, als sie - bislang zumindest - auf juristische Schritte gegen *Waldorf Connection* verzichteten. Indem Josef Dvorak seine „Experten“-Tätigkeit auf eine sehr spezifische Art fortsetzte, hat er ihnen diese Arbeit abgenommen.

Das Urteil gegen *Waldorf Connection* und *Erlöser* hat für die Informationsfreiheit bzw. deren Behinderung aber auch grundsätzliche Bedeutung. Denn bei fast allen inkriminierten Stellen handelt es sich um Zitate aus Büchern und Zeitschriften, die zeigen sollten, wie Dvorak in der Öffentlichkeit gesehen wird. Obwohl sie ihm sämtlich bekannt waren, hat er in keinem Fall zum Mittel der Unterlassungsklage gegriffen. So ist die groteske Situation entstanden, daß nach dem Urteil *Waldorf Connection* nicht mehr ausgeliefert werden durfte, während gleichzeitig eines der zitierten Werke noch im März über den Buchhandel bezogen werden konnte.

Nichts könnte deutlicher machen, daß es beim gegen *Waldorf Connection* und *Erlöser* angestrengten Verfahren nicht um eine Ehrenrettung ging, sondern um Zensur: Die Diskussion über Rudolf Steiners teils lächerlich-okkulte, teils unverblümt rassistische Auffassungen und seine Rezeption bei den Anthroposophen sollte verhindert werden. Die vorliegende zweite Auflage ist ein Beitrag dazu, daß dies nicht gelingt.

Alibri Verlag, März 1999